新编临床医师丛书

外科住院医师手册

CS | K 湖南科学技术出版社

XINBIAN LINCHUANGYISHI CONGSHU 02

WAIKE ZHUYUANYISHISHOUCE

编写委员会名单

○主　编／封国生　首都医科大学附属北京朝阳医院
　　　　　冷希圣　北京大学人民医院

○副主编／宫　轲　首都医科大学附属北京世纪坛医院
　　　　　李文斌　首都医科大学附属北京世纪坛医院

○编　委（按姓氏笔画排序）

王建军　王海涛　方秀统　艾　笛　刘浩坤　关　雷
许光中　李维青　杜德晓　何　群　张　保　张东东
张亘瑗　张展志　张继伟　张继倬　赵　霞　侯　宇
俞　猛　姚　琦　倪　杰　韩　露　樊　庆　戴　缤
魏　博

图书在版编目（CIP）数据

外科住院医师手册 / 封国生，冷希圣主编 -- 长沙：湖南科学技术出版社，2012.6
（新编临床医师丛书）
ISBN 978-7-5357-7228-2

Ⅰ．①外…　Ⅱ．①封…　②冷…　Ⅲ．①外科—疾病—诊疗—手册　Ⅳ．①R6-62

中国版本图书馆 CIP 数据核字 (2012) 第 096774 号

新编临床医师丛书
外科住院医师手册
主　　编：封国生　冷希圣
责任编辑：曹　鹨
文字编辑：唐艳辉
出版发行：湖南科学技术出版社
社　　址：长沙市湘雅路 276 号
　　　　　http://www.hnstp.com
邮购联系：本社直销科　0731-84375808
印　　刷：长沙瑞和印务有限公司
　　　　　（印装质量问题请直接与本厂联系）
厂　　址：长沙市井湾路 4 号
邮　　编：410004
出版日期：2012 年 7 月第 1 版第 1 次
开　　本：700mm×960mm　1/16
印　　张：32.75
字　　数：656000
书　　号：ISBN 978-7-5357-7228-2
定　　价：46.00 元

序

    随着医学科学技术的飞速发展和我国医疗卫生工作要求的不断提高，医学生毕业后的继续教育越来越受到医疗卫生界的重视。住院医师培训是毕业后教育的主要阶段，是医学生成长为能独立从事临床医疗工作医师的关键阶段，是医学教育连续统一体的重要组成部分，对提升临床医师的临床诊疗水平、提高医疗质量发挥着重要作用。从我的亲身经历所知，医学生完成学校医学教育毕业后，并不具备独立从事临床医疗工作的能力，需要再花几年时间接受某一学科系统化、规范化的专业培训，才能掌握从事该学科医疗活动所具有的诊疗知识和技能，才能独立从事临床医疗工作。这种独立能力也是提高医疗质量、保证医疗安全的基础。

    目前，我国住院医师培训尚处在初始阶段，既无经验借鉴，也无适宜的教材。在多年的医学教育实践中，我深知培训教材在医学教育中起着极其重要的作用，故我愿为医学教育贡献自己的力量。我的同仁们，本着对医学事业高度负责的精神和精益求精的态度，编写了这本手册。本手册将外科医师治病必须掌握的诊断要点、鉴别诊断及治疗方案进行了归纳总结，同时提供了真实、丰富的临床经验，对于住院医师的培训具有很强的实用性和针对性。

    本手册涉及的内容不但适合住院医师的培训，对于在校高年级本科生、研究生以及进修医师也是很好的参考书，相信它将受到广大读者的青睐。

冷希圣

中华外科学会副主任委员

中华外科杂志常委

2012 年 3 月

对每一位刚从医学院校毕业走上工作岗位的外科住院医师来说，如何尽快地实现从学生到医师的角色转变，如何能准确、规范地诊断、治疗每一位患者，如何进行医患沟通并与患者建立良好的医患关系，是其面临的急迫而又实际的问题。外科临床工作复杂、繁重，既需要坚实的学科基础、广博的医学知识，也要求准确判断、及时处理的技巧与经验。对于初入医途的年轻住院医师来说，非常希望有一本书能帮助他们迅速解决临床实际问题。为此，我们特组织相关临床专家及部分高年资临床医师编写了这本手册。

本手册共分43章，各章节分别按诊断要点、鉴别诊断、治疗方案、临床经验等次序展开。书中内容以实用为主，紧扣临床，规范了外科疾病的诊疗。本手册还特别注重外科住院医师的规范化培训，丰富他们诊治外科各种常见疾病的经验。同时，鉴于医患沟通能力已成为医师的必备能力，如何提高和患者的沟通技巧亦是本手册的重点之一。

本书的主要读者对象是外科或外科相关科室的临床住院医师，尤其是正在参加住院医师专科培训的低年资临床住院医师。对于进修医师、临床医学研究生及高年级本科医学生也会有所帮助。

在本手册的筹划和出版过程中，首都医科大学附属北京世纪坛医院的领导给予了全力支持，在此表示衷心的感谢。

虽然参与本书编写的作者为临床专家，长期从事临床、教学及科研工作，但由于时间仓促，手册中难免存在不足之处，恳请同仁们及读者赐教指正。

封国生　宫　轲　李文斌

2012 年 2 月

目录

新编临床医师丛书

外科住院医师手册

[目录]

新编临床医师丛书

外科住院医师手册

[目录]

第一节 体液代谢失衡

一、等渗性脱水

等渗性脱水又称急性缺水或混合性缺水，这种缺水在外科患者最易发生。此时水和钠成比例地丧失，因此血清钠仍在正常范围，细胞外液的渗透压也可保持正常。

【诊断要点】

（一）临床表现

患者有恶心、厌食、乏力、少尿等，但不口渴。舌干燥，眼窝凹陷，皮肤干燥、松弛。若在短期内体液丧失量达到体重的 5%，即丧失细胞外液的 25%，患者则会出现脉搏细数、肢端湿冷、血压不稳定或下降等血容量不足之症状。当体液继续丧失达体重的 6%～7%时（相当于丧失细胞外液的 30%～35%），则有更严重的休克表现。休克的微循环障碍必然导致酸性代谢产物的大量产生和积聚，因此常伴发代谢性酸中毒。如果患者丧失的体液主要为胃液，因有 H^+ 的大量丧失，则可伴发代谢性碱中毒。

（二）辅助检查

实验室检查可发现有血液浓缩现象，包括红细胞计数、血红蛋白量和血细胞比容均明显增高。血清 Na^+、Cl^- 等一般无明显降低。尿相对密度增高。做动脉血血气分析可判别是否有酸（碱）中毒存在。

【鉴别诊断】

（一）其他类型的脱水

1. 低渗性脱水：参见本节相关内容。

2. 高渗性脱水：参见本节相关内容。

（二）合并休克

如同时出现意识淡漠、皮肤湿冷等表现时，提示合并有休克，应注意生命体征变化，及时做出处理。

【治疗方案】

可静脉滴注平衡盐溶液或等渗盐水，使血容量得到尽快补充。如果单用等渗盐水，要注意引起高氯性酸中毒的危险。

【临床经验】

（一）病情观察和诊断方面

虽然有液体的丢失，但不口渴，是等渗性脱水的一个明显特点，此与渗透压处于正常范围有关。要警惕休克的可能，有必要进行持续的心电监测。中心静脉压和尿量的监测利于缺水程度的估计。

（二）治疗方面

积极处理原发病。必要时可使用胶体溶液，以利扩充血容量。尽量使用平衡盐溶液，以避免高氯性酸中毒的发生。

（三）医患沟通方面

让患者理解发生脱水的原因，如果病因不能解除，治疗效果可能不明显。补液需要一个过程，快速大量的补液，可能会引起心力衰竭、肺水肿等一系列的临床问题。

二、低渗性脱水

低渗性脱水又称慢性缺水或继发性缺水。此时水和钠同时缺失，但失钠多于缺水，故血清钠低于正常范围，细胞外液呈低渗状态。

【诊断要点】

（一）临床表现

低渗性缺水的临床表现随缺钠程度而不同。一般均无口渴感，常见症状有恶心、呕吐、头晕、视物模糊、软弱无力、起立时容易晕倒等。当循环血量明显下降时，肾的滤过量相应减少，以致体内代谢产物潴留，可出现神志淡漠、肌痉挛性疼痛、腱反射减弱和昏迷等。

（二）辅助检查

1.尿液检查：尿相对密度常在 1.010 以下，尿 Na^+ 和 Cl^- 常明显减少。

2.血钠测定：血钠浓度低于 135mmol/L，表明有低钠血症。血钠浓度越低，病情越重；红细胞计数、血红蛋白量、血细胞比容及血尿素氮值均有增高。

【鉴别诊断】

（一）其他类型的脱水

1.等渗性脱水：参见本节相关内容。

2.高渗性脱水：参见本节相关内容。

（二）合并休克

如同时出现意识淡漠、皮肤湿冷等表现时，提示合并有休克，应注意生命体征变化，及时做出处理。

【治疗方案】

应积极处理致病原因。针对低渗性缺水时细胞外液缺钠多于缺水的血容量不足的情况，应静脉输注含盐溶液或高渗盐水，以纠正细胞外液的低渗状态和补充血容量。

【临床经验】

（一）病情观察和诊断方面

低渗性脱水亦可无口渴的表现，但有神经肌肉反应性下降的表现，诸如神志淡漠、软弱无力等。要注意休克的预防并及时发现休克。中心静脉压和尿量的监测利于缺水程度的估计。

（二）治疗方面

静脉输液原则是：输注速度应先快后慢，总输入量应分次完成。需补充的钠量（mmol）＝［血钠的正常值（mmol/L）－血钠测得值（mmol/L）］×体重（kg）×0.6（女性为 0.5）；重度缺钠者可静脉滴注高渗盐水（一般为 5％氯化钠溶液）200～300mL，尽快纠正血钠过低，以进一步恢复细胞外液量和渗透压，使水从水肿的细胞中外移。补充钠盐，切忌过快，每小时不超过 1mmol/L，矫正速度过快有引起脑桥脱髓鞘的危险。

（三）医患沟通方面

让患者理解发生脱水的原因，如果病因不能解除，治疗效果可能不明显。补液需要一个过程，快速大量的补液，尤其是高渗的溶液，可能会引起心力衰竭、肺水肿等一系列的临床问题。

三、高渗性脱水

高渗性脱水又称原发性缺水。虽有水和钠同时丢失，但因缺水更多，故血清钠高于正常范围，细胞外液的渗透压升高。严重的缺水，可使细胞内液移向细胞外间隙，结果导致细胞内、外液量都有减少。最后，由于脑细胞缺水而导致脑功能障碍之严重后果。

【诊断要点】

（一）临床表现

缺水程度不同，症状亦不同。可将高渗性缺水分为 3 度：轻度缺水者除口渴外，无其他症状，缺水量为体重的 2％～4％。中度缺水者有极度口渴。有乏力、尿少和尿相对密度增高。唇舌干燥，皮肤失去弹性，眼窝下陷。常有烦躁不安，缺水量为体重的 4％～6％。重度缺水者除上述症状外，出现躁狂、幻觉、谵妄、甚至昏迷，缺水量超过体重的 6%。

（二）辅助检查

尿相对密度高；红细胞计数、血红蛋白量、血细胞比容轻度升高；血钠浓度升高，在 150mmol/L 以上。

【鉴别诊断】

（一）其他类型的脱水

1. 低渗性脱水：参见本节相关内容。

2. 等渗性脱水：参见本节相关内容。

（二）合并休克

如同时出现意识淡漠、皮肤湿冷等表现时，提示合并有休克，应注意生命体征变化，及时做出处理。

【治疗方案】

（一）治疗原则

解除病因具有治疗的重要性。

（二）一般治疗

无法口服的患者，可静脉滴注 5% 葡萄糖溶液或低渗的 0.45% 氯化钠溶液，补充已丧失的液体。所需补充液体量可先根据临床表现，估计丧失水量占体重的百分比。然后按每丧失体重的 1% 补液 400～500mL 计算。为避免输入过量而致血容量的过分扩张及水中毒，计算所得的补水量，一般可分 2 天内补给。治疗 1 天后应监测全身情况及血钠浓度，必要时可酌情调整次日的补给量。此外，补液量中还应包括每天正常需要量 2000mL。

【临床经验】

（一）病情观察和诊断方面

口渴是高渗性脱水的一个明显特点。要警惕休克的可能，有必要持续的心电监测。中心静脉压和尿量的监测利于缺水程度的估计。

（二）治疗方面

积极处理原发病。以低渗性液体为主，以利扩充血容量，降低渗透压。

（三）医患沟通方面

让患者理解发生脱水的原因，如果病因不能解除，治疗效果可能不明显。补液需要一个过程，快速大量的补液，可能会引起心力衰竭、肺水肿等一系列的临床问题。

四、水中毒

水中毒又称稀释性低血钠。水中毒较少发生，系指机体的摄入水总量超过了排出水量，以致水分在体内潴留，引起血浆渗透压下降和循环血量增多。

【诊断要点】

（一）临床表现

急性水中毒的发病急骤。水过多所致的脑细胞肿胀可造成颅内压增高，引起一系列神经、精神症状，如头痛、嗜睡、躁动、精神紊乱、定向能力失常、谵妄，甚至昏迷。若发生脑疝，则出现相应的神经定位体征。慢性水中毒的症状往往被原发疾病的症状所掩盖。可有软弱无力、恶心、呕吐、嗜睡等。体重明显增加，皮肤苍白而湿润。

（二）辅助检查

红细胞计数、血红蛋白量、血细胞比容和血浆蛋白量均降低；血浆渗透压降低，以及红细胞平均容积增加和红细胞平均血红蛋白浓度降低，提示细胞内、外液量均增加。

【鉴别诊断】

1. 急性肾衰竭：肾功能不全时肾脏的排水能力降低，容易发生水中毒。特别是急性肾衰竭少尿期，对水的摄入未加控制者在这种情况下，有功能的肾单位太少，不能排出每天的水负荷，因此即使摄入正常水量也可引起水中毒的发生。

2. 慢性肾衰竭：慢性肾衰竭晚期由于有功能的肾单位太少，不能排出每天的水负荷，因此即使摄入正常水量也可引起水中毒的发生。

3. 急性失血：有效循环量减少，促使抗利尿激素分泌，尿量减少，造成水潴留。

【治疗方案】

水中毒一经诊断，应立即停止水分摄入。程度严重者，除禁水外，还需用利尿药以促进水分的排出。一般可用渗透性利尿药，如20%甘露醇或25%山梨醇200mL静脉快速滴注（20分钟内滴完），可减轻脑细胞水肿和增加水分排出。也可静脉注射利尿药，如呋塞米（速尿）。

【临床经验】

（一）病情观察和诊断方面

患者无脱水的表现，反而有循环超负荷的表现，表现在尿量多，皮肤苍白湿润。如有脑细胞的水肿，可出现颅内压增高的表现，甚至脑疝。

（二）治疗方面

立即停止一切液体的输注，使用利尿药物，放置尿管对尿量的观察是有利的。必要时可行血液透析治疗。肾功能的检测是必要的。

（三）医患沟通方面

发生水中毒的原因是多方面的，不可忽视的一点就是肾功能的不全。当患者肾功能不全时，排尿的功能异常，容易产生水钠潴留。抗利尿激素的异常也不容忽视，有时在治疗的同时需要排查多方面的原因。

五、低钾血症

血清钾浓度在 3.5～5.5mmol/L，平均 4.2mmol/L。通常以血清钾 <3.5mmol/L 时称低血钾症（hypokalemia）。但是，血清钾降低，并不一定表示体内缺钾，只能表示细胞外液中钾的浓度，而全身缺钾时，血清钾不一定降低。故临床上应结合病史和临床表现分析判断。

【诊断要点】

（一）临床表现

最早的临床表现是肌无力，先是四肢软弱无力，以后可延及躯干和呼吸肌，一旦呼吸肌受累，可致呼吸困难或窒息。还可有软瘫、腱反射减退或消失。患者有厌食、恶心、呕吐和腹胀、肠蠕动消失等肠麻痹表现。心脏受累主要表现为传导阻滞和节律异常。典型的心电图改变为早期出现 T 波降低、变平或倒置，随后出现 ST 段降低、QT 间期延长和 U 波。

（二）辅助检查

血钾浓度低于 3.5mmol/L 有诊断意义。心电图检查可作为辅助性诊断手段。

【鉴别诊断】

1. 原发性醛固酮增多症：临床上以高血压和低血钾为主要表现。可出现周期性瘫痪，手足搐搦，血浆和尿中醛固酮明显升高，血浆肾素、血管紧张素活性降低。本病由于肾上腺皮质球状带肿瘤或增生，大量分泌醛固酮所致，依据上述特征与实验室检查可以诊断，但应注意与原发性高血压患者因应用排钾利尿剂或慢性腹泻等导致低血钾相鉴别，还应与急进性高血压相鉴别。

2. 皮质醇增多症：为肾上腺皮质增生或肿瘤使皮质醇分泌过多所致。患者表现向心性肥胖，高血压、紫纹与痤疮，常伴有低血钾与代谢性碱中毒，尿17-羟皮质类固醇升高。

3. 低血钾性周期性瘫痪：有家族史，常在饮食、酗酒、剧烈运动后、睡眠或早晨醒来时发病，男性多于女性，肢体瘫痪常自下肢开始，两侧对称，每次发作可持续几小时甚至数日，表现为软瘫，腱反射消失，但感觉正常。心电图可见低钾性改变，本病应与原发性醛固酮增多症相鉴别，后者也可出现周期性瘫痪。周期性瘫痪不都是低血钾，亦可见正常或高血钾患者。

【治疗方案】

（一）治疗原则

对造成低钾血症的病因作积极处理，可使低钾血症易于纠正。虽有根据血钾测定结果来计算补钾量的方法，但其实用价值很小。通常是采取分次补钾，边治疗边观察的方法。

（二）一般治疗

外科的低钾血症者常无法口服钾剂，都需经静脉补给。补钾量可参考血钾浓度降低程度，每天补钾 40～80mmol 不等。以每克氯化钾相等于 13.4mmol 钾计算，每天补氯化钾 3～6g。少数产生缺钾者，上述补钾量往往无法纠正低钾血症，补充钾量需递增，每天可能高达 100～200mmol。静脉补充钾有浓度及速度的限制，每升输液中含钾量不宜超过 40mmol（相当于氯化钾 3g），溶液应缓慢滴注，输入钾量应控制在 20mmol/h 以下。

【临床经验】

（一）病情观察和诊断方面

长期未进食或者长期静脉营养未加入钾或长期胃肠减压的患者，要检查钾离子的浓度，及时补充钾剂。

（二）治疗方面

补钾浓度不能超过 0.3%，如果液体量受限，可经中心静脉每天泵入 15g 氯化钾。坚持尿量达每小时 40mL 再补钾，以防造成高钾血症。

（三）医患沟通方面

低钾血症的原因有很多，比如碱中毒等原因，需要病因治疗，补钾有量和速度的要求。补钾需要过程，补的过程需要多次复查钾离子水平。钾低钾高对人都有危害。

六、高钾血症

血钾超过 5.5mmol/L 即可确诊为高钾血症（hyperkalemia）。

【诊断要点】

（一）临床表现

高钾血症的临床表现无特异性，可有神志模糊、感觉异常和肢体软弱无力等。严重高钾血症者有微循环障碍之临床表现，如皮肤苍白、发冷、青紫、低血压等。常有心动过缓或心律失常，最危险的是高血钾可致心搏骤停。

（二）辅助检查

1. 血钾超过 5.5mmol/L 即可确诊。

2. 心电图有辅助诊断价值。高钾血症，特别是血钾浓度超过 7mmol/L，都会有心电图的异常变化，早期改变为 T 波高而尖，P 波波幅下降，随后出现 QRS 增宽。

【鉴别诊断】

1. 急性肾衰竭少尿期：高血钾是少尿期常见的死因之一。本病应与肾前性少尿鉴别，后者因肾血流灌注不足所致血钾增高的程度较轻，且肾功能受损亦较轻，尿渗透压与血渗透压之比＞2有助于鉴别诊断。

2. 慢性肾功能不全：慢性肾功能不全的晚期可表现血钾增高，尿相对密度低，而固定尿内有蛋白管型、红细胞及白细胞等，血浆尿素氮及肌酐常明显升高，二氧化碳结合力常降低，根据病史症状及化验检查所见诊断一般不难，许多因素如大量应用保钾利尿剂，输入库存血等都可致血钾急剧或明显升高。

3. 低肾素性低醛固酮症：本症是由于肾素缺乏所致的醛固酮形成减少，临床主要表现为高钾血症和代谢性酸中毒。

4. 假性高钾血症：假性高钾血症见于试管内溶血。

【治疗方案】

（一）治疗原则

高钾血症有导致患者心搏骤停的危险，因此一经诊断，应予积极治疗。首先应立即停用一切含钾的药物或溶液，其次可积极降低血钾浓度。

（二）降低血钾浓度的措施

1. 促使 K^+ 转入细胞内：①输注碳酸氢钠溶液。②输注葡萄糖溶液及胰岛素。③对于肾功能不全，不能输液过多者，用10％葡萄糖酸钙100mL、11.2％乳酸钠溶液50mL、25％葡萄糖溶液400mL，加入胰岛素20U，作24小时缓慢静脉滴注。

2. 阳离子交换树脂的应用。

3. 透析疗法：有腹膜透析和血液透析两种。

【临床经验】

（一）病情观察和诊断方面

要密切复查钾离子的浓度，注意心电图的复查，注意有无心律失常的发生。对于有肾功能不全的患者，输入含钾溶液要提高警惕。

（二）治疗方面

多数高钾血症由肾功能不全引起，要有做透析的准备。

（三）医患沟通方面

高钾血症，多因肾功能不全引起，不补钾造成低钾血症，稍有补充就有高钾血症的危险，只能动态调节，不可能十分精准，调节到正常可能需要较长的时间。

七、低钙血症

血钙浓度低于2mmol/L可诊断为低钙血症（hypocalcemia）。

【诊断要点】

（一）临床表现

与血清钙浓度降低后神经肌肉兴奋性增强有关，有口周和指（趾）尖麻木及针刺感、手足抽搐、腱反射亢进以及 Chvostek 征阳性。

（二）辅助检查

血钙浓度低于 2mmol/L 有诊断价值。

【鉴别诊断】

1. 维生素 D 缺乏性软骨病：此为营养性佝偻病，儿童患病率高，成人发病症状轻。其生化学主要特征为血浆 $1,25-(OH)_2D_3$ 缺乏。

2. 甲状旁腺功能减退：因甲状腺手术损伤或切除甲状旁腺和放射线照射引起。特发性甲状旁腺功能减退，目前认为和自身免疫有关。患者 PTH 分泌减少，血钙降低，血磷多增高。

【治疗方案】

治疗原则：治疗原发病，补钙缓解病情。

可用 10% 葡萄糖酸钙 10～20mL 或 5% 氯化钙 10mL 静脉注射，必要时 8～12 小时后再重复注射。长期治疗的患者，可逐渐以口服钙剂及维生素 D 替代。

【临床经验】

（一）病情观察和诊断方面

当患者出现口周和肢体末端麻木及手足抽搐时，要想到低钙血症的可能，检查血钙浓度有意义。

（二）治疗方面

静脉注射钙剂可明显缓解麻木和抽搐症状。

（三）医患沟通方面

低钙血症的原因是多方面的，如胰腺炎等，但有时无法查出具体原因，有时只能暂时对症治疗。

八、高钙血症

血钙高于 2.9mmol/L 可诊断为高钙血症（hypercalcemia）。

【诊断要点】

（一）临床表现

早期症状无特异性，血钙浓度进一步增高时可出现严重头痛、背和四肢疼痛等。在甲状旁腺功能亢进症的病程后期，可致全身性骨质脱钙，发生多发性病理性骨折。

（二）辅助检查

血钙高于 2.9mmol/L 有诊断意义。

【鉴别诊断】

1. 恶性肿瘤性高钙血症：恶性肿瘤侵犯骨骼，造成骨质破坏，继发高钙血症。

2. 多发性骨髓瘤：肿瘤侵犯骨质继发高钙血症。

3. 甲状旁腺功能亢进症：甲状旁腺激素分泌过多，引发高钙血症。

【治疗方案】

治疗原则：针对病因治疗。

甲状旁腺功能亢进症者应接受手术治疗，切除腺瘤或增生的腺组织之后，可彻底治愈。对骨转移性癌患者，可给予低钙饮食，补充水分以利于钙的排泄。静脉注射硫酸钠可能使钙经尿排出增加，但其作用不显著。

【临床经验】

（一）病情观察和诊断方面

多以血钙浓度为诊断依据，常为甲状旁腺功能亢进或骨转移癌的并发症。

（二）治疗方面

主要为病因治疗，静脉滴注降钙素有一定效果。

（三）医患沟通方面

病因如无法解除，治疗效果有可能不理想，有形成肾结石的可能。

第二节　酸碱平衡失调

一、代谢性酸中毒

临床最常见的酸碱失调是代谢性酸中毒（metabolic acidosis）。由于酸性物质的积聚或产生过多，或 HCO_3^- 丢失过多，即可引起代谢性酸中毒。病因：①碱性物质丢失过多，见于腹泻、肠瘘、胆漏和胰瘘等，经粪便、消化液大量丢失 HCO_3^-。②酸性物质过多，失血性及感染性休克致急性循环衰竭、组织缺血缺氧，可使丙酮酸及乳酸大量产生，发生乳酸性酸中毒，这在外科很常见。③肾功能不全由于肾小管功能障碍，内生性 H^+ 不能排出体外，或 HCO_3^- 吸收减少，均可致酸中毒。

【诊断要点】

（一）临床表现

1. 轻度代谢性酸中毒可无明显症状。

2. 重症患者可有疲乏、眩晕、嗜睡，可有感觉迟钝或烦躁。最明显的表现是呼吸变得又深又快，呼吸肌收缩明显。呼吸频率有时可高达每分钟 40～50 次。呼出气体带有酮味。患者面颊潮红，心率加快，血压常偏低。可出现腱反射减弱或消失、神志不清或昏迷。患者常可伴有缺水的症状。代谢性酸中毒可降低心肌收缩力和周围血管对儿茶酚胺的敏感性，患者容易发生心律失常、急性肾功能不全和休克。一旦产生则很难纠治。

（二）辅助检查

1. 血气分析 pH（正常范围 7.35～7.45）可以明确诊断，并可了解代偿情况和酸中毒的严重程度。此时血液 pH 和 HCO_3^- 明显下降。代偿期的血 pH 可在正常范围，但 HCO_3^-，BE（碱剩余）和 $PaCO_2$ 均有一定程度的降低。

2. 二氧化碳结合力测定（正常值为 25mmol/L）；在除外呼吸因素之后，二氧化碳结合力的下降也可确定酸中毒之诊断和大致判定酸中毒的程度。

【鉴别诊断】

呼吸性酸中毒：肺泡通气及换气功能减弱，不能充分排出体内生成的 CO_2，以致血液 $PaCO_2$ 增高，引起高碳酸血症。血气分析有助于鉴别。

【治疗方案】

病因治疗应放在首位。由于机体可加快肺部通气以排出更多 CO_2，又能通过肾排出 H^+、保留 Na^+ 及 HCO_3^-，即具有一定的调节酸碱平衡的能力。因此只要能消除病因，再辅以补充液体，则较轻的代谢性酸中毒（血浆 HCO_3^- 为 16～18mmol/L）常可自行纠正，不必应用碱性药物。低血容量性休克伴有的代谢性酸中毒，经补充血容量以纠正休克之后，也随之可被纠正。对这类患者不宜过早使用碱剂，否则反而可能造成代谢性碱中毒。

【临床经验】

（一）病情观察和诊断方面

当患者出现嗜睡，定向力差的情况，要想到有代谢性酸中毒的可能，应及时检查血气分析，以明确诊断。

（二）治疗方面

在使用碱剂的时候，要先少量使用，间断复查血气分析，以免矫枉过正。

（三）医患沟通方面

病因的治疗是治疗的根本，酸中毒常伴有高钾血症，有引起心搏骤停的风险，严重时可危及生命。

二、代谢性碱中毒

体内 H^+ 丢失或 HCO_3^- 增多可引起代谢性碱中毒（metabolic alkalosis）。病因：①胃液丧失过多。②碱性物质摄入过多。③缺钾。④利尿药的作用。

【诊断要点】

（一）临床表现

根据病史可作出初步诊断。一般无明显症状，有时可有呼吸变浅变慢，或精神神经方面的异常，如嗜睡、精神错乱或谵妄等。可以有低钾血症和缺水的临床表现。严重时可因脑和其他器官的代谢障碍而发生昏迷。

（二）辅助检查

血气分析可确定诊断及其严重程度。失代偿时，血液 pH 值和 HCO_3^- 明显增高，$PaCO_2$ 正常。代偿期血液 pH 可基本正常，但 HCO_3^- 和 BE（碱剩余）均有一定程度的增高。可伴有低氯血症和低钾血症。

【鉴别诊断】

呼吸性碱中毒：由于肺泡通气过度，体内生成的 CO_2 排出过多，以致血 $PaCO_2$ 降低，最终引起低碳酸血症，血 pH 值上升。血气分析有助于鉴别。

【治疗方案】

原发疾病应予积极治疗。对丧失胃液所致的代谢性碱中毒，可输注等渗盐水或葡萄糖氯化钠溶液，既恢复了细胞外液量，又补充 Cl^-，这种治疗可纠正轻症低氯性碱中毒。必要时可补充盐酸精氨酸，既可补充 Cl^-，又可中和过多的 HCO_3^-。

【临床经验】

（一）病情观察和诊断方面

代谢性碱中毒时，氧合血红蛋白解离曲线左移，使氧不易释出。此时尽管患者的血氧含量和氧饱和度均正常，但组织仍然存在缺氧。由此应该认识到积极纠正碱中毒的重要性。

（二）治疗方面

碱中毒时几乎都同时存在低钾血症，故须同时补给氯化钾。治疗严重碱中毒时（血浆 HCO_3^- 45～50mmol/L，pH＞7.65），为迅速中和细胞外液中过多的 HCO_3^-，可应用稀释的盐酸溶液。

（三）医患沟通方面

碱中毒比酸中毒对人体更为有害，因为碱中毒更易造成组织乏氧。但是纠正碱中毒需要过程，并处理相关病因。

三、呼吸性酸中毒

呼吸性酸中毒系指肺泡通气及换气功能减弱，不能充分排出体内生成的 CO_2，以致血液 $PaCO_2$ 增高，引起高碳酸血症。病因：全身麻醉过深、镇静药过量、中枢神经系统损伤、气胸、急性肺水肿和呼吸机使用不当等。上述原因均可明显影响呼吸，通气不足，引起急性高碳酸血症。另外，肺组织广泛纤维化、重度肺气肿等慢性阻塞性肺部疾患，有换气功能障碍或肺泡通气-灌流比例失调，都可引起 CO_2 在体内潴留，导致高碳酸血症。

【诊断要点】

（一）临床表现

患者可有胸闷、呼吸困难、躁动不安等，因换气不足致缺氧，可有头痛、发绀。随酸中毒加重，可有血压下降、谵妄、昏迷等。脑缺氧可致脑水肿、脑疝，甚至呼吸骤停。患者有呼吸功能受影响的病史，又出现上述症状，即应怀疑有呼吸性酸中毒。

（二）辅助检查

动脉血血气分析显示 pH 明显下降，$PaCO_2$ 增高，血浆 HCO_3^- 可正常。慢性呼吸性酸中毒时，血 pH 下降不明显，$PaCO_2$ 增高，血 HCO_3^- 亦有增高。

【鉴别诊断】

代谢性酸中毒：由于酸性物质的积聚或产生过多，或 HCO_3^- 丢失过多，即可引起代谢性酸中毒。血气分析有助于鉴别。

【治疗方案】

（一）治疗原则

改善机体的通气及换气功能。

（二）一般治疗

1. 气管插管或气管切开术并使用呼吸机，应注意调整呼吸机的潮气量及呼吸频率，保证足够的有效通气量。既可将潴留体内的 CO_2 迅速排出，又可纠正缺氧状态。一般将吸入气氧浓度调节为 0.6～0.7，可供给足够 O_2，且较长时间吸入也不会发生氧中毒。引起慢性呼吸性酸中毒的疾病大多很难治愈。

2. 针对性地采取控制感染、扩张小支气管、促进排痰等措施，可改善换气功能和减轻酸中毒程度。患者耐受手术的能力很差，手术后很容易发生呼吸衰竭，此时所引发的呼吸性酸中毒很难治疗。

【临床经验】

（一）病情观察和诊断方面

呼吸性酸中毒多由于通气不足造成，全身麻醉术后和合并有呼吸系统疾病的患者，要警惕呼吸性酸中毒的发生。

（二）治疗方面

多使用通气治疗，嘱患者过度通气，加强呼吸，必要时使用呼吸机治疗。

（三）医患沟通方面

告知发生呼吸性酸中毒的病因，以及相应的治疗措施，告知患者加快呼吸频率和幅度，以利于蓄积的二氧化碳的排出。

四、呼吸性碱中毒

呼吸性碱中毒是由于肺泡通气过度，体内生成的 CO_2 排出过多，以致血

$PaCO_2$ 降低，最终引起低碳酸血症，血 pH 值上升。常见病因：引起通气过度的原因很多，例如癔症、忧虑、疼痛、发热、创伤、中枢神经系统疾病、低氧血症、肝衰竭，以及呼吸机辅助通气过度等。

【诊断要点】

（一）临床表现

多数患者有呼吸急促之表现。引起呼吸性碱中毒之后，患者可有眩晕，手、足和口周麻木和针刺感，肌震颤及手足搐搦。患者常有心率加快。结合病史和临床表现，可作出诊断。

（二）辅助检查

血气分析示，血 pH 值增高，$PaCO_2$ 和 HCO_3^- 下降。

【鉴别诊断】

代谢性碱中毒：体内 H^+ 丢失或 HCO_3^- 增多可引起代谢性碱中毒。血气分析有助于鉴别。

【治疗方案】

（一）治疗原则

应积极治疗原发疾病。

（二）一般治疗

1. 用纸袋罩住口鼻，增加呼吸道死腔，可减少 CO_2 的呼出，以提高血 $PaCO_2$。

2. 如系呼吸机使用不当所造成的通气过度，应调整呼吸频率及潮气量。危重患者或中枢神经系统病变所致的呼吸急促，可用药物阻断其自主呼吸，由呼吸机进行适当的辅助呼吸。

【临床经验】

（一）病情观察和诊断方面

注意观察患者有无过度通气的病史，结合临床表现和血气分析的结果进行诊断。

（二）治疗方面

缓解患者的紧张情绪，嘱其减慢呼吸。必要时纸袋罩住口鼻，增加呼吸道无效腔。

（三）医患沟通方面

一般情况减慢呼吸频率，增加死腔，呼吸性碱中毒都可得到缓解。危重患者发生急性呼吸性碱中毒常提示预后不良，或将发生急性呼吸窘迫综合征。

（张展志）

外科休克 第二章

第一节　感染中毒性休克

感染中毒性休克是外科多见和治疗较困难的一类休克。本病可继发于以释放内毒素的革兰阴性杆菌为主的感染，如急性腹膜炎、胆道感染、绞窄性肠梗阻及泌尿系感染等，称为内毒素性休克。

【诊断要点】
（一）临床表现

1. 临床观察中，对于有出汗、兴奋、心率加快、脉压小或尿少等症状者，应疑有休克。

2. 患者出现神志淡漠、反应迟钝、皮肤苍白、呼吸浅快、收缩压降至90mmHg以下及尿少者，则标志患者已进入休克抑制期。

（二）辅助检查

血生化检查：白细胞计数可明显升高，尿相对密度升高。

【鉴别诊断】

1. 低血容量性休克：多因大量出血（内出血或外出血）、失水（如呕吐、腹泻、肠梗阻等）、失血浆（如大面积烧伤等）等使血容量突然减少所致。

2. 心源性休克：系心脏泵血功能低下所致，常继发于急性心肌梗死、急性心脏压塞、严重心律失常、各种心肌炎和心肌病、急性肺源性心脏病等。

3. 过敏性休克：常因机体对某些药物（如青霉素等）或生物制品发生过敏反应所致。

4. 神经源性休克：可由外伤、剧痛、脑脊髓损伤、麻醉意外等引起，因神经作用使外周围血管扩张、有效血容量相对减少所致。

【治疗方案】
（一）治疗原则

首先是病因治疗，原则是在休克未纠正以前，应着重治疗休克，同时治疗感染；在休克纠正后，则应着重治疗感染。

（二）一般治疗

1. 补充血容量：此类患者休克的治疗首先以输注平衡盐溶液为主，配合适当的胶体液、血浆或全血，恢复足够的循环血量。

2. 控制感染：主要措施是应用抗菌药物和处理原发感染灶。如腹腔内感染多数情况下以肠道的多种致病菌感染为主，可考虑选用第三代头孢菌素，如头孢哌酮钠、头孢他定，加用甲硝唑、替硝唑等，或加用青霉素/广谱青霉素等。已知致病菌种时，则应选用敏感而较窄谱的抗菌药。

3. 纠正酸碱平衡：感染性休克的患者，常伴有严重的酸中毒，且发生较早，需及时纠正。

4. 心血管药物的应用。

5. 皮质激素治疗：糖皮质激素能抑制多种炎症介质的释放和稳定溶酶体膜，缓解全身炎症反应综合征（SIRS）。

6. 其他治疗包括营养支持，对并发的弥散性血管内凝血（DIC）、重要器官功能障碍的处理等。

【临床经验】

（一）病情观察和诊断方面

1. 感染中毒性休克多伴有全身炎症反应综合征。①体温＞38℃或＜36℃。②心率＞90次/min。③呼吸频率＞20次/min或过度通气，$PaCO_2$＜4.3kPa（32mmHg）。④白细胞计数＞$12×10^9$/L或＜$4×10^9$/L，或未成熟白细胞＞10%。

2. 若患者出现神志淡漠、反应迟钝、皮肤苍白、呼吸浅快、收缩压降至90mmHg以下及尿少者，则标志患者已进入休克抑制期。

3. 精神状态是脑组织血液灌流和全身循环状况的反映。皮肤温度、色泽是体表灌流情况的标志。维持稳定的组织器官的灌注压在休克治疗中十分重要。脉率的变化多出现在血压变化之前。尿量是反映肾血液灌注情况的有用指标。

（二）治疗方面

感染中毒性休克，先治疗休克主要为扩充血容量，纠正水、电解质、酸碱平衡的紊乱，同时治疗感染。在抗休克成功之后，着重抗感染治疗。

（三）医患沟通方面

感染中毒性休克，如果病因无法去除，很难成功治疗。如果休克已进入抑制期，并引发了多脏器功能障碍，即使去除病因也很难有效治疗。患者多需要转重症监护室加强治疗。

第二节　失血性休克

失血性休克多见于大血管破裂，腹部损伤引起的肝、脾破裂，胃、十二指肠出血，门静脉高压症所致的食管、胃底曲张静脉破裂出血等。通常在迅速失血超过全身总血量的 20% 时，即出现休克。

【诊断要点】

有大量失血的病史，伴有心率加快，呼吸加快，血压下降，甚至神志淡漠等休克临床表现，即可诊断为失血性休克。

【鉴别诊断】

1. 感染性休克：继发于严重的感染，感染灶中的微生物及其毒素、胞壁产物等侵入血循环，激活宿主的各种细胞和体液系统；产生细胞因子和内源性介质，作用于机体各种器官、系统，影响其灌注，导致组织细胞缺血缺氧、代谢紊乱、功能障碍。

2. 心源性休克：系心脏泵血功能低下所致，常继发于急性心肌梗死、急性心脏压塞、严重心律失常、各种心肌炎和心肌病、急性肺源性心脏病等。

3. 过敏性休克：常因机体对某些药物（如青霉素等）或生物制品发生过敏反应所致。

4. 神经源性休克：可由外伤、剧痛、脑脊髓损伤、麻醉意外等引起，因神经作用使外周围血管扩张、有效血容量相对减少所致。

【治疗方案】

（一）治疗原则

主要包括补充血容量和积极处理原发病、制止出血两个方面。注意要两方面同时抓紧进行，以免病情继续发展引起器官损害。

（二）一般治疗

1. 补充血容量：可根据血压和脉率的变化来估计失血量。一般认为，维持血红蛋白浓度在 100g/L、血细胞比容（HCT）在 30% 为好。若血红蛋白浓度大于 100g/L 可不必输血；低于 70g/L 可输浓缩红细胞；在 70～100g/L 时，可根据患者的代偿能力、一般情况和其他器官功能来决定是否输红细胞；急性失血量超过总量的 30% 可输全血。

2. 止血：在补充血容量同时，如仍有出血，难以保持血容量稳定，休克也不易纠正。对于肝脾破裂、急性活动性上消化道出血病例，应在保持血容量的同时积极进行手术准备，及早施行手术止血。

【临床经验】

（一）病情观察和诊断方面

要严密观察病情，避免到休克抑制期才积极治疗。随着血容量补充和静脉回流的恢复，组织内蓄积的乳酸进入循环，应给予碳酸氢钠纠正酸中毒。还可用高渗盐水输注，以扩张小血管、改善微循环、增加心肌收缩力和提高心排血量。精神状态是脑组织血液灌流和全身循环状况的反映。皮肤温度、色泽是体表灌流情况的标志。维持稳定的组织器官的灌注压在休克治疗中十分重要。脉率的变化多出现在血压变化之前。尿量是反映肾血液灌注情况的有用指标。

（二）治疗方面

先治疗休克主要为扩充血容量，纠正水、电解质、酸碱平衡的紊乱。在抗休克的同时，要积极地病因治疗，即为防止继续出血，手术止血或切除破损脏器。

（三）医患沟通方面

失血性休克，经补充血容量后多可成功治疗。如果休克已进入抑制期，并引发了多脏器功能障碍，即使去除病因也很难有效治疗。患者多需要转重症监护室加强治疗。

第三节　创伤性休克

创伤性休克见于严重外伤，如大血管破裂、复杂性骨折、挤压伤或大手术等，引起血液或血浆丧失，损伤处炎性肿胀和体液渗出，可导致低血容量。受损机体内可出现组胺、蛋白酶等血管活性物质，引起微血管扩张和通透性增高，致有效循环血量进一步降低。另一方面，创伤可刺激神经系统，引起疼痛和神经-内分泌系统反应，影响心血管功能；有的创伤如胸部伤可直接影响心肺，截瘫可使回心血量暂时减少，颅脑伤有时可使血压下降等。所以创伤性休克的病情常比较复杂。

【诊断要点】

1. 病史：近期严重的创伤史。

2. 临床表现：伴有心率加快，呼吸加快，血压下降，甚至神志淡漠等。

【鉴别诊断】

1. 感染性休克：继发于严重的感染，感染灶中的微生物及其毒素、胞壁产物等侵入血循环，激活宿主的各种细胞和体液系统；产生细胞因子和内源性介质，作用于机体各种器官、系统，影响其灌注，导致组织细胞缺血缺氧、代谢紊乱、功能障碍。

2. 心源性休克：系心脏泵血功能低下所致，常继发于急性心肌梗死、急性心脏压塞、严重心律失常、各种心肌炎和心肌病、急性肺源性心脏病等。

3. 过敏性休克：常因机体对某些药物（如青霉素等）或生物制品发生过敏反应所致。

【治疗方案】

治疗由于创伤性休克也属于低血容量性休克，故其急救也需要扩张血容量，与失血性休克时基本相同。

【临床经验】

（一）病情观察和诊断方面

由于损伤可有血块、血浆和炎性渗液积存在体腔和深部组织，必须详细检查以准确估计丢失量，从而指导抗休克的液体入量。精神状态是脑组织血液灌流和全身循环状况的反映。皮肤温度、色泽是体表灌流情况的标志。维持稳定的组织器官的灌注压在休克治疗中十分重要。脉率的变化多出现在血压变化之前。尿量是反映肾血液灌注情况的有用指标。

（二）治疗方面

创伤后疼痛刺激严重者需适当给予镇痛镇静剂；妥善临时固定（制动）受伤部位，对危及生命的创伤如开放性或张力性气胸、连枷胸等，应做必要的紧急处理。手术和较复杂的其他处理，一般应在血压稳定后或初步回升后进行。创伤或大手术继发休克后，还应使用抗生素，避免继发感染。

（三）医患沟通方面

创伤性休克有多种复杂的病因，治疗起来比较困难，并非单纯扩充血容量那么简单。如果休克已进入抑制期，并引发了多脏器功能障碍，即使去除病因也很难有效治疗。患者多需要转重症监护室加强治疗。

（张展志）

心肺复苏

心搏骤停是"临床死亡"的开始，因急性原因所致的临床死亡在一定条件下是可以逆转的。使心跳、呼吸恢复的抢救措施称为心肺复苏（CPR）。现在认为，只有脑功能的最终恢复才能称为完全复苏，故现在强调 CPR 的同时进行脑复苏，把逆转临床死亡的全过程称为心肺脑复苏（CPCR）。心搏骤停的常见病因包括：低氧血症；酸碱平衡失调；血钾、钙、镁紊乱；药物或食物中毒；急性心肌梗死；严重的心律失常如心室颤动；心脏压塞；张力性气胸；肺栓塞；低体温等。

【诊断要点】

心脏骤停的诊断标准：

1. 无心电监护下，患者意识消失，大动脉（颈动脉和股动脉）搏动消失。

2. 心电监护显示为心搏停搏、心室颤动、室性心动过速或无脉搏的有序心律。

【鉴别诊断】

1. 深度昏迷：是意识障碍的严重程度，全身肌肉松弛，对各种刺激全无反应；腱反射、吞咽反射、咳嗽反射、角膜反射和瞳孔对光反射均消失；呼吸不规则，血压或有下降，大小便失禁，偶尔潴留；生命体征不平稳。

2. 癔症：一种常见的精神障碍，表现为急起的短暂的精神障碍、身体障碍，这些障碍没有器质性基础。

3. 医源性：侵入性导管检查或造影等造成的心搏骤停。

【治疗方案】

（一）基础生命支持

一旦诊断心搏骤停，应立即进行基础生命支持（BLS），包括：① "A"（气道控制）。② "B"（呼吸支持）。③ "C"（循环支持），以紧急建立人工循环和呼吸。

1. A——气道控制：

（1）通过"头后仰-提下颌或托下颌"法保持气道通畅，放置口咽通气道或鼻咽通气道更有利于气道通畅。

（2）手法或吸引器清除口咽异物或分泌物。

（3）如有异物堵塞气道，推压下胸部或腹部。

2. B——呼吸支持：

（1）建立气道后发现无呼吸或呼吸异常，应立即进行人工通气；如果不能确定是否有呼吸，也应立即进行人工通气。

（2）口对口（鼻）呼吸是无机械通气条件下最简单有效的人工呼吸方法。

（3）以球囊和面罩提供正压通气，更有利于供氧，还可避免交叉感染。

3. C——循环支持：

（1）触诊颈动脉确认循环状态，时间应在 10 秒钟以内。一旦确认搏动消失或不能肯定是否有循环，应立即进行胸外心脏按压。

（2）使患者仰卧于硬板床上，头与心脏处于相同水平，以利于脑灌注。

（3）胸外心脏按压手法：

1）合适的体位：平卧、去枕、抬高下肢，在患者背后垫一块硬板或将患者移至地面。

2）正确的按压部位：操作者立在床旁；如患者在地面，可跪在患者胸旁，以示指和中指摸清患者肋骨下缘，移向中线摸到剑突，另手摸清胸骨上缘，两处距离中点以下即为按压部位。也可以先摸到剑突尖端，在其向上两指宽处之上即为按压部位，即以一手掌根部按在胸骨下 1/2 的中轴线上，另手平行地按压在该手的手背上，手指伸直并相互交叉。为了便于非医务人员掌握，可以将手掌根置于两乳头连线中间的胸骨上即可。

3）合适的按压力度的频率：两臂伸直，上身前倾，使两臂与前胸壁呈 $90°$，利用上身的重量，通过两臂垂直地有节奏地下压，胸骨下陷的幅度为 $3.8\sim 5.0cm$，然后立即放松，任胸廓自行回弹（两手勿离开按压部位），按压、放松的时间比为 $1:1$，建议除新生儿外对所有心搏骤停者给予频率约 100 次/min 的有力按压。每次按压允许胸壁弹性回缩至正常位置，按压和解除按压两段时间相等。尽量减少中断按压，包括两次除颤之间。因特殊操作中断按压时间不得超过 10 秒。每次电击后立即按压，2 分钟后检查脉搏。新指南建议单人急救时，除新生儿外，所有患者按压/通气比均用 $30:2$。双人施救：成人 $30:2$；婴儿和青春期以前的儿童 $15:2$。

4）心脏按压有效的标志：大动脉处可扪及搏动，桡动脉 $BP>80mmHg$、股动脉 $BP>70mmHg$、颈动脉 $BP>60mmHg$。发绀消失，皮肤转为红润。可测得血压。如果瞳孔开始缩小，甚至出现自主呼吸，说明脑血流灌注已经重建。

4. 除颤：目前提倡及时除颤。发生心搏骤停的患者中约 80% 为心室颤动，而心室颤动最有效的治疗是电除颤，除颤的成功率随着时间的推移而下降，因此，尽早快速除颤是抢救患者生命的最关键的一环。

（二）高级生命支持

高级生命支持（ACLS）是心搏骤停的决定性治疗，包括气管插管、机械通气、建立静脉通道及药物治疗、心脏复律和起搏治疗。

1. 气管插管：在不延误除颤时机的前提下快速气管插管可更好地供氧和排除体内的 CO_2，还可以作为静脉通路建立之前的给药途径，如肾上腺素、利多卡因和阿托品，但剂量要加大到静脉剂量的 2～2.5 倍，用 10mL 生理盐水稀释后注入。一旦建立人工通气道，实施胸外心脏按压的复苏者应以 100 次/min 连续进行按压，而不必因为人工呼吸而暂停。人工通气或机械通气的频率为 8～10 次/min，与胸外按压可以不同步。

2. 复苏药物：心搏骤停时，基础 CPR 和早期除颤极为重要，其次是用药。开始 CPR 并除颤后，考虑建立静脉通道，给予药物治疗。如果无法建立静脉，某些药物可经气管给予。

（1）肾上腺素：每 3～5 分钟静脉注射 1mg 肾上腺素是恰当的。高剂量肾上腺素可用于特殊问题，如用于 β 受体阻滞药或钙拮抗药过量时。

（2）阿托品：心搏骤停时推荐静脉注射阿托品 1mg，无效时可每 3～5 分钟重复给药（最大不超过 3mg）。

（3）胺碘酮：除颤 2～3 次，持续 CPR 的心室颤动或无脉室性心动过速患者，可考虑使用胺碘酮。可静脉缓慢（10 分钟内）注射 150mg 负荷剂量，之后可以 1mg/min 输注，最大剂量 2g。

（4）利多卡因：利多卡因可以作为胺碘酮的替代药物。起始剂量为 1～1.5mg/kg 静脉注射，如果持续心室颤动/无脉室性心动过速，5～10 分钟后可再次给予 0.5～0.75mg/kg，最大剂量为 3mg/kg。

（5）镁剂：当心室颤动/无脉室性心动过速与尖端扭转室性心动过速相关时，可将 1～2g 硫酸镁用 10mL 5% 葡萄糖溶液稀释后静脉注射（5～20 分钟内）。如果尖端扭转室性心动过速有脉搏存在，可将 1～2g 硫酸镁加入 100mL 5% 葡萄糖溶液静脉滴注（60 分钟内）。

（6）碳酸氢钠：大多数心搏骤停患者使用是有害的，但在常规复苏治疗失败而且先前已经存在代谢性酸中毒，以及治疗高钾血症、三环类抗抑郁药物过量时，碳酸氢钠有益。初始剂量为 1mmol/kg，静脉输注，必须严密监测碳酸氢根和碱剩余，防止产生碱血症。

（三）复苏后治疗

复苏后治疗包括稳定循环功能，调整酸碱平衡，维持呼吸功能，防止多器官功能衰竭，积极开始脑复苏治疗。

1. 血流动力学：心搏骤停后血流动力学不稳定很常见，而多器官功能衰竭所致的早期死亡，与复苏后最初 24 小时持续低心排血量相关。复苏后应在血流动力学监测下指导补液，必要时可用血管活性药物、正性肌力药和强心药等。

2. 碱性药物的使用：如果代谢性酸中毒程度较轻（pH 在 7.30 以上，BE 在 −5mmol/L 左右），不必给予碱性药物。

3. 血糖控制：研究发现，复苏后高血糖与脑损伤有相关性，故应密切监测，严格控制血糖水平。

4. 脑复苏：

（1）控制脑水肿，降低颅内压：目前主张脑复苏患者 $PaCO_2$ 应维持在接近正常水平。脱水减轻脑细胞内水肿是降低颅内压的有效方法之一。只要肾功能好，脱水药应早期应用，并持续 5～7 天，常用药物有 20% 甘露醇、呋塞米和山梨醇等。

（2）提高平均动脉压：目前主张维持血压于复苏前水平或稍高。

（3）低温疗法：重点降低脑温，争取在 3～6 小时内使鼻咽部温度达到 28℃ 左右，并维持 12～24 小时。然后视情况让体温回升至 32℃ 左右。低温相关的并发症包括凝血障碍、心律失常等，应注意观察。

（4）高压氧治疗：高压氧可提高血氧分压，改善脑组织的供养状态，改善组织代谢。

【临床经验】

（一）诊断方面

1. 动脉搏动如何触及：1 岁以上的患者，颈动脉比肱动脉更容易触及，触及方法是患者仰头后，一手按住前额，另一手的示指、中指找到气管，两指下滑到气管与颈侧肌肉之间的沟内即可触及颈动脉，评价时间不超过 10 秒。如果不能肯定是否有循环，则应立即开始胸外按压。

2. 如何观察呼吸停止：开放气道后，先将耳朵贴近患者的口鼻附近，感觉有无气息，同时观察胸廓有无起伏，然后仔细听有无气流呼出的声音。若无上述体征，可以确定无呼吸，判断时间为 5～10 秒。

（二）治疗方面

1. 人工呼吸的要点：①首先要确保气道通畅。②口对口人工呼吸时要捏住患者的鼻孔，防止漏气，急救者用口唇将患者的口全罩住，呈密封状，缓慢吹起，每次吹气在 1 秒钟以上，能够观察到胸廓起伏。③口对口呼吸难以实施时，可采用口对鼻人工呼吸。

2. 心外按压的要点：①将手掌根贴在胸骨下半段，另一手掌放在手背上，双手手指交叉，并离开胸壁。②肘关节伸直，双肩正对双手，以保证每次按压的方向与胸骨垂直。③按压幅度为 4～5cm，频率为 100 次/min，按压/通气比例为 30：2。④每次按压后，双手放松使胸骨恢复到按压前的位置，此时双手不离开胸壁。⑤在一次按压周期内，按压与放松的时间各为 50%，以产生有效的脑和冠状动脉灌注压。⑥一位以上急救人员现场 CPR 时，每隔 2 分钟或每 5 个 CPR 循环后，应相互轮换按压，轮换应在 5 秒钟内完成。

3. 胸外直流电除颤的要点：一般在 ECG 监测下突发的 VF（或 VT），应在 30 秒内即行胸外除颤。①关闭除颤器的"同步"开关，打开电源开关。②充电至所需电能读数，一般为 3J/kg。③接通电极板，其直径在成人为 10cm，儿童为 8cm，婴儿为 4～5cm。④在电极板上涂满导电胶。右手持阴电极紧压在右胸上部锁骨下胸壁，左手持阳电极紧压在左胸乳头下侧胸壁。⑤确定 ECG 诊断，清除病人四周物品，不与人或金属物体接触。⑥暂停 ECG，在人工呼吸的呼气末按下放电钮除颤。现代除颤器一般带有自动分析心律失常的功能，首次除颤后，因心律恢复有一滞后期，宜在原位按压电极 5 秒，观察 ECG，若 VF 持续存在可连续进行 3 次除颤，因连续除颤可降低胸壁电阻，有利于除颤成功。⑦1 分钟后若 VF 持续存在，可将电能增至 5J/kg，反复电除颤和用药。

（三）医患沟通方面

1. 尽早发现，尽早复苏，在家属没有放弃之前，不能停止复苏抢救。

2. 进行有创操作前，应向主管医师及家属告知风险，并签署同意书。

（关　雷）

外科手术的麻醉选择及术前准备

第四章

第一节　全身麻醉

全身麻醉药经呼吸道吸入，或经静脉、肌内注射注入人体内，产生可逆性中枢神经系统的抑制，临床主要表现为神志消失，遗忘，全身感觉和痛觉丧失，反射抑制和骨骼肌松弛。

【适应证】

1. 对生命器官功能有较大干扰的手术。
2. 创伤大、时间长的手术。
3. 必须在机械通气条件下进行的手术或操作。
4. 患者无法合作或者难以忍受的医学检查或体位。
5. 其他麻醉无法完成。

【麻醉分型】

1. 全静脉麻醉：将一种或几种药物经静脉注入，通过血液循环作用于神经系统，从而产生全身麻醉的方法。
2. 全吸入麻醉：挥发性麻醉药或麻醉气体经呼吸系统进入血液，抑制中枢神经系统，从而产生全身麻醉的方法。
3. 静脉复合麻醉：对患者同时或先后实施静脉麻醉技术和吸入麻醉技术的麻醉方法。
4. 其他：包括基础麻醉和监护性麻醉两类。
（1）基础麻醉：指在病室内预先使患者意识消失的麻醉方法。
（2）监护性麻醉：当高危患者病情过重不适合全身麻醉而需行姑息性手术时，麻醉医师处于待命状态以随时提供监测和镇静。

【麻醉方案】

（一）麻醉诱导

1. 吸入诱导：单纯的吸入麻醉诱导适用于不宜用静脉麻醉及不易保持静脉

开放的小儿等，对嗜酒者、体格强壮者不宜采用。

2. 静脉诱导：适合多数常规麻醉情况（包括吸入性全身麻醉），这特别适合需要快速诱导的患者。可以利用单次静脉注射麻醉药物来实现，也可利用靶控输注（TCI）技术来完成静脉麻醉的诱导。药物的选择和剂量应根据患者的具体情况调整，如体重、年龄、循环状况、术前用药等。对于老年患者或循环时间较慢的患者（如休克、低血容量及心血管疾病等）用药量应减少，且注射速度应缓慢，同时密切监测心血管系统的变化。

（二）麻醉维持

1. 吸入麻醉药的维持：目前低流量吸入麻醉是维持麻醉的主要方法。在不改变患者的分钟通气量时，改变麻醉深度主要是通过调节挥发罐开启浓度和增加新鲜气流量来实现。

2. 静脉麻醉药的维持：利用麻醉药静脉连续滴入或泵入来维持患者的麻醉。

3. 静吸复合麻醉的维持：对患者同时或先后实施静脉全麻技术和吸入全麻技术的麻醉方法称之为静脉-吸入复合麻醉技术，简称静吸复合麻醉。

4. 联合麻醉的维持：麻醉维持时应强调联合用药。完善的麻醉在确保患者生命体征稳定前提下，至少应该做到意识消失、镇痛完全、肌肉松弛以及自主神经反射的抑制。为了实现这四个目的，显然单靠某一类麻醉药是行不通的，这就需要麻醉药的联合使用。联合用药不仅可以最大限度地体现每类药物的药理作用，而且还可减少各药物的用量及副作用，这也是"平衡麻醉"所倡导的原则。主要涉及三大类药：一是静脉全麻药；二是麻醉性镇痛药；三是骨骼肌松弛药。

（三）麻醉恢复

1. 神清，定向力恢复，平卧抬头＞5 秒，肌力恢复，能完成指定的动作，无麻醉和手术并发症。

2. 血压和心率改变不超过静息值的 20%，心电图正常，能维持 30 分以上。

3. 呼吸道通畅，咳嗽，吞咽活跃，频率 12～30 次/min，动脉血二氧化碳分压（$PaCO_2$）在术前正常范围内、脉搏氧饱和度（SpO_2）＞95%。

4. 胸片正常，尿量＞25mL/h、电解质和血细胞比容正常。

（四）靶控输注

靶控输注（TCI）是一门新兴的学科，是静脉给药方式的一次重大变革，也是用来提高全静脉麻醉中麻醉药的可控性的技术，以药代动力学与药效学参数为基础，用电脑程序计算出药物的分布、消除和维持设定血药浓度所须药量，通过调节靶浓度控制麻醉深度的给药系统。这样在改变麻醉深度时，用静脉麻醉药与用挥发罐一样方便，不须再改为吸入麻醉药维持，全静脉麻醉药的诱导和维持将是一个连贯的过程。

根据靶的不同部位，TCI 又可分为以下两种：以血浆浓度为目标的 TCI 系统和以效应室浓度为目标的 TCI 系统。

TCI 系统的优势：操作方便、显示计算机模拟的血药浓度和效应室浓度、输注中断的代偿、便于控制麻醉深度、增加麻醉的稳定性、易于控制心血管系统的稳定。

【临床经验】

（一）全身情况评估

1. 病史复习（个人史、既往史、过敏史、用药史、手术史、麻醉史和此次手术的情况等）。

2. 用药检查（抗高血压药、抗心绞痛药、支气管扩张药、胰岛素、抗精神病和抗抑郁药、抗凝药、抗生素等）。

3. 体格检查（全身情况评估、生命体征、气道、牙、颈部、肺脏、心脏和大血管、肾脏、肝脏、神经系统、四肢脊柱等）。

4. 实验室检查（心电图、胸片、超声、全血检查）。

5. 特殊检查（心超、肺功、血气、会诊等）。

（二）气道方面评估

1. 手术麻醉史、外伤史、喉鸣、打鼾等。

2. 一般检查：肥胖、牙齿、小下颌、颈短粗、气管移位等。

3. 特殊检查：

（1）张口度：正常值 3.5～5.6cm，小于 3cm 插管困难，小于 1.5cm 多无法置入喉镜。

（2）颈部活动度：屈伸 90°以上者正常，小于 80°插管有困难。

（3）甲颌间距：大于 6.5cm 正常，6～6.5cm 之间插管困难，小于 6cm 置入喉镜困难。

（4）舌咽的相对大小：患者用力张口和伸舌至最大限度（表 4 - 1）。

表 4 - 1 舌咽的相对大小分级

Ⅰ级	可见软腭、咽腭弓、悬雍垂
Ⅱ级	可见软腭、咽腭弓、部分悬雍垂
Ⅲ级	仅见软腭
Ⅳ级	未见软腭

注：Ⅰ～Ⅱ级插管一般无困难，Ⅲ～Ⅳ级插管多有困难。

（三）自主呼吸恢复评估

1. 呼吸方式正常，频率＜30 次/min，潮气量＞300mL。

2. 意识恢复，可以合作。

3. 动脉血氧分压（PaO_2）和 SpO_2 正常。

4. 肌力恢复，肌肉松弛监测四个成串刺激（TOF）评估＞0.9，残余肌肉松弛消失。

（四）医患沟通方面

1. 全身情况系统评估后向家属交代病情。

2. 有创操作的风险向家属告知。

3. 麻醉风险和并发症向家属交代清楚。

4. 患者牙齿及口咽异常可能造成损伤。

5. 评估可能术后自主呼吸及意识延迟恢复的需转重症病房。

（五）经口明视气管插管术

1. 器械：喉镜、气管导管（准备三根，预测号一根，比预测号大、小半号各一根）、牙垫、管芯、固定胶带、听诊器和注射器等。

2. 操作要点：

（1）一般采取头部尽量后仰，使患者口轴线［自口腔（或鼻腔）至咽后壁的连线］、咽轴线（从咽后壁至喉头的连线）和喉轴线（从喉头至气管上段的连线）三线合一（即嗅花体位），为气管内插管达到显露声门的目的。

（2）喉镜放入口腔后从舌的右侧将其拨开，将喉镜头端抵达会厌根部。

（3）始终上提喉镜，勿要以门齿为支点。

（4）如暴露声门位置不佳，可左右调整喉镜位置，还可以用右手向右下按压甲状软骨。

3. 公式：

（1）气管导管大小的选择：①成年男性，7.5～8.0。②成年女性，7.0～7.5。③小儿，年龄（岁）÷4+4。

（2）置管的深度：自门齿起计算，成年男性，22～24cm；成年女性，20～22cm；小儿，年龄（岁）÷2+12。

第二节　硬膜外阻滞

将局部麻醉药注入硬膜外间隙，阻滞脊神经根，使其支配的区域产生暂时性麻痹的方法，称为硬膜外阻滞。

【适应证】

1. 除头部以外的手术，但是从安全角度考虑主要用于腹部以下的手术，凡是适用于蛛网膜下腔的手术，硬膜外阻滞也适用。

2. 产后、术后和慢性疼痛的镇痛。

【麻醉分型】

1. 单次：将预定的局部麻醉药全部注入硬膜外间隙以产生麻醉作用。此法容易产生并发症和麻醉意外，故现在极少应用。

2. 连续：通过穿刺针，在硬膜外间隙置管，根据病情、时间和手术范围，分次给药，使麻醉时间延长。此法并发症较少，临床常用。

【麻醉方案】

（一）操作要点

1. 进针要匀速。

2. 穿透黄韧带有一个"落空感"，黄韧带较坚韧，注意体会针遇到韧带和骨质的区别。

3. 无脑脊液流出。

4. 给药时要先注入 2～4mL（试验性给药，防止误入蛛网膜下腔），观察阻滞范围大小之后再酌情追加。

5. 硬膜外腔指征判断：

（1）阻力减退：当针尖穿过黄韧带，阻力顿时消失即"落空感"，同时注液或注气可无阻力。

（2）负压现象：在针蒂悬挂一滴生理盐水，当针尖穿过黄韧带，入硬膜外间隙时，悬滴被吸入，即悬滴法。

（3）气泡外溢试验：将空气注入，如针尖在硬膜外间隙，可以看到有气泡从针尾溢出现象。

（4）插管试验：在硬膜外间隙置管无阻力。

（5）抽吸试验：硬膜外间隙抽吸无脑脊液出现。

（6）正压气囊试验：正压气囊进入硬膜外间隙而塌陷。

（二）常用药物

常用局部麻醉药起效时间及持续时间见表 4-2。

表 4-2　　　　　　　　常用局部麻醉药

局部麻醉药	起效时间	持续时间	浓　度	最大剂量
利多卡因	5～10 分钟	1.5 小时	1%～2%	400mg
丁卡因	10～15 分钟	1.5～3 小时	0.25%～0.33%	60mg
布比卡因	10～20 分钟	4～6 小时	0.5%～0.75%	225mg

【临床经验】

（一）禁忌证

1. 低血容量。

2. 穿刺部位感染。

3. 菌血症。

4. 低凝状态。

（二）影响起效及作用时间的因素

1. 患者因素：同等浓度的情况下，健康人起效慢，而年老和体弱者起效快。

2. 局部麻醉药浓度：浓度越高，起效的时间越短。

（三）影响阻滞平面的因素

1. 体位：其影响比较小。

2. 药物的容量和注药速度：容量越大，注速越快，阻滞的范围越广。

3. 导管的位置和方向：导管向头侧时，药易向头侧扩散；向尾侧时，则可向尾侧多扩散1～2个节段，但仍以头侧为主；偏向一侧，可出现单侧麻醉。

4. 患者因素：婴幼儿和老年，硬膜外间隙较小，用量需减少；妊娠后期，由于下腔静脉受压，间隙变小，用量需减少；某些病理因素，如血容量减少、脱水等，加速药物的扩散，也应慎重用药。

（四）病情观察方面

1. 此手术多为急诊，术前注意患者的血常规和凝血功能、脊柱情况等。

2. 麻醉开始15～30分钟的扩容，一般为1000mL左右，以此避免低血压和心率过缓。

3. 麻醉平面过高可能引起呼吸抑制，必要时气管插管。

4. 如有恶心、呕吐，给予止吐药。

5. 患者常有尿，需导尿。

（五）并发症

1. 局部麻醉药全身中毒反应。

2. 误入蛛网膜下腔，引起全脊麻。

3. 误入硬膜下间隙，即硬膜和蛛网膜之间的间隙。

4. 导管折断。

5. 异常广泛阻滞。

6. 硬膜穿破和头痛。

7. 神经损伤：脊髓前动脉损伤、粘连性蛛网膜炎、硬膜外血肿和硬膜外脓肿等。

（六）医患沟通方面

1. 术前一定要充分向患者和家属交代硬膜外麻醉的风险和并发症。

2. 术中如果出现意外，应及时通知家属。

3. 椎管内麻醉有禁忌，或穿刺失败改为全身麻醉时，要向家属提前告知。

4. 术后6小时之内禁水、禁食、禁抬头等。

第三节　蛛网膜下隙阻滞

把麻醉药注入蛛网膜下隙，使脊神经根、背神经节及脊髓表面部分产生不同程度的阻滞，常简称为脊麻或腰麻。

【适应证】

1. 下腹及盆腔手术。

2. 肛门及会阴部手术。

3. 下肢手术。

【麻醉分型】

1. 单次：将预定的局部麻醉药全部注入蛛网膜下隙以产生麻醉效应。此法现在临床常用。

2. 连续：通过穿刺针，在蛛网膜下隙置管，分次给药，使麻醉时间延长。此法多适用于年老、体弱，不能适应单次给药所引发的血流动力学波动。

3. 硬膜外复合腰麻：硬膜外穿刺针进入硬膜外后，通过其内插入一根更长的脊麻针，将局部麻醉药注入蛛网膜下隙，拔出脊麻针，再按照标准方法放置硬膜外管。

【麻醉方案】

（一）操作要点

1. 体位：坐位或侧位。

2. 穿刺部位：两侧的髂脊最高点连线和脊柱的交点为 L_4 或 $L_{3\sim4}$ 间隙。

3. 穿刺时注意匀速、落空感（直入法时有两个）、是否有脑脊液流出（如果脑压低，可压迫颈静脉或让患者闭气）等。

（二）常用配方

1. 轻相对密度：相对密度小于脑脊液，多用注射用水配制。

2. 等相对密度：相对密度和脑脊液相同。

3. 重相对密度：相对密度大于脑脊液，多用 5％ 或 10％ 葡萄糖注射液配制，现在临床常用。

【临床经验】

（一）禁忌证

1. 不能合作的患者。

2. 严重低血容量的患者。

3. 穿刺部位感染的患者。

4. 中枢神经系统疾病。

5. 脊柱畸形或外伤的患者。

（二）影响作用时间的因素

1. 麻醉药种类和用量（表 4-3）：

表 4-3　　　　　　　　　蛛网膜下隙麻醉常用药

局部麻醉药	起效时间	持续时间	浓度	最大剂量
利多卡因	1～3分钟	75～150分钟	2％～3％	100mg

局部麻醉药	起效时间	持续时间	浓度	最大剂量
丁卡因	5～10 分钟	2～2.5 小时	0.33%	15mg
布比卡因	10～15 分钟	75～200 分钟	0.5%	20mg

注：同一种药物，在极量的范围内，量越大，作用时间越长。

2. 加入肾上腺素（小于 0.3mg）或麻黄碱（0.2～0.5mL）等血管收缩药，可延长作用时间。

（三）影响阻滞平面和平面调节的因素

1. 患者情况：年龄、体重、脑脊液情况、体位、腹内压和脊柱的解剖情况等。

2. 穿刺技术：穿刺点、针头和斜面方向、注药速度等。

3. 脑脊液的因素：脑脊液的组成、循环、容量、压力和密度。

4. 麻醉药的因素：相对密度、体积、浓度、注入量和辅助的血管收缩药等。

（四）并发症

1. 轻度的意外和并发症：

（1）低血压。

（2）麻醉后头痛。

（3）恶心、呕吐。

（4）麻醉平面过广。

（5）背痛。

2. 严重的意外和并发症：

（1）穿刺损伤。

（2）化学和细菌的污染。

（3）马尾综合征。

（4）蛛网膜下隙出血。

（5）脊髓缺血。

（五）医患沟通方面

1. 向家属交代术后可能出现头痛和腰背痛病情。

2. 向家属交代术后可能出现神经异感病情。

第四节　臂丛神经阻滞

臂丛神经由 $C_{5\sim8}$ 及 T_1 脊神经前支组成，主要支配整个手、臂运动和绝大部分手、臂感觉。局部注射局部麻醉药使臂丛神经发生阻滞即为臂丛神经阻滞。

【适应证】

1. 肌间沟入路臂丛神经阻滞：适用于肩部、肱骨或肘部手术。

2. 腋路臂丛神经阻滞：适用于肘部、前臂和手部手术。

【麻醉分型】

1. 肌间沟入路臂丛神经阻滞：肩部神经支配为 $C_3 \sim C_6$ 神经根，来自颈神经丛 $C_{3,4}$ 发出分支支配肩项皮肤；其余皮肤和深层组织受 $C_{5,6}$ 支配，局部麻醉药可以在第 6 颈椎平面向上向下扩散，肌间沟入路为肩部手术首选。

2. 腋路臂丛神经阻滞：腕尺侧、正中神经或手指手术，腋入路常可阻滞完全。

【麻醉方案】

（一）操作原则

1. 肌间沟入路臂丛神经阻滞：

（1）体位：仰卧位，头偏向对侧，手臂贴体旁，手尽量下垂，暴露患侧颈部。

（2）定位：此法的关键是确定前、中斜角肌间的肌间沟。肌间沟与颈外静脉的走行通常一致。沿沟下摸，在锁骨上窝触及锁骨下动脉搏动，并向沟内深压，患者诉手臂麻木、酸胀或异感，即证实定位无误。从环状软骨向后做水平线，与肌间沟的交点即为穿刺点。

（3）操作：以 3～4cm 的 22G 穿刺针垂直刺入，略向足侧推进，直至出现异感或触及横突为止，回抽无血和脑脊液，注入 20～30mL 局部麻醉药。注药时可压迫穿刺点上部肌间沟，可促使药液向下扩散，则尺神经阻滞可较完全。

（4）优点：易于掌握，对肥胖或不合作小儿也适用；上臂、肩部及桡侧阻滞好；高位阻滞不会引起气胸。

（5）缺点：尺神经阻滞起效迟，有时需增加药液容量才被阻滞；有误入蛛网下腔或硬膜外间隙的危险；有损伤椎动脉可能；不宜同时双侧阻滞，以免双侧膈神经或喉返神经被阻滞。

2. 腋路臂丛神经阻滞：

（1）体位：仰卧头偏向对侧，上肢外展 90°，肘屈曲，前臂外旋，手背贴床且靠近头部呈行军礼状，以充分暴露腋窝。

（2）定位：先在腋窝触摸腋动脉搏动，再沿动脉上行摸到胸大肌下缘动脉搏动消失处，略向下取动脉搏动最高点作穿刺点。

（3）操作：以 4.5cm 长 22G 穿刺针在腋动脉搏动最高点处，与动脉呈 10°～20°夹角刺入皮肤，然后缓慢进针直至出现刺破鞘膜的落空感。松开持针手指，针随动脉搏动而摆动，即认为针已入腋鞘内。此时患者若有异感可更明确，但不必强求异感。注射器回抽无血后可注入 30～35mL 局部麻醉药。注射器内保留 2～3mL 局部麻醉药，待退针至皮下时将剩余的局部麻醉药注入，可阻滞肋间壁神经。

（4）优点：位置表浅，动脉搏动明显，易于阻滞；不会引起气胸；不会阻滞膈神经、迷走神经、喉返神经；无误入硬膜外间隙或蛛网膜下腔危险；三角肌以下手术较好；可放入留置针或导管行连续阻滞。

（5）缺点：上肢不能外展、骨折无法移动或腋窝有感染、肿瘤的患者不能应用本法；局部麻醉药毒性反应发生率较其他入路高，可达 1%～10%；不可进行双侧同时阻滞；个别病例可产生动静脉瘘。

【临床经验】

（一）禁忌证

1. 局部麻醉药过敏。

2. 局部感染。

3. 凝血功能异常。

4. 患者拒绝。

（二）并发症

1. 肌间沟入路臂丛神经阻滞：

（1）Horner 综合征：星状神经节阻滞，症状见"颈丛神经阻滞"。

（2）膈神经阻滞：已有对侧膈神经麻醉者禁用。

（3）误入血管（颈外/颈内静脉、颈总动脉、椎动脉）：引起局部麻醉药中毒。注药前应注意回抽。

（4）气胸：患者出现胸痛、胸闷、气促等。同侧呼吸音减弱或消失。一旦怀疑，应立即面罩吸氧，拍摄胸片明确诊断，并请胸外科会诊。

（5）高位硬膜外阻滞或全脊椎麻醉：可能出现呼吸心跳停止，立即进行心肺脑复苏。

2. 腋路臂丛神经阻滞：

（1）误入腋动脉或腋静脉：强调注药前回抽。

（2）动静脉瘘：个别病例可出现动静脉瘘。

（三）医患沟通方面

1. 神经阻滞效果不完全，提前告知患者。

2. 术中膈神经阻滞，患者易出现呼吸困难，需提前做好安慰工作。

第五节　颈丛神经阻滞

颈丛神经是由 $C_{1\sim4}$ 的前根组成，分为浅丛和深丛。浅丛位于胸锁乳突肌后缘中点，其分支呈披肩状分布于颌下、锁骨、整个颈部及枕部区域的皮肤浅层组织。深丛主要支配颈前及侧面的深层组织。局部注射局部麻醉药使颈丛神经发生阻滞即为颈丛神经阻滞。

【适应证】

1. 颈浅丛神经阻滞：适用于锁骨上颈部浅表手术，如颈部皮下肿物活检，与颈深丛神经组织联合用于甲状腺手术。

2. 颈深丛神经阻滞：适用于颈部较深部位手术，如甲状腺手术、颈动脉内膜剥脱术等；还可用于颈源性头痛、颈肩痛及上肢神经痛的治疗。

【麻醉分型】

1. 颈浅丛神经阻滞：可以完全阻断颈前部的感觉（枕小神经、耳大神经、颈横神经和锁骨上神经）。

2. 颈深丛神经阻滞：可阻断颈深部、肩部肌肉以及膈肌的运动。

【麻醉方案】

（一）操作技术

1. 颈前阻滞法：

（1）颈浅丛神经阻滞：①患者去枕仰卧，头偏向对侧，在第4颈椎横突处做标记，或采用颈外静脉与胸锁乳突肌后缘交点做标记。②由标记处垂直穿刺，缓慢进针，若遇到刺破纸样落空感后表明针尖已穿过颈阔肌，将局部麻醉药注射至颈阔肌和皮下亦可在颈阔肌表面向横突、锁骨和颈前方向做浸润注射，以阻滞颈浅丛各分支，一般每侧药量10mL。

（2）颈深丛神经组织：①体位同颈浅丛神经阻滞，在第4颈椎横突处做标记。②用22G长3.5cm穿刺针前、中斜角肌间沟寻找横突，若遇有坚实骨质感而且进针在2~4cm时，表明已触及横突，此时患者可有酸胀感，回抽无血液或脑脊液，即刻注入3~4mL局部麻醉药。③如有必要，可用相同方法在第2和第3颈椎横突面上分别注射3~4mL局部麻醉药。

2. 肌间沟阻滞法：

（1）体位同颈前阻滞法，令患者抬头，显露胸锁乳突肌锁骨头，在锁骨头后缘可摸到一条小肌肉，即前斜角肌，向外还可摸到一条大小相同的中斜角肌，两者之间的凹陷即前、中斜角肌的肌间沟。

（2）穿刺针沿肌间沟垂直刺入，方向略向后下方，遇异感即可停止进针，若无异感，调整方向再行探刺，但穿刺方向不得超过横突水平，避免损失椎动脉或误入硬膜外间隙或蛛网膜下腔。出现异感后，回抽无血或脑脊液即可注入局部麻醉药。

（3）局部麻醉药可沿斜角肌间隙上、下行，若不需要阻滞臂丛，可采取头低位或压迫穿刺针下方的肌间沟，使大部分药液上行而阻滞颈丛。

【临床经验】

（一）禁忌证

1. 局部麻醉药过敏。

2.局部感染。

3.严重高血压。

4.呼吸道梗阻。

5.甲状腺功能亢进症。

6.出、凝血功能异常。

7.患者拒绝。

（二）并发症

1.局部麻醉药毒性反应：主要是穿刺针误入颈部血管而未及时发现所致，因此注药前应回抽；注药速度不要太快，药物不可过量。

2.高位硬膜外阻滞或全脊椎麻醉：是由穿刺针误入硬膜外间隙或蛛网膜下腔所致，原因包括进针过深或进针方向偏内。预防在于使用短针，进针切勿过深，注药2～3mL后观察无脊麻反应后再注入余药。

3.膈神经阻滞：膈神经主要由第4颈神经组成，同时接受第3、第5颈神经的小分支，颈深丛阻滞常易累及膈神经，双侧膈神经受累时可出现呼吸困难及胸闷，故应避免进行双侧颈深丛阻滞。

4.喉返神经阻滞：针刺过深、注药压力过大均可能使迷走神经阻滞，患者发音嘶哑、失音，甚至呼吸困难。症状一般在1小时内缓解。

5.Horner综合征：颈交感神经被阻滞后出现同侧眼睑下垂、瞳孔缩小、眼球内陷、眼结膜充血、鼻塞、面微红而不出汗等症状，上述症状不一定同时出现，短期内可自行缓解。

6.椎动脉刺伤引起出血或血肿形成。

（三）医患沟通方面

1.神经阻滞效果不完全，提前告知患者。

2.术中清醒，患者易紧张，需提前做好安慰工作。

（关　雷）

围手术期处理

围手术期是患者自诊断疾病，医师决定需要手术治疗至术后康复的一段时间。它的时间跨度包括了术前、术中及术后。围手术期处理就是为患者手术做准备和促进术后康复。

患者的术前准备与疾病的轻重缓急、手术范围的大小有密切关系。按照手术的时限性，外科手术可分为3种：①急症手术，如外伤性肠破裂，在最短时间内进行必要的准备后立即手术。在胸腹腔内大血管破裂等病情十分急迫的情况下，必须争分夺秒地进行紧急手术。②限期手术，如各种恶性肿瘤根治术，手术时间虽可选择，但不宜延迟过久，应在尽可能短的时间内做好术前准备。③择期手术，如一般的良性肿瘤切除术及腹股沟疝修补术等，可在充分的术前准备后选择合适时机进行手术。

【术前准备】

1. 生理准备：

（1）为手术后变化的适应性锻炼：包括术前练习在床上大小便，教会患者正确的咳嗽和咳痰的方法。术前2周应停止吸烟。

（2）输血和补液：施行大中手术者，术前应做好血型和交叉配合试验，备好一定数量的血制品。对有水、电解质及酸碱平衡失调和贫血的患者应在术前予以纠正。

（3）预防感染：手术前，应采取多种措施提高患者的体质，预防感染。

2. 预防性应用抗生素：

（1）涉及感染病灶或切口接近感染区域的手术。

（2）肠道手术。

（3）操作时间长、创伤大的手术。

（4）开放性创伤，创面已污染或有广泛软组织损伤，创伤至实施清创的间隔时间较长，或清创所需时间较长以及难以彻底清创者。

（5）癌、肿瘤手术。

（6）涉及大血管的手术。

（7）需要植入人工制品的手术。

（8）脏器移植术。

3. **热量、蛋白质和维生素**：由于手术创伤和术前后机体消耗增加，热量、蛋白质和维生素摄入不足，以致影响组织修复和创口愈合，削弱防御感染的能力。因此，患者术前应补充足够的热量、蛋白质和维生素。

4. **胃肠道准备**：从术前 8～12 小时开始禁食，术前 4 小时开始禁止饮水，以防因麻醉或手术过程中的呕吐而引起窒息或吸入性肺炎。必要时可用胃肠减压。涉及胃肠道手术者，术前 1～2 天开始进流质饮食，有幽门梗阻的患者，需在术前进行洗胃。对一般性手术，酌情在术前 1 天做肥皂水灌肠。如果施行的是结肠或直肠手术，在术前 1 天及手术当天清晨行清洁灌肠或结肠灌洗。

5. **其他**：手术前夜，可给予镇静剂，以保证良好的睡眠。如发现患者有与疾病无关的体温升高，或妇女月经来潮等情况，应延迟手术日期。进手术室前，应排尽尿液；估计手术时间长，或是盆腔手术，应留置导尿管，使膀胱处于空虚状态。由于疾病原因或手术需要，可在术前放置胃管。术前应取下患者的可活动义齿，以免麻醉或手术过程中脱落或造成误咽或误吸。

6. **特殊情况的术前准备**：营养不良者，应将血清白蛋白控制在 35g/L 以上，贫血患者，应考虑输血将血红蛋白控制在 80g/L 以上。高血压患者一般不需要停用除利血平外的其他降压药，血压在 160/100mmHg 以下无需特殊处理，如血压高于 180/100mmHg，应用药控制。近期有脑卒中的患者，择期手术应至少推迟 2～6 周。心血管疾病患者，心肌梗死 6 个月内，不予考虑择期手术。术前可做 Goldman 评分。老年患者、肥胖患者、既往有慢性阻塞性肺病的患者，术前应检查肺功能。围手术期可考虑使用雾化或者其他药物以改善。急性呼吸道感染的患者应推迟手术时间，药物治疗感染。糖尿病患者围手术期血糖应控制在 5.6～11.2mmol/L，围手术期输葡萄糖液可以按 1：（4～6）的比例使用胰岛素。服用阿司匹林或者氯吡格雷抗凝药物的患者，术前需停药 5～10 天，可使用低分子肝素替代治疗，手术当天停用。有下肢深静脉血栓的高危患者，围手术期可考虑以低分子肝素预防。

【术后并发症】

1. **术后出血**：常见原因有术中止血不彻底，结扎不确切，创面渗血，痉挛小动脉舒张，线结滑脱，凝血功能障碍。

诊断要点：术后早期（24 小时）出现休克，血压下降，尿量减少，腹围增加，引流管出血超过 100mL/h，中心静脉压下降，腹部 B 超或者胸片可以发现腹腔或者胸腔的异常，诊断性穿刺可以明确诊断。

治疗要点：及时发现，抗休克治疗，输血或者药物止血，如效果欠佳，或出血量大，应再手术止血。

2. **术后发热**：一般来说术后体温都会有相应的升高。

诊断要点：术后发热多数情况在 38℃以下，非感染性发热多数在术后 3 天内出现，而感染性多在 72 小时后。如术后第 1 天即有高热，应考虑输血反应；

链球菌或梭状菌感染、吸入性肺炎，术前感染加重。常见的感染性发热主要原因有切口、手术创面、呼吸道、泌尿系、深静脉置管感染。

治疗要点：术后早期发热多为组织吸收热，如不超过38℃一般不予特殊处理，超过38.5℃时，以物理降温为主。感染性发热应注意改善引流，合理选用抗生素。

3. 呼吸系统并发症：常见的有肺不张、肺部感染、肺栓塞。

诊断要点：术前有慢性阻塞性肺病、长期吸烟、高龄、肥胖患者发生术后肺不张的概率较高，表现为低氧血症，伴或者不伴有二氧化碳潴留，甚至出现ARDS。体检叩诊浊音，听诊呼吸音降低，伴或不伴有干湿啰音。胸片可见局部或一侧肺不张，可以合并有肺部感染。而骨盆及下肢骨科手术尤其是关节置换的患者，容易罹患下肢深静脉血栓，从而继发肺栓塞或者肺脂肪栓塞。表现为突然发作的胸痛、咳嗽、呼吸困难、低氧血症，严重者心律失常，直接威胁生命。

治疗要点：术后，尤其是高危因素者全身麻醉术后应早期拍背咳痰，雾化吸入稀释痰液。肺部感染多数为院内感染，半数以上为革兰阴性菌感染，可采用相应抗生素，或者可以送检痰培养加药物敏感试验。而肺栓塞应注意预防下肢深静脉血栓的形成，采用抗凝，术后早期下肢被动或主动活动。如已形成血栓，可以采用抗凝治疗，必要时可考虑放置血管滤器。

4. 切口并发症：常见的有伤口血肿、积血；血清肿；切口裂开；切口感染。

(1) 切口血肿：

诊断要点：伤口血肿最常见原因是术中止血不彻底，表现为切口局部不适，肿胀，隆起，血液自伤口或针眼渗出。

治疗要点：无菌条件下打开伤口，彻底止血。

(2) 血清肿：

诊断要点：伤口下积液，多见于腹股沟区及腋窝等淋巴管较丰富的区域。无菌条件下穿刺见清亮液体。

治疗要点：无菌穿刺加压包扎，或者再手术结扎淋巴管。

(3) 伤口裂开：

诊断要点：术后腹压增高导致切口处崩裂感，疼痛，粉红色液体流出，或者腹腔脏器脱出。

治疗要点：改善一般状况，良好的切口缝合，腹带辅助。必要时可考虑良好的麻醉条件下再手术缝合伤口，并施以减张缝合。

(4) 切口感染：

诊断要点：一般出现在手术后的3～5天，伤口疼痛加剧，伴有伤口处的红肿，可以有发热。可伴有切口处脓性分泌物增加，穿刺抽出脓性液。

治疗要点：感染部位拆开缝线，充分引流，严重的累及肌肉筋膜层，需及时清创，并使用有效抗生素。

5. 尿潴留：常见于老年男性，盆腔、会阴部手术，腰麻，切口疼痛，以及不习惯床上排尿的患者。

诊断要点：术后6～8小时未排尿或者有排尿，次数多而每次量少，患者较为烦躁，憋尿感明显，体格检查发现耻骨上区叩诊浊音，即表明有尿潴留。

治疗要点：安慰患者，有条件可使其坐于床边排尿，如失败则应立即行导尿。注意导出尿量首次不应超过800mL，如大于500mL应保留尿管1～2天。如遇前列腺肥大、盆腔手术者应考虑行膀胱锻炼以恢复逼尿肌功能。

【临床处理】

（一）常规处理

1. 术后医嘱：术后医嘱包括诊断、施行的手术、监测方法和治疗措施，例如止痛、抗生素应用、伤口护理及静脉输液，各种管道、插管、引流物、吸氧等处理。

2. 监测：手术后多数患者可返回原病房，需要监护的患者可以送进外科重症监测治疗室（ICU）。常规监测生命体征，包括体温、脉率、血压、呼吸频率、每小时（或数小时）尿量，记录出入水量。有心、肺疾患或有心肌梗死危险的患者应予无创或有创监测中心静脉压（CVP），肺动脉楔压（经 Swan-Ganz 导管）及心电监护，采用经皮氧饱和度监测仪动态观察动脉血氧饱和度。

3. 静脉输液：长时间手术过程中，手术野有很多不显性液体丢失，术中广泛解剖和组织创伤又使大量液体重新分布到第三间隙，因此患者术后应接受足够量的静脉输液直至恢复进食。术后输液的用量、成分和输注速度，取决于手术的大小、患者器官功能状态和疾病严重程度。估计恰当的输液量显得十分重要。

4. 引流：引流的种类，吸引的压力，灌洗液及次数，引出的部位及护理也应写进医嘱。要经常检查放置的引流物有无阻塞、扭曲等情况，换药时要注意引流物的妥善固定，以防落入体内或脱出，并应记录、观察引流物的量和性质，它有可能提示有无出血或胃肠瘘等并发症发生。

（二）体位

手术后，应根据麻醉及患者的全身状况、术式、疾病的性质等选择体位，使患者处于舒适和便于活动的体位。全身麻醉尚未清醒的患者除非有禁忌，均应平卧，头转向一侧，使口腔内分泌物或呕吐物易于流出，避免吸入气管，直到清醒。蛛网膜下腔阻滞的患者，亦应平卧或头低卧位12小时，以防止因脑脊液外渗致头痛。

施行颅脑手术后，如无休克或昏迷，可取15°～30°头高脚低斜坡卧位。施行颈、胸手术后，多采用高半坐位卧式，以便于呼吸及有效引流。腹部手术后，多取低半坐位卧式或斜坡卧位，以减少腹壁张力。脊柱或臀部手术后，可采用俯卧或仰卧位。腹腔内有污染的患者，在病情许可情况下，尽早改为半坐位或头高脚低位。休克患者，应取下肢抬高15°～20°，头部和躯干抬高20°～30°的特殊体位。肥胖患者可取侧卧位，有利于呼吸顺畅和静脉回流。

（三）术后不适的处理

1. 疼痛：麻醉作用消失后，切口受到刺激时会出现疼痛。胸部和上腹部手术后疼痛，使患者自觉或不自觉固定胸肌、腹肌和膈肌，不愿深呼吸，促成肺膨胀不全、静脉淤滞、血栓形成和栓塞。术后疼痛也会引发高血压，发生脑卒中、心肌梗死和出血。有效的止痛会改善大手术的预后。常用的麻醉类镇痛药有吗啡、哌替啶和芬太尼。临床应用时，在达到有效镇痛作用的前提下，药物剂量宜小，用药间隔时间应逐渐延长，及早停用镇痛药有利于胃肠动力的恢复。硬膜外阻滞可留置导管数日，连接镇痛泵以缓解疼痛，特别适合于下腹部手术和下肢手术的患者。

2. 呃逆：手术后发生呃逆者并不少见，多为暂时性，但有时可为顽固性。呃逆的原因可能是神经中枢或膈肌直接受刺激引起。手术后早期发生者，可采用压迫眶上缘，短时间吸入二氧化碳，抽吸胃内积气、积液，给予镇静或解痉药物等措施。施行上腹部手术后，如果出现顽固性呃逆，要特别警惕吻合口或十二指肠残端漏，导致膈下感染可能。此时，应做 CT、X 线摄片或 B 超检查，一旦明确有膈下积液或感染，需要及时处理。

（四）胃肠道

剖腹术后，胃肠道蠕动减弱。胃和空肠手术后，上消化道蠕动功能的恢复需 2~3 天。在食管、胃和小肠手术后，有显著肠梗阻、神志欠清醒（防止吸入），以及急性胃扩张的患者，应插鼻胃管，连接低压、间断吸引装置，经常冲洗，确保鼻胃管通畅，留置 2~3 天，直到正常的胃肠蠕动恢复（可闻及肠鸣音或已排气）。罂粟碱类药物能影响胃肠蠕动。空肠造口的营养管可在术后第 2 天滴入营养液。造口的导管需待内脏与腹膜之间形成牢靠的粘连方可拔除（约术后 3 周）。

（五）活动

手术后，原则上应该早期床上活动，争取在短期内起床活动。早期活动有利于增加肺活量，减少肺部并发症，改善全身血液循环，促进切口愈合，减少因静脉血流缓慢并发深静脉血栓形成的发生率。此外，尚有利于肠道蠕动和膀胱收缩功能的恢复，从而减少腹胀和尿潴留的发生。有休克、心力衰竭、严重感染、出血、极度衰弱等情况，以及施行过有特殊固定、制动要求的手术患者，则不宜早期活动。

早期起床活动，应根据患者的耐受程度，逐步增加活动量。在患者已清醒、麻醉作用消失后，就应鼓励在床上活动，如深呼吸、四肢主动活动及间歇翻身等。足趾和踝关节伸屈活动，下肢肌肉松弛和收缩的交替运动，有利于促进静脉回流。痰多者，应定时咳痰，患者可坐在床沿上，做深呼吸和咳嗽。

（六）缝线拆除

缝线的拆除时间，可根据切口部位、局部血液供应情况、患者年龄来决定。一般头、面、颈部在术后 4~5 天拆线，下腹部、会阴部在术后 6~7 天拆线，胸部、上腹部、背部、臀部手术7~9天拆线，四肢手术10~12天拆线（近关节处可适当延长），减张缝线14天拆线。青少年患者可适当缩短拆线时间，年老、营养不良患者可延迟拆线时间，也可根据患者的实际情况采用间隔拆线。电刀切口，也应推迟1~2天拆线。

1. 切口愈合分类：对于初期完全缝合的切口，拆线时应记录切口愈合情况，可分为3类：

（1）清洁切口（Ⅰ类切口）：指缝合的无菌切口，如甲状腺大部切除术等。

（2）可能污染切口（Ⅱ类切口）：指手术时可能带有污染的缝合切口，如胃大部切除术等。皮肤不容易彻底消毒的部位、6小时内的伤口经过清创术缝合、新缝合的切口再度切开者，也属此类。

（3）污染切口（Ⅲ类切口）：指邻近感染区或组织直接暴露于污染或感染物的切口，如阑尾穿孔的阑尾切除术、肠梗阻坏死的手术等。

2. 切口愈合的分级：

（1）甲级愈合：用"甲"字代表，指愈合优良，无不良反应。

（2）乙级愈合：用"乙"字代表，指愈合处有炎症反应，如红肿、硬结、血肿、积液等，但未化脓。

（3）丙级愈合，用"丙"字代表，指切口化脓，需要做切开引流等处理。应用上述分类分级方法，观察切口愈合情况并做好记录。如甲状腺大部切除术后愈合优良，则记以"Ⅰ/甲"；胃大部切除术切口血肿，则记以"Ⅱ/乙"，依此类推。

（樊　庆）

外科患者的营养

机体正常的新陈代谢和营养状况是维护生命活动的重要保证。任何原因导致的营养不良，都可能影响到细胞、组织、脏器直至机体的功能，严重的可以导致器官功能衰竭。20世纪外科领域的五大革命性事件就包括营养支持治疗。广义上讲，外科患者接受任何形式的营养支持治疗都可以称为外科营养。外科患者是否需要接受营养支持治疗需要根据以下适应证并且注意是否存在禁忌证，下面分别介绍肠外营养（PN）及肠内营养（EN）。

【适应证】

（一）肠外营养的适应证

凡不能或者不宜经口进食超过5～7天的患者，都是肠外营养的适应证。主要包括以下几种情况：

1. 胃肠道吸收障碍，如广泛小肠切除术后（短肠综合征）小肠疾患、放射性肠炎、严重腹泻、顽固呕吐。

2. 大剂量放疗、化疗或接受骨髓移植患者。

3. 中、重症急性胰腺炎。

4. 严重营养不良伴胃肠功能障碍。

5. 严重的分解代谢状态，伴有或不伴有营养不良而胃肠道于5～7天内不能得到利用。

6. 大的手术创伤及复合性外伤、中度应激状态、肠瘘、肠道炎性疾病。

7. 妊娠剧吐或神经性拒食。

8. 需接受大手术或强烈化疗的中度营养不良。

9. 入院后7～10天内不能建立充足的肠内营养、炎性粘连性肠梗阻、接受强烈化疗后等。

（二）肠内营养的适应证

1. 决定于小肠是否具有能吸收提供的各种营养素的功能。

2. 能经口摄食、经口摄食不足或禁忌。

3. 意识障碍或昏迷、无进食能力者。

4. 吞咽和咀嚼困难。

5. 胃肠道疾病，如短肠综合征、胃肠道瘘、炎性肠道疾病、胰脏疾病、结肠手术，以及憩室炎、胆盐腹泻、吸收不良综合征及顽固性腹泻。

6. 术前或术后营养补充、心血管疾病、肝疾病与肾衰竭、先天性氨基酸代谢缺陷病。

7. 慢性消耗性疾病，如结核、肿瘤等。

（三）肠内营养的禁忌证

1. 年龄小于 3 个月的婴儿。

2. 小肠广泛切除后。

3. 空肠瘘的患者。

4. 处于严重应激状态，如麻痹性肠梗阻、上消化道出血、顽固性呕吐、腹膜炎或腹泻急性期。

5. 严重吸收不良综合征及衰弱的患者。

6. 症状明显的糖尿病、接受高剂量类固醇药物治疗及糖代谢异常的患者。

7. 先天性氨基酸代谢缺陷病的儿童。

【营养制剂类型】

（一）肠外营养的主要制剂

1. 葡萄糖：葡萄糖是肠外营养的主要能量来源，能量密度 16.72kJ（4kcal）/g，外周血管输入的最大浓度不超过 13%。

2. 脂肪乳：脂肪乳是肠外营养的重要能量来源，10% 的脂肪乳能量密度为 4.18kJ（1kcal）/mL。脂肪乳按碳链的长度可以分为长链和中链两种。长链脂肪酸需要依赖肝细胞中的线粒体上肉毒碱，增加肝脏负担。

3. 复方氨基酸：是肠外营养中唯一的氮来源，由 8 种必需氨基酸和 8～12 种非必需氨基酸组成。肝病患者需要以支链氨基酸为主，肾病患者则只适用 8 种必需氨基酸制剂。另外需要补充谷氨酰胺。

4. 电解质：需补充的电解质有钾、钠、氯、钙、镁、磷。

5. 维生素：包括水溶性和脂溶性两种。

6. 微量元素：铜、铁、锰、锌、铬、碘。

（二）肠外营养配置要点

1. 输入方式：将制剂混合在 3L 袋或者 4L 袋中，持续输入。

2. 合适的能量密度：一般患者可以以 104.5～125.4kJ（25～30kcal）/kg 补给能量，肠瘘、感染、消瘦患者需依需要适当增加。

3. 合适的热氮比例：一般可以以热量：氮=627～836kJ（150～200kcal）：1g 或者 0.15～0.2g/kg。

4. 合适的糖脂比例：糖：脂=3：2 或者 1：1。

（三）肠内营养制剂

1. 氨基酸型、短肽型又称为要素型：这类制剂的基质为单体物质（要素形式），包括氨基酸或短肽、葡萄糖、脂肪、矿物质和维生素的混合物。这类制剂又可进一步分为：

（1）平衡型：如氨基酸型肠内营养制剂。

（2）疾病特异型：如苯丙氨酸代谢障碍型等。

2. 整蛋白型（非要素型）：该类肠内制剂以整蛋白或蛋白质游离物为氮源，渗透压接近等渗（300～450mOsm/L），口感较好，适于口服，亦可管饲。适用于胃肠道功能较好的患者。这类制剂又进一步分为：

（1）平衡型：按照是否含有部分特定营养素分，可分为含膳食纤维或不含膳食纤维型制剂；含中链三酰甘油或不含中链三酰甘油型制剂等。按照剂型分，可分为液体制剂和粉剂。液体制剂包括整蛋白型肠内营养乳剂，粉剂如整蛋白型肠内营养粉剂。

（2）疾病特异型：①糖尿病型肠内营养乳剂。②肿瘤病型肠内营养乳剂。③免疫加强型肠内营养乳剂。④肺疾病型肠内营养乳剂。⑤烧伤型肠内营养乳剂。

（3）其他：包括老年人适用型和儿童适用型等。其中，儿童多为遗传代谢性疾病特异型肠内营养制剂。

3. 组织式肠内营养制剂：该制剂包括氨基酸组件、短肽组件、整蛋白组件、糖类组件、长链三酰甘油（LCT）组件、中长链三酰甘油（MCT）组件、维生素组件等。

【临床应用】

（一）肠内营养与肠外营养的比较

现代肠内营养（EN）支持是经胃肠道借口服、管饲（主要为管饲）饲以经物理或化学特殊处理过的液体膳食，提供部分或完全的营养支持。提供完全营养支持的称完全胃肠内营养（TEN）。胃肠外营养作为一种全新的治疗方法，对一些高位肠瘘、短肠综合征等完全不能口服的患者起了神奇的挽救生命的作用。其输入量易计算和控制，又无肠道粪便排出，有利于计算氮平衡指标，加上胃肠内营养应用中遇到的一些问题如吸入性肺炎、腹泻、喂养液的污染、滴注易中断，故临床上对胃肠外营养的应用、开放、研究的热情大大超过了胃肠内营养。但随着胃肠外营养支持方法的日趋完善，近10年来发现营养给入途径明显影响创伤后患者的恢复。特别是认识到肠道屏障对机体的重要性质，人们对胃肠内营养有了新的认识，胃肠内营养在营养支持上占主导地位。

目前大量临床和实践研究证明，创伤后早期应用胃肠内营养比之于胃肠外营养可减少代谢应激和严重全身感染的发生率，可降低腹腔内及肺感染。创伤程度越重，早期胃肠内营养获得好处越多。胃肠外营养不仅有较多严重全身感染发生率，而且导致免疫紊乱，从而加重了创伤和感染后的炎症反应。因而，越来越多应用胃肠内营养支持成为当前临床治疗的趋向。然而这种趋向不可能导致胃肠外营养应用的无限减少乃至废弃。

（二）外科营养常见并发症

1. 机械性并发症：机械性并发症常与静脉导管有关，其中大多数发生在中心静脉放置导管过程中，也有少数是长期应用、导管护理不当或拔管操作所致。

（1）气胸：此并发症多与中心静脉置管有关，锁骨下静脉穿刺置管时损伤胸膜肺尖可引起气胸，常发生在瘦弱、营养不良患者，如患者胸痛持续或有呼吸困难，应停止置管并摄 X 线胸片明确诊断，少量气胸，肺压缩＜20％可在数天内自行吸收，常可不予以处理。重症者需反复穿刺抽气或放置胸腔闭式引流管予以引流。

（2）空气栓塞：空气栓塞可发生在置管、输液及拔管过程中。置管时，当穿刺针已进入静脉，卸下注射器准备插管时，容易进入空气。因此，静脉插管时应置患者于头低脚高位，并嘱患者平静呼吸，在卸下注射器时应随即堵住穿刺针接头部位，导管护理时要有防止接头脱开的保险措施。

（3）血管等损伤：导管穿刺时穿破静脉可导致血胸，穿刺时导致锁骨下动脉损伤，可引起局部皮下大范围的瘀血及血肿形成。有时也可引起纵隔血肿，产生纵隔压迫症状。

（4）导管性并发症：与导管有关的并发症有导管尖端异位、导管栓子、导管堵塞、静脉血栓形成、静脉栓塞及血栓性静脉炎等。

2. 感染性并发症：感染性并发症主要指中心静脉导管相关感染，是 PN 时最常见、最严重的并发症，其包括导管的局部感染或全身导管相关血流感染。局部感染是发生在导管局部皮肤或周围组织的感染、腔隙感染或隧道感染；全身感染是导管所致菌血症或败血症。临床上局部感染常表现为局部皮肤红、肿、化脓等症状。部分患者可有发热或低体温。导管性菌血症或败血症患者可出现寒战、高热、呼吸急促、低血压，严重者可出现意识模糊。实验室检查见白细胞及中性粒细胞增高。如果临床上表现为菌血症但无明显感染部位时，应怀疑导管相关性感染存在，此时应进一步做相关检测以明确诊断。

3. 代谢性并发症：

（1）糖代谢紊乱：PN 时由于大量葡萄糖的输入，机体不能及时利用，使血糖水平骤增，易发生高血糖及高渗性并发症，患者可出现脱水、多尿、嗜睡或昏迷。高渗性昏迷一旦发生，应立即停止葡萄糖的输入，用低渗盐水（0.45％）以 950mL/h 的速度输入以降低血渗透压。同时，普通胰岛素以 10～20U/h 经静脉滴入，促使血糖进入细胞内，从而降低血糖浓度。在纠正过程中，也要防止血糖下降太快而导致脑细胞水肿。另一方面，PN 时体内胰岛素分泌相应增加，此时若突然停止 PN 液的输入，因体内胰岛素仍处于较高水平状态，就极易发生低血糖。患者可出现心悸、出汗、甚至休克，血糖浓度降至 2.8mmol/L 以下。因此，PN 支持时不应突然停止营养液输注，可用等渗葡萄糖液作为过渡，然后完全停用 PN。

（2）氨基酸代谢紊乱：早年 PN 的应用研究主要氮源是水解蛋白，溶液内含氨量很高，输入后极易发生高血氨或氮质血症。在严重肝功能损害、危重患者及婴幼儿患者，应监测血氨值，防止高血氨发生。

（3）脂肪代谢紊乱：接受长时间 PN 支持患者，如营养液中不含有脂肪乳

新编临床医师丛书
外科住院医师手册
[第六章] 外科患者的营养

046

剂，则可能发生必须脂肪酸缺乏症。患者可出现皮肤干燥、毛发脱落、伤口延迟愈合、肝大、肝功能异常、骨骼改变、血中花生三烯酸与花生四烯酸的比值升高、红细胞脆性增加、贫血以及血中前列腺素水平降低等表现。预防必需脂肪酸（EFA）缺乏的最好方法是每天补充脂肪乳剂，不仅作为供能，还可同时提供 EFA，至少每周输注脂肪乳剂 2 次，即可预防 EFA 缺乏症。

（4）电解质、维生素及微量元素缺乏症：PN 时需补充一定时电解质，如补充不足，可发生电解质缺乏症。低钾、低磷、低钙和低镁血症均可出现。其中钾和磷与蛋白质合成和能量代谢密切相关，应注意予以及时补充。维生素是机体代谢过程中必需的营养素，PN 时应注意及时补充，否则可出现各种维生素缺乏，产生一系列症状。禁食超过 1 个月以上者，可出现微量元素缺乏，最常见的是锌缺乏，其次为铜缺乏与铬缺乏等。为此，凡长期行 PN 治疗的患者，应每天补充微量元素。

（5）酸碱平衡紊乱：在氨基酸液的早期产品中，含有较多的盐酸盐，例如盐酸精氨酸、盐酸组氨酸等。这些溶液的输入，可导致高氯性酸中毒的发生；最近的产品已用乙酸盐或磷酸盐代替盐酸盐，并注意阴阳离子的平衡，很少发生酸中毒。

4. 脏器功能损害：肝损害是 PN 实施中常见的并发症，其原因与长期过高的能量供给、葡萄糖、脂肪与氮量的提供不合理、胆汁郁积及某些营养制剂中的某些成分有关。另外，长期 PN 使肠道处于休息状态，肠道激素的分泌受抑制，不可避免地出现胆汁郁积，可形成胆石。因此，长期 PN 治疗患者应定时行超声波检查，及时发现问题。

（1）长期 PN 支持可破坏肠道黏膜的正常结构和功能，导致肠黏膜上皮萎缩，变稀，皱折变平，肠壁变薄，从而使屏障结构受到影响，功能减退，导致肠道细菌移位而引起肠源性感染。因此，临床上长期 PN 支持患者，出现持续低热而又无明确感染病灶存在，应考虑肠源性感染。

（2）长期应用 PN 治疗的儿童患者易发生佝偻病，其原因是 PN 溶液中所含的钙、磷极有限，远不能满足儿童的生长发育需要。因此，临床上除注意钙、磷的补充外，还应适量补充维生素 D，以防止代谢性骨病的发生。

（樊　庆）

第七章 外科感染

第七章

第一节 疖和痈

一、疖

疖是指单个毛囊及其周围组织的急性化脓性感染，病菌以金黄色葡萄球菌为主，偶可由表皮葡萄球菌或其他病菌致病。感染好发于颈项、头面、背部毛囊与皮脂腺丰富的部位。发病与皮肤不洁、擦伤、环境温度较高或机体抗感染能力降低有关。

【诊断要点】

（一）临床表现

1. 初起时，局部皮肤有红、肿、痛的小硬结，范围仅 2cm 左右。数天后结节中央组织坏死、软化，肿痛范围扩大，触之稍有波动，中心处出现黄白色的脓栓；继而脓栓脱落、破溃流脓。脓液流尽炎症逐步消退后，即可愈合。有的疖无脓栓，自溃稍迟，需设法促使脓液排出。

2. 面疖特别是鼻、上唇及周围所谓"危险三角区"的疖症状常较重，病情加剧或被挤碰时，病菌可经内眦静脉、眼静脉进入颅内海绵状静脉窦，引起化脓性海绵状静脉窦炎，出现颜面部进行性肿胀，可有寒战、高热、头痛、呕吐、昏迷等，病情严重，死亡率很高。

（二）辅助检查

1. 如有发热等全身反应，应做白细胞计数或血常规检查。

2. 疖病患者还应检查血糖和尿糖，做脓液细菌培养及药物敏感试验。

【鉴别诊断】

1. 放线菌病：病程缓慢，多见于颈面部。脓汁稀薄，脓液中含有黄色小颗粒。

2. 头部乳头状皮炎：最初为毛囊炎，病程中出现增殖性瘢痕，全身症状不明显，无坏死灶。

【治疗方案】

1. 早期促使炎症消退：红肿阶段可选用热敷、超短波、红外线等理疗措施，也可敷贴加油调成糊状的中药金黄散、玉露散或鱼石脂软膏。

2. 局部化脓时及早排脓：疖顶见脓点或有波动感时用苯酚点涂脓点或用针头将脓栓剔出，或切开引流，禁忌挤压。出脓后敷以呋喃西林、湿纱条或以化腐生肌的中药膏，直至病变消退。

3. 抗菌治疗：若有发热、头痛、全身不适等全身症状，面部疖或并发急性淋巴结炎、淋巴管炎时，可选用青霉素或头孢菌素等抗生素治疗，或用清热解毒中药方剂等。有糖尿病者应给予降糖药物或胰岛素等相应治疗措施。

【临床经验】

（一）病情观察和诊断方面

此病以面颈部和项背部多见，直径1～2cm，多继发于毛囊炎，尖端可见脓栓，最主要要与粉瘤伴感染区别。粉瘤皮肤表面多可见黑色脓头，内容物为豆腐渣样油脂，发生感染兼有红肿热痛的表现。

（二）治疗方面

切开引流的时机很重要，炎症早期无局限化脓，切开无意义，待有波动感时切开，方有引流效果。伴全身症状时可用抗感染药物。

（三）医患沟通方面

疖有3种转归，或消散吸收，或化脓局限，或炎症扩散。转归取决于机体的免疫能力、细菌的毒力和治疗的效果。在合并有糖尿病及其他免疫力低下的疾病时疖有可能反复发作，迁延不愈。

二、痈

痈是指多个相邻毛囊及其周围组织的急性化脓性感染，也可由多个疖融合而成。致病菌以金黄色葡萄球菌为主。中医称"疽"。感染与皮肤不洁、擦伤、机体抵抗力不足等有关。

【诊断要点】

（一）临床表现

1. 患者年龄一般在中年以上，老年居多；部分患者患有糖尿病。病变好发于皮肤较厚的部位，如项部和背部。

2. 初起为小片皮肤硬肿、色暗红，其中可有数个凸出点或脓点，疼痛较轻，但有畏寒、发热、食欲减退和全身不适。随后皮肤硬肿范围增大，周围呈现浸润性水肿，引流区域淋巴结肿大，局部疼痛加剧，全身症状加重。随着病变部位脓点增大、增多，中心处可破溃出脓、坏死脱落，使疮口呈蜂窝状。其间皮肤可因组织坏死呈紫褐色，但肉芽增生比较少见，很难自行愈合。延误治疗病变继续扩大加重，出现严重的全身反应。唇痈容易引起颅内化脓性海绵状静脉窦炎。

（二）辅助检查

1. 血常规检查白细胞计数明显增加。

2. 可做脓液细菌培养与药物敏感试验，为选择抗菌药物提供依据。

【鉴别诊断】

1. 疖：毛囊炎性结节的基础上形成脓肿，浸润较轻，全身症状较轻，坏死组织不明显，表面没有多少溃孔。

2. 放线菌病：病程缓慢，多见于颈面部。脓汁稀薄，脓液中含有黄色小颗粒。

3. 头部乳头状皮炎：最初为毛囊炎，病程中出现增殖性瘢痕，全身症状不明显，无坏死灶。

【治疗方案】

（一）药物全身治疗

及时使用抗菌药物，可先选用青霉素或复方磺胺甲噁唑，以后根据细菌培养和药物敏感试验结果选药，或者使用1周无效后更换品种。中药应辨证处方，选用清热解毒方剂，以及其他对症药物。有糖尿病时应予胰岛素及控制饮食。

（二）局部处理

1. 初期仅有红肿时，可用50%硫酸镁湿敷，或鱼石脂软膏、金黄散等敷贴，也可以用聚维酮碘原液稀释10倍后每天涂布3次。同时静脉给予抗生素，争取病变范围缩小。

2. 已出现多个脓点、表面紫褐色或已破溃流脓时，需要及时切开改善引流。在静脉麻醉下做"＋"或"＋＋"形切口切开引流，切口线应超出病变边缘皮肤，清除已化脓和尚未成脓、但已失活的组织；然后填塞生理盐水纱条，外加干纱布绷带包扎。术后注意创面渗血情况，必要时更换填塞敷料重新包扎。术后24小时更换敷料，改呋喃西林纱条贴于创面或伤口内使用生肌散，促使肉芽组织生长。以后每天更换敷料，促进创面收缩愈合。较大的创面在肉芽组织长出后可行植皮术以加快修复。

【临床经验】

（一）病情观察和诊断方面

痈多发于糖尿病等免疫力低下的患者。在早期可全身抗感染治疗，但皮肤出现多个脓点时，表明化脓较充分，可行切开引流术。

（二）治疗方面

切开引流时，应够深，切口够长，这样才能充分的引流。在患者免疫力低下时，化脓不明显，但炎症亦不消退，在调节血糖、增强免疫力的同时，应早期切开引流，即使是暗红的血水，引流亦可明显减轻局部症状。

（三）医患沟通方面

痈为严重的感染，基础疾病控制不好，治疗效果会不理想。切开引流后切口的生长是棘手的问题，或需要很长时间的治疗，甚至有再手术、植皮的可能。

第二节　急性蜂窝织炎

急性蜂窝织炎是指疏松结缔组织的急性感染，可发生在皮下、筋膜下、肌间隙或是深部蜂窝组织。本节主要介绍皮下急性蜂窝织炎，是皮下疏松结缔组织的急性细菌感染。

【诊断要点】

（一）临床表现

1. 一般性皮下蜂窝织炎：致病菌以溶血性链球菌、金黄色葡萄球菌为多，患者可先有皮肤损伤，或手、足等处的化脓性感染。继之患处肿胀疼痛，表皮发红、指压后可稍褪色，红肿边缘界限不清楚。邻近病变部位的淋巴结常有肿痛。病变加重时，皮肤部分变成褐色，可起水疱，或破溃出脓。患者常有畏寒、发热和全身不适；严重时患者体温增高明显或过低，甚至有意识改变等表现。

2. 产气性皮下蜂窝织炎：致病菌以厌氧菌为主，如肠球菌、兼性大肠埃希菌、变形杆菌、拟杆菌或产气荚膜梭菌。下腹与会阴部比较多见，常在皮肤受损伤且污染较重的情况下发生。产气性皮下蜂窝织炎病变主要局限于皮下结缔组织，不侵及肌层。初期表现类似一般性蜂窝织炎，但病变进展快且可触感皮下捻发音，破溃后可有臭味，全身状态较快恶化。

3. 新生儿皮下坏疽：新生儿皮肤柔嫩、抵抗力弱，护理疏忽导致皮肤擦伤、沾污，病菌可侵入皮下组织致病。病变多发生在背、臀部等经常受压处。初起时皮肤发红，触之稍硬。病变范围扩大时，中心部分变暗变软，皮肤与皮下组织分离，触诊时皮肤有浮动感，脓液多时也可出现有波动。皮肤坏死时肤色呈灰褐色或黑色，并可破溃。患儿发热、拒绝进乳、哭闹不安或昏睡，全身情况不良。

4. 颌下急性蜂窝织炎：小儿多见，感染起源于口腔或面部。口腔起病者，因炎症迅速波及咽喉，局部肿胀而阻碍通气，病情甚为危急。患儿有高热，呼吸急迫、吞咽困难、不能正常进食；颌下肿胀明显，表皮仅有轻度红热，检视口底可见肿胀。蜂窝织炎起源于面部者，局部有红肿热痛，全身反应较重；感染蔓延向下方蔓延，累及颈阔肌内结缔组织后，也可妨碍吞咽和通气。

（二）辅助检查

1. 血常规检查白细胞计数增多。

2. 有浆液性或脓性分泌物时涂片检查病菌种类。

3. 取血和脓做细菌培养和药物敏感试验。

【鉴别诊断】

1. 新生儿皮下坏疽有皮肤质地变硬时，应与硬皮病区别。后者皮肤不发红、体温不增高。

2. 小儿颌下蜂窝织炎可引起呼吸急促和不能进食，应与急性咽峡炎区别。后者的颌下肿胀稍轻，而口咽内肿胀发红明显。

3. 产气性皮下蜂窝织炎应与气性坏疽区别。后者发病前创伤较重（伤及肌肉），伤肢或身躯已难运动；发病后伤口常有某种腥味，脓液涂片检查可大致区分病菌形态，作细菌培养可确认菌种。

【治疗方案】

（一）一般治疗

注意改善患者全身状态，高热时可行物理降温；进食困难者输液维持营养和体液平衡；呼吸急促时给予吸氧或辅助通气等。

（二）全身治疗

治疗抗菌药物一般先用新青霉素或头孢菌素类抗生素，疑有厌氧菌感染时加用甲硝唑。根据临床治疗效果或细菌培养与药敏报告调整用药。

（三）局部处理

早期一般性蜂窝织炎，可以50％硫酸镁湿敷，或敷贴金黄散、鱼石脂膏等，若形成脓肿应切开引流；口底及颌下急性蜂窝织炎应及早切开减压，以防喉头水肿、压迫气管；其他各型皮下蜂窝织炎，为缓解皮下炎症扩展和皮肤坏死，也可在病变处做多个小的切口，以浸有药液的湿纱条引流。对产气性皮下蜂窝织炎，伤口应以3％过氧化氢液冲洗、湿敷处理，并采取隔离治疗措施。

【临床经验】

（一）病情观察和诊断方面

产气性皮下蜂窝织炎应与气性坏疽区别。后者发病前创伤常累及肌肉，病变以产气荚膜梭菌引起的坏死性肌炎为主，伤口常有某种腥味，X线摄片肌肉间可见气体影；脓液涂片检查可大致区分病菌形态，细菌培养有助确认致病菌。

（二）治疗方面

治疗以全身抗感染治疗为主，在脓肿形成之后应切开引流。口底和颌下急性蜂窝织炎不用等到化脓，应及早切开，对预防喉头水肿和窒息有利。

（三）医患沟通方面

蜂窝织炎为外科感染的一种，发生颌下蜂窝织炎有生命危险，有时需要与硬皮病、急性咽峡炎和气性坏疽仔细鉴别，治疗效果不好，可造成全身的感染，有脓毒症和感染中毒休克的可能。

第三节 急性淋巴管炎、淋巴结炎、丹毒

一、急性淋巴管炎、淋巴结炎

急性淋巴管炎、淋巴结炎是指病菌从皮肤、黏膜破损处或其他感染病灶侵入淋巴流，导致淋巴管与淋巴结的急性炎症。浅部急性淋巴管炎在皮下结缔组织层内，沿集合淋巴管蔓延。浅部的急性淋巴结炎好发部位多在颈部、腋窝和腹股沟，或是肘内侧或腘窝。

【诊断要点】

（一）临床表现

1. 急性淋巴管炎分为网状淋巴管炎（丹毒）与管状淋巴管炎。管状淋巴管炎多见于四肢，下肢更常见。淋巴管炎使管内淋巴回流受阻，同时淋巴管周围组织有炎症变化。皮下浅层急性淋巴管炎在表皮下可见红色线条，中医称红丝病。病变部位有触痛，扩展时红线向近心端延伸。皮下深层的淋巴管炎不出现红线，但有条形触痛区。两种淋巴管炎都可以引起全身性反应，如发热、畏寒、头痛、食欲减退和全身不适等症状，病情取决于病菌的毒性和感染程度，常与原发感染有密切关系。

2. 急性淋巴结炎发病时先有局部淋巴结肿大、有疼痛和触痛，扪诊时肿大淋巴结可与周围软组织相分辨、表面皮肤正常。轻者常能自愈，炎症加重时肿大淋巴结可扩展形成肿块，疼痛加重，表面皮肤可发红发热，并可出现发热、白细胞增加等全身反应。淋巴结炎可发展为脓肿，少数可破溃出脓。

（二）辅助检查

感染严重时血常规可见白细胞升高。

【鉴别诊断】

1. 接触性皮炎：有接触史。局部红肿、边界不清楚、痒。皮疹有丘疹、水疱、大疱、糜烂、渗液、结痂等。白细胞计数不增多。

2. 蜂窝织炎：发病部位较深，是皮下组织发炎。患处有触痛并略微红肿，境界不明显，炎症迅速扩展和加重，以中央炎症明显，有显著的指压性水肿，以后变软，溃破化脓，排出脓汁及坏死组织。

【治疗方案】

1. 急性淋巴管炎应着重治疗原发感染。发现皮肤有红线条时，可用呋喃西林等湿温敷；如果红线条向近侧延长较快，可在皮肤消毒后用较粗的针头，在红线的几个点垂直刺入皮下，再以抗菌药液湿敷。

2. 急性淋巴结炎未形成脓肿时，如有原发感染如疖、痈、急性蜂窝织炎、

丹毒等，应治疗原发感染灶，淋巴结炎暂不做局部处理。若已形成脓肿，除应用抗菌药物外，还需切开引流。先试行穿刺吸脓，然后在局部麻醉下切开引流，注意防止损伤邻近的血管。如果忽视原发病的治疗，急性淋巴结炎常可转变为淋巴结的慢性炎症。

【临床经验】

（一）病情观察和诊断方面

深部淋巴管炎需与急性静脉炎相鉴别，后者也有皮肤下索条状触痛，沿静脉走行分布，常与血管内留置导管处理不当或输注刺激性药物有关。

（二）治疗方面

抗感染治疗多有好转。非红肿疼痛表现的淋巴结，在抗感染无效后，可行淋巴结活检术，以排除其他病变的可能。

（三）医患沟通方面

急性淋巴结炎和淋巴管抗感染治疗多有效果，但有些不见好转。主要是要警惕淋巴瘤或转移癌的可能，必要时行活检术。

二、丹毒

丹毒是皮肤淋巴管网的急性炎症感染，为乙型溶血性链球菌侵袭所致。好发部位是下肢与面部。患者常先有皮肤或黏膜的某种病损，如皮肤损伤、足癣、口腔溃疡、鼻窦炎等。

【诊断要点】

（一）临床表现

起病急，开始即可有畏寒、发热、头痛、全身不适等。病变多见于下肢，表现为片状皮肤红疹、微隆起、色鲜红、中间稍淡、境界较清楚。局部有烧灼样疼痛，病变范围向外周扩展时，中央红肿消退而转变为棕黄。有的可起水疱，附近淋巴结常肿大、有触痛，但皮肤和淋巴结少见化脓破溃。病情加重时全身性脓毒症加重。

此外，丹毒经治疗好转后，可因病变复发而导致淋巴管阻塞、淋巴淤滞。下肢丹毒反复发作导致淋巴水肿，在含高蛋白淋巴液刺激下局部皮肤粗厚，肢体肿胀，甚至发展成"象皮肿"。

（二）辅助检查

血常规检查白细胞计数增多。

【鉴别诊断】

1. 接触性皮炎：有接触史。局部红肿、边界不清楚、痒，皮疹有丘疹、水疱、大疱、糜烂、渗液、结痂等。白细胞计数不增多。

2. 蜂窝织炎：发病部位较深，是皮下组织发炎。患处有触痛并略微红肿，境界不明显，炎症迅速扩展和加重，以中央炎症明显，有显著的指压性水肿，以后变软，溃破化脓，排出脓汁及坏死组织。

3. 多形日光疹：是发生在面部及暴露部位的多形皮疹。其损害有红斑、毛细血管扩张、水肿性红斑、斑丘疹、丘疱疹及水疱或苔藓样等多形皮疹。

4. 血管神经性水肿：为一种暂时性、局限性、无痛性的皮下或黏膜下水肿。多发生在组织疏松而易肿胀的部位，如眼睑、口唇、耳垂、外生殖器、喉头等处。

【治疗方案】

（一）一般治疗

注意皮肤清洁，及时处理小创口；在接触丹毒患者或是换药后，应当洗手消毒，防止医源性传染；与丹毒相关的足癣、溃疡、鼻窦炎等应积极治疗以避免复发。

（二）全身治疗

全身应用抗生素，如青霉素、头孢菌素类抗生素等。局部及全身症状消失后，继续用药3～5天，以防复发。

（三）局部治疗

卧床休息，抬高患肢。局部可以50％硫酸镁液湿热敷。

【临床经验】

（一）病情观察和诊断方面

丹毒多由足癣和修脚不当起病，可伴有明显发热，病变多由足部向上发展，病变界限清晰，压之褪色，皮温高。

（二）治疗方面

对青霉素不敏感，可使用耐酶的青霉素，仍不起效，可使用第三代头孢菌素。同时使用盐酸特比萘芬（兰美抒）等抗真菌药物外用，效果更好。

（三）医患沟通方面

丹毒治疗好转后易反复发作，要有心理准备。丹毒反复发作之后，局部皮肤可发生象皮肿，最终可能需要植皮等手术。

第四节　破伤风

破伤风是常和创伤相关联的一种特异性感染。除了可能发生在各种创伤后，还可能发生于不洁条件下分娩的产妇和新生儿。病菌是破伤风梭状芽胞杆菌，为专性厌氧，革兰染色阳性。

【诊断要点】

（一）临床表现

1. 前驱症状：全身乏力、头晕、头痛、咀嚼无力、局部肌肉发紧、扯痛、反射亢进等。

2. 典型症状：在肌紧张性收缩（肌强直、发硬）的基础上，阵发性强烈痉挛，通常最先受影响的肌群是咀嚼肌，随后顺序为面部表情肌、颈、背、腹、四肢肌，最后为膈肌。相应出现的征象为：张口困难（牙关紧闭）、蹙眉、口角下缩、咧嘴"苦笑"、颈部强直、头后仰；当背、腹肌同时收缩，因背部肌群较为有力，躯干因而扭曲成弓，结合颈、四肢的屈膝、弯肘、半握拳等痉挛姿态，形成"角弓反张"或"侧弓反张"；膈肌受影响后，发作时面唇青紫，通气困难，可出现呼吸暂停。

（二）辅助检查

实验室检查很难诊断破伤风，因脑脊液检查可以正常，伤口厌氧菌培养也难发现该菌。

【鉴别诊断】

1. 化脓性脑膜炎：虽有"角弓反张"状和颈项强直等症状，但无阵发性痉挛；有剧烈头痛、高热、喷射性呕吐、神志有时不清；脑脊液检查有压力增高、白细胞计数增多等。

2. 狂犬病：有被疯狗、猫咬伤史，以吞咽肌抽搐为主。喝水不能下咽，并流大量口涎，患者听见水声或看见水，吞咽肌立即发生痉挛。

3. 扁桃体周围炎或咽后脓肿：虽有牙关紧闭，但没有其他肌肉的阵发性痉挛，且有局部感染的其他表现。

【治疗方案】

（一）治疗原则

破伤风是一种极为严重的疾病，死亡率高，尤其是新生儿和吸毒者，为此要采取积极的综合治疗措施，包括清除毒素来源，中和游离毒素，控制和解除痉挛，保持呼吸道通畅和防治并发症等。

（二）一般治疗

患者入院后，应住隔离病室，避免光、声等刺激；避免骚扰患者。根据病情可交替使用镇静、解痉药物，以减少患者的痉挛和痛苦。由于患者不断阵发痉挛、出大汗等，故每日消耗热量和水分丢失较多。因此要十分注意营养（高热量、高蛋白、高维生素）补充和水与电解质平衡的调整。必要时可采用中心静脉肠外营养。

（三）局部治疗

凡能找到伤口，伤口内存留坏死组织、引流不畅者，应在抗毒血清治疗后，在良好麻醉、控制痉挛下进行伤口处理、充分引流，局部可用3%过氧化氢溶液冲洗。有的伤口看上去已愈合，应仔细检查痂下有无窦道或死腔。

（四）全身治疗

1. 抗毒素的应用，目的是中和游离的毒素。在早期有效，毒素已与神经组织结合，则难收效。一般用量是 1 万～6 万 U，分别由肌内注射与静脉滴入。静脉滴入应稀释于 5％葡萄糖溶液中，缓慢滴入。用药前应做皮试。连续应用或加大剂量并无意义，且易致过敏反应和血清病。破伤风人体免疫球蛋白在早期应用有效，剂量为 3000～6000U，一般只用 1 次。

2. 青霉素 80 万～100 万 U，肌内注射，每 4～6 小时 1 次，或大剂量静脉滴注，可抑制破伤风梭状芽胞杆菌。也可给甲硝唑 2.5g/d，分次口服或静脉滴注，持续 7～10 天。如伤口有混合感染，则相应选用抗菌药物。

（五）注意防治并发症

主要并发症在呼吸道，如窒息、肺不张、肺部感染；防止发作时掉下床、骨折、舌咬伤等。

【临床经验】

（一）病情观察和诊断方面

多有深部外伤史，伴有破伤风的典型临床表现，要高度怀疑破伤风。要与狂犬病等临床表现相似的疾病鉴别。

（二）治疗方面

怀疑破伤风后，要尽早敞开伤口，进行彻底局部处理。早期注射抗毒素和免疫球蛋白是非常必要的，不能漏诊漏治。

（三）医患沟通方面

破伤风的发生率低，但死亡率极高。主要危险为肌肉的强直性收缩，当波及呼吸肌时，可致窒息，危及生命。

第五节　脓　肿

急性感染后期，病变组织坏死、液化，形成局限性脓液积聚，四周有一完整的腔壁，称为脓肿。脓肿可原发于急性化脓性感染后期，如损伤后感染、急性蜂窝织炎、急性淋巴结炎等，或由远处原发感染灶经血流、淋巴管转移而来。

【诊断要点】

（一）临床表现

1. 浅表脓肿：局部隆起略高于体表，有红、肿、热、痛和波动感，与正常组织分界清楚，压之剧痛，一般不引起全身反应。

2. 深部脓肿：波动试验不明显，但脓肿表面组织常有水肿和明显的局部压痛，全身中毒症状也较明显，如发热、头痛、食欲不振、白细胞计数增加。

（二）辅助检查

血液常规：白细胞计数升高，中性粒细胞比例增大。

【鉴别诊断】

1. 疖：毛囊炎性结节的基础上形成脓肿，浸润较轻，全身症状较轻，坏死组织不明显，表面没有多少溃孔。

2. 放线菌病：经过缓慢，多见于颈面部。脓汁稀薄，脓液中含有黄色小颗粒。

3. 头部乳头状皮炎：最初为毛囊炎，经过中出现增殖性瘢痕，全身症状不明显，无坏死灶。

【治疗方案】

1. 当脓肿尚未局限时，应给予局部热敷、理疗，或外敷金黄膏等。

2. 脓肿伴有明显的全身症状时，可应用抗生素。如脓肿形成，已有波动感或穿刺抽出脓液，应立即施行切开引流术。

【临床经验】

（一）病情观察方面

脓肿可原发于急性化脓性感染后期，如损伤后感染、急性蜂窝织炎、急性淋巴结炎等，或由远处原发感染灶经血流、淋巴管转移而来。进一步发展可以引发全身感染。

（二）治疗方面

积极的抗感染和支持治疗，重要的是处理原发病，常需要及时的外科处理。

（三）医患沟通方面

脓肿伴有明显的全身症状时，可应用抗生素。如脓肿形成，已有波动感或穿刺抽出脓液，应立即施行切开引流术。当脓毒血症达到一定程度后，全身损伤不可逆转时，患者难免发生多脏器功能衰竭。

第六节　全身急性化脓性感染

病原菌侵入人体血液循环，并在其内生长繁殖或产生毒素，引起严重的全身感染症状或中毒症状，称为全身性感染。全身化脓性感染通常为继发性，可继发于污染或损伤严重的创伤和各种化脓性感染，如大面积烧伤创面感染、开放性骨折合并感染、急性弥漫性腹膜炎、急性梗阻性化脓性胆管炎、静脉导管感染，肠源性感染。

【诊断要点】

（一）临床表现

1. 骤起寒战，继以高热，可达 40℃～41℃，或低温，起病急，病情重，发展迅速。

2. 头痛、头晕、恶心、呕吐、腹胀，面色苍白或潮红、出冷汗。神志淡漠或烦躁、谵妄和昏迷。

3. 心率加快，脉搏细数，呼吸急促或困难。

4. 肝脾可肿大，严重者出现黄疸或皮下出血瘀斑等。

（二）辅助检查

1. 白细胞计数明显增高，一般常可达 $20 \times 10^9/L$ 以上，或降低、左移、幼稚型增多，出现毒性颗粒。

2. 可有不同程度的酸中毒、氮质血症、溶血、尿中出现蛋白、血细胞、酮体等，代谢失衡和肝、肾受损征象。

3. 寒战发热时抽血进行细菌培养，较易发现细菌。

【鉴别诊断】

败血症和脓毒血症进行鉴别：败血症是致病菌侵入血液循环，迅速繁殖并引起全身症状。脓毒血症是局部化脓性病灶的细菌栓子侵入血循环或脱落的感染血栓从血路扩散到身体其他部位或器官，并引起迁徙性脓肿。

【治疗方案】

1. 原发感染灶的处理：首要的是明确感染的原发灶，做及时、彻底的处理，包括清除坏死组织和异物、消灭死腔、脓肿引流等，还要解除相关的病因，如血流障碍、梗阻等因素。

2. 抗菌药物的应用：重症感染不能等待培养结果，可先根据原发感染灶的性质、部位，与当地细菌微生态情况，选用覆盖面广的抗生素，再根据细菌培养及抗生素敏感试验结果，调整用抗菌药物。对真菌性脓毒症，应尽量停用广谱抗生素，或改用必需的窄谱抗生素，并全身应用抗真菌药物。

3. 支持疗法：补充血容量、输注新鲜血、纠正低蛋白血症等。

4. 对症治疗：如控制高热、纠正电解质紊乱和维持酸碱平衡等，还应对受累的心、肺、肝、肾等重要脏器，以及原有的糖尿病、肝硬化、尿毒症等同时给予相应的处理。

【临床经验】

（一）病情观察和诊断方面

脓毒症多由各种严重的感染诱发，是一种全身的炎症反应综合征，在具备全身表现和实验室检查结果的前提下，诊断并无困难。要观察到患者有无呼吸衰竭和肾衰竭的可能，及时予以呼吸机和血液净化的支持治疗。在白细胞偏低的情况下，不能误认为抗感染有效，其有可能为重症感染的表现。

（二）治疗方面

积极的抗感染和支持治疗，重要的是处理原发病，如果原发病不能根治，脓毒血症就不能得到根本的治疗，有时需要及时的外科处理。

（三）医患沟通方面

发生脓毒血症是疾病的严重阶段，死亡率高。外科手段处理原发病后，并不是所有患者都能有好转。当脓毒血症达到一定程度后，在全身损伤不可逆转时，患者难免发生多脏器功能衰竭。

（张展志）

烧伤、冷伤、咬螯伤

第一节 烧 伤

烧伤是由于热、电、放射线、酸、碱、刺激性腐蚀性物质及其他各种理化因素（除外暴力）作用于人体，造成体表及其下组织的损害、坏死，并引起全身一系列病理改变的损伤。

【诊断要点】

（一）烧伤面积的评估

1. 手掌法：以伤者本人的一个手掌（指并拢）占体表面积1%计算。

2. 中国新九分法：根据实测人体体表面积而获得的估计方法，将人体全身表面积分为11个9%的等份，另加1%构成100%的体表面积。如头、面、颈部为9%，双上肢为2×9%，躯干前后包括会阴部为3×9%，双下肢包括臀部为（5×9+1）%。因儿童头部较大而下肢较小，应稍加修改，其头颈部为［9+（12－年龄）］%，双下肢为［9×5+1－（12－年龄）］%。可简记为：3，3，3（头面颈），5，6，7（双手，双前臂，双上臂），13，13（躯干前，躯干后），1（会阴），5，7，13，21（双臀，双足，双小腿，双大腿）。

（二）烧伤深度的评估

通常评估烧伤深度采用三度四分法，即Ⅰ度、Ⅱ度（包括浅Ⅱ度、深Ⅱ度）、Ⅲ度。各种烧伤因损伤程度和愈合过程而有所不同。

1. Ⅰ度烧伤：达表皮角质层，表现为局部红肿，有疼痛和烧灼感，皮肤温度稍增高。

2. Ⅱ度烧伤：

（1）浅Ⅱ度烧伤：达真皮浅层，部分生发层健在，渗出较多，水疱明显，破裂后渗液多，创底肿胀发红，有剧痛和感觉过敏，皮肤温度增高。

（2）深Ⅱ度烧伤：达真皮深层，还有皮肤附件残留，水疱较小或较扁薄，感觉稍迟钝，皮肤温度可稍低，去表皮后创面呈浅红或红白相间，水肿明显。

3. Ⅲ度烧伤：达皮肤全层，甚至伤及皮下组织、肌肉和骨骼，皮肤坏死、脱水后可形成焦痂，创面苍白或焦黄、无水泡，触之如皮革，痛觉消失，皮肤温度低，可见树枝样栓塞血管。

（三）伤情程度的判断

我国常用的评价方法如下：

1. 轻度烧伤：Ⅱ度烧伤面积 10% 以下。

2. 中度烧伤：Ⅱ度烧伤面积 11%～30%，或Ⅲ度烧伤面积不足 10%。

3. 重度烧伤：总烧伤面积 30%～50%，或Ⅲ度烧伤面积 10%～20%，或Ⅱ度、Ⅲ度烧伤面积虽达不到上述百分比，但有下列情况之一：①全身症状较重或已有休克。②有复合伤或已中毒。③有中、重度吸入性损伤。④婴儿头部烧伤面积超过 5%。

4. 特重烧伤：总烧伤面积 50% 以上，或Ⅲ度烧伤面积 20% 以上，或已有严重并发症。

（四）烧伤的分期

1. 休克期：由烧伤后体液大量渗出造成，一般持续 36～48 小时。伤后 2～3 小时体液丢失最为急剧，8 小时达高峰，随后减慢，至 48 小时渐趋恢复。

2. 水肿回收期：伤后 48 小时始，组织间水肿液开始回收，因局部渗液重吸收，若大量坏死组织分解物与细菌毒素入血，可出现全身中毒症状和内循环紊乱。

3. 感染期：自水肿回收期开始，感染就上升为主要矛盾。感染的威胁将持续到创伤愈合。

4. 修复期：组织烧伤后，炎症反应的同时，组织修复也已开始，浅度烧伤多能自行修复；深Ⅱ度靠残存上皮岛融合修复；Ⅲ度靠植皮修复。

【鉴别诊断】

1. 大面积烧伤，尤其是存在头面部烧伤时，应特别注意有无呼吸道烧伤等情况。根据病史和呼吸困难等表现，呼吸道烧伤诊断较容易。但应注意其烧伤程度。较重者早其出现呼吸困难，且肺水肿出现早而重。

2. 严重烧伤时应注意是否合并其他物理损伤，如颅脑损伤、各种骨折等。可根据病史、症状体征初步判断，通过相关检查加以证实。当伤者意识障碍时，体格检查将十分重要。

【治疗方案】

（一）现场急救

现场急救关键是迅速排除致伤原因，使患者尽快脱离现场，并及时给予适当的处理。

1. 脱离致伤原因与急救：使伤员远离热源，扑灭燃烧的衣物，脱离电源，大量清水冲洗以稀释引起烧伤的化学制剂，脱去被化学制剂污染的所有衣物。冷水湿敷降低皮肤温度，减轻创面的疼痛。

2. 急救：紧急处理危及生命的合并伤，如大出血、窒息、开放性气胸、急性中毒等。

3. 镇痛：对于剧痛、烦躁不安的伤员，可给予镇静止痛剂，但应注意，短时内不宜反复使用。对有颅脑损伤或呼吸功能障碍者禁忌。

4. 烧伤的创伤现场急救不予特殊处理，不涂任何药物。伤口用清洁敷料或干净被单覆盖或包扎，以免再损伤或污染。

5. 补液：可口服淡盐水或烧伤饮料，但不可大量饮用。有条件应尽快静脉补液。

6. 记录伤情：包括初步估计烧伤面积、深度、现场急救措施，便于分类和进一步治疗时参考。

7. 转送：严格掌握转送时机，转送时要求呼吸道通畅、休克基本控制、无活动出血等。

（二）小面积浅度烧伤治疗

1. Ⅰ度烧伤属红斑性炎症反应，无需特殊处理，能自行消退。如烧灼感重，可涂薄层牙膏或面霜减痛。

2. 小面积浅Ⅱ度烧伤清创后，如水疱皮完整，应予保存，只需抽去水疱液，消毒包扎，水疱皮可充当生物敷料，保护创面、减痛，且可加速创面愈合。如水疱皮已撕脱，可以无菌油性敷料包扎。除非敷料浸湿、有异味或有其他感染迹象，不必经常换药，以免损伤新生上皮。如创面已感染，应勤换敷料，清除脓性分泌物，保持创面清洁，多能自行愈合。

（三）大面积深度烧伤治疗

中、重度烧伤可造成全身损害，应按下列程序处理：

1. 简要了解受伤史，记录血压、脉搏、呼吸，注意有无吸入性损伤及其他合并伤，有中度以上吸入性损伤需及早气管切开。

2. 立即建立静脉通道。

3. 保留导尿，观察尿量、相对密度、pH值，注意有无血红蛋白尿。

4. 清创，估算烧伤面积、深度，注意有无Ⅲ度环形焦痂的压迫，如有，应及时切开减压。

5. 按烧伤面积、深度制订第一个 24 小时补液计划。

6. 广泛大面积烧伤一般采用暴露疗法。

（四）抗休克补液疗法

1. Evans 公式（1952）：烧伤后第一个 24 小时计划补液量，每烧伤 1% 体表面积，每千克体重补胶体、晶体各 1mL，尚需补给基础水量，成人 2000mL。公式：Ⅱ、Ⅲ度烧伤面积（%）×体重（kg）×2mL＋2000mL＝第一个 24 小时补液总量。

2. Brooke 公式（1953）：对 Evans 公式改良得出，其特点是每烧伤 1% 体表面积，每千克体重补胶体液 0.5mL 和晶体液 1.5mL。

3. 以上两个公式均要求Ⅱ、Ⅲ度烧伤面积以 50% 为限，面积小于 50%，计算要求补液量偏多，面积大于 50%，因补液量受限而偏少。

（1）国内公式一：Ⅱ、Ⅲ度烧伤面积（%）×体重(kg)×1.5mL＋2000mL（生命需要量）＝第一个 24 小时补液总量。

（2）国内公式二：Ⅱ、Ⅲ度烧伤面积（%）×100±1000＝第一个 24 小时补液总量（mL）。

（五）感染期治疗

1. 积极纠正休克：维护机体的防御功能、保护肠黏膜的组织屏障。

2. 正确处理伤口：对深度烧伤的基本措施是早期切痂、削痂植皮。

3. 针对致病菌使用抗生素。

4. 纠正水、电解质失衡，营养支持。

（六）创面处理与修复治疗

1. 大张异体皮开洞嵌植自体皮。

2. 自体颗粒植皮。

3. 网状皮片移植。

【临床经验】

（一）诊断方面

烧伤患者的伤情判断对后续的治疗起到关键性的作用，因此及时、正确地判断烧伤的深度、面积、程度尤为重要。

（二）治疗方面

现场急救是治疗的关键，做好现场急救，可以为后续治疗争取时间，同时大大降低并发症的发生，有利于伤员的治疗和恢复。

第二节 冷 伤

冷伤是低温寒冷侵袭所引起的损伤。分为非冻结性冷伤和冻结性冷伤（冻伤）两类。

【诊断要点】

（一）非冻结性冷伤

临床表现：一般的低温（3℃～5℃）和潮湿环境中即可发生，多见于耳、手、足等处。轻者局部发红、发紫、肿胀、发痒或刺痛，一部分可起水疱，并发感染后糜烂或溃疡。重者皮肤苍白、发麻，继而红肿、疼痛水疱。疱破后创面渗液，愈合较慢。

（二）冻结性冷伤（冻伤）

1. 局部冻伤：可分为 4 度。

Ⅰ度：伤及表皮层，局部红肿，热、痒、刺痛的感觉。症状数日后消退，表皮脱落、水肿消退，不留瘢痕。

Ⅱ度：伤及真皮层，局部红肿明显，且有水疱形成，疱液呈血清样。水疱在2~3周内干燥结痂，以后脱痂愈合。痂下皮肤嫩容易损伤，可有轻度瘢痕形成。

Ⅲ度：损伤皮肤全层或达皮下。创面由苍白变为黑褐色，感觉消失，创面周围红肿、痛并有水疱形成。若无感染，坏死组织干燥成痂，4~6周后坏死组织脱落，形成肉芽创面，愈合甚慢且留有瘢痕。

Ⅳ度：损伤深达肌肉、骨骼，甚至肢体坏死，局部表现类似Ⅲ度冻伤，表面呈死灰色、无水疱；坏死组织与健康组织的分界在20天左右明显，通常呈干性坏死，也可并发感染而成湿性坏疽。治愈后多留有功能障碍或致残。

2. 全身冻伤：先有寒战、皮肤苍白或发绀，有疲乏、无力等表现，继而肢体僵硬，意识障碍，呼吸抑制、心跳减弱、心律失常，最后呼吸、心跳停止。如能得到及时救治，患者复温复苏后常出现心室纤维颤动、低血压、休克，可发生肺水肿、肾衰竭等严重并发症。

【鉴别诊断】

因为冻伤发生的特定条件，通过病史和症状体征，通常不难得出正确的诊断。需要注意的是，对于常见的非冻结性冷伤，如发生于耳、手、足部时，尤其是出现水疱破溃时，应与一些以溃疡为表现的感染性皮肤疾病鉴别。后者病史常与寒冷无关，体格检查或可发现其他非暴露部位亦存在病损。

【治疗方案】

（一）预防

1. 普及防冻教育，备足防冻物资。

2. 遵循循序渐进、持之以恒、以动防冻的原则进行耐寒训练。

3. 干燥合体的衣袜等防寒保暖，加强暴露部位防护。

4. 保证饮食热量、保证休息，增强机体抗寒能力。

5. 有充分的防冻准备，预防冻伤事故。

（二）治疗

1. 非冻结性冷伤：局部可外用冻疮膏，已破溃者也可涂抹含抗菌药物的软膏。使用钙通道阻滞剂有改善症状的作用。战壕足应注意改善局部与全身循环以及抗感染措施。

2. 冻伤：

急救与复温：尽快使伤员脱离寒冷环境，快速复温。伤员应置于15℃~30℃温室中，将伤肢或冻僵的全身浸浴于足量的40℃~42℃温水中，保持水温恒定，使受冻局部在20分钟内，全身在30分钟内复温。复温以肢体红润、循环恢复良好、皮温达到36℃左右为妥。①局部冻伤治疗：Ⅰ度冻伤保持创面干燥清洁，数日后可自愈。Ⅱ度冻伤复温后，创面干燥清洁者，可用软干纱布包扎，避免擦破皮肤、防止压迫。有较大水疱时，应在无菌条件下吸尽水疱内液体，用无菌纱布包扎；创面感染时，先用浸有抗菌药湿纱布敷，再用冻伤膏，采用包扎或半暴露疗法。Ⅲ度、Ⅳ度冻伤多用暴露法治疗，保持创面清洁，且受冻部位每天在药液中清洗1～2次。Ⅲ度以上冻伤常需全身治疗。②全身冻伤治疗：复苏过程中首先要维持呼吸道通畅。体温低时极易出现心室颤动或心搏骤停，应施行心电图监护，注意纠正异常心律，必要时采取除颤复苏措施。胃管内热灌洗或温液灌肠有助复温。扩充血容量防治休克，选用适当血管活性药物。有肾功能不全、脑水肿时，可使用利尿药并采取相应的治疗措施。

【临床经验】

（一）诊断方面

认清非冻结性冷伤和冻结性冷伤的区别对治疗至关重要，从其致伤条件、表现不难区分。

（二）治疗方面

预防重于治疗，治疗中复温是关键。

第三节 咬螫伤

一、动物咬伤

兽咬伤较为常见，宠物、家畜、野兽均可以咬伤人体，以犬、猪、马、猫、鼠咬伤多见。

【诊断要点】

根据病史诊断较容易。

【鉴别诊断】

注意咬伤与其他外伤鉴别。

【治疗方案】

1. 伤口处理：咬伤后伤口应立即清创，清除异物与坏死组织，以生理盐水或稀释的聚维酮碘液冲洗伤口，再用3％过氧化氢溶液淋洗；伤口应开放引流，不予缝合。

2. 破伤风抗毒素：注射破伤风抗毒素1500U。

3. 抗感染：给予青霉素、甲硝唑或第二代头孢菌素等抗生素预防感染。

4. 狂犬病预防：

（1）密切观察伤人的犬兽，并加以隔离，若动物存活10天以上，可以排除狂犬病。

（2）狂犬伤后应以狂犬病免疫球蛋白（RIg，20U/kg体重）作伤口周围浸润注射。使用动物源性 RIg，用药前应做过敏试验；如试验阳性，应在注射肾上腺素后再给予 RIg。人源制剂的 RIg，则不必使用抗过敏药物。采用狂犬病疫苗主动免疫在伤后第 1，3，7，14，28 天各注射 1 剂，共 5 剂。

【临床经验】

（一）治疗方面

及时处理伤口很重要，关键在于清创、扩创，注意伤口不可缝合。

（二）医患沟通方面

健康宣教十分重要，往往因为患者不重视而酿成大祸。应加强宣教，让伤者充分认识危险，配合正规治疗。

二、蛇咬伤

蛇咬伤可分为无毒蛇咬伤和毒蛇咬伤。

【诊断要点】

（一）临床表现

因蛇毒有神经毒和血循毒之分，故可因毒素不同而有相应表现。

（二）辅助检查

取毒牙痕中毒液与抗蛇毒血清进行琼脂免疫双向扩散检查，或用放射免疫法测患者体液蛇毒。

【鉴别诊断】

黄蜂螫伤仅有很小伤口；蚁咬伤呈散在红点；蜈蚣咬伤为横排两点，楔形，小而浅，两点很近；无毒蛇咬伤只有上颌 4 列、下颌 2 列锯齿状小牙痕。

【治疗方案】

1. 现场急救：

（1）避免奔跑，立即以布带等物绑扎伤肢的近心端，松紧以能阻断淋巴、静脉回流为度。

（2）用 3% 过氧化氢溶液或 0.05% 高锰酸钾溶液清洗伤口，去除毒牙及污物。伤口深者，可切开真皮或以三棱针扎刺肿胀皮肤，再以拔火罐、吸乳器等抽吸促使毒液流出。将胰蛋白酶 2000U 加入 0.05% 普鲁卡因 20mL 作伤口周围皮肤封闭，能够降解蛇毒，减少毒素吸收。

2. 治疗：

（1）解蛇毒中成药治疗：南通（季德胜）蛇药、上海蛇药等，可以口服或贴敷局部。

（2）单价和多价抗蛇毒血清：对于已知蛇类咬伤可用针对性强的单价血清，否则使用多价血清。用前需做过敏试验，阳性者采用脱敏注射法。

（3）其他治疗：针对出血倾向、休克、肾功能不全，呼吸麻痹等器官功能不全，采取相应积极治疗措施。

【临床经验】

（一）诊断方面

通过伤口辨识咬伤很重要，可作出初步判断，结合其他手段，可大大节省诊断时间。

（二）治疗方面

急救与自救是治疗成败的关键，应普及急救与自救知识。

三、虫螫伤

【诊断要点】

1. 蜂螫伤：局部发生痛、红、肿，甚者刺伤中心坏死。全身表现为毒素作用和过敏反应。

2. 蝎螫伤：局部剧痛，具烧灼感、发麻、红肿，并可皮肤变色与坏死，严重时可出现心律失常等症状，直至昏迷。

3. 蜈蚣螫伤：局部疼痛红肿，出现剧痛，组织坏死，可有全身症状。

4. 毛虫螫伤：皮肤刺痒，灼热或疼痛，可有小水疱、斑疹、丘疹。有时可有畏寒、发热、食欲减退。可引起关节肿胀疼痛、活动障碍。

【鉴别诊断】

合并感染时注意与感染性疾病鉴别，详见相关章节。

【治疗方案】

1. 蜂螫伤：局部以肥皂水等弱碱液洗敷，蜂螫后有全身症状严重者，应采取相应急救措施，有过敏反应时给予肾上腺皮质素等抗过敏药的；有呼吸困难时，应维持呼吸道通畅并给氧；出现休克时，则应积极抗休克治疗。

2. 蝎螫伤：应局部冷敷，螫伤处近心端绑扎，螫伤处消毒后，在局部麻醉下切开伤口，取出残留的钩刺。伤口以弱碱性液体或高锰酸钾液清洗。全身症状重时，应补液、地塞米松静脉注射、肌内注射抗蝎毒血清，并给予对症支持治疗。局部组织坏死或有感染时可使用抗生素。

3. 蜈蚣螫伤：伤口应以碱性液洗涤，伤口周围组织以 0.25% 普鲁卡因封闭。口服及局部敷用南通蛇药。有淋巴管炎时，加用抗生素。

4. 毛虫螫伤皮肤刺痒，用透明胶纸粘出毛虫刺，消炎止痒可用炉甘石洗剂等外敷，发热、关节肿痛，可口服苯海拉明、泼尼松等。

【临床经验】

（一）诊断方面

通过伤口辨识咬伤很重要，可作出初步判断，结合其他手段，可大大节省诊断时间。

（二）治疗方面

急救与自救是治疗成败的关键，应普及急救与自救知识。

（张东东）

第九章

体表肿瘤与肿块

体表肿瘤是指源于皮肤、皮肤附件、皮下组织等浅表软组织的肿瘤，在临床上尚需与非真性肿瘤的肿瘤样肿块鉴别。

第一节　皮肤囊肿

皮肤囊肿因其来源不同可分为表皮样囊肿、皮样囊肿和皮脂腺囊肿。

【诊断要点】
临床表现：皮肤或皮下的囊性肿物。

【鉴别诊断】
表皮样囊肿、皮样囊肿、皮脂腺囊肿的鉴别见表9－1。

表9－1　　　　　　　　　皮肤囊肿的鉴别

	表皮样囊肿	皮样囊肿	皮脂腺囊肿
病因	外伤致表皮细胞异位	先天来源	皮脂腺管堵塞致皮脂分泌物潴留淤积
好发部位	趾及跖底或头颈及背臀部	眼眶四周、鼻根部、头枕部及口底	头面及背臀等部位
与皮肤关系	有粘连	无粘连	有粘连
与皮下关系	基底可移动	与深部组织粘连	基底可移动
内容物	表皮角质物（白色干酪样物）	表皮细胞及毛囊汗腺等（白色或淡黄色粥样物）	皮脂腺分泌物（白色粉膏状伴臭味）
质地	坚韧有张力	柔软	柔软或较坚实

【治疗方案】

治疗原则：完整手术切除。如切除不彻底或破碎均易复发。

1. 表皮样囊肿：切除应包括部分表皮及囊肿四周结缔组织，不使之破碎。

2. 皮样囊肿：切除囊肿及基底粘连组织和窦道。

3. 皮脂腺囊肿：切除应包括囊肿开口部及粘连皮肤，完整切除囊肿。

【临床经验】

1. 表皮样囊肿：切除时无需刻意拨除，可连带周围脂肪组织一并切除，保证切除完整，避免复发。

2. 皮样囊肿：沿皮纹方向切开，可减小瘢痕。切除时应注意深部粘连，如与骨膜粘连，则应一并切除，避免复发。

3. 皮脂腺囊肿：沿皮纹方向梭形切口切除粘连皮肤，定位时可以囊肿开口为中心。囊肿如无感染通常与周围组织界限清楚，可沿囊壁拨除。有炎症时应先行消除炎症再手术。

第二节　血管瘤

血管瘤根据其结构可分为三类：毛细血管瘤、海绵状血管瘤、蔓状血管瘤。

【诊断要点】

1. 毛细血管瘤：分为草莓状血管瘤和葡萄酒色斑。

(1) 草莓状血管瘤：表现为高出皮肤的鲜红或紫色病灶。病灶表面粗糙不平，边界清楚，状如草莓。

(2) 葡萄酒色斑：表现为明显的粉红色、平坦的、界清的斑块。随年龄增长，颜色加深变红，变紫。

2. 海绵状血管瘤：多生长于皮下组织内，皮肤正常或有毛细血管扩张，或表现青紫色。瘤体可使局部轻微隆起，质地软而境界欠清。有压缩性和一定弹性，体位变化可使其增大或缩小。

3. 蔓状血管瘤：血管瘤和周围区域内可见念珠状或索状弯曲迂回的粗大而带搏动的血管，表面温度高于皮肤，可有震颤和杂音。

【鉴别诊断】

1. 血管球瘤：生长于指、趾甲床及其附近的锐性疼痛性肿物为血管球瘤。寒冷刺激时疼痛尤甚。位于甲下者，可见指、趾甲局部隆起，表面可呈浅红色、紫色或稍暗，多不让触碰。

2. 血管肉瘤：较少见，肿瘤呈结节状，无痛，紫红色，浅表者易出血和破溃。镜下所见众多的杂乱无章的肿瘤性血管，瘤细胞在基底膜内增生，可贴附于血管内壁，形成结节状突出于管腔。瘤细胞多呈梭形，未分化者呈多边形，类内皮细胞样，核大，深染，核分裂较多。可见到多核瘤巨细胞。

3. 血管瘤需与出血结节鉴别：前者有典型的外形及指压时消失或颜色变浅的特点，必要时可用针抽吸血管瘤可抽出鲜血，出血结节抽出的是陈旧血，并可掺有其他成分。

【治疗方案】

针对不同种类的血管瘤，治疗方式也有所不同。

（一）草莓状血管瘤及混合型血管瘤

1. 激光治疗：依赖选择性光热作用，使血红蛋白高选择性热凝固，最终导致血管闭塞。

2. 放射治疗：增生期血管瘤的血管细胞处于幼稚增殖状态，对放射治疗敏感。放射治疗可使血管生成过程停止，毛细血管闭塞变性。

3. 激素治疗：口服皮质类固醇及血管瘤局部激素注射，可抑制血管瘤毛细血管及内皮细胞增生。口服激素是有效加速其自然消退的首选方法。

4. 干扰素治疗：可作为占位并侵犯主要脏器或通道而危及生命、生长在四肢有致截肢危险并经皮质类固醇系统治疗无效的重症婴幼儿血管瘤患者的二线用药。

5. 手术治疗：对于局限的、能直接切除缝合或植皮的中小病灶可及早切除。对外观不理想的消退的血管瘤可整形手术。

6. 随访观察：对增殖不明显或进入稳定期、消退期的血管瘤，可随诊观察。

（二）葡萄酒色斑

近年来应用光动力学反应治疗葡萄酒色斑，治疗次数少，适应证广，增生瘢痕发生率低，不留永久色素改变，成为葡萄酒色斑治疗发展的方向之一。

（三）海绵状血管瘤

1. 手术治疗：局限性病灶可安全切除。对较大较深病灶，术前应行造影、超声、MRI 等检查，了解其血运分布，术前做好出血评估。

2. 非手术治疗：可作为术前准备或单独治疗。常用的方法有：①硬化剂局部注射。②动脉插管注射尿素、平阳霉素等。③铜针滞留法。以上方法均利用不同因素导致内皮细胞无菌坏死，纤维结缔组织增生，使血管瘤纤维化，萎缩。

（四）蔓状血管瘤

合理的手术治疗是蔓状血管瘤最理想的治疗方法。

【临床经验】

（一）诊断方面

海绵状血管瘤有时需与神经纤维瘤鉴别。通常神经纤维瘤无压缩性，色素沉着呈褐色，血管瘤多呈红色或暗黑，具有压缩性。

（二）治疗方面

对于海绵状血管瘤和蔓状血管瘤，手术治疗前应行造影等检查，充分评估出血可能，术前应备血。

第三节　神经纤维瘤

神经纤维瘤是起源于神经外膜、神经束膜或神经内膜的皮肤及皮下良性肿瘤。可发生于神经末梢或沿神经干的任何部位。可单发亦可多发。

【诊断要点】

1. 头面部主要表现为巨大肿块，四肢及躯干可表现为皮下散在无法计数的小结节。

2. 有局部压痛和感觉异常。侵犯内脏器官时可出现全身症状。

3. 多发性神经纤维瘤常见 4 种征象：

（1）皮肤上软疣状肿瘤增生。

（2）皮下梭形的神经瘤。

（3）丛状神经瘤（明显沿神经分布）。

（4）皮肤表面色素斑。

【鉴别诊断】

1. 脂肪瘤：是一种良性肿瘤，多发生于皮下。瘤周有一层薄的结缔组织包囊，内有被结缔组织束分成叶状成群的正常脂肪细胞。

2. 神经性纤维瘤：在临床上常见为皮肤及皮下组织的一种良性肿瘤，发源于神经鞘细胞及间叶组织的神经内外衣的支持结缔组织，神经干和神经末端的任何部位都可发生。既可单发也可多发。但以多发为最常见，多发者即为神经瘤。

【治疗方案】

除局限性神经纤维瘤可一次手术切除外，范围广泛并侵入深部组织的肿瘤及神经纤维瘤病目前无有效治疗方法。可行分次切除，以减轻症状。

【临床经验】

（一）诊断方面

色素沉着是神经纤维瘤的特征之一，可表现为广泛或散在的黑斑和斑块。应与黑色素瘤相鉴别。

（二）治疗方面

手术中应沿神经纵向劈开包膜，避免损伤神经。部分肿瘤无包膜，境界不清，瘤体内有丰富血管窦，血供丰富，术中出血难以控制。因此术前应备血，做好输血准备。术后应加压包扎，防止出血及血肿形成。

第四节　脂肪瘤

　　脂肪瘤是体表常见的一种良性肿瘤，由正常的脂肪细胞聚集形成，占软组织良性肿瘤的 80% 左右。

【诊断要点】

（一）临床表现

1. 好发部位：好发于颈、肩、背、大腿及臀部。

2. 触诊表现：触诊质地软而有弹性，有假性波动感。与表皮无粘连，基底广泛，有时可触及分叶状。有些可有轻微压痛。

（二）辅助检查

超声检查或 CT 等影像学检查多可诊断。

【鉴别诊断】

1. 皮脂腺囊肿：位于真皮内，有完整包膜，内潴留豆腐渣样分泌物，伴臭味。黄豆大、枣大或更大。面部、耳后、背、臀部为好发部位。

2. 神经纤维瘤：系显性遗传性疾病，有家族史。源于身体各处的神经干或神经末梢，位于皮下，多发是特点。瘤体小，可推动，质地坚韧，界线清楚，没有包膜。切面灰白色、半透明状。

【治疗方案】

1. 保守治疗：对于无症状或多发的脂肪瘤可不予处理。

2. 手术治疗：是唯一有效的治疗方法。有包膜者较易切除，无包膜者与正常组织难区分，不易完整切除。

【临床经验】

（一）诊断方面

脂肪瘤可发生于深部组织中，如肌间隙、腹膜后等部位。因周围组织坚实，空间狭小，触诊时较浅表时显坚韧固定，易误诊。故通常需超声或 CT 等辅助检查明确诊断。

（二）医患沟通方面

脂肪瘤有恶变可能。脂肪瘤生长缓慢，位于深部的脂肪瘤有恶变可能，应及时切除。

第五节　皮肤癌

　　皮肤癌是来自表皮细胞外胚叶及其附属器官的一种恶性肿瘤。常见的有鳞状细胞癌和基底细胞癌两种。发病与肤色和地域密切相关。

【诊断要点】

（一）临床表现

1. 鳞状细胞癌：生长很快，早期表现为皮肤表面向外表及周围隆起的小结节，随即中心坏死破溃，向外翻出呈菜花样。向深部侵犯少，基底粘连少。恶性程度高，早期淋巴转移。

2. 基底细胞癌：生长缓慢，病变较局限。早期在皮肤表面出现基底较硬的斑状丘疹或疣状突起，逐步破溃出现溃疡，边缘不规则，底部高低不平，溃疡逐渐扩大加深，侵犯深部组织。恶性程度较鳞癌低，较少淋巴转移。

（二）辅助检查

1. 结核菌素试验（OT试验）等相关鉴别的检查。

2. 局部病理活检可明确诊断。

【鉴别诊断】

1. 日光性角化病：粗糙的高出皮面的红斑，表面覆有鳞屑，除去鳞屑后，红斑常无明显隆起。这与原位鳞形细胞癌的呈边界清楚的、略高出皮面的红斑样丘疹极相近，唯后者的鳞屑及痂皮更明显，病变更具实质性。

2. 角化棘皮瘤：常发生于阳光照射的暴露部位，在无任何先兆的情况下，2～3周内迅速出现光滑的红色结节，其中央有角质栓子，结节边缘可见扩张的毛细血管。与其相鉴别的鳞形细胞癌的结节是不光滑的，且结节边缘呈半透明状。

【治疗方案】

（一）手术治疗

1. 行手术切除时应距病灶四周边缘至少1～2cm，侵犯其他组织时应一并切除。

2. 切除后创面较大者行植皮整复。

（二）淋巴结清扫

1. 鳞癌切除后选择性区域淋巴结清扫很难决定，预防性清扫非必须。

2. 应根据患者年龄、肿瘤部位、浸润和分化程度具体分析决定。

（三）放射疗法

对放疗基底细胞癌十分敏感，鳞癌中度敏感。但深部浸润时无效。对放射性溃疡基础上出现的癌变，放疗不适用。

（四）化学疗法

1. 是治疗皮肤癌的一种全身辅助治疗。

2. 全身反应较大，少单独应用，仅作为姑息疗法或综合治疗。

（五）物理疗法

1. 应用电凝、电灼、冷冻、激光等烧灼瘤体，使其脱落。

2. 仅用于瘤体极小时，对诊断和根治不利，不宜提倡。

（六）腐蚀疗法

1. 应用有效浓缩的腐蚀性较强的化学药物局部烧灼或涂抹。

2. 可治疗小而表浅的Ⅰ期癌变，缺点同物理疗法。

【临床经验】

（一）诊断方面

对于皮肤丘疹或小结节，采集病史时应进一步了解有无慢性皮肤疾患和有无职业接触放射性物质、煤焦油、沥青等情况，如有则应警惕皮肤癌。皮肤癌与某些癌前期病变如日光性角化病、角化棘皮瘤的症状十分相似，应注意鉴别。皮肤癌的鳞屑及痂皮更明显，病变更具实质性，结节不光滑，且结节边缘呈半透明状。

（二）治疗方面

皮肤癌的治疗通常选择手术切除，因切除范围较大，伤口常难以直接缝合。强行缝合可能造成伤口不愈合或较大的瘢痕而影响美观。因此常采用转移皮瓣或植皮等方式关闭创面。

（三）医患沟通方面

皮肤癌发生于皮肤暴露部位，手术治疗可能影响美观。应与患者做好沟通，使其充分了解手术的必要性，理解并配合治疗。应做好术后随访，因皮肤癌有一定的复发和再发率，应告知患者积极配合随访治疗。

第六节　恶性黑色素瘤

恶性黑色素瘤指有恶性变化的色素斑痣，亦可自然发生。好发于足跟，头颈及四肢次之。

【诊断要点】

（一）临床表现

小痣出现逐渐增大，血管扩张，血运增加，色素加深，四周炎性反应，色素向四周正常皮肤侵犯或出现卫星状小黑点等，均提示恶变可能。

（二）辅助检查

活检可明确诊断，但应行病灶完整楔形切除送检，而不应切取部分组织检查或穿刺活检。

【鉴别诊断】

1. 良性交界痣：镜下所见为良性大痣细胞，并无异性细胞，仅在真皮内生长，其炎性反应不明显。

2. 基底细胞癌：是上皮细胞的恶性肿瘤。由表皮的基底层向深部浸润，癌巢周围为一层柱状或立方形细胞。癌细胞染色深，无一定排列。癌细胞内可含黑色素。

3. 硬化性血管瘤：表皮过度角化，真皮乳状增殖，扩张的毛细血管常被向下延伸的表皮突围绕，貌似表皮内血肿一样。

【治疗方案】

1. 手术治疗：外科手术是目前最好的治疗方法，包括局部扩大切除和区域淋巴结清扫。

2. 放射治疗：不敏感，仅作术后辅助治疗和完全姑息治疗。

3. 化学治疗：有一定疗效，可作为手术前后的综合治疗。

4. 免疫治疗：卡介苗或白介素干扰素治疗。

【临床经验】

（一）诊断方面

恶性黑色素瘤好发于足跟等隐蔽部位，不易发现，如发现斑痣变化应予重视。

（二）临床表现方面

带有蓝色晕边的痣，周边可有卫星状小黑点。

（张东东）

第十章 颅脑损伤

第一节 颅骨损伤

一、颅盖骨损伤

颅盖骨损伤是指暴力直接作用于颅盖骨，从而导致骨质断裂。

【诊断要点】

（一）临床表现

1. 线形骨折：头部伤区可有或无头皮挫伤，如不合并颅内损伤，常无显著症状，如合并颅内血肿、脑或颅神经损伤时有相应的症状和体征。

2. 凹陷骨折：头颅局部出现变形、凹陷、头皮肿胀与皮下血肿，可引起局部挫裂伤，骨折范围较大者引起脑受压。有时伤及静脉窦，合并颅内血肿，可于伤后早期或晚期出现癫痫。

3. 粉碎骨折：受伤较重，常合并头皮挫伤和脑挫伤。

4. 生长性骨折：多见于3岁以下婴幼儿，以前有线形骨折，3~4个月后骨折处头皮隆起，有搏动和波动感，穿刺可抽出蛋白含量较高的脑脊液，久之颅骨骨折线增宽乃至形成颅骨缺损。

（二）辅助检查

1. X线平片：急性颅脑损伤时，头颅X线平片主要用来了解有无骨折。颅盖骨骨折较常见，可以发生在任何部位，以顶部最多。而颅底骨折较少见，它常见于联合颅盖骨骨折，如额骨骨折线可通过颅前窝，颞骨骨折线通向颅中窝，枕骨骨折线通到枕骨大孔并横过乙状窦等。

（1）线形骨折：可发生于颅盖和颅底。平片上显示为僵硬线条状低密度影像，骨折线细者如发丝，最宽者可达1cm，罕见1cm以上者，走向和长短各异。有些骨折在内板与外板不一致，因而在平片上显示两条大致相接近与平行的低密度线状影像。若骨折线通过血管沟或静脉窦，可能发生颅内血肿。骨折线通过鼻窦可发生脑脊液鼻漏、气颅及颅内感染；通过乳突可发生脑脊液耳漏、外耳道出血等。

(2) 凹陷骨折：①平片显示圆锥形凹入。3岁以下的儿童，凹陷的骨片多如乒乓球凹陷一样，而无明显骨折线，当投影的中心线切过凹入部位时才能显示，可呈圆锥状凹入。成人骨片呈圆锥状凹入，并有碎片重叠。②骨折碎片离开颅盖骨而陷入颅腔，周围可见环形的骨折线与毗邻骨缘重叠，显示较高的密度阴影。有时陷入很深，因此称之为下陷性凹入骨折。③粉碎性骨折，骨折常呈放射状裂成数块，多数碎片重叠，有的嵌入脑内，严重者有颅骨变形。通常穿透伤在进口附近有一堆骨碎片，而金属异物多在弹道顶端，出口处的碎骨片常位于头皮下。

2. 头部 CT：确定是否合并脑组织损伤及颅内血肿，对骨折诊断低于 X 线平片。

【鉴别诊断】

线性骨折和凹陷骨折，根据 CT 可区分。①正常颅缝。②颅骨血管沟。③颅底骨折。根据颅骨平片、CT 及临床体征鉴别。

【治疗方案】

(一) 单纯线性骨折

不需特殊处理，但应警惕合并脑损伤和硬膜外血肿。特别是脑膜血管沟和静脉窦的骨折。

(二) 凹陷性骨折

手术治疗适应证：

1. 合并脑损伤或大面积的骨折片陷入颅腔，导致颅内压增高，CT 示中线结构移位，有脑疝可能者，应行急诊开颅去骨瓣减压术。

2. 因骨折片压迫脑重要部位引起神经功能障碍，如偏瘫、癫痫等，应行骨折片复位或取除术。

3. 在非功能部位的小面积凹陷骨折，无颅内压增高，深度超过 1cm 者，为相对适应证，可考虑择期手术。

4. 位于大静脉窦处的凹陷性骨折，如未引起神经体征或颅内压增高，即使陷入较深，也不宜手术；必须手术时，术前和术中都需做好处理大出血的准备。

5. 开放性骨折的碎骨片易致感染，须全部取除；硬脑膜如果破裂应予缝合或修补。

【临床经验】

治疗方面：注意凹陷性骨折的手术指征。

二、颅底骨折

颅底骨折是指颅盖骨折延续或暴力传递到颅底所致。

【诊断要点】

（一）临床表现

1. 颅前窝骨折：常累及额骨眶板和筛骨，引起的出血经前鼻孔流出；或流进眶内，眶周皮下及球结膜下形成瘀血斑，称之"熊猫"眼征。骨折处脑膜破裂时，脑脊液可经额窦或筛窦由前鼻孔流出，成为脑脊液鼻漏，空气也可经此逆行进入颅腔内形成颅内积气。筛板及视神经管骨折可引起嗅神经和视神经损伤。

2. 颅中窝骨折：常累及颞骨岩部，脑膜和骨膜均破裂时，脑脊液经中耳由鼓膜裂孔流出形成脑脊液耳漏；如鼓膜完好，脑脊液则经咽鼓管流往鼻咽部，常合并第Ⅶ或Ⅷ颅神经损伤。如骨折累及蝶骨和颞骨内侧可伤及脑垂体和第Ⅱ、Ⅲ、Ⅳ、Ⅴ及Ⅵ颅神经。如果伤及颈内动脉海绵窦段可形成颈内动脉海绵窦瘘而出现搏动性突眼；颈内动脉如在破裂孔或在颈内动脉管处破裂，则可发生致命性鼻出血或耳出血。

3. 颅后窝骨折：骨折累及颞骨岩部后外侧时，多在伤后 2～3 天出现乳突部皮下瘀血。骨折累及枕骨基底部时可在伤后数小时出现枕下部肿胀及皮下瘀血；骨折累及枕大孔或岩骨尖后缘，尚可出现个别或全部后组颅神经（即Ⅸ～Ⅻ颅神经）受累的症状，如声音嘶哑，吞咽困难。

（二）辅助检查

1. 头部CT：确定是否合并血肿及脑损伤。

（1）直接征象：①颅底骨折线的显示，为诊断颅底骨折的直接征象和可靠依据。颅底骨折线：多见于鞍背、斜坡、蝶骨翼、岩锥、眼眶壁等处。在前、后颅凹部的骨折线多为纵行，在中颅凹者多为横行。鞍背、斜坡、蝶骨翼处骨折多合并蝶窦积血。岩锥部骨折多合并有乳突积血。眶壁骨折多合并有筛窦积血。然而，由于颅底解剖结构的特殊性和复杂性，部分颅底骨折病例，在CT检查中难以显示骨折线。因颅底结构不平，骨折线细微，尤其是筛骨和颞岩、乳突部的骨折线不易完全发现，用高分辨CT和三维重建技术可提高检出率。一般认为，颅骨骨折占颅脑损伤的 15%～20%，其中颅顶盖骨折伸延到颅底约占 20%。②对于伴有脑脊液鼻漏或耳漏的颅底骨折患者，CT检查与临床诊断是相符的。而对于无脑脊液鼻漏或耳漏而临床诊为颅底骨折的患者，CT检查的阳性率很低。因此，对于无脑脊液鼻漏或耳漏而临床上又酷似颅底骨折的患者，要及时做颅脑CT扫描，以明确诊断。

（2）间接征象：

1）颅内积气：又称气颅，是颅底骨折的重要间接征象，并非颅底骨折所特有，外伤后颅内积气说明颅内外有了交通。颅脑CT片上表现为颅骨内板下或大脑纵裂旁条状或圆形低密度影，多为分散状。系颅骨或颅底骨折后，空气自骨折间隙逸入颅内所致。可随体位改变而改变，在明确无颅骨骨折的情况下，此征象亦为诊断颅底骨折的可靠征象。Davis 提出气体进入颅内是通过两个途径：①球瓣机制。气体因颅内外压力差经创口漏口进入颅内，继而漏口被脑或脑膜暂时封闭。②倒瓶机制。颅腔如同倒置的瓶子，当脑脊液流出后颅压降低成负压，气体取而代之。CT能充分显示气颅的类型和形态，提示积气的来源。

2）副鼻窦窦腔及乳突小房积血是颅底骨折的又一个重要间接征象。

3）颅前窝骨折累及眼眶和筛骨，可使额窦、上颌窦、筛窦积血，额窦积血表现为额窦内含有气平面，平面下为均匀的血样高密度影。多为额骨骨折后出血所致。上颌窦积血表现为一侧或双侧上颌窦内含有气平面，平面下为均匀的血样高密度影。筛窦积血：表现为筛窦腔格被血样密度影所充填，相应部位筛骨纸板显示不清，以后组筛窦居多。此多为筛窦或眼眶内壁骨折后出血所致。

4）颅中窝骨折累及蝶骨，可使蝶窦积血，蝶窦积血表现为单侧或双侧窦腔内血样高密度影，也可表现为气液平面，平面下亦为血样高密度影，CT值为50～80Hu。多为蝶骨小翼或斜坡骨折后血液溢入蝶窦所致。颅中窝骨折累及颞骨岩部和乳突部，可使乳突小房积血。乳突积血表现为乳突小房内含有血样高密度影，以单侧居多。多为岩锥骨折后出血所致。

5）CT在显示颅底骨折各种征象的同时可以发现并存的其他颅脑损伤，如额、颞、顶骨骨折，蛛网膜下腔出血，脑挫裂伤及颅内出血，硬膜下及硬膜外血肿等，为临床治疗方案的正确制定提供了更多的准确信息。

2. 螺旋CT：确诊率100%。

【鉴别诊断】

（一）颅前窝骨折

1. 累及眶顶和筛骨。

2. 鼻出血，眶周广泛瘀血（熊猫眼），及球结膜下瘀血斑。

3. 脑脊液鼻漏（经额窦或筛窦）。

4. 第Ⅰ、第Ⅱ对颅神经损伤（视神经管筛板）。

（二）颅中窝骨折

1. 累及蝶骨或颞骨岩部。

2. 鼻出血、耳出血，或颈动脉海绵段动静脉瘘。

3. 脑脊液耳漏、鼻漏。

4. 第Ⅱ～Ⅷ对颅神经损伤。

（三）后颅窝骨折

1. 淤血：乳突区或枕下区（Battle征）。

2. 累及骨：后侧颞骨岩部、枕骨基底部。

3. 脑脊液漏：乳突区及胸锁乳突肌皮下。

4. 后组颅神经（Ⅸ～Ⅻ）损伤。

【治疗方案】

（一）治疗原则

1. 防止感染，应用抗生素。

2. 不填塞或冲洗，不做腰椎穿刺，取头高位卧床，保持清洁。

3. 伤后1～2周可愈合，1个月以上仍未停止漏液，可考虑手术修补硬脑膜。

4. 对伤后视力减退，疑为碎骨片挫伤或血肿压迫视神经者，应争取在12小时内行视神经探查减压术。

（二）用药原则

1. 伤后立即使用精制破伤风抗毒素，选择易透过血脑屏障的抗生素，如青霉素、氯霉素，联合用药预防感染，静脉用药为主。

2. 发生颅内感染后，应取炎性分泌物或脑脊液作细菌培养和药敏试验，选择有效抗生素。头孢他啶对严重的颅内感染有较理想的效果。

3. 合并脑损伤者，按脑损伤治疗。

【临床经验】

（一）诊断方面

颅底骨折多根据临床症状可区别部位，但注意多发颅底骨折的可能，不能单一分析。

（二）医患沟通方面

向家属交代病情，应注意提示常见并发症及后期处理，如迟发血肿、颅内感染、癫痫、颅底硬膜修补术等。

第二节　脑损伤

一、原发性脑损伤

头部受暴力作用立即发生的脑损伤，称为原发性脑损伤，主要有脑震荡、脑挫裂伤、原发性脑干损伤及弥漫性轴索损伤。

【诊断要点】

（一）脑震荡

1. 受伤后发生的短暂的脑功能障碍，无肉眼可见的神经病理改变。

2. 临床表现：

（1）短暂性脑干症状：意识障碍，面色苍白，四肢松软，呼吸浅、不规律，一般不超过30分钟。

（2）逆行性遗忘：清醒后不能忆起受伤时及受伤前一段时间内的情况，称为逆行性遗忘。

（3）其他：头痛、头晕、恶心、呕吐、心悸。

（4）神经系统无阳性体征。

（5）影像学检查颅内无异常发现。

（二）弥散性轴索损伤

1. 属于惯性力所致的弥散性脑损伤，由于脑的扭曲变形，脑内产生剪切或牵拉作用，造成脑白质广泛性轴索损伤。

2. 临床表现：

（1）受伤当时立即出现的昏迷时间较长。

（2）累及脑干，患者可有一侧或两侧瞳孔散大，光反应消失或同向凝视。

（3）神志好转后，可因继发脑水肿而再次昏迷。

（4）CT 或 MRI 可见大脑皮质与髓质交界处、胼胝体、脑干、内囊区或三脑室周围多个点状或小片状出血灶。

（三）脑挫裂伤

1. 主要指发生在大脑皮质的损伤，可单发亦可多发，多见于额极、颞极。

2. 临床表现：

（1）意识障碍：伤后立即出现，绝大多数 30 分钟以上。昏迷时间及程度取决于脑挫裂伤的程度，可以二次昏迷。

（2）神经系统局灶性症状与体征：运动区偏瘫、病理反射、语言区失语。

（3）头痛、恶心、呕吐：可能与颅内压增高、自主神经功能紊乱有关。

（4）颅内压增高与脑疝：由于水肿或血肿可导致神经系统体征加重或意识障碍加重。

（5）外伤性蛛网膜下腔出血（SAH）→脑膜刺激征→颈强直。

（6）CT 检查：明确部位、范围及脑水肿程度，还可了解脑室受压和中线移位情况。

（四）原发性脑干损伤

1. 症状体征在受伤当时即已出现，表现为伤后当即昏迷，昏迷程度深时间长，不伴有颅内压增高表现。

2. 临床表现：

（1）去脑强直：中脑损伤表现，伸肌中枢失控，病理反射征。

（2）交叉瘫：一侧颅神经（由于病变波及范围可为单条或多条）瘫，对侧肢体瘫。机制：从中央前回发出的锥体束（皮质核束和皮质脊髓束）沿同侧脑干向下伴行，皮质核束分别止于同侧中脑、桥脑和延髓的相应的神经核，而皮质脊髓束经延髓下部的锥体交叉，交叉向对侧，沿脊髓侧索下行支配对侧肢体的随意运动。故当脑干病变时，出现同侧的颅神经和对侧的肢体瘫。

（3）脑干损伤表现：中脑：同侧动眼神经麻痹，对侧肢体麻痹。桥脑：面神经麻痹，对侧肢体麻痹。延髓：严重的呼吸循环功能紊乱。

（4）MRI 检查有助于明确诊断，了解伤灶具体部位和范围。

【鉴别诊断】

继发性颅脑损伤：指受伤一定时间后出现的脑受损病变，主要有脑水肿和颅内血肿。区别原发性和继发性脑损伤有重要临床意义：前者无需开颅手术，其预后主要取决于伤势轻重；后者，尤其是颅内血肿往往需及时开颅手术，其预后与处理是否及时、正确相关。

【治疗方案】

（一）一般处理

1. 轻度脑损伤：急诊室观察 24 小时。

2. 中度脑损伤：住院观察 72 小时。

3. 重度脑损伤：住院实行重症监护，ICU 病房。

（二）对症处理

降温、止癫痫、降颅压等。

（三）昏迷患者的治疗和护理

治疗原则保持内外环境稳定，防止并发症发生。

1. 呼吸道：保持呼吸道通畅，防止误吸和窒息。

2. 头位与体位：头部升高 15°，定时翻身，避免压疮。

3. 纠正营养障碍。

4. 合理纠正尿潴留。

5. 促苏醒。

（四）脑水肿的治疗

1. 脱水疗法。

2. 激素。

3. 过度换气。

4. 亚低温治疗、巴比妥治疗等。

（五）手术治疗

1. 开放性脑损伤治疗：

清创：变开放性脑损伤为闭合性脑损伤，六清一补原则（清除异物、毛发、坏死头皮组织、骨折片及坏死骨、血凝块、坏死脑组织，修补硬脑膜）。

2. 颅内血肿手术指征：

（1）意识障碍逐渐加深。

（2）颅内压检测，颅内压 270mmH$_2$O，并呈进行性增高。

（3）有局灶性脑损害：由于血肿所致。

（4）CT 检查血肿：幕上大于 40mL，幕下大于 10mL。或血肿不大，但中线移位＞1cm，或脑室脑池受压明显者。

（5）在保守治疗中病情恶化，颞叶血肿易引起脑疝，硬膜外血肿不易吸收可放宽手术指征。

（6）矢状窦血肿，压迫窦回流，易致高颅压。

3. 脑挫裂伤合并脑水肿手术指征：

（1）意识障碍进行性加重或已有脑疝。

（2）CT 中线明显移位或脑室受压。

（3）在脱水、激素治疗过程中，病情进行性恶化。

4. 常用手术方式：①开颅血肿清除术。②去骨瓣减压术。③脑室引流术。④钻孔血肿引流术。

（六）对症治疗与并发症处理

1. 发热：脑干、下丘脑损伤或感染。

2. 躁动：确定病因后才能镇静处理。

3. 蛛网膜下腔出血（SAH）：腰椎穿刺。有颅内血肿或颅内压增高时，禁止腰椎穿刺。

4. 外伤性癫痫：口服抗癫痫药物。

5. 消化道出血：应激性溃疡所致，应用质子泵抑制剂奥美拉唑等。

6. 尿崩：为下丘脑受损所致，尿量每天＞4000mL，尿相对密度＜1.005；应用垂体后叶素。

7. 急性神经源性肺水肿：头胸稍高位，双下肢下垂，减少回心血量，气管切开，强心利尿，呼吸机辅助呼吸。

【临床经验】

（一）病情观察方面

原发性脑损伤多无需开颅手术，预后多取决于伤势轻重，但要密观病情变化，尤其是继发性脑损伤的出现。

（二）诊断方面

明确受伤机制。

（三）治疗方面

纠正内环境紊乱、高热、消化道出血、肺水肿及呼吸循环障碍。

（四）医患沟通方面

对于重型颅脑损伤，告知家属病情危重预后差。

二、继发性脑损伤

硬脑膜外血肿

骨折或短暂颅骨变形损伤动静脉（脑膜中动脉、板障出血、硬脑膜窦剥离等多见），引起出血积聚在硬脑膜外（颅骨与硬膜之间），形成硬脑膜外血肿。

【诊断要点】

（一）临床表现

1. 外伤史：局部头皮肿胀，皮下瘀血。

2. 意识障碍：脑疝引起。

（1）原发损伤轻：昏迷时间短→中间清醒期→昏迷（典型）。

（2）原发损伤重：出血速度快，无中间清醒期，直接昏迷。

（3）无原发脑损伤：无原发昏迷，无意识障碍。后头痛、呕吐→昏迷。

3. 瞳孔：脑疝时，早期患侧瞳孔缩小，光反射迟钝；晚期瞳孔散大，光反射消失。

4. 锥体束征：血肿对侧锥体束征，脑疝晚期去脑强直。

5. 生命体征：血压升高、心率减慢、体温升高，呼吸骤停。

（二）辅助检查

CT检查：若发现颅骨内板与脑表面之间有双凸透镜形或弓形密度增高影，可有助于确诊。CT检查还可明确定位、计算出血量、了解脑室受压及中线结构移位以及结构移位以及脑挫裂伤、脑水肿、多个或多种血肿并存等情况。

【鉴别诊断】

CT检查需与硬脑膜下血肿呈梭形高密度影鉴别。

【治疗方案】

手术清除血肿。

【临床经验】

（一）诊断方面

多有典型的"昏迷→中间清醒→昏迷"。

（二）治疗方面

病情急重、手术指征放宽，及时清除血肿，预后较好。

（三）处理方面

减压后，可继发其他部位血肿；术中硬脑膜务必悬吊。

硬脑膜下血肿

出血积聚于硬脑膜下，桥静脉断裂或脑挫裂伤所致，多发于额极、颞极、额底，血肿广泛地覆盖于大脑半球，分为急性和慢性硬脑膜下血肿。

【诊断要点】

（一）急性硬膜下血肿

多数有脑挫裂伤及继发的脑水肿同时存在，病情较重。

CT可确诊：颅骨内板与脑表面之间高密度或混合密度的新月形或半月形影像。

（二）慢性硬膜下血肿

可发生在任何年龄，多见于50岁以上，可能为相对独立与颅脑损伤之外的疾病，出血来源和机制尚不清楚。

1. 临床表现：①慢性颅内压增高，如头痛、恶心、呕吐等。②局灶体征，如轻度偏瘫、失语、局限性癫痫。③脑萎缩、供血不足症状。

2. CT 可确诊：颅骨内板与脑表面之间低密度或混合密度的新月形或半月形影像，但须排除脑萎缩所致的硬膜下积液。

【鉴别诊断】

1. 慢性硬脑膜下积液：又称硬脑膜下水瘤，多数与外伤有关，与慢性硬脑膜下血肿极为相似，甚至有作者诊断硬脑膜下水瘤就是引起慢性血肿的原因（Yamada，1980）。鉴别主要靠 CT 或 MRI，否则术前难以区别。

2. 大脑半球占位病变：除血肿外其他尚有脑肿瘤、脑脓肿及肉芽肿等占位病变，均易与慢性硬脑膜下血肿发生混淆。区别主要在于无头部外伤史及较为明显的局限性神经功能缺损体征。确诊亦需借助于 CT、MRI 或脑血管造影。

3. 正常颅压脑积水与脑萎缩：这两种病变彼此雷同又与慢性硬脑膜下血肿相似，均有智能下降和/或精神障碍。不过上述两种病变均无颅内压增高表现，且影像学检查都有脑室扩大、脑池加宽及脑实质萎缩，为其特征。

【治疗方案】

临床症状明确可选择手术治疗，即钻孔开颅慢性硬脑膜下血肿冲洗引流术。

【临床经验】

（一）治疗方面

1. 根据患者情况选择局部麻醉或全身麻醉。

2. 治疗术后嘱患者吹空瓶或气球增加颅内压，有助于血肿排出；定期复查CT，拔除引流管。

（二）医患沟通方面

慢性硬脑膜下血肿手术效果多较好，但需向患者及家属交代：术后有可能复发或者血肿吸收不完全形成积液。

第三节　颅内压增高和脑疝

一、颅内压增高

颅内压增高是颅脑损伤、脑肿瘤、脑出血、脑积水和颅内炎症等所共有征象，由于上述疾病使颅腔内容物体积增加，导致颅内压持续在 2.0kPa（200mmH$_2$O）以上，从而引起的相应的综合征。常见病因：

1. 颅腔容积缩小：

（1）狭颅症。

（2）颅底凹陷症。

（3）广泛颅骨骨折等。

2. 颅内容物增加：

（1）颅内内容物体积增大、脑水肿、脑积水等。

（2）颅内占位性病变、血肿、肿瘤等。

【诊断要点】

（一）病史采集

头痛病史，神经系统体征，癫痫发作，瘫痪。

（二）临床表现

1. 头痛：急性颅内压增高者突然出现头痛，慢性者头痛缓慢发展。多为跳痛、胀痛或爆裂样痛，用力、咳嗽、喷嚏、排便可使头痛加重。平卧或侧卧头低位亦可使头痛加重，坐姿时减轻。早期头痛在后半夜或清晨时明显，随后头痛为持续性伴阵发性加剧。头痛机制可能与颅内压增高使颅内痛觉敏感组织受到刺激或牵拉有关。

2. 呕吐：多在头痛剧烈时发生，常呈喷射状，与进食无关，伴或不伴有恶心。儿童患者多见。其机制可能系颅内压增高刺激延髓呕吐中枢所致。后颅凹肿瘤，呕吐多见。

3. 视神经乳头水肿：早期表现为眼底视网膜静脉扩张、视乳头充血、边缘模糊，继之生理凹陷消失，视乳头隆起（可达 8～10 屈光度），静脉中断，网膜有渗出物，视乳头内及附近可见片状或火焰出血。早期视为正常或有一过性黑矇，如颅内压增高无改善，可出现视力减退，继发性神经萎缩，以致失明。视乳头水肿的机制，主要为颅内蛛网膜腔脑脊液压增高，使视神经鞘内脑脊液压力增高，进而视神经受压，轴浆流动缓慢或停止，视乳头肿胀。

4. 脉搏、血压及呼吸的变化：急性或亚急性颅内压增高时，脉搏缓慢（50～60 次/min），若压力继续增高，脉搏可以增快。颅内压迅速增高时血压亦常增高。呼吸多为频率改变，先深而慢，随后出现潮式呼吸，也可浅而快，过度换气亦不少见。

5. 意识及精神障碍：颅内压急剧增高时可致昏迷，或呈不同程度的意识障碍，如意识模糊、嗜睡等，慢性颅内压增高时，轻者记忆力减退、注意力不集中，重者可呈进行性痴呆、情感淡漠、大小便失禁。老年及中年患者精神症状多见。

6. 其他：癫痫大发作、眩晕、一侧或两侧外展神经麻痹、双侧病理反射或抓握反射阳性等。

（三）体征

视乳头水肿为确切体征，神经系统疾病定位体征，视乳头正常也不能否认高颅压。

【鉴别诊断】

1. 颅脑损伤：任何原因引起的颅脑损伤而致的脑挫裂伤、脑水肿和颅内血肿均可使颅内压增高。急性重型颅脑损伤早期即可出现颅内压增高。少数患者可以较迟出现，如慢性硬膜下血肿等。颅脑损伤后患者常迅速进入昏迷状态，伴呕吐。脑内血肿可依部位不同而出现偏瘫、失语、抽搐发作等。颅脑CT能直接地确定颅内血肿的大小、部位和类型，以及能发现脑血管造影所不能诊断的脑室内出血。

2. 脑血管性疾病：主要为出血性脑血管病，高血压脑出血最为常见。一般起病较急，颅内压增高的表现为1～3天内发展到高峰。患者常有不同程度的意识障碍。表现为头痛、头晕、呕吐、肢体瘫痪、失语、大小便失禁等。发病时常有显著的血压升高。多数患者脑膜刺激征阳性。脑脊液压力增高并常呈血性。脑CT可明确出血量的大小与出血部位。

3. 高血压脑病：高血压脑病是指血压骤然剧烈升高而引起急性全面性脑功能障碍。常见于急进型高血压、急慢性肾炎或子痫，偶或因嗜铬细胞瘤或服用单胺氧化酶抑制剂同时服用含酪胺的食物、铅中毒、库欣综合征等。常急剧起病，血压突然显著升高至33.3/20kPa（250/150mmHg）以上，舒张压增高较收缩压更为显著。常同时出现严重头痛、恶心、呕吐、颈项强直等颅内压增高症状。神经精神症状包括视力障碍、偏瘫、失语、癫痫样抽搐或肢体肌肉强直、意识障碍等。眼底可呈高血压眼底、视网膜动脉痉挛，甚至视网膜有出血、渗出物和视神经乳头水肿。急诊CT检查可见脑水肿、脑室变窄。脑电图显示弥漫性慢波，α节律丧失，对光刺激无反应。一般不做腰椎穿刺检查。

4. 颅内肿瘤：可分为原发性颅内肿瘤和由身体其他部位的恶性肿瘤转移至颅内形成的转移瘤。脑肿瘤引起颅内压的共同特点为慢性进行性的典型颅内压增高表现。在病程中症状虽可稍有起伏，但总的趋势是逐渐加重。少数慢性颅内压增高患者可突然转为急性发作。根据肿瘤生长的部位可伴随不同的症状，如视力视野的改变，锥体束损害、癫痫发作、失语、感觉障碍、精神症状、桥脑小脑角综合征等。头颅CT可明确肿瘤生长的部位与性质。

5. 脑脓肿：常有原发性感染灶，如耳源性、鼻源性或外伤性。血源性初起时可有急性炎症的全身症状，如高热、畏寒、脑膜刺激症状、白细胞增多、红细胞沉降率快、腰椎穿刺脑脊液白细胞数增多等。但在脓肿成熟期后，上述症状和体征消失，只表现为慢性颅内压增高，伴有或不伴有局灶性神经系统体征。脑脓肿病程一般较短，精神迟钝较严重。CT扫描常显示圆形或卵圆形密度减低阴影，静注造影剂后边缘影像明显增强，呈壁薄而光滑之环形密度增高阴影，此外脓肿周围的低密度脑水肿带较显著。

6. 脑部感染性疾病：脑部感染是指细菌、病毒、寄生虫、立克次体、螺旋体等引起的脑及脑膜的炎症性疾病。呈急性或亚急性颅内压增高，少数表现为慢性颅内压增高，起病时常有感染症状，如发热、全身不适、血常规增高等。部分病例有意识障碍、精神错乱、肌阵挛及癫痫发作等，严重者数日内发展至深昏迷。有些病例可出现精神错乱，表现为呆滞、言语动作减少、反应迟钝或激动不安、言语不连贯，记忆、定向常出现障碍，甚至有错觉、幻觉、妄想及谵妄。神经系统症状多种多样，重要特点为常出现局灶性症状，如偏瘫、失语、双眼同向偏斜、部分性癫痫、不自主运动。其他尚可有颈项强直、脑膜刺激征等。脑脊液常有炎性改变，如脑脊液白细胞增多，蛋白量增多，或有糖或氯化物的降低，补体结合试验阳性等。头颅 CT 可见有炎性改变。

7. 脑积水：由于各种原因所致脑室系统内的脑脊液不断增加，同时脑实质相应减少，脑室扩大并伴有颅压增高时称为脑积水，也称为进行性或高压力性脑积水。在不同的时期其临床表现亦不同。婴儿脑积水主要表现为婴儿出生后数周或数月头颅迅速增大，同时囟门扩大并隆起、张力较高，颅缝分开、头形变圆、颅骨变薄变软。头部叩诊呈"破壶音"，重者叩诊时有颤动感，额极头皮静脉怒张。脑颅很大而面颅显得很小，两眼球下转露出上方的巩膜，患儿精神不振、迟钝、易激惹、头部抬起困难。可有抽搐发作、眼球震颤、共济失调、四肢肌张力增高或轻瘫等症状。脑室造影可见脑室明显扩大。CT 检查可发现肿瘤，准确地观察脑室的大小并可显示脑室周围的水肿程度。

8. 良性颅内压增高：又名"假性脑瘤"，系患者仅有颅内压增高症状和体征，但无占位性病变存在。病因可能是蛛网膜炎、耳源性脑积水、静脉窦血栓等，但经常查不清。临床表现除慢性颅内压增高外，一般无局灶性体征。

9. 其他：全身性疾病引起的颅内压增高的情况在临床上也相当多见。如感染中毒性脑病、尿毒症、水电解质及酸碱平衡失调、糖尿病昏迷、肝性脑病、食物中毒等。这些病发展到严重程度均可出现颅内压增高的表现。结合疾病史及全身检查多能做出明确的诊断。

【治疗方案】

（一）一般处理

1. 观察：意识、瞳孔、血压、呼吸、脉搏等，有条件的话，行颅内压监测。

2. 意识不清者：保持呼吸道通畅，气管切开，吸氧。

3. 频繁呕吐：禁食，补液，补充电解质及热卡。

（二）病因治疗

肿瘤切除，血肿切除，脑积水分流。

（三）其他治疗

1. 激素：稳定溶酶体膜，减轻脑水肿。地塞米松 5～10mg 静脉注射或肌内注射，每天 2～3 次；氢化可的松 100mg 静脉注射，每天 1～2 次；泼尼松 5～10mg 口服，每天 1～3 次，可减轻脑水肿，可有助缓解颅内压增高。

2. 冬眠：亚低温疗法减少脑耗氧量，防止脑水肿的发生。

3. 脑脊液外引流：有颅内压监护装置的病例，可经脑室缓慢放出脑脊液少许，以缓解颅内压增高。

4. 巴比妥治疗：大剂量异戊巴比妥钠或硫喷妥钠注射可降低脑的代谢，减少氧消耗及增加脑对氧的耐受力，使颅内压降低。

5. 过度换气：目的是使体内的 CO_2 排出。

6. 抗生素：控制颅内感染或预防感染。

7. 对症治疗：高热，消化道出血等。

8. 降低颅内压：选用高渗利尿药。

【临床经验】

颅内压增高是神经外科临床上最常见的重要问题，尤其是颅内占位性病变的患者，往往会出现颅内压增高症状和体征，甚至脑疝危象，可使患者呼吸循环衰竭死亡，因此及时诊断处理颅高压十分重要。

二、急性脑疝

当颅内某分腔有占位性病变时，该分腔的压力大于邻近分腔的压力，脑组织从高压力区向低压力区移位，导致脑组织、血管及颅神经等重要结构受压和移位，有时被挤入硬脑膜的间隙或孔道中，从而出现一系列严重临床症状和体征，称为脑疝。常见病因：各种颅内血肿，肿瘤，脓肿，寄生虫及慢性肉芽肿，医源性因素。

【诊断要点】

（一）临床表现

1. 小脑幕切迹疝：

（1）高颅压症状：剧烈头痛，频繁呕吐，烦躁不安。

（2）意识障碍：嗜睡，昏迷。

（3）瞳孔改变：开始时略小，对光反射迟钝。随后瞳孔散大，略不规则，直接或间接对光反射消失，眼睑下垂，眼球外斜。晚期双侧瞳孔散大。

（4）运动障碍：病变对侧肢体少动，少数为同侧，晚期呈角弓反张，去大脑强直。

（5）生命体征紊乱：血压、呼吸、脉搏等极度紊乱。

2. 枕骨大孔疝：

（1）头痛，呕吐，生命体征紊乱出现早。

（2）颈项强直，意识障碍出现晚。

（3）呼吸骤停而无瞳孔改变。

3. 大脑镰下疝：

（1）对侧运动障碍，尿便障碍。

（2）辅助检查：头颅 CT、MRI 等可提示脑组织、中线等受压移位，疝入不同部位。

【鉴别诊断】

1. 偏头痛：是一个良性发作，尽管发作的时候，很剧烈，但是它往往是一个可恢复型的，有时甚至不用治疗，患者在 24 小时之后，就能够得到缓解，而且偏头痛发作的患者，一般不会出现瞳孔的改变、严重的意识障碍、复视及肢体活动障碍。

2. 肺栓塞：肺栓塞可以引发呼吸的骤停，患者同样出现意识障碍，呼吸骤停，容易跟脑疝相混淆。这个时候要区分开的话，主要应观察患者的血氧浓度，血气检查是非常必要的。

3. 癫痫：一般的癫痫发作时间一到两分钟，而去脑强直发作的时间比较长，而且伴有呼吸、严重的意识障碍、瞳孔改变，这些要比我们常见的癫痫更为显著，而且是往往不可恢复的。

【治疗方案】

（一）一般治疗

1. 立即给予脱水剂，缓解病情。

2. 进行必要检查，明确病因。

3. 去除病因治疗：一时不能确诊或暂无法治疗时，行姑息性手术缓解颅高压。

（二）手术治疗

1. 脑室外引流减压术：经额、眶、枕部快速钻颅或锥颅，穿刺侧脑室并安置硅胶引流管行脑脊液体外引流，以迅速降低颅内压，缓解病情。特别适于严重脑积水患者，这是常用的颅脑手术前的辅助性抢救措施之一。

2. 脑脊液分流术：脑积水的病例可施行侧脑室-腹腔分流术。侧脑室-心房分流术现已较少应用。导水管梗阻或狭窄者，可选用侧脑室-枕大池分流术或导水管疏通术。

3. 内减压术：切除部分脑组织。

【临床经验】

（一）病情观察方面

脑疝是由于急剧颅内压增高造成，作出诊断同时应按照颅内压增高处理原则快速静注降颅压药物，争取时间。

（二）治疗方面

分析不同类型脑疝，根据病情迅速完成开颅术前准备，尽快手术去除病因；如难以确诊或病因无法去除，可选用姑息性手术如脑室外引流等。

（三）诊断方面

观察瞳孔变化时，尤其注意患病前是否已有眼部疾病，以防止非脑疝致瞳孔散大误导医师。

（四）医患沟通方面

脑疝说明病情重，死亡率高，脑疝时间过长，预后差，应及时向家属交代病情。

（戴　缤）

颅内和椎管内肿瘤

第十一章

第一节　颅内肿瘤

颅内肿瘤通常称为脑瘤，分原发性和继发性，前者来源于颅内各种组织，后者系全身其他部位恶性肿瘤转移至脑或直接侵犯至脑。

【诊断要点】

（一）临床表现

1. 颅内压增高的症状和体征主要为头痛、呕吐和视神经乳头水肿，称之为颅内压增高的三主征。

（1）头痛：颅后窝肿瘤可致枕颈部疼痛并向眼眶放射。头痛程度随病情进展逐渐加剧。幼儿因颅缝未闭或颅缝分离可无明显头痛。老年人因脑萎缩、反应迟钝等原因头痛症状出现较晚。

（2）视神经乳头水肿：是颅内压增高重要的客观体征，中线部位及幕下的肿瘤视神经乳头水肿出现早，幕上良性肿瘤出现较晚，部分患者可无视神经乳头水肿。

（3）呕吐：呕吐呈喷射性，多伴有恶心。幕下肿瘤由于呕吐中枢、前庭、迷走神经受到刺激，故呕吐出现较早而且严重。

（4）除上述三主征外，还可出现视力减退、黑矇、复视、头晕、猝倒、淡漠、意识障碍、大小便失禁、脉搏徐缓及血压增高等征象。症状常呈进行性加重。当脑肿瘤囊性变或瘤内卒中时，可出现急性颅内压增高症状。

2. 局灶性症状和体征：局灶症状是指脑瘤引起的局部神经功能紊乱。有两种类型，一是刺激性症状，如癫痫、疼痛、肌肉抽搐等。另一类型是正常神经组织受到挤压和破坏而导致的功能丧失，即麻痹性症状，如偏瘫、失语、感觉障碍等。最早出现的局灶性症状具有定位意义，因为首发症状或体征表明了脑组织首先受到肿瘤损害的部位。不同部位的脑肿瘤具有许多局灶性的特异性症状和体征。

（二）辅助检查

1. 脑电图：对于大脑半球凸面肿瘤或病灶具有较高的定位价值，但对于中线、半球深部和幕下的肿瘤诊断困难。

2. X线平片：包括头颅平片、脑室脑池造影、脑血管造影等，由于脑室造影有创伤性，目前已被CT及磁共振检查所取代。头颅平片对垂体腺瘤、颅咽管瘤、听神经瘤等具有一定辅助诊断价值。脑血管造影对血管性病变及肿瘤供血情况诊断价值较大。数字减影脑血管造影（DSA）将少量造影剂注入静脉或动脉内即可显示全脑各部位的动静脉分布情况，广泛用于诊断颅内动脉瘤或动脉静脉畸形（AVM）。

3. CT：目前应用最广的无损伤脑成像技术。能够分辨颅内不同组织对X线吸收的细微差别，使颅内软组织结构如脑室脑池，灰质和白质等清晰显影并有较高的对比度，对诊断颅内肿瘤有很高的应用价值。CT诊断颅内肿瘤主要通过直接征象即肿瘤组织形成的异常密度区及间接征象即脑室脑池的变形移位来判断，肿瘤组织密度与周围正常脑组织对比有等、低、高三种密度。低密度代表脑水肿或某些低密度病变如水瘤、上皮样囊肿等，肿瘤有出血或钙化时为高密度。静脉滴注造影剂后可使颅内结构的密度反差更为明显从而增强它的分辨力，图像更清晰。由于三维CT的问世，使颅内病变定位诊断更加精确。

4. MRI：磁共振成像技术的出现，为脑肿瘤的诊断提供了一种崭新的手段，其对不同神经组织和结构的细微分辨能力远胜于CT。具有无X线辐射，对比度高，可多层面扫描重建等优点。并可用于由于碘过敏不能作CT检查及颅骨伪影所致CT检查受限者。而且其成像脉冲序列丰富可满足许多特殊组织成像扫描。磁共振血管成像技术（MRA）因可清楚显示颅内血管血流情况，已部分地取代DSA及脑血管造影检查。

5. 脑电诱发电位：给予被检查者作特定刺激，同时记录其脑相应区的电信号。在脑肿瘤诊断方面有应用价值的脑诱发电位记录有：①视觉诱发电位，用于诊断视觉传导通路上的病变或肿瘤。②脑干听觉诱发电位（BAEP），用来记录桥脑小脑角及脑干的病变或肿瘤的异常电位。③体感诱发电位用于颅内肿瘤患者的脑功能评定。

6. 正电子发射断层扫描（PET）：正电子发射断层扫描所提供的信息基于组织代谢变化，即关于组织和细胞的功能成像。因肿瘤组织糖酵解程度高，本技术通过测定组织的糖酵解程度可区分正常组织和肿瘤组织，从而了解肿瘤的恶性程度，选择活检或毁损靶点，评估手术、放疗、化疗的效果，动态监测肿瘤的恶变与复发。

（三）主要分类

根据部位、年龄、界限、临床表现、影像诊断、生长方式、恶性程度、预后等。

1. 星形细胞瘤：为胶质瘤中最常见的一种，约占40%。恶性程度较低，生长缓慢。其一为实质性，多见于大脑半球，与周围脑组织分界不清楚，中青年多见。另一种为囊性肿瘤，具有分界较清楚的囊壁和结节，多见于10岁左右儿童的小脑半球内。

2. 室管膜瘤：好发于儿童及青年，约占胶质瘤的12%，由脑室壁上的室管膜细胞发生，突出于脑室系统内，多见于侧脑室、第四脑室底部及第三脑室，偶见于脊髓的中央管。可穿过脑室壁侵入脑实质，可经第四脑室的正中孔或侧孔长入小脑延髓池及桥池内。肿瘤与周围脑组织分界尚清楚，有时有假囊形成。本瘤亦有种植性转移倾向。手术切除后仍会复发，术后需放射治疗及化学治疗。

3. 髓母细胞瘤：为高度恶性肿瘤，好发于2～10岁儿童。大多生长于小脑蚓部并向第四脑室、两侧小脑半球及延髓部侵犯。肿瘤生长迅速，若阻塞第四脑室及导水管下端可导致脑积水。患儿的主要表现为恶心呕吐，行走困难，头围增大、颅缝裂开。在小儿中很像脑积水而被误诊。肿瘤细胞易从瘤体脱落而进入脑脊液中，造成蛛网膜下腔的种植性转移和脊髓下端及马尾部的种植性转移。术后放疗需包括椎管。

4. 多形胶母细胞瘤：约占胶质瘤的20%，为胶质瘤中恶性程度最高的肿瘤。多生长于成人的大脑半球，以额、顶、颞叶为多。肿瘤呈浸润性生长，增长迅速，导致血供不足，肿瘤中心多处坏死出血，给瘤造成多形性的外观。瘤细胞丰富而不规则，大小亦相差悬殊。多核巨细胞散在可见，核分裂相多。患者的主要表现为颅内压增高和神经功能障碍。病程发展快。治疗较困难。

5. 脑膜瘤：发生率仅次于脑胶质瘤，约占颅内肿瘤总数的20%。良性，病程长。其分布大致与蛛网膜颗粒的分布情况相似，以大脑半球矢状窦旁为最多，其次为大脑凸面、蝶骨嵴、鞍结节、嗅沟、颅后窝、岩骨尖、斜坡及脑室内等，偶尔可见于颅外组织，为异位的脑膜瘤。根据肿瘤的病理组织形态可分为内皮细胞型与纤维型等。肿瘤可有钙化或囊性变。女性与男性之比为2：3。高峰发病年龄为30～50岁。脑膜瘤有完整包膜，压迫嵌入脑实质内。由于肿瘤接受来自颈内颈外动脉的双重供血，术中出血较多。彻底切除应包括受侵犯的硬脑膜及与之相邻的颅骨，否则容易复发。肿瘤对放射及化学治疗效果不显著。脑膜瘤直径小于3cm可行X-刀或伽玛刀治疗。

6. 垂体腺瘤：来源于垂体前叶的良胜肿瘤。目前将垂体腺瘤分为催乳素腺瘤（PRL瘤）、生长激素腺瘤（GH瘤）、促肾上腺皮质激素瘤（ACTH瘤）及混合性腺瘤等。肿瘤的直径小于1cm，生长限于鞍内者称为微腺瘤，如肿瘤增大直径超过1cm并已超越鞍膈者称为大腺瘤，若肿瘤直径大于3cm者，称为巨腺瘤。首选治疗方法是手术摘除肿瘤。经蝶窦显微镜下手术可以取得满意的效果。如肿瘤微小，可完整切除。若肿瘤巨大，并已超越鞍膈以上者，仍以经额底入路手术为妥，术后进行放射治疗。药物治疗如澳隐亭对抑制PRL腺瘤生长并恢复患者的月经周期、促使受孕具有良效，但停药后症状往往复发，肿瘤将重新生长。伽玛刀治疗垂体微腺瘤，视神经距肿瘤应超过4mm为安全，以防止视神经损伤。

7. 听神经瘤：系第Ⅷ脑神经前庭支上所生长的良性脑瘤。约占颅内肿瘤的10%。位于桥脑小脑角内，X线前后半轴（汤氏）位摄片中可见患侧内听道孔扩大，邻近骨质稀疏。脑脊液检查细胞数正常，但蛋白质含量增加。听力测定示感音神经性耳聋，无复聪现象，提示病变部位在耳蜗之后。头颅增强 CT 或 MRI 扫描可显示桥脑小脑角处的肿瘤团块影像。治疗以手术切除为主，全切除后可得到根治，反之则可复发。如肿瘤直径未超过 3cm 用伽玛刀治疗可取得良效。手术切除常会损伤面神经而导致病侧面瘫，有时需做面副神经或面舌下神经吻合术矫正。

8. 颅咽管瘤：先天性肿瘤，约占颅内肿瘤的 5%。多见于儿童及少年，男性多于女性。肿瘤大多位于鞍上区，可向第三脑室、下丘脑、脚间池、鞍旁、两侧颞叶、额叶底及鞍内等方向发展，压迫视神经及视交叉，阻塞脑脊液循环而导致脑积水。治疗以手术切除为主。早期确诊、采用显微外科技术、争取首次手术全切除、加强激素替代治疗及术后监护等，对提高疗效有重要意义。由于肿瘤与下丘脑及周围重要神经血管粘连紧密，全切除有时困难。有人主张经侧脑室作囊肿内引流术，或囊肿抽吸后注入放射性^{32}P，或^{98}Au 行内放射治疗。

9. 血管网织细胞瘤：大多发生于小脑半球，偶见于脑干，发生于大脑半球者少见。患者以 20~40 岁成人为多，男多于女，本病有家族遗传倾向，肿瘤多数呈囊性，囊内有一血供丰富的囊壁结节，临床表现为颅内压增高，小脑体征或局灶性症状或蛛网膜下腔出血表现。周围血常规可能有红细胞及血红蛋白增高。手术切除囊壁结节或实质肿块，预后良好。

10. 脊索瘤、脑转移瘤、上皮样囊肿和皮样囊肿、生殖细胞肿瘤、原发中枢神经系统淋巴瘤等。

【鉴别诊断】

1. 脑脓肿：体内常有各种原发感染灶，如耳源性、鼻源性，或外伤性感染灶。小儿常患有先天性心脏病。脑脓肿起病时发热，并有脑膜刺激征阳性。周围血常规呈现白细胞增多。CT 图像显示典型环状增强的脓肿灶，呈单个或多发。

2. 脑结核瘤：肺或身体其他部位的结核病灶有助于诊断。常为单发性，中心有干酪样坏死，CT 显示为高密度圆形或卵圆形病变，中心为低密度，有时与脑肿瘤鉴别诊断十分困难。

3. 脑寄生虫病：肺型血吸虫病常有疫区生活史可引起颅内肉芽肿。脑包虫病可引起巨大囊肿。猪囊虫病如为脑室型与脑室肿瘤相似，鉴别主要依据疫区生活史，病史及检查证实有寄生虫感染，嗜酸性粒细胞增多，脑脊液补体结合试验阳性等。CT 及磁共振检查提供有价值的影像学诊断。

4. 慢性硬膜下血肿：此类血肿由于头外伤轻微且时日较远，易被忽略或遗忘，多见于老年人。临床表现以亚急性或慢性颅内压增高为主要特征，并逐渐加重，少数可有局灶症状。诊断需结合年龄、头外伤史及头颅 CT 扫描确定。

5. 脑血管病：老年脑瘤患者，若肿瘤恶性程度高，生长迅速，肿瘤卒中、坏死或囊性变，可呈脑卒中样发病。鉴别诊断主要依靠高血压病史，起病前无神经系统症状，发病常有明显诱因。CT 扫描可鉴别肿瘤卒中与高血压脑出血。

肿瘤卒中除有高密度血肿外尚有可被造影剂增强的肿瘤阴影。

【治疗方案】

（一）降低颅内压

1. 脱水治疗：脱水药物按其药理作用可分为渗透性脱水药及利尿性脱水药。前者通过提高血液渗透压使水分由脑组织向血管内转移，达到组织脱水的目的。后者通过水分排出体外，血液浓缩，增加从组织间隙吸收水分的能力。

2. 脑脊液外引流：

（1）侧脑室穿刺：为了急救和迅速降低由于脑室扩大引起的颅内压增高，通常穿刺右侧脑室额角，排放脑脊液后颅内压下降。但排放脑脊液速度不可过快，以防止颅内压骤然降低造成脑室塌陷或桥静脉撕裂引起颅内出血。

（2）脑脊液持续外引流：多用于开颅手术前、后暂时解除颅内压增高症状及监视颅内压变化。

3. 综合措施：

（1）亚低温：可降低脑组织代谢率，提高组织对缺氧的耐受能力，改善脑血管及神经细胞膜的通透性，减少脑水肿的发生。多用于严重颅脑损伤、高热、躁动并有去脑强直发作的患者。

（2）激素：肾上腺皮质激素可改善脑血管的通透性，调节血脑屏障，增强机体对伤病的反应能力，可用于防治脑水肿。

（二）手术治疗

1. 肿瘤切除：全切、次全切（98%）、大部分切除（90%）、部分切除、活检。手术切除原则是在保留正常脑组织的基础上，尽可能彻底切除肿瘤。

2. 内减压手术：当肿瘤不能完全切除时，可将肿瘤周围的非功能区脑组织大块切除使颅内留出空间，降低颅内压，延长寿命。

3. 外减压手术：去除颅骨骨瓣，敞开硬膜而达到降低颅内压目的。

4. 脑脊液分流：为解除脑脊液梗阻而采用侧脑室-枕大池分流术，终板造瘘术及三脑室底部造瘘术，侧脑室-腹腔分流术。

（三）放射治疗

1. 内照射：将放射性同位素植入肿瘤组织内放疗，可减少对正常脑组织的损伤。

2. 外照射：

（1）普通放射治疗：常用 X 线机、^{60}Co 和加速器，在颅外远距离照射，因对正常头皮、颅骨、脑组织有损伤已很少单独应用，但有时用于术后辅助治疗。

（2）伽玛刀放射治疗：利用立体定向技术和计算机辅助将 201 个小孔中射出的 γ 射线聚集于颅内某一靶点，聚焦精度为 0.1mm，聚焦后产生的能量很大，足以使肿瘤细胞变性、坏死，对周围正常脑组织血管不会造成明显损伤。适用于脑深部小型肿瘤（直径 2cm 或 3cm 以内）如听神经瘤、脑膜瘤、垂体微腺瘤、转移瘤；范围较局限的脑动静脉畸形；以及脑内神经核团或神经通路的定向毁损。

（3）等中心直线加速器治疗：等中心直线加速器又称 X-刀。在计算机辅助下利用立体定向技术将 X 线聚焦于肿瘤靶点，造成靶点组织坏死变性而周围组织所受辐射剂量不大。适应证类似于 γ-刀，照射精度不如 γ-刀。

（四）化学治疗

临床上常用的药物包括：卡莫司汀（氯乙亚硝脲，BCNU）、洛莫司汀（环己亚硝脲，CCNU）、司莫司汀（甲环亚硝脲，me-CCNU）、丙卡巴肼（甲基苄肼）、博来霉素、多柔比星（阿霉素）、长春碱、替尼泊苷（VM26）等。

（五）基因药物治疗

基因药物有单纯疱疹病毒胸苷激酶基因（HSV-tk）、大肠埃希菌胞嘧啶脱氨酶（CD）基因等，目前仍在实验研究阶段。

【临床经验】

（一）诊断方面

颅内肿瘤的诊断首先要详细询问病史、全面和有重点地进行全身和神经系统体格检查，得出初步印象，并进一步确定有无颅内肿瘤、肿瘤的部位和肿瘤的性质，结合一种或几种辅助检查方法，以明确诊断。

（二）治疗方面

1. 术前反复讨论，完善术前检查及准备，制定手术方案；术中仔细操作，随机应变，根据肿瘤特点，尽可能全切，但不要盲目追求全切，必要时二期手术；术后及时处理并发症，使患者的副损伤达到最小。

2. 根据肿瘤病理，选择整体化治疗方案。

（三）医患沟通方面

向患者及家属解释病情；需交代肿瘤可能的性质、围手术期的准备、手术会带来的任何并发症都要解释交代清楚，尤其是手术难度大、风险高、恶性程度大的患者。

第二节　椎管内肿瘤

椎管内肿瘤是指发生于脊髓、椎管内与脊髓临近的组织（脊神经根、硬脊膜、脂肪组织、血管、先天性残留组织）的原发肿瘤，或转移性肿瘤的总称。

【诊断要点】

（一）分类

按生长部位分类：

1. 硬膜外：神经鞘瘤、脊膜瘤、血管瘤、皮样及上皮囊肿、脂肪瘤、转移瘤。

2. 髓外硬膜下：神经鞘瘤、脊膜瘤。

3. 髓内：室管膜瘤、星形细胞瘤。

（二）临床表现

1. 刺激期：主要表现为相应结构的刺激症状，此期最常见症状是神经根痛，沿根性分布区扩展，在肢体呈线状分布，在躯干呈带状分布，随着牵张或压迫的加重，疼痛可逐渐加剧。当咳嗽、用力、屏气、大便时加重。疼痛的区域固定，部分患者可出现"夜间疼痛"或"平卧痛"，此为椎管内肿瘤特征性表现之一。

2. 脊髓受压期：随着肿瘤生长，体积增大，脊髓受到挤压而逐渐出现脊髓传导束受压的症状。

3. 脊髓瘫痪期：脊髓半切综合征或不完全性瘫痪逐渐加重，最终至完全性瘫痪。在肿瘤平面以下深浅感觉丧失，肢体完全瘫痪，自主神经功能障碍如括约肌功能障碍，并可出现皮肤营养不良征象。

（三）节段性定位

1. 颈髓：表现为颈枕部放射性疼痛，强迫头位，颈项强直，四肢痉挛性瘫痪，$C_{1\sim4}$以下躯体感觉障碍，膈神经受到刺激而引起呃逆、呕吐，膈神经受损则出现呼吸困难，呼吸肌麻痹。颈膨大病变可出现颈肩痛、手肌萎缩、脊髓半切征等。

2. 胸髓：

（1）肋间神经痛，腹背痛伴带状疱疹。

（2）感觉平面位于T_2以下，腹股沟以上。

（3）肌张力高，腱反射亢进，腹壁反射减弱。

3. 腰骶段：

（1）$L_{1\sim2}$：髋关节屈曲及股内收动作不能，膝、踝、足趾为痉挛性瘫痪。根痛分布范围为腹股沟、臀外部、会阴或大腿内侧。下肢锥体束征阳性，膝反射亢进，提睾反射消失。

（2）$L_3\sim S_2$：根性疼痛分布于大腿前外侧或小腿外侧，感觉障碍限于下肢。膝踝关节运动障碍。股二头肌反射和提睾反射正常。膝反射及踝反射消失。大小便失禁或潴留。

4. 圆锥部：会阴部及肛门区皮肤呈马鞍状感觉减退或消失，称鞍区感觉障碍。常有膀胱直肠功能障碍，性功能减退或消失。若肿瘤压迫邻近的马尾神经，可出现根性疼痛和下肢某部位的下运动神经元瘫痪及感觉障碍。

5. 马尾综合征：腰骶部疼痛，坐骨神经痛，膝、踝反射消失，鞍区感觉障碍，肛门反射消失，下肢的下运动神经元性瘫痪，括约肌功能障碍较晚。

（四）辅助检查

1. 腰椎穿刺：脊髓肿瘤由于产生蛛网膜下腔阻塞，脑脊液中蛋白量增加，但细胞数正常，称蛋白细胞分离现象，是诊断椎管内肿瘤的重要依据之一。

2. X线平片：X线脊柱平片可见椎管管腔直径增加，椎弓根变窄；根间距增大；椎间孔扩张；椎体后缘受压吸收。

3. 脊髓造影：明确供血及肿瘤部位，少用。

4. CT：意义不大。

5. MRI：最有诊断价值的辅助检查方法。不仅能从矢状位、冠状位、轴位三个方向立体观察病变，对病变进行精确定位，还能观察到病变与脊髓、神经、椎骨的关系。经过注射顺磁性造影剂 Gd-DTPA 后，根据某些肿瘤自身的影像学特点就能作出定性诊断，这样术前就能确定肿瘤的位置、大小、数目及其与脊髓的关系，甚至可确定部分肿瘤的性质，对手术方法的选择及综合治疗帮助很大。

【鉴别诊断】

髓内外病变的鉴别诊断见表 11-1。

表 11-1　　　　　　　　　髓内外病变的鉴别诊断

临床表现	髓内病变	髓外病变
根痛	少见，晚期出现，	出现较早，比较顽固
定位意义	不明显	有定位意义
感觉障碍	自上而下发展，有感觉分离现象	自下而上发展，感觉分离现象少见
脊髓半切征	少见，且不典型	多见且典型，多从一侧开始
下运动神经元性瘫痪	广泛而明显，有肌萎缩	只限于病变所在阶段，不明显
锥体束征	出现较晚，且不显著	早而显著
括约肌障碍	早期出现	出现较晚
椎管内梗阻	不明显	明显，造影呈杯口状
脑脊液蛋白	不明显增多	明显增高
腰椎穿刺放脑脊液	症状改变不明显	症状加重
营养性改变	大多显著	不明显
脊柱骨质改变	一般无改变	较多见

【治疗方案】

治疗椎管内肿瘤有效的治疗方法是手术切除。鉴于椎管内肿瘤的 3/4 为良性，一般全部切除肿瘤后，预后良好。恶性肿瘤可经手术行肿瘤大部分切除并作外减压，术后辅以放射治疗，能使病情得到一定程度的缓解。椎管内肿瘤除转移癌、原发病灶不能切除或已有广泛转移患者处于衰竭状态不能承受手术者，一般均应尽早行手术治疗。

新编临床医师丛书 外科住院医师手册 [第十一章] 颅内和椎管内肿瘤

【临床经验】

（一）治疗方面

1. 椎管肿瘤手术操作更加精细，易致肢体瘫痪、大小便障碍、感觉障碍等。

2. 恶性肿瘤行大部分切除并做外减压，手术后辅以放射治疗，缓解病情。

3. 术前定位要准确，且应尽早手术治疗。

（二）医患沟通方面

向家属交代病情，尤其是脊髓易缺血改变、恶性肿瘤复发以及二次手术的可能，尽量保持原有状态。

（戴　缤）

第十二章 颅内和椎管内血管性疾病

第一节 自发性蛛网膜下隙出血

蛛网膜下隙出血指脑血管破裂，血液流至蛛网膜下隙的统称。包括：外伤性蛛网膜下隙出血和自发性蛛网膜下隙出血。本章重点介绍自发性蛛网膜下隙出血。

【诊断要点】

（一）临床表现

1. 出血症状：发病前多数患者有情绪激动、用力、排便、咳嗽等诱因。发病突然，有剧烈头痛、恶心呕吐、面色苍白、全身冷汗。半数患者可出现精神症状，如烦躁不安、意识模糊、定向力障碍等。20%出血后可有抽搐发作。有的还可出现眩晕、项背痛或下肢疼痛。脑膜刺激征明显，常在蛛网膜下隙出血后1～2天内出现。多数患者出血后经对症治疗，病情逐渐稳定，意识情况和生命体征好转，脑膜刺激症状减轻。

2. 意识障碍：昏迷—脑疝—死亡。

3. 脑神经损害：一侧动眼神经麻痹常见，占6%～20%，提示存在同侧颈内动脉-后交通动脉动脉瘤或大脑后动脉动脉瘤。

4. 偏瘫：在出血前后出现偏瘫和轻偏瘫者占20%。由于病变或出血累及运动区传导束所致。

5. 视力视野障碍：蛛网膜下隙出血可沿视神经鞘延伸，眼底检查可见玻璃体膜下片状出血，发病后1小时内即可出现，这是诊断蛛网膜下隙出血的有力证据。出血量过大时，血液可浸入玻璃体内，引起视力障碍。

（二）辅助检查

1. CT：诊断蛛网膜下隙出血（SAH）近100%，显示脑沟与脑池密度增高。颈内动脉瘤破裂出血以大脑外侧裂最多。大脑中动脉瘤破裂血液积聚患侧外侧裂，也可流向环池、纵裂池。基底动脉瘤破裂后，血液主要积聚在脚间池与环池附近。出血后第1周内CT显示最清晰，1～2周后出血逐渐吸收。

2. MRI：发病后 1 周内的急性 SAH 在 MRI 很难查出。MRA 是非创伤性的脑血管成像方法，对头颈及颅内血管性疾病可作为诊断的筛选手段。

3. DSA：颅内血管病诊断必做检查。尽早检查，能及时明确动脉瘤大小、部位、单发或多发，有无血管痉挛；动静脉畸形的供血动脉和引流静脉，以及侧支循环情况。

4. 腰椎穿刺：对 CT 已确诊的 SAH 不再需要作腰椎穿刺检查。因为伴有颅内压增高的 SAH，腰椎穿刺易诱发脑疝。如为动脉瘤造成的 SAH，腰椎穿刺有导致动脉瘤再次破裂出血的危险。

【鉴别诊断】

1. 高血压性脑出血：高血压病常导致脑底的小动脉发生病理性变化，突出的表现是在这些小动脉的管壁上发生玻璃样或纤维样变性和局灶性出血、缺血和坏死，降低了血管壁的强度，出现局限性与体力劳动或其他因素引起血压剧烈升高，导致已病变的脑血管破裂出血所致。其中豆纹动脉破裂最为多见，其他依次为丘脑穿通动脉、丘脑膝状动脉和脉络丛后内动脉等。临床特点为突然出现剧烈头痛，并且多伴有躁动、嗜睡或昏迷。血肿对侧出现偏瘫、瞳孔的变化，早期两侧瞳孔缩小，当血肿扩大，脑水肿加重，遂出现颅内压增高，引血肿侧瞳孔散大等脑疝危象，出现呼吸障碍，脉搏减慢，血压升高。随后即转为中枢性衰竭。以老年人多见，明确高血压史，多为脑实质内出血。

2. 外伤性蛛网膜下隙出血：明确外伤史，症状与自发性 SAH 相似。

【治疗方案】

（一）一般治疗

出血急性期，患者应绝对卧床休息，可应用止血剂。头痛剧烈者可给止痛、镇静剂，并应保持大便通畅。当伴有颅内压增高时，应用甘露醇溶液脱水治疗。

（二）病因治疗

如开颅动脉瘤夹闭，动静脉畸形或脑肿瘤切除术等。

【临床经验】

（一）治疗方面

蛛网膜下隙出血多发病急、病情重，如诊断明确规范治疗，可降低再出血率及死亡率。

（二）医患沟通方面

向家属交代疾病风险，根据病情分级选择不同治疗方式。

第二节 颅内动脉瘤

颅内动脉瘤是指颅内动脉壁的局限异常囊性膨出，是蛛网膜下隙出血的首位病因，年龄 40～60 岁为高峰。

【诊断要点】

（一）临床表现

1. 见蛛网膜下隙出血症状。

2. 局灶性症状：取决于动脉瘤的部位、毗邻解剖结构及动脉瘤大小。动眼神经麻痹常见于颈内动脉-后交通动脉瘤和大脑后动脉的动脉瘤，表现为单侧眼睑下垂、瞳孔散大，内收、上、下视不能，直、间接对光反射消失。

（二）辅助检查

1. CT：三维 CT 包括 CTA，可提供手术决策资料。

2. MRA：可提示不同部位动脉瘤，常用于颅内动脉瘤筛选。

3. 全脑血管造影（DSA）：确诊必查手段，明确动脉瘤位置、形态、内径、数目、供血及载瘤动脉情况。DSA 更为清晰。经股动脉插管全脑血管造影，可避免遗漏多发动脉瘤。

【鉴别诊断】

1. 高血压性脑出血：见本章第一节的相关内容。

2. 脑血管动静脉畸形：是一团发育异常的病态脑血管，由一支或几支弯曲扩张的动脉供血和静脉引流而形成的一个血管团。临床表现：出血、抽搐、头痛及神经功能缺损等，脑血管造影是确诊本病的必须手段。

【治疗方案】

（一）保守治疗

75％患者 5 年内死于再出血。

（二）手术治疗

1. 手术时机：

（1）Hunt-Hess 分级：一级、二级患者早期手术。

（2）Hunt-Hess 分级：三级以上病情好转后再手术。

2. 手术方式：

（1）夹闭术：是最理想的方法，为首选。因它既不阻断载瘤动脉，又完全彻底消除动脉瘤。

（2）加固术：在动脉瘤过于宽大或梭形动脉瘤等不能充分关闭的情况下，采用不同材料加固动脉瘤等。

（3）孤立术：是在动脉瘤的两端夹闭载瘤动脉，在未能证明脑的侧支供血良好的情况时应慎用。

（4）血管内栓塞：属于介入治疗方法，采取经皮穿刺股动脉，插入导引管，再经导引管插入微导管至动脉瘤内或载瘤动脉，送入栓塞材料将动脉瘤闭塞的方法。

（5）等待手术的患者：卧床、镇静、止痛、扩容、改善血管痉挛、抗纤溶、通便等。

【临床经验】

（一）治疗方面

动脉瘤多发病急、病情重，如诊断明确规范治疗，可降低再出血率及死亡率。

（二）医患沟通方面

向家属交代疾病风险，根据病情分级选择不同手术方式。

<hr>

第三节　脑卒中外科治疗

脑卒中是指因各种原因导致的脑血管破裂产生脑实质内的出血，分为出血性脑卒中和缺血性脑卒中。本节重点介绍出血性脑卒中的外科治疗。

【诊断要点】

（一）临床表现

颅内压增高和局部压迫产生相应的临床症状体征，且取决于出血的部位和量。

（二）辅助检查

CT 可确诊。

（三）出血性脑卒中分级

Ⅰ级：轻型，患者意识尚清或浅昏迷，轻偏瘫。

Ⅱ级：重型，深昏迷，完全性偏瘫及去脑强直，生命体征明显紊乱。

【鉴别诊断】

1. 缺血性卒中：多发生在 60 岁以上，安静或睡眠中起病，起病慢，10 多小时或 1~2 天症状才达到高峰，一般无高血压病史，全脑症状轻，意识障碍较轻，多为非均等性偏瘫，CT 检查：低密度灶，脑脊液无色透明的。

2. 出血性卒中：多发生在 60 岁以下，活动中突然起病，数十分钟症状就可达到高峰，多有高血压病史，有头痛、呕吐、嗜睡、打哈欠等表现，意识障碍重，多为均等性偏瘫。CT 示高密度病灶，实验室检查脑脊液呈洗肉水样表现。

【治疗方案】

外科手术目的在于清除血肿，解除脑疝，降低死亡率和病残率。

【临床经验】

（一）发病率方面

脑血管疾病发病率和死亡率很高，与恶性肿瘤和心脏病构成威胁人类健康的三大疾病。

（二）治疗方面

根据不同出血病因，选择不同手术方式。

（三）病情方面

动脉瘤、脑血管畸形等血管病疾病死亡率高，手术风险亦很高。

（四）医患沟通方面

向家属交代病情：疾病死亡率和病残率高，恢复慢，预后差，给社会、家庭、个人带来的负担重，手术效果不确定。

（戴　缤）

颈部疾病

第一节 颈部淋巴结炎症

一、颈淋巴结结核

颈淋巴结结核多见于儿童和青年，病原体多由口腔或扁桃体侵入。

【诊断要点】
（一）临床表现

1. 初期：无痛性淋巴结肿大。

2. 晚期：淋巴结融合成团，固定，形成寒性脓肿、溃疡或窦道。

3. 全身症状：结核的全身中毒表现多不明显。

（二）辅助检查

1. 胸部 X 线检查了解有无肺结核。

2. 结核菌素试验。

3. 活检：未形成寒性脓肿时与慢性淋巴结炎、肿瘤难鉴别，必要时可行活检。

【鉴别诊断】
1. 急性和慢性淋巴结炎：多见于儿童。急性期常有高热、不适，白细胞计数及中性粒细胞增多。局部淋巴结处有发红、发热、压痛。一般多由扁桃体炎、口腔龋齿感染等所引起。用抗生素治疗后很快消退。

2. 恶性淋巴瘤（霍奇金病、淋巴肉瘤、网织细胞肉瘤等）：是淋巴系统的原发恶性肿瘤。初期有 35％～80％患者表现为颈部有 1 个或多个无痛性的肿大淋巴结，质硬，可活动。随后颈部肿大淋巴结逐渐增大增多，彼此融合成团，呈结节状，活动度减少，甚至固定。随病情发展，可出现全身性淋巴结肿大，尤以腋下、腹股沟和纵隔淋巴结常见。并常有胸、背或腹部疼痛，脾、肝大，腹内肿块，以及发热、贫血、食欲减退、体重减轻、无力、夜间多汗等全身症状。

3. 颈部转移癌：转移癌约占颈部恶性肿瘤的 3/4，多见于成人。其主要特征是颈侧区或锁骨上窝出现质硬的肿大淋巴结。初起为单发，无痛，可推动；以后呈进行性增大，并很快出现多个肿大淋巴结，侵犯周围组织，肿块呈结节状，固定，可有局部或放射性疼痛。晚期肿块可发生坏死、溃破、感染、出血、外观呈菜花样，分泌物为血性或脓血性，有恶臭。

4. 放线菌病：常继发于牙齿感染或口腔外伤。下颌或接近下颌的面部出现单个、质硬的不规则肿块，可有不同程度的疼痛、压痛或无痛，表面皮肤静脉淤血而呈紫红色，可与或不与肿块粘连。肿块中心坏死液化形成脓肿后可有波动。溃破形成多个窦道，经久不愈。窦道排出少量稠厚或稀薄带黏性的"硫黄颗粒"，压之易碎。邻近淋巴结可肿大压痛。

【治疗方案】

（一）全身治疗

合理营养，休息及抗结核治疗。抗结核药物治疗应持续半年至 1 年。

（二）局部治疗

1. 淋巴结切除：无液化、未固定者可以切除。

2. 针刺吸脓：寒性脓肿未破溃者，可行潜行穿刺吸脓，并注入链霉素或异烟肼冲洗脓腔。

3. 清创：对于形成窦道、溃疡或继发严重感染者可行清创，伤口引流，但不缝合。

【临床经验】

（一）诊断方面

颈淋巴结肿大较常见，对于早期的淋巴结结核患者，诊断较困难。对于较大孤立的无痛性淋巴结肿大，应引起重视，做相关检查以鉴别。

（二）治疗方面

颈部淋巴结结核易形成脓肿、窦道，而迁延不愈。因此如无明确指征多不主张手术治疗，应积极抗结核治疗。

（三）医患沟通方面

对于颈部淋巴结肿大，尤其无痛性淋巴结肿大时，多需与淋巴瘤、肿瘤、结核相鉴别。患者多惧怕肿瘤，而要求活检。应耐心沟通，先行必要无创检查，必要时才行活检，避免结核病灶切开后迁延不愈，而给患者造成更大痛苦和不便。

二、颈部急、慢性淋巴结炎

颈部淋巴结的炎症反应，有急性及慢性两种表现。

【诊断要点】

（一）临床表现

1. 常继发于头、面、颈部炎症病灶。急性期可有发热。

2. 肿大淋巴结散在颈两侧或颌下、颏下区，绿豆、蚕豆大小。急性炎症时边界不清，有红肿，伴压痛。慢性炎症时边界清楚，活动，质中等硬度，无压痛。

（二）辅助检查

穿刺细胞学检查或切除活组织做组织病理检查（切除活检）可获诊断。

【鉴别诊断】

1. 淋巴结结核：多低热，肿大淋巴结质较硬（纤维化或钙化），表面不光滑，质地不均匀（干酪样变），或因干酪样坏死而呈囊性，或与皮肤粘连，活动度差，可破溃。常伴发肺结核。这类患者结核菌素试验和血中结核抗体阳性。确诊方法是多次、多部位的做淋巴结穿刺、涂片和活体组织检查，并找出结核原发病灶。

2. 结节病：多见于青少年及中年人，淋巴结多在 2cm 直径以内，质地一般较硬，不融合，不与皮肤粘连。常侵犯双侧肺门，呈放射状，临床上 90% 以上有肺的改变，伴有长期低热。全身淋巴结都可肿大，尤其是耳前后、颌下、气管旁。可有乏力、发热、盗汗、食欲减退、体重减轻等。在临床上很难与恶性淋巴瘤鉴别。可有肝和/或脾大，纵隔及浅表淋巴结常受侵犯而肿大。活动进展期可有白细胞减少、贫血、红细胞沉降率增快。约有 1/2 的患者血清球蛋白部分增高，以 IgG 增高者多见，血浆白蛋白减少。血钙增高，血清尿酸增加，血清碱性磷酸酶增高。血清血管紧张素转换酶（SACE）活性在急性期增加（正常值为 17.6～34U/mL），对诊断有参考意义，血清中白介素-2 受体（IL-2R）和可溶性白介素-2 受体（sIL-2R）升高，对结节病的诊断有较为重要的意义。

3. 坏死性淋巴结炎：多为青壮年，骤起高烧持续不退，或持续低热，常伴有上呼吸道症状，似流感样。肿大的淋巴结常有压痛，相互之间不融合。病理检查示淋巴结广泛凝固性坏死，周围有反应性组织细胞增生，无中性粒细胞浸润。本病可在 1～2 个月内自然缓解（自愈），预后良好。

4. 淋巴结转移癌：质地坚硬，无压痛，不活动。多见于鼻咽癌、肺癌及消化道肿瘤的转移。

5. 反应性淋巴结炎：某些药物或生物制品可引起机体发热、皮疹、淋巴结肿大等。由普通化学药物引起者称药物热，如由生物制品引起者称血清病。

6. 淋巴瘤：进行性无痛性淋巴结肿大为特征，有症状的常有发热。诊断主要靠淋巴结活检病理，并常需要免疫组化、流式细胞仪的检验，有些则需要染色体检查和基因重排检查。外周血常规、骨髓对某些类型的淋巴瘤例如急性淋巴细胞性白血病、小淋巴细胞性淋巴瘤等有重要诊断价值。

【治疗方案】

1. 原发病灶的治疗。

2. 急性淋巴结炎可用抗生素治疗，若脓肿形成需做切开引流术。

3. 慢性淋巴结无需特殊治疗。

【临床经验】

（一）观察病情

常继发于头、面、颈部炎症病灶。治疗不力可能会形成脓肿。

（二）治疗方面

急性淋巴结炎可用抗生素治疗，若脓肿形成需做切开引流术。

（三）医患沟通方面

颈部淋巴结炎症常继发于其他疾病，需要密切观察进展情况，若病情恶化形成脓肿，要及时手术。

第二节　甲状腺炎

一、亚急性甲状腺炎

亚急性甲状腺炎又称 De Quervain 甲状腺炎或巨细胞性甲状腺炎，简称亚甲炎，与病毒感染有关，常继发于上呼吸道感染或流行性腮腺炎。

【诊断要点】

（一）临床表现

1. 病史：发病前 1～2 周有上呼吸道感染病史。

2. 症状：甲状腺肿胀、疼痛，发热。

（二）辅助检查

1. 血清 T_3、T_4 升高，放射性碘摄取量明显降低。

2. 红细胞沉降率增快，血常规白细胞计数正常。

【鉴别诊断】

1. 甲亢：亚甲炎出现一过性甲亢表现相当常见，故应首先与甲亢作鉴别诊断，两者常相混淆。甲亢时，TT_3、TT_4 及摄碘率均升高，而亚甲炎时 TT_3、TT_4 增高，但摄碘率下降，且甲状腺有明显的疼痛和触痛，容易鉴别。

2. 急性化脓性甲状腺炎：比较少见，常有颈部蜂窝状炎症，全身感染中毒症状等，甲状腺本身有明显的红、肿、热、痛表现，抗生素治疗可收到明显疗效。而亚甲炎的炎症反应不如前者明显，抗生素治疗效果欠佳，泼尼松治疗效果显著。

3. 慢性淋巴性甲状腺炎：起病缓慢，常不知不觉即发展为甲减表现；甲状腺肿大有轻度疼痛，一般较少有全身症状，甲状腺肿大呈对称性或非对称性，质地较硬，病程较长可持续数年；甲状腺球蛋白抗体滴度明显升高，微粒体阳性率极高，这对桥本甲状腺炎有诊断意义。

4. 结节性甲状腺肿伴囊内出血：常有多年的甲状腺肿病史，而出血多在短时间内发生，可伴甲状腺肿痛，但无全身症状或较轻，病程短，对泼尼松治疗无效。

5. 甲状腺癌：甲癌时甲状腺的结节肿大呈进行性，质硬、固定，颈部淋巴结肿大，甲状腺扫描为冷结节。亚甲炎疼痛应用泼尼松治疗有效可以鉴别。

【治疗方案】

（一）激素治疗

肾上腺皮质激素有明显疗效，疼痛很快缓解，肿胀消退。泼尼松5～10mg，4次/d，连用2周，逐渐减量，全程1～2个月，复发者激素加甲状腺素片。

（二）放射治疗

停药后如果复发，则予放射治疗，效果较持久。

【临床经验】

（一）诊断方面

该病多发于30～40岁女性，甲状腺肿大出现及发展迅速，疼痛常牵涉到患侧耳颞部或枕后，伴有明显压痛及吞咽时痛。自然病程3个月。

（二）治疗方面

该病病因系病毒感染，因此抗生素治疗无效。

（三）医患沟通方面

因甲状腺肿大明显，且伴明显疼痛，患者常较焦虑，要求手术。应耐心解释病情，让患者了解病情及正确的治疗方法，解除焦虑心态，积极配合治疗。

二、慢性淋巴细胞性甲状腺炎

慢性淋巴细胞性甲状腺炎又称桥本甲状腺肿（CLT）是一种自身免疫性疾病，也是甲状腺肿合并甲状腺功能低下常见的原因。

【诊断要点】

（一）临床表现

发展缓慢，甲状腺弥漫、对称性增大，质韧。颈部淋巴结无肿大。

（二）辅助检查

1. 基础代谢率和甲状腺摄碘率降低。

2. 红细胞沉降率快，血清白蛋白降低，丙种球蛋白升高。

3. 血清多种甲状腺相关抗体阳性。

4. 穿刺活检可明确诊断。

【鉴别诊断】

1. 结节性甲状腺肿：少数 CLT 患者可出现甲状腺结节样变，甚至多个结节产生。但结节性甲状腺肿患者的甲状腺自身抗体滴度减低或正常，甲状腺功能通常正常，临床少见甲减。

2. 青春期甲状腺肿：在青春期，出现持续甲状腺肿大，是甲状腺对甲状腺激素需要量暂时增高的代偿性增生，甲状腺功能一般正常，甲状腺自身抗体滴度多数正常。

3. Graves 病：肿大的甲状腺质地通常较软，甲状腺摄碘率及 T_3、T_4 升高、TSH 降低。抗甲状腺抗体滴度较低或正常。

4. 甲状腺恶性肿瘤：CLT 可合并甲状腺恶性肿瘤，如甲状腺乳头状癌和淋巴瘤。CLT 合并有结节样变时，如结节孤立、质地较硬时，难与甲状腺癌鉴别；一些双叶甲状腺癌的病例，可出现双侧甲状腺肿大、质硬，或合并双侧颈部淋巴结肿大时，也难以与 CLT 鉴别。应检测抗甲状腺抗体，甲状腺癌病例的抗体滴度一般正常，甲状腺功能也正常。如临床难以诊断，可给予甲状腺激素试验性治疗，如服药后腺体明显缩小或变软，可考虑 CLT；如仍无明显改变，应做细针穿刺细胞学检查（FNAC）或手术切除活检以明确诊断。

5. 慢性侵袭性纤维性甲状腺炎：因病变的甲状腺质地坚硬如木，又称木样甲状腺炎。病变常超出甲状腺范围，侵袭周围组织，如肌肉、血管、神经甚至气管，产生邻近器官的压迫症状，如吞咽困难，呼吸困难、声嘶等。甲状腺轮廓可正常，质硬如石，不痛，与皮肤粘连，不随吞咽活动，周围淋巴结不大。甲状腺功能通常正常。甲状腺组织完全被纤维组织取代后可出现甲减，并伴有其他部位纤维化，如纵隔、腹膜后、泪腺、胆囊等。抗甲状腺抗体滴度降低或正常。可做细针穿刺活检，如检查结果不满意，可做甲状腺组织活检。

【治疗方案】

（一）药物治疗

长期应用甲状腺素治疗，激素治疗效果不持久。

（二）手术

一般不需要手术治疗，仅在明显压迫症状或不能排除恶变时，可做手术解除压迫或病理检查。

【临床经验】

（一）诊断方面

该病多发于 30～50 岁女性，年长者多见。近年来发现部分患者早期可表现为甲亢。应引起重视，以免误诊。可根据血清多种甲状腺相关抗体帮助诊断。

（二）治疗方面

该病大多不需手术，也有学者认为应禁忌手术。但部分患者出现明显压迫症状时，可做峡部切除或切开术，以解除压迫。

（三）医患沟通方面

该病造成甲状腺功能低下，需终生服药，应加强医患沟通，让患者以放松的心态接受治疗，并能很好地依从服药。

第三节　甲状腺肿瘤

一、甲状腺腺瘤

甲状腺腺瘤是最常见的甲状腺良性肿瘤，多起源于滤泡组织。

【诊断要点】

（一）临床表现

甲状腺内单发肿块，质软或稍硬，表面光滑，无压痛，边界清楚并随吞咽上下移动。

（二）辅助检查

1. B超：了解肿块大小、数目、部位、鉴别腺瘤属实质性或囊性。

2. ECT：鉴别良恶性。

3. 若伴甲亢症状，应作基础代谢率测定。

【鉴别诊断】

1. 结节性甲状腺肿：扩张的滤泡集成一个或数个大小不等的结节，后期可局部纤维化、钙化。可继发甲状腺功能亢进症。

2. 甲状腺癌：质硬，活动度差，颈淋巴结肿大，核素扫描提示"冷结节"。

【治疗方案】

手术治疗：小者行单纯腺瘤切除术，大者行一侧腺体大部切除术。术中须做冰冻切片检查，排除恶性。

【临床经验】

（一）诊断方面

需与单发结节的结节性甲状腺肿鉴别：腺瘤包膜完整，且多年仍为单发。结节性甲状腺肿的结节包膜不完整，如观察随诊，结节常发展为多发。

（二）治疗方面

术中常需做冰冻切片检查，排除恶性。对于高功能腺瘤患者，应注意术前准备。

二、甲状腺癌

甲状腺癌是甲状腺最常见的恶性肿瘤，根据病理形态和临床特点可分为四型：乳头状癌、滤泡状癌、未分化癌、髓样癌。

【诊断要点】

甲状腺癌的诊断必须靠病理证实。但根据其临床特点，一般临床诊断不难。

（一）临床症状

1. 甲状腺内发现肿块，质地硬而固定、表面不平是各型癌的共同表现。

2. 未分化癌生长快，伴有侵犯周围组织特性。各型癌或迟或早侵犯气管、神经和血管，出现呼吸困难、声嘶等表现甚至 Horner 综合征。颈部可触及肿大淋巴结，或发现转移病灶。

（二）辅助检查

1. 检查声带有无麻痹，气管有无受压移位。

2. 胸透或照片检查肺部有无癌转移。ECT 全身骨显像检查，了解有无骨转移。

3. 颈部甲状腺 B 超了解结节部位、大小与周围组织关系。

4. 同位素^{131}I甲状腺扫描及 ECT："冷结节"癌肿可能性大。

5. 甲状腺细针穿刺抽吸活检。

【鉴别诊断】

1. 甲状腺腺瘤：多为单个，质软，表面光滑，边界清楚，并随吞咽上下活动，如为囊腺瘤囊内并有出血时，肿块可短时间内迅速增大。

2. 甲状腺高功能腺瘤：伴有甲亢症状，基础代谢率高，ECT 提示"热结节"。

3. 慢性纤维性甲状腺炎：甚少见，甲状腺逐渐肿大，常限于一侧，表面不平，质似铁样坚硬。常致与周围粘连。累及喉返神经出现声嘶、吞咽及呼吸困难。甲状腺功能常减退。颈部淋巴结不肿大。针刺活检可鉴别，或术中冰冻鉴别诊断。

【治疗方案】

（一）手术治疗

治疗甲状腺癌的首选方法是手术治疗，适用于乳头状癌、滤泡状癌及髓样癌，尤其是早期效果更好。

（二）放射治疗

放射治疗可分为内放射和外放射两种。

1. 内放射：针对分化好的甲状腺癌具有吸收碘的功能，用放射性碘治疗。有远处转移者，应先行全甲状腺切除，因为腺癌的远处转移灶只有在甲状腺完全切除后才能摄取放射性碘。

2. 针对未分化癌细胞分化差、缺乏吸收碘的特点，利用 X 线束或^{60}Co 进行直接照射，可控制局部病灶，缓解症状，缺点是复发率高。

（三）其他

1. 化疗：仅用于分化不良的甲状腺恶性肿瘤，如未分化癌。一般只用于无法切除的肿瘤。

2. 激素治疗：主要是抑制促甲状腺素分泌。

【临床经验】

（一）诊断方面

应注意与桥本甲状腺炎鉴别，桥本病表现为甲状腺弥漫肿大，腺体坚硬，表面较平，无明显结节，常可触及肿大的锥状叶，多无淋巴结肿大，不会累及神经。血清 TM、TG 升高。此外成年男性，甲状腺内的单发结节，应高度重视恶性可能。

（二）治疗方面

应根据不同肿瘤选择合理的治疗，对于乳头状癌，有时仅行激素治疗亦可达到较理想的效果。因此对于多发转移或因种种原因不能手术的患者，可以仅行激素治疗。

（三）医患沟通方面

甲状腺癌尤其是乳头状癌发生率较高，恶性程度低，目前治疗效果满意。患者往往谈癌色变，对于这种患者，应加强医患沟通，让患者认识清楚，对治疗充满信心，避免消极情绪，积极配合治疗。应嘱咐患者定期复查，尤其是TSH 水平，以便调整甲状腺素用量，达到最佳治疗效果。

第四节 结节性甲状腺肿

碘的摄入不足，无法合成足够量的甲状腺素，便反馈性地引起垂体 TSH 分泌增高并刺激甲状腺增生和代偿性肿大，随着缺碘时间延长，病变继续发展，扩张的滤泡便聚集成多个大小不等的结节，形成结节性甲状腺肿。

【诊断要点】

（一）临床表现

1. 甲状腺肿大为双侧性，多不对称，可扪及多个大小不等的结节。结节质地不均、表面光滑、无触痛。

2. 一般无明显症状，巨大的结节性甲状腺肿，可压迫邻近器官而出现相应症状。

（二）辅助检查

1. 基础代谢率及甲状腺功能检查多属正常。

2. 甲状腺 B 超可显示甲状腺增大并有多个大小不一的结节，结节可为囊性、实质性或混合性。ECT 可为凉结节、冷结节、温结节、热结节或混合性。

【鉴别诊断】

1. 甲状腺腺瘤：尤其是与多发性腺瘤鉴别。结节性甲状腺肿患者年龄较大，病史较长，甲状腺肿大呈分叶状或多个大小不等的结节，边界不清，甲状腺激素治疗，腺体呈对称性缩小。多发甲状腺腺瘤甲状腺肿大不对称，可触及多个孤立性结节，如合并单纯性甲状腺肿，腺瘤结节边界亦较清楚，质地较周围组织略坚韧，甲状腺激素治疗腺体组织缩小，结节更加突出。

2. 结节性甲状腺肿伴甲状腺功能亢进症与 Graves 病鉴别：前者地方性甲状腺肿流行区多见，年龄一般较大，多在 40 岁以上，常在出现结节多年后发病，甲状腺功能亢进症症状较轻而不典型。Graves 病发病年龄多在 20～40 岁，两侧甲状腺弥漫肿大，眼球突出，手指震颤，甲状腺局部可触及震颤及听到血管杂音。甲状腺扫描发现一个或数个"热结节"。

【治疗方案】

（一）非手术治疗

对结节性甲状腺肿体积小、无症状、不影响外观和生活，患者无强烈手术要求者，或青少年结节性甲状腺肿，可先行观察，给予甲状腺片制剂。

（二）手术疗法

1. 手术适应证：

（1）对邻近器官有压迫症状者。

（2）胸骨后甲状腺肿。

（3）巨大甲状腺肿影响工作和生活者。

（4）并发甲状腺功能亢进症者。

（5）疑有恶变者。

2. 术式选择：一般行双侧甲状腺次全切除术，亦可根据甲状腺大小、结节的数目、位置不同，决定双侧叶切除范围，所有结节均应切除，正常腺体尽量保留，不必过分追求规范术式，对疑有恶变的结节，应行术中快速冰冻切片病检。

【临床经验】

（一）诊断方面

应注意与甲状腺炎、甲状腺腺瘤等良性疾病鉴别，此外成年男性，甲状腺内的单发结节，应高度重视恶性可能。

（二）治疗方面

应根据结节性甲状腺肿的不同情况选择非手术和手术治疗。

（三）医患沟通方面

结节性甲状腺肿有恶变可能，要定期复查，怀疑有恶变者应及时手术。

第五节 甲状腺功能亢进症

甲状腺功能亢进症简称甲亢，是一种综合征，是由各种原因导致正常甲状腺素分泌的反馈机制丧失，引起血循环中甲状腺素异常增多而出现以全身代谢亢进为主要特征的疾病总称。引起甲亢的原因可分为：原发性、继发性和高功能腺瘤三类。

【诊断要点】

（一）临床表现

1. 高代谢状态表现：性情急躁、容易激动、失眠、两手颤动、怕热、多汗、皮肤潮湿、食欲亢进但却消瘦、体重减轻等。

2. 不同程度的甲状腺肿大：多呈弥漫性，少数呈结节性肿大，在甲状腺部位可有血管震颤和杂音。

3. 不同程度的眼征：多数呈良性突眼，少数表现为浸润性突眼，个别无明显眼征。

（二）辅助检查

1. 基础代谢率：常用计算公式：基础代谢率＝（脉压＋脉率）－111。应注意基础代谢率的测定要在完全安静、空腹时进行。正常值±10%；增高至＋20%～30%为轻度甲亢，＋30%～60%为中度，＋60%以上为重度。

2. 甲状腺摄^{131}I率的测定：峰值提前，甲状腺素抑制试验不能抑制。

3. 血清总 T_3、T_4 含量测定：T_3、T_4 水平升高或仅 T_3 水平升高，而促甲状腺激素（TSH）水平降低。

【鉴别诊断】

1. 单纯性甲状腺肿：甲状腺肿大，但无甲亢，各种甲状腺功能检查均属正常范围。

2. 神经官能症精神神经症候群：与甲亢相似，但无甲亢的高代谢症群，食欲不亢进，双手平举呈粗震颤，入睡后脉率正常无甲状腺肿和眼征，甲状腺功能检查正常。

3. 其他原因的甲亢：如垂体性甲亢，自身免疫性甲状腺炎，亚急性甲状腺炎，异原性 TSH 甲亢等，均可通过相应的特别检查加以鉴别。

【治疗方案】

（一）非手术治疗

1. 抗甲状腺药物治疗。

2. 放射性同位素碘治疗。

（二）手术治疗

1. 手术适应证：

（1）继发性甲亢或高功能腺瘤。

（2）中度以上的原发甲亢。

（3）腺体较大，伴压迫症状或胸骨后甲状腺肿。

（4）抗甲状腺药物或^{131}I 治疗后复发者。

（5）妊娠早、中期又符合上述指征者。

2. 手术禁忌证：

（1）青少年患者。

（2）症状较轻者。

（3）老年患者或有严重的器质性疾病不能耐受手术者。

3. 手术前准备：

（1）一般准备：消除患者顾虑和恐惧心理，为患者创造安静、舒适的住院环境，给予高热量、高蛋白饮食及多种维生素，精神过度紧张者或失眠者应用镇静剂和安眠药，心率过快者可用心得安，有心力衰竭、心律失常者应先纠正。

（2）术前检查：除全面体检及必要的化验检查外，应包括：①颈部 X 线检查，了解有无气管受压、移位。②详细检查心脏情况。③喉镜检查，确定声带功能。④测定基础代谢率，了解甲亢程度，选择手术时机。⑤化验血钙、磷及碱性磷酸酶以了解甲状旁腺功能。

（3）药物准备：①碘剂：2～3 周，甲亢症状得到控制（脉率 90 次/min 以下，基础代谢率＋20％以下）可行手术。②硫氧嘧啶类加碘剂：先用硫氧嘧啶类药物，待甲亢症状基本控制后，停服，改服碘剂 1～2 周，再行手术。硫氧嘧啶类药物可使甲状腺肿大和动脉性充血，手术易出血，故服硫氧嘧啶类药物后必须加用碘剂。③普萘洛尔：每次 20～60mg，6 小时 1 次，4～7 天后脉率降至正常水平，可施行手术；最后服药在术前 1～2 小时，术后继续服药 4～7 天，术前不能用阿托品。

4. 手术并发症：

（1）呼吸困难和窒息：主要原因：①切口内出血压迫气管。②喉头水肿。③气管塌陷。

（2）喉返神经损伤。

（3）喉上神经损伤。

（4）手足抽搐：多因手术时误伤甲状旁腺或其血液供应受累所致。

（5）甲状腺危象：最严重的并发症，与手术准备不充分有关。

1）表现：术后 12～36 小时内高热、脉快而弱、烦躁、谵妄，甚至昏迷，常伴呕吐、水样腹泻。

2）治疗：①碘剂。口服碘剂，紧急时用 10％碘化钾 5～10mL 加入 10％葡萄糖溶液中静脉滴注。②给予激素。③静脉应用普萘洛尔。④适当给予镇静药。⑤降温。⑥静脉输入大量葡萄糖溶液。⑦吸氧。⑧出现心功能不全者给予毛花苷丙等。

【临床经验】

（一）诊断方面

根据甲亢的原因可分为：原发性、继发性和高功能腺瘤三类。其中原发性甲亢最为常见。

（二）治疗方面

应特别注意甲亢外科治疗的手术前准备，术后谨防甲状腺危象的发生。术后窒息是最常见也是最危险的并发症，通常术后患者床边应放置无菌气管切开包和手套，以备急用。

（三）医患沟通方面

医务人员应加强与患者沟通，让患者放下心理负担，更好地配合治疗。尤其在术前准备阶段，甲亢患者基础代谢率高，情绪易激动，患者的心理准备也尤为重要。

（张东东）

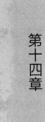

第十四章　乳房疾病

第一节　乳腺炎症

急性乳腺炎是乳腺的急性化脓性感染，患者多为产后哺乳期妇女，尤以初产妇更为多见。其病因主要是乳汁淤积和乳头破损或皲裂造成细菌入侵。致病菌为金黄色葡萄球菌，其次为链球菌。

【诊断要点】

（一）临床表现

1. 病史：初产哺乳期妇女，乳房出现肿胀，伴全身发热，不能哺乳。

2. 症状体征：

（1）局部：患侧乳房体积增大，局部变硬，形成痛性包块，皮肤发红、触痛。进而局部变软，形成脓肿，触之有波动，有时可破溃。患侧腋窝淋巴结肿大。

（2）全身：发热、寒战、周身不适。严重者出现全身中毒症状。

（二）辅助检查

1. 血生化检查：主要为感染表现，血常规可见白细胞计数增加，核左移。

2. 严重者血常规可出现中毒颗粒。

【鉴别诊断】

炎性乳腺癌：炎性乳腺癌并不多见，特点是发展迅速、预后差。局部皮肤可呈炎症样表现，开始时比较局限，不久即扩展到乳房大部分皮肤，皮肤发红、水肿、增厚、粗糙、表面温度升高。

【治疗方案】

应根据炎症的不同阶段采取不同的治疗措施。

（一）治疗原则

1. 预防重于治疗。

2. 暂停哺乳，排净乳汁。

3. 控制感染。

4. 通畅引流。

（二）非手术治疗

1. 全身治疗：暂停哺乳，注意休息，应用敏感抗生素。

2. 局部治疗：排净乳汁，局部药物湿敷、理疗等。

（三）手术治疗

脓肿形成后，主要的治疗措施是及时作脓肿切开引流。

1. 较小的脓肿可试行反复抽吸，并应用抗生素。较大脓肿或即将破溃，则应选择切开引流。

2. 切开引流应麻醉充分，切口的选择尤为重要，应兼顾引流通畅、避免副损伤、术后美观等多方面。通常选择放射状切口和环乳晕弧形切口，乳房后脓肿可在皱襞处做弧形切口。

（四）预防

关键在于避免乳汁淤积，防止乳头损伤，保持其清洁。

【临床经验】

（一）诊断方面

结合病史、症状和体征诊断多不困难，但应注意与积乳囊肿、浆细胞性乳腺炎等病鉴别，特别应与炎性乳癌鉴别（表14-1）。

表14-1　　　　　　　　急性乳腺炎与炎性乳癌鉴别

	急性乳腺炎	炎性乳腺癌
病变范围	一般局限，<1/4象限	广泛，1/2乳房受累，下象限为甚
皮肤颜色	潮红或鲜红	暗红或紫红（紫罗兰色）
乳房肿胀	充血样指压性水肿，无橘皮样外观	特殊浸润感的韧性肿胀，呈橘皮样外观
疼痛压痛	疼痛较重，压痛明显	无明显疼痛及压痛
全身反应	全身炎症反应重（体温升高，白细胞升高）	全身炎症反应轻或无（体温及白细胞正常）
细胞活检	抽出脓液，涂片化脓细菌阳性	紫红或暗红血液，检出癌细胞
预后	良好	差

（二）治疗方面

一般不需要停止哺乳，健侧乳房可以继续哺乳，这样可以有效避免乳汁淤积,但应注意避免药物通过乳汁对乳儿造成影响。对于未形成脓肿和以抽吸治疗或小切口治疗时,患侧也可以哺乳,有利于引流,防止乳汁淤积,对治疗有利。

（三）医患沟通方面

急性乳腺炎的预防重于治疗,因此应做好健康宣教,防患于未然,并且做到早发现、早治疗。

第二节　乳腺增生症

病因及发病机制尚不十分清楚。病理改变为乳管及腺泡周围的纤维组织增生,乳管上皮乳头样增生伴乳管囊性扩张或周围囊肿形成。

【诊断要点】

（一）临床表现

突出表现是乳房肿痛和肿块,特点是部分患者具有周期性。往往在月经前疼痛加重,月经来潮后减轻或消失,有时整个月经周期都有疼痛。

（二）体格检查

可发现一侧或双侧乳腺有弥漫性增厚,可局限也可分散于整个乳腺,肿块呈颗粒状、结节状或片状,大小不一,质韧而不硬,与周围乳腺组织分界不明显。少数患者可有乳头溢液。

【鉴别诊断】

乳腺癌:肿块明显时应与乳腺癌鉴别,乳腺癌肿块明确,质地偏硬,与周围乳腺组织有较明显的区别,有时有腋窝淋巴结肿大。

【治疗方案】

主要的治疗是对症治疗。

1. 定期乳房检查,月经结束后1周左右时检查的最佳时间。

2. 症状较重者给予药物对症治疗。

3. 不能排除乳腺癌时,可做切除活检。

【临床经验】

（一）诊断方面

虽然本病是否恶变仍有争议,但应注意与乳癌并存的情况,因此应注意定期复查,必要时可行针吸活检。

（二）治疗方面

症状较重者可给予药物治疗,小剂量他莫昔芬效果较好,不良反应最轻。用法是10mg/d,连用3个月,有效者再半量应用3个月,无效者可试用加倍量。

（三）医患沟通方面

应注意做好健康宣教，叮嘱患者定期复查，教会患者自查。缓解心理压力、保持情绪平稳、调整生活规律、注意劳逸结合、低脂饮食，症状多可缓解。

第三节　乳腺肿瘤

一、纤维瘤

纤维瘤是一种既含有上皮成分，也有基质成分的良性疾病。常见于青年妇女。

【诊断要点】

临床表现：肿瘤大多为圆形或椭圆形，边界清楚，活动度大，发展缓慢，一般易于诊断。

【鉴别诊断】

有时需与一些乳癌或肉瘤鉴别，通常超声是首选方法，准确性较好。

【治疗方案】

明确诊断可选择手术切除，是最为稳妥的治疗方式。

【临床经验】

（一）诊断方面

一般诊断不难，但应注意，单凭体格检查不能完全与恶性肿瘤鉴别，有时需辅助检查鉴别。

（二）治疗方面

诊断明确时，可以随访观察，但 2 年未消去，或有不典型表现时应切除。

二、导管内乳头状瘤

导管内乳头状瘤包括孤立型（中央型）导管内乳头状瘤、多发性（周围型）乳头状瘤和乳头状瘤病等类型。

【诊断要点】

（一）临床表现

1. 孤立型导管内乳头状瘤：一般无明显局部不适，约 3/4 有乳头溢液，多为血性或陈旧血性，少数可触及肿块，常在乳晕附近。

2. 多发性乳头状瘤：常为双侧性，较少乳头溢液，治疗后易复发。

（二）辅助检查

1. 导管内镜检查。

2. 活检。

【鉴别诊断】

1. 乳腺导管内乳头状瘤与乳腺导管内乳头状癌：两者均可见到自发的、无痛性乳头血性溢液；均可扪及乳晕部肿块，且按压该肿块时可自乳管开口处溢出血性液体。由于两者的临床表现及形态学特征都非常相似，故两者的鉴别诊断十分困难。一般认为，乳腺导管内乳头状瘤的溢液可为血性，亦可为浆液血性或浆液性；而乳头状癌的溢液则以血性者为多见，且多为单侧单孔。乳头状瘤的肿块多位于乳晕区，质地较软，肿块一般不大于 1cm，同侧腋窝淋巴结无肿大；而乳头状癌的肿块多位于乳晕区以外，质地硬，表面不光滑，活动度差，易与皮肤粘连，肿块一般大于 1cm，同侧腋窝可见肿大的淋巴结。乳腺导管造影显示导管突然中断，断端呈光滑杯口状，近侧导管显示明显扩张，有时为圆形或卵圆形充盈缺损，导管柔软、光整者，多为导管内乳头状瘤；若断端不整齐，近侧导管轻度扩张，扭曲，排列紊乱，充盈缺损或完全性阻塞，导管失去自然柔软度而变得僵硬等，则多为导管内癌。溢液涂片细胞学检查乳头状癌可找到癌细胞。最终确立诊断则以病理诊断为准，而且应做石蜡切片，避免因冰冻切片的局限性造成假阴性或假阳性结果。

2. 乳腺导管内乳头状瘤与乳腺导管扩张综合征：导管内乳头状瘤与导管扩张综合征的溢液期均可以乳头溢液为主要症状，但导管扩张综合征常伴有先天性乳头凹陷，溢液多为双侧多孔，性状可呈水样、乳汁样、浆液样、脓血性或血性；乳头状瘤与导管扩张综合征的肿块期均可见到乳晕下肿块，但后者的肿块常较前者为大，且肿块形状不规则，质地硬韧，可与皮肤粘连，常发生红肿疼痛，后期可发生溃破而流脓。导管扩张综合征还可见患侧腋窝淋巴结肿大、压痛。乳腺导管造影显示导管突然中断，有规则的充盈缺损者，多为乳头状瘤；若较大导管呈明显扩张，导管粗细不均匀，失去正常规则的树枝状外形者，则多为导管扩张综合征。必要时可行肿块针吸细胞学检查或活组织病理检查。

【治疗方案】

明确诊断可选择手术切除，是最为稳妥的治疗方式。

【临床经验】

（一）诊断方面

导管内乳头状瘤要注意与乳腺恶性肿瘤鉴别。

（二）治疗方面

明确诊断可选择手术切除，是最为稳妥的治疗方式。

（三）医患沟通方面

对于导管内乳头状瘤的患者，要详细介绍病情，以及恶变的可能，尽量手术治疗。不愿手术的患者也应定期复查。

三、乳腺癌

乳腺癌是女性主要恶性肿瘤之一，多发生在 40～60 岁绝经前后的妇女。雌激素作用、遗传因素、生育、哺乳等因素均可能参与其发生。目前认为乳腺癌是一种全身疾病，需要综合治疗。

【诊断要点】

根据病史、体征及辅助检查，多能确诊，术前未能确诊者，术中应作冰冻切片病理检查。

（一）临床症状

1. 病史：乳腺癌的高危因素包括：

（1）家族有患乳腺癌者。

（2）月经初潮较早或绝经较晚者。

（3）未婚、未育或高龄初产者。

（4）一侧乳腺癌经治疗后。

（5）患乳腺增生病者。

（6）放射性大剂量或长期接触者。

（7）曾患功能性子宫出血或子宫体腺癌者。

2. 症状和体征：

（1）早期：无症状的单发肿块，好发于乳房外上象限，质地坚硬，欠光滑，边界不清，活动度差。

（2）中期：肿块迅速增大，可出现局部皮肤凹陷（酒窝征），乳头内陷或偏向癌肿方向，腋窝淋巴结肿大。

（3）晚期：乳房大片皮肤出现坚硬结节并融合成铠甲状，破溃肿物恶臭、出血、菜花样翻出。上肢水肿，转移灶。

（4）特殊形式乳癌：炎性乳癌、湿疹样癌。

（二）辅助检查

1. X 线检查：钼靶 X 线摄片。

2. B 型超声检查、MRI 检查。

3. 近红外线扫描。

4. ECT 全身显像检查有无骨转移。

5. 必要时可行细针穿刺抽吸活检，有乳头溢液者做反复涂片寻找癌细胞。

（三）临床分期

乳腺癌 TNM 分期法：

T_0：原发癌瘤未查出。

T_{is}：原位癌（非浸润性癌及未查到肿块的乳头湿疹样癌）。

T_1：癌瘤长径＜2cm。

T_2：癌瘤长径 2～5cm。

T_3：癌瘤长径＞5cm，炎性乳腺癌亦属之。

T_4：癌瘤大小不计，但浸及皮肤或胸壁（肋骨、肋间肌、前锯肌）。

N_0：同侧腋窝无肿大淋巴结。

N_1：同侧腋窝有肿大淋巴结，尚可推动。

N_2：同侧腋窝淋巴结融合成块或与周围组织粘连。

N_3：有同侧胸骨旁淋巴结转移。

M_0：无远处转移。

M_1：有锁骨上淋巴结转移或远处转移。

根据以上情况进行组合，把乳腺癌分为以下各期：

0 期：$T_{is} N_0 M_0$。

Ⅰ期：$T_1 N_0 M_0$。

Ⅱ期：$T_0 T_1 N_1 M_0$、$T_2 N_0 N_1 M_0$、$T_3 N_0 M_0$。

Ⅲ期：$T_0 T_1 T_2 N_2 M_0$、$T_3 N_1 N_2 M_0$、T_4 任何 NM_0，任何 $TN_3 M_0$。

Ⅳ期：包括 M_1 在内的任何 TN 组合。

【鉴别诊断】

1. 纤维腺瘤：常见于青年妇女，肿瘤大多为圆形或椭圆形，边界清楚，活动度大，发展缓慢，一般易于诊断。但 40 岁以后的妇女不要轻易诊断为纤维腺瘤，必须排除恶性肿瘤的可能。

2. 乳腺囊性增生病：多见于中年妇女，特点是乳房胀痛，肿块可呈周期性，与月经周期有关。肿块或局部乳腺增厚与周围乳腺组织分界不明显。可观察 1 至数个月经周期，若月经来潮后肿块缩小、变软，则可继续观察，如无明显消退，可考虑作手术切除及活检。

3. 浆细胞性乳腺炎：是乳腺组织的无菌性炎症，炎性细胞中以浆细胞为主。临床上 60％呈急性炎症表现，肿块大时皮肤可呈橘皮样改变。40％患者开始即为慢性炎症，表现为乳晕旁肿块，边界不清，可有皮肤粘连和乳头凹陷。急性期应予抗炎治疗，炎症消退后若肿块仍存在，则需手术切除，作包括周围部分正常乳腺组织的肿块切除术。

4. 乳腺结核：是由结核分枝杆菌所致乳腺组织的慢性炎症。好发于中、青年女性。病程较长，发展较缓慢。局部表现为乳房内肿块，肿块质硬偏韧，部分区域可有囊性感。肿块境界有时不清楚，活动度可受限。可有疼痛，但无周期性。治疗包括全身抗结核治疗及局部治疗，可作包括周围正常乳腺组织在内的乳腺区段切除。

【治疗方案】

（一）治疗原则

乳腺癌是一种全身疾病，因此需应用多种方法有机结合的综合治疗，才可能获得最大的生存机会和最佳的生活质量。

（二）一般治疗

1. 手术治疗：对早期乳腺癌是首选治疗手段。手术方式大致可分为：乳腺癌根治术、乳腺癌扩大根治术、乳腺癌改良根治术、全乳房切除术和保留乳房的乳腺癌切除术。

2. 化疗：一般认为 70 岁以下患者，肿瘤最大径达 1cm 或腋窝淋巴结有转移者均应考虑化疗。肿瘤不到 1cm 没有淋巴结转移者可根据预后因素进行个体化分析。常用的药物有：环磷酰胺、氟尿嘧啶、多柔比星、甲氨蝶呤、长春新碱、紫杉醇类、顺铂类等。化疗宜在术后尽早开始，应用 4～6 个周期。

3. 内分泌治疗：应根据受体情况选择合适的治疗方案。主要的治疗方法包括去势治疗和药物治疗。

4. 放射治疗：可以显著降低局部复发。早期浸润癌放疗指征：①保留乳房患者。②根治手术后腋窝淋巴结转移达 4 枚，或 T_3 肿瘤，或切缘有癌残留。

5. 分子靶向治疗：对乳腺癌细胞表面 HER-2 分子高表达者，可应用针对该分子的单克隆抗体 Herceptin 治疗。

【临床经验】

（一）诊断方面

乳腺癌的治疗效果与其诊断的早晚密切相关，因此早发现、早诊断尤为重要。对于乳房无痛性肿块应高度重视。加强普查也是有效筛查乳腺癌的重要手段。

（二）治疗方面

目前对乳腺癌的治疗讲究综合治疗，近年来许多新方法和新药物的问世大大提高了乳腺癌的治疗效果。新辅助化疗的广泛应用大幅度提高了手术保乳的可行性和成功率。

（三）医患沟通方面

对乳腺癌患者的心理关心和治疗非常重要，现在主张对于有要求保乳的患者均应根据病情选择保乳治疗。在治疗中，应加强医患沟通，在患者理解的前提下，为患者选择最佳的可接受的治疗方案。

四、乳房肉瘤

乳房肉瘤较少见的乳房恶性肿瘤，约占乳房恶性肿瘤的 1%，包括叶状囊肉瘤、纤维肉瘤、血管肉瘤等。

【诊断要点】

（一）临床表现

1. 常见于中年妇女。

2. 表现为乳房无痛性肿块，肿块可呈球形或分叶状，边界较清。

3. 腋窝淋巴结转移少见，以肺、纵隔和骨转移为主。

（二）辅助检查

B超等检查有助诊断，必要时可活检明确。

【鉴别诊断】

1. 纤维腺瘤：常见于青年妇女，肿瘤大多为圆形或椭圆形，边界清楚，活动度大，发展缓慢，一般易于诊断。但40岁以后的妇女不要轻易诊断为纤维腺瘤，必须排除恶性肿瘤的可能。

2. 乳腺囊性增生病：多见于中年妇女，特点是乳房胀痛，肿块可呈周期性，与月经周期有关。肿块或局部乳腺增厚与周围乳腺组织分界不明显。可观察1至数个月经周期，若月经来潮后肿块缩小、变软，则可继续观察，如无明显消退，可考虑作手术切除及活检。

3. 浆细胞性乳腺炎：是乳腺组织的无菌性炎症，炎性细胞中以浆细胞为主。临床上60%呈急性炎症表现，肿块大时皮肤可呈橘皮样改变。40%患者开始即为慢性炎症，表现为乳晕旁肿块，边界不清，可有皮肤粘连和乳头凹陷。急性期应予抗炎治疗，炎症消退后若肿块仍存在，则需手术切除，作包括周围部分正常乳腺组织的肿块切除术。

4. 乳腺结核：是由结核分枝杆菌所致乳腺组织的慢性炎症。好发于中、青年女性。病程较长，发展较缓慢。局部表现为乳房内肿块，肿块质硬偏韧，部分区域可有囊性感。肿块境界有时不清楚，活动度可受限。可有疼痛，但无周期性。治疗包括全身抗结核治疗及局部治疗，可作包括周围正常乳腺组织在内的乳腺区段切除。

【治疗方案】

1. 手术治疗：依据肿瘤大小和侵犯范围，可行局部广泛切除或全乳房切除。

2. 放疗与化疗：目前效果仍待进一步评价。

【临床经验】

（一）诊断方面

乳腺肉瘤的治疗效果与其诊断的早晚密切相关，因此早发现、早诊断尤为重要。对于乳房无痛性肿块应高度重视。

（二）治疗方面

目前对乳腺肉瘤的治疗取决于肿瘤的分期，往往早期便有转移，失去手术时机。

（三）医患沟通方面

乳腺肉瘤的患者预后较差，要向患者交代病情。

（张东东）

第十五章

胸部疾病

第一节　胸部损伤

一、胸部损伤

胸部损伤是指由体外异常力量（直接或间接）或物质（化学气体）所致的胸部组织或器官的损伤，常见于交通事故、暴力撞击（包括坠落伤）。挤压伤、刃器伤、火气伤和毒气伤等。常见的胸部外伤包括胸壁软组织挫伤、肋骨骨折、肺挫裂伤乃至心脏大血管破裂在内的一组急症。胸部外伤的分类与病情的严重轻重无必然联系，而与损伤的器官有关。

【诊断要点】

（一）临床表现

1. 有胸部外伤史，胸部受到直接或间接暴力的作用，或有明确的刀刺伤、枪伤等。

2. 受伤后出现胸痛：需了解胸痛的部位、疼痛的性质，以及疼痛与呼吸的关系。了解胸痛与上肢活动有无关系，上肢活动绝对限制时应考虑肋骨骨折合并锁骨骨折或肩胛骨骨折。

3. 咯血：患者诉有咯血史说明有肺部或支气管的损伤。

4. 呼吸困难、休克等症状。

5. 体征：气管移位、胸廓畸形、反常呼吸、局部压痛、叩诊鼓音、呼吸音减弱或消失、心音低钝、胸背部伤口等。

（二）辅助检查

胸部X线平片或胸部CT可见胸腔积气、积液征、肋骨骨折、胸骨骨折、肺挫伤等征象。

【鉴别诊断】

胸部损伤要注意鉴别有无血管以及其他部位的损伤。

【治疗方案】

（一）治疗原则

胸部损伤仅10％～15％需要外科手术处理，而超过80％以上者可经较简单处理而得到缓解，甚至立即挽救了伤者的生命，严重胸部损伤的患者伤情重，时间紧迫，早期的处理原则应为：先抢救再诊断，边治疗边诊断，不应强调完善各项检查和明确诊断而延误抢救时机，而应采取一切措施及早纠正呼吸和循环功能紊乱。

（二）一般治疗

1. 迅速解除呼吸道阻塞，保持呼吸道通畅。

2. 开放性气胸者，应首先封闭开放的伤口。

3. 张力性气胸应立即穿刺减压，接以活瓣排气针或作胸腔闭式引流。

4. 心脏压塞应立即开胸剪开心包减压，除去导致心脏压塞的原因。

5. 胸内大出血者，积极补充血容量，抗休克，并作好紧急开胸止血准备。

6. 胸廓反常运动：急救时可用手压迫或用敷料加压包扎，随后再行呼吸器辅助呼吸或手术固定等确定性处理。

7. 对多发伤中同时并有血气胸者，应先置胸腔闭式引流再作其他处理（如剖腹探查）。

【临床经验】

（一）病情观察与诊断方面

胸部损伤依据受伤轻重的不同，病情危重程度差别很大，应密切观察生命体征，及时处理。

1. 必须立刻排除气道梗阻、开放性气胸、开放性/进行性血胸、反常呼吸等危及患者生命的急症。

2. 高度重视锐器伤可能造成的胸腔内脏器受累的可能性及严重性。

3. 注意观察呼吸音异常，必要时行X线检查进一步证实。

（二）治疗方面

1. 重症胸部损伤患者急救时优先处理危及生命的急症。

2. 根据病情放置胸腔闭式引流，观察胸腔内出血及漏气情况。

（三）医患沟通方面

1. 医务人员应加强与患者沟通，应值得提出的是因为胸部损伤往往伴有较为明显的胸痛，深呼吸时加重，影响患者咳嗽及排痰，甚至引发肺内感染，故需要向患者及家属交代清楚，鼓励深呼吸及排痰。必要时应用止痛剂。

2. 医务人员应加强评估健康宣教，详细告诉患者治疗效果及术后功能方法，使其有充分的思想准备积极配合治疗，促进恢复。

二、肋骨骨折

肋骨骨折是指肋骨骨皮质连续性中断。肋骨骨折是和平时期最常见的胸部外伤病变，占胸外科急诊病例的 45%～50%。由于解剖原因，第 1～3 肋有锁骨和肩胛骨的保护不会轻易发生骨折。第 10～12 肋骨前端与肋弓相连或呈游离状，也不易发生骨折。

【诊断要点】

（一）临床表现

1. 现病史：

（1）发病的过程：包括受伤的时间、地点（若为从高处摔下，要了解高度、地面情况及身体的着地部位等）、如何受伤的、致伤物的大小形状等；应注意有无病理性骨折的可能，尤其是老年人，剧烈咳嗽或喷嚏后出现的胸痛，有必要做进一步的检查。

（2）单纯的肋骨骨折常无明显的胸闷、气短表现，只有发生较为严重的肋骨骨折此症状才会比较明显。

（3）咯血：说明肺部或支气管受到损伤。

（4）胸痛：肋骨骨折和胸膜损伤可造成强烈的疼痛（肋骨骨膜及胸膜均有丰富的血管及神经的分布）疼痛的性质常为锐痛，在深呼吸、变换体位时加剧。胸痛会使呼吸变浅，咳嗽无力，呼吸道分泌物增多，潴留，易致肺不张及肺部感染。

2. 既往史：注意询问既往有无胸部外伤，呼吸系统的慢性疾病，及心绞痛与胸外伤引起的胸部疼痛相鉴别。

3. 有无凝血异常：既往有无血友病、家族性血小板减少性紫癜等相关家族遗传病；且女性妊娠期间及行经期间受伤后出血往往较多。

（二）辅助检查

1. 生命体征（呼吸、血压、体温、脉搏）：注意呼吸的次数外还需注意呼吸的深浅，及节律。患者的神志；头颈部有无出血点，有无颈静脉怒张（胸部挤压伤，爆震伤所导致的创伤性窒息常可见）。

2. 血、尿常规：排除出血及肾挫伤。

3. 胸部 X 线平片上有肋骨骨折或胸骨骨折征象。

（三）专科体格检查

1. 视诊：观察胸部有无伤口，有无血肿，瘀血，有无胸壁塌陷，左右呼吸运动是否对称，有无反常呼吸运动。肩部是否肿胀，因为合并肩胛骨或锁骨骨折时常可见肩部肿胀。

2. 触诊：三指法速测气管是否偏移。胸部挤压试验是否阳性，挤压痛点往往是骨折处所在，是否存在皮下气肿，若皮下积气可触及捻发感或握雪感。

3. 叩诊：胸腔积液可叩及浊音，气胸可叩及鼓音。

4. 听诊：单纯肋骨骨折患侧呼吸音减弱；多跟肋骨骨折若致肺挫伤听诊可闻及湿啰音。张力性气胸及大量胸腔积液皆可造成呼吸音消失需注意鉴别。

5. 在严重的胸外伤常可见心肌挫伤，可表现为心律失常。

【鉴别诊断】

第1或第2肋骨骨折常合并锁骨或肩胛骨骨折，并可能合并胸内脏器及大血管损伤、支气管或气管断裂，或心脏挫伤，还常合并颅脑伤；下胸部肋骨骨折可能合并腹内脏器损伤，特别是肝、脾和肾破裂，还应注意合并脊柱和骨盆骨折。

【治疗方案】

治疗原则：镇痛、清理呼吸道分泌物、固定胸廓、防止并发症。

（一）闭合性单处肋骨骨折

1. 止痛方法甚多，可给予镇痛和镇静药，或使用患者自控止痛装置，肋间神经阻滞等。

2. 鼓励患者咳嗽排痰，早期下床活动，防止呼吸系统并发症。

（二）闭合性多根多处肋骨骨折

保持呼吸道通畅、止痛、包扎固定（适用于浮动胸壁范围较小、反常呼吸较轻者）、外固定牵引、机械通气内固定和手术复位固定、控制反常呼吸。

（三）开放性肋骨骨折

需要彻底清创、手术复位固定肋骨断端、若穿破胸膜需行胸腔闭式引流及止痛。手术后预防性应用抗生素。

【临床经验】

（一）病情观察与诊断方面

1. 病史采集：

（1）明确的胸部外伤史。

（2）胸痛，尤其在深呼吸、咳嗽或转动体位时加剧。

（3）呼吸困难或咯血。

2. 物理检查：

（1）全身检查：呼吸、心率、血压、有无发绀。

（2）专科检查：①受伤的局部胸壁肿胀、压痛。②骨擦音、骨擦感。③皮下气肿。④胸廓畸形、胸壁塌陷、反常呼吸。⑤气管移位（合并有气、血胸者）。

3. 辅助检查：

（1）实验室检查：血常规、尿常规、肝功能、肾功能、血气分析（重症）。

（2）器械检查：胸部 X 线拍片（正、侧位片，必要时加拍斜位片）；心电图（胸骨骨折者）。

（3）胸部 CT（疑有血气胸或肺挫伤者可考虑做）。

（二）治疗方面

1. 闭合性单处肋骨骨折：止痛和防治肺部并发症。

2. 闭合性多根多处肋骨骨折：保持呼吸道通畅、止痛、包扎固定（适用于浮动胸壁范围较小、反常呼吸较轻者）、外固定牵引、机械通气内固定和手术复位固定、控制反常呼吸。

3. 开放性肋骨骨折：清创、手术复位固定、胸腔闭式引流及止痛。

（三）医患沟通方面

肋骨骨折本身积极处理后一般预后良好，关键多数患者尤其是老年患者容易因疼痛不敢咳嗽，或卧床时间长造成肺部感染、下肢静脉血栓等并发症。须向患者宣教积极体疗排痰和早期活动的重要性。

三、气胸

气胸定义为胸膜腔内积气。气胸的形成多由于肺组织、气管、支气管、食管破裂，空气逸入胸膜腔，或因胸壁伤口穿破胸膜，胸膜腔与外界沟通，外界空气进入所致。由外伤引起的气胸可分为闭合性、开放性和张力性气胸三类。游离胸膜腔内积气都位于不同体位时的胸腔上部。当胸膜腔因炎症、手术等原因发生粘连，胸腔积气则会局限于某些区域，出现局限性气胸。

【诊断要点】

（一）临床表现

1. 有胸部外伤史，胸部受到直接或间接暴力的作用，或有明确的刀刺伤（需了解刀的长度及刺入身体的方向）、枪伤（需了解伤道的情况）等。

2. 受伤后可出现胸痛、呼吸困难等症状。气管向健侧移位，伤侧胸部叩诊鼓音，呼吸音消失，严重者伴有休克。张力性气胸患者表现为严重或极度呼吸困难、烦躁、意识障碍、大汗淋漓、发绀。

3. 体征：气管移位、患侧胸廓呼吸运动减弱、触觉语颤减弱、叩诊呈鼓音、听诊呼吸音减弱或消失。可有颈静脉怒张、皮下气肿等。开放性气胸患者可出现气体进出胸腔发出吸吮样声音的伤口，称为胸部吸吮伤口。开放性胸部损伤多可发现胸背部伤口。

4. 胸部 X 线平片是胸壁损伤最常用最有效辅助检查。X 线检查可以明确气胸，程度如何；肺实质是否有损伤。X 线可显示肺部有压缩，或胸部 CT 可见胸腔积气征象，肺萎陷，纵隔移向健侧，并可能有纵隔和皮下气肿。胸腔穿刺可抽出气体，张力性气胸常常合并皮下气肿。

（二）疾病分类

1. 闭合性气胸：闭合性气胸的胸内压仍低于大气压。胸膜腔积气量决定伤侧肺萎陷的程度。随着胸膜腔内积气与肺萎陷程度增加，肺表面裂口缩小，直至吸气时也不开放，气胸则可趋于稳定。伤侧肺萎陷使肺呼吸面积减少，将影响肺通气和换气功能，通气血流比率也失衡。伤侧胸内压增加可引起纵隔向健侧移位。根据胸膜腔内积气的量与速度，轻者患者可无症状表现，重者有明显呼吸困难。体检可能发现伤侧胸廓饱满，呼吸活动度降低，气管向健侧移位，伤侧胸部叩诊呈鼓音，呼吸音降低。胸部 X 线检查可显示不同程度的肺萎陷和胸膜腔积气，有时尚伴有少量胸腔积液。发生气胸时间较长且积气量少的患者，无须特殊处理，胸腔内的积气一般可在1～2周内自行吸收。大量气胸需进行胸膜腔穿刺，抽尽积气，或行闭式胸腔引流术，促使肺尽早膨胀，并使用抗生素预防感染。

2. 开放性气胸：形成开放性气胸时，外界空气经胸壁伤口或软组织缺损处，随呼吸自由进出胸膜腔。空气出入量与胸壁伤口大小有密切关系，伤口大于气管口径时，空气出入量多，胸内压几乎等于大气压，伤侧肺将完全萎陷，丧失呼吸功能。伤侧胸内压显著高于健侧，纵隔向健侧移位，进一步使健侧肺扩张受限。呼、吸气时，两侧胸膜腔压力不均衡出现周期性变化，使纵隔在吸气时移向健侧，呼气时移向伤侧，称为纵隔扑动（mediastinal flutter）。纵隔扑动和移位影响静脉回心血流，引起循环障碍。需将开放性气胸立即变为闭合性气胸，赢得挽救生命的时间，并迅速转送至医院。使用无菌敷料如凡士林纱布、纱布、棉垫或清洁器材如塑料袋、衣物、碗杯等制作不透气敷料和压迫物，在伤员用力呼气末封盖吸吮伤口，并加压包扎。

3. 张力性气胸：张力性气胸为气管、支气管或肺损伤处形成活瓣，气体随每次吸气进入胸膜腔并积累增多，导致胸膜腔压力高于大气压，又称为高压性气胸。伤侧肺严重萎陷，纵隔显著向健侧移位，健侧肺受压，腔静脉回流障碍。高于大气压的胸内压，驱使气体经支气管、气管周围疏松结缔组织或壁胸膜裂伤处，进入纵隔或胸壁软组织，形成纵隔气肿或面、颈、胸部的皮下气肿。张力性气胸患者表现为严重或极度呼吸困难、烦躁、意识障碍、大汗淋漓、发绀。气管明显移向健侧，颈静脉怒张，多有皮下气肿。伤侧胸部饱满，叩诊呈鼓音，呼吸音消失。胸部X线检查显示胸腔严重积气，肺完全萎陷、纵隔移位，并可能有纵隔和皮下气肿。胸腔穿刺有高压气体外推针筒芯。不少患者有脉细快、血压降低等循环障碍表现。张力性气胸是可迅速致死的危急重症。入院前或院内急救需迅速使用粗针头穿刺胸膜腔减压，并外接单向活瓣装置；在紧急时可在针柄部外接剪有小口的柔软塑料袋、气球或避孕套等，使胸腔内高压气体易于排出，而外界空气不能进入胸腔。进一步处理应安置闭式胸腔引流，使用抗生素预防感染。闭式引流装置与外界相通的排气孔连接可适当调节恒定负压的吸引装置，以利加快气体排除，促使肺膨胀。待漏气停止24小时后，X线检查证实肺已膨胀，方可拔除插管。持续漏气而肺难以膨胀时需考虑开胸探查手术或电视胸腔镜手术探查。

【鉴别诊断】

1. 支气管哮喘和阻塞性肺气肿：有气急和呼吸困难，体征亦与自发性气胸相似，但肺气肿呼吸困难是长期缓慢加重的，支气管哮喘患者有多年哮喘反复发作史。当哮喘和肺气肿患者呼吸困难突然加重且有胸痛，应考虑并发气胸的可能，X线检查可以作出鉴别。

2. 急性心肌梗死：患者亦有急起胸痛、胸闷、甚至呼吸困难、休克等临床

135

表现，但常有高血压、动脉粥样硬化、冠心病史。体征、心电图和X线胸透有助于诊断。

3.肺栓塞：有胸痛、呼吸困难和发绀等酷似自发性气胸的临床表现，但患者往往有咯血和低热，并常有下肢或盆腔栓塞性静脉炎、骨折、严重心脏病、心房纤颤等病史，或发生在长期卧床的老年患者。体检和X线检查有助于鉴别。

4.肺大疱：位于肺周边部位的肺大疱有时在X线下被误为气胸。肺大疱可因先天发育形成，也可因支气管内活瓣阻塞而形成张力性囊腔或巨型空腔，起病缓慢，气急不剧烈，从不同角度作胸部透视，可见肺大疱或支气管源囊肿为圆形或卵圆形透光区，在大疱的边缘看不到发线状气胸线，疱内有细小的条纹理，为肺小叶或血管的残遗物。肺大疱向周围膨胀，将肺压向肺尖区、肋膈角和心膈角，而气胸则呈胸外侧的透光带，其中无肺纹可见。肺大疱内压力与大气压相仿，抽气后，大疱容积无显著改变。

【治疗方案】

（一）保守治疗

闭合性气胸肺压缩30%以下可予观察；否则需要胸腔穿刺排气或者胸腔闭式引流术。

（二）手术治疗

1.开放性气胸者，应首先封闭开放的伤口，然后行胸腔闭式引流术。

2.张力性气胸应立即穿刺减压，接以活瓣排气针或作胸腔闭式引流。

3.闭式胸腔引流术的适应证为：①中量（30%＜肺部压缩＜60%）、大量气胸（肺部压缩＞60%）、开放性气胸、张力性气胸。②胸腔穿刺术治疗下肺无法复张者。③需使用机械通气或人工通气的气胸或血气胸者。④拔除胸腔引流管后气胸或血胸复发者。⑤胸腔手术术后。气胸引流一般在前胸壁锁中线第2肋间隙，血胸则在腋中线与腋后线间第6或第7肋间隙。

【临床经验】

（一）病情观察与诊断方面

1.监测血氧、血压等生命体征。

2.高度重视外伤可能造成的心脏大血管损伤，怀疑时查心脏超声。

（二）治疗方面

开放性气胸、张力性气胸病情危重，需及时处理，紧急情况下封闭创面后，先行穿刺排气，情况改善后再行闭式引流。常合并肋骨骨折等需同时处理，注意除外是否合并心脏大血管损伤。

（三）医患沟通方面

闭合性气胸需严密观察，复诊，防止加重后引起严重后果。开放性气胸及张力性气胸病情重，须向家属交代病情。

四、血胸

血胸定义为胸膜腔内积血。多同时合并气胸，称为血气胸。胸腔积血主要来源于心脏、胸内大血管及其分支、胸壁、肺组织、膈肌和心包血管出血。

【诊断要点】

（一）临床表现

1. 有胸部外伤史，胸部受到直接或间接暴力的作用，或有明确的刀刺伤、枪伤等。

2. 受伤后可出现呼吸困难（大量血胸压迫伤侧肺，推移纵隔压迫健侧肺部影响呼吸功能）、呼吸急促等症状。由于血容量的丢失，胸膜腔内负压减少，腔静脉扭曲阻碍静脉的回流，影响循环系统，伤员大多表现出低血压，脸色苍白，脉搏细数等低血容量表现。当胸腔内迅速积聚大量血液，超过肺、心包、膈肌运动的去纤维蛋白作用时，胸腔内积血发生凝固，形成凝固性血胸。凝血块机化后形成纤维板，限制肺于胸廓的运动，损害呼吸功能。

3. 体征：气管移位、患侧胸廓呼吸运动减弱、触诊语颤减弱、肋间隙饱满、叩诊呈实音、听诊呼吸音减弱或消失。开放性胸部损伤多可发现胸背部伤口。大量血胸可出现失血性休克征象。

4. 胸腔穿刺抽出血液可以确诊。胸部 X 线平片或胸部 CT 可见胸腔积液征。

【鉴别诊断】

与其他胸腔积液患者相鉴别。一般血胸患者有明确外伤史，胸穿一般可明确诊断。

【治疗方案】

1. 非进行性血胸可以行胸腔闭式引流术并严密观察。

2. 进行性血胸必须尽快手术。

3. 电视胸腔镜探查和剖胸探查指征：

（1）进行性血胸：以下现象提示进行性血胸：①持续的脉搏加快，血压降低，或虽然经补充血容量，但血压仍不稳定。②闭式胸腔引流量每小时超过200mL，持续 3 小时，或 1 小时引流量超过 400mL。③血红蛋白量、红细胞计数和红细胞比容进行性下降。

（2）凝固性血胸：当闭式胸腔引流量减少，而体格检查及放射学提示血胸持续存在的证据，应考虑凝固性血胸。

（3）开放性、张力性气胸经闭式引流后持续漏气达 48 小时者。

（4）高度怀疑胸内其他脏器损伤（气管、支气管断裂、食管破裂、肺叶严重损伤）或膈肌损伤。

（5）大量血胸伴严重休克者可不经任何辅助检查直送手术室作急诊剖胸或电视胸腔镜探查，以免延误抢救时机。

【临床经验】

（一）病情观察与诊断方面

1. 外伤性血胸患者最好及时放胸腔闭式引流，有利于动态观察出血情况，同时须监测血压及血红蛋白变化。同时须注意有无心脏大血管损伤。

2. 个别患者会出现迟发性血胸，外伤患者首诊未见异常一般建议3天后复查。

（二）治疗方面

少量血胸可暂观察，中量以上血胸都要及时做胸腔闭式引流。进行性血胸要及时手术。需要注意的是血胸引流前最好先备血、输血，防止部分患者突然引流大量积血，胸腔压力下降后引起症状加重。

（三）医患沟通方面

血胸患者病情变化快，进行性血胸积极手术，需及时与患者及家属沟通。

五、膈肌损伤

膈肌损伤是膈肌完整性破坏，包括锐性膈肌穿通伤和钝性膈肌破裂。穿透性损伤多由火器或刃器致伤，伤道的深度与方向直接与受累的胸腹脏器有关，多伴有失血性休克。钝性损伤的致伤暴力大，损伤机制复杂，常伴有多部位损伤。

【诊断要点】

（一）临床表现

膈肌破裂后初期可能不易诊断，临床体征和胸部X线检查结果均缺乏特异性，结合病史、CT检查有助于诊断。

1. 有胸部外伤史：胸部受到直接或间接暴力的作用，或有明确的刀刺伤、枪伤等。

2. 由于膈肌损伤一般常为胸腹联合伤，合并腹腔脏器损伤可出现失血性休克、腹膜炎等症状。血气胸和疝入胸腔的腹腔脏器引起肺受压和纵隔移位，导致呼吸困难、伤侧胸部呼吸音降低，叩诊呈浊音或鼓音等。疝入胸腔的腹内脏器发生嵌顿与绞窄，可出现腹痛、呕吐、腹胀和腹膜刺激征等消化道梗阻或腹膜炎表现。

3. 体征：气管移位、胸廓畸形、反常呼吸、局部压痛、叩诊鼓音、呼吸音减弱或消失、心音低钝、胸背部伤口等。胸腹联合伤可同时出现腹部体征。

（二）辅助检查

胸部X线平片或胸部CT可见胸腔异常影像，多为腹腔脏器，如肠管、胃等，可同时合并胸腔积液、气胸等征象。

（三）疾病分类

1. 穿透性膈肌损伤：下胸部或上腹部穿透性损伤都可累及膈肌，造成穿透性膈肌损伤。穿透性暴力同时伤及胸部、腹部内脏和膈肌，致伤物入口位于胸部，称为胸腹联合伤；致伤物入口位于腹部，称为腹胸联合伤。

2. 钝性膈肌损伤：多由于膈肌附着的胸廓下部骤然变形和胸腹腔之间压力梯度骤增引起膈破裂。交通事故和高处坠落是导致钝性膈肌伤的最常见原因。随着汽车速度增加与安全带的使用，钝性膈肌损伤日益多见。约 90%的钝性膈肌损伤发生在左侧，可能与位于右上腹的肝减缓暴力作用和坐椅安全带的作用方向有关。钝性伤所致膈肌裂口较大，有时达 10cm 以上，常位于膈肌中心腱和膈肌周边附着处。腹内脏器很容易通过膈肌裂口疝入胸腔，常见疝入胸腔的腹内脏器依次为胃、脾、结肠、小肠和肝。严重钝性暴力不单可致膈肌损伤，还常导致胸腹腔内脏器挫裂伤，并常伴有颅脑、脊柱、骨盆和四肢等多部位伤。

【鉴别诊断】

膈肌损伤往往有胸腹部的复合伤，要注意鉴别，不能漏诊，腹部损伤详见第十九章相关内容。

【治疗方案】

治疗原则：一旦高度怀疑或确诊为创伤性膈破裂或膈疝而其他器官合并伤已经稳定，应尽早行膈肌修补术。

1. 输血、补液抗休克，吸氧，预防性应用抗生素。

2. 胸腔闭式引流术，既可治疗，又可借以观察病情，确定剖胸、剖腹的顺序和方法。

3. 严重血胸（1000mL 以上），胸管内引流出食物残渣、胆汁或胃肠内容物或 X 线检查证实肺内有大的异物存留并伴大血肿者可先作剖胸探查或胸腔镜检查。

4. 进行性贫血、腹腔穿刺阳性或有腹膜刺激症状者应果断地行剖腹探查，进行止血或修补，同时修补膈肌。

【临床经验】

（一）病情观察与诊断方面

1. 有刀锥、炮弹、火器穿通或因挤压、坠落、辗压而致下胸部和/或上腹部开放性或闭合性损伤史。

2. 单纯下胸部损伤刺激肋间神经而引起胸壁疼痛。

3. X 线胸片和腹部平片在证实血气胸、肋骨骨折等胸部损伤征象的同时，如示膈下游离气体、膈肌升高、膈面模糊，或胃泡或肠管进入胸腔等征象。

4. 胸腔镜、腹腔镜、剖胸、剖腹探查时发现胸部损伤合并膈肌穿孔和破裂，并伴有腹腔内脏器的损伤。

5. 注意观察呼吸及循环状况。

6. 有无恶心、呕吐、胸骨后疼痛等胃肠绞窄的症状出现。

（二）治疗方面

1. 重症胸部损伤患者急救时应优先处理危及生命的急症。

2. 膈肌破裂必须手术修补。

3. 病情严重伴大量腹腔器官疝入胸腔的患者的缺氧、低血压等休克症状单纯地看休克治疗往往是很难奏效的，关键是边抗休克，边准备急诊手术将腹腔器官回复。

（三）医患沟通方面

1. 无合并症的膈肌破裂症状隐蔽，不易及时发现，应告知患者动态观察。

2. 医务人员应加强评估健康宣教，详细告诉患者治疗效果及术后功能锻炼方法，使其有充分的思想准备积极配合治疗，促进恢复。

第二节　脓　胸

脓胸是指脓性渗出液积聚于胸膜腔内的化脓性感染。脓胸按病理发展过程可分为急性和慢性；按致病菌则可分为化脓性、结核性和特异病原性脓胸；按波及的范围又可分为全脓胸和局限性脓胸。

一、急性脓胸

【诊断要点】

（一）临床表现

1. 病史：

（1）常有急性肺炎病史，当肺炎引起的发热等症状好转后，患者再次出现高热、胸痛、多汗、胃纳减退和咳嗽加剧，检查可发现胸膜腔积液。

（2）肺脓肿或食管破裂引起的急性脓胸，常有突发性剧烈胸痛、高热和呼吸困难，有时还有发绀和休克症状。

2. 体征：

（1）气管移位，患侧语颤减弱，叩诊呈浊音，听诊呼吸音减弱或消失。严重者可伴有发绀和休克。

（2）消瘦，营养不良，肋间隙改变。

（3）急性脓胸患者常有高热、脉快、呼吸急促、食欲不振、胸痛、全身乏力、白细胞增高等征象。积脓较多者尚有胸闷、咳嗽、咳痰症状。

（二）辅助检查

1. 实验室检查：

（1）白细胞增高，中性粒细胞比例升高。

（2）脓液可有臭味，染色检查可证实有细菌，细菌培养可有阳性结果。

2. 影像学检查：

（1）X线胸部检查患部显示有积液所致的致密阴影。若有大量积液，患侧呈现大片浓密阴影，纵隔向健侧移位。

（2）胸部CT：可清楚地观察脓胸的范围，积液的厚度、有无分隔，肺内部的萎陷程度，清楚了解肺内部的病变情况，区分肺脓肿等。

（3）胸部B超：有液性暗区；超声波检查所示积液反射波能明确范围和准确定位，有助于脓胸诊断和穿刺。

3. 诊断性操作：

（1）胸腔穿刺：胸腔穿刺抽得脓液，可诊断为脓胸。首先观察其外观性状，质地稀稠，有无臭味。其次是作涂片镜检、细菌培养及药物敏感试验，以指导临床用药。

（2）胸腔镜检查：可见脓液。

【鉴别诊断】

1. 部分肺癌患者尤其是鳞癌易出现中心坏死破溃后感染继发脓胸，通过CT、纤支镜可鉴别。

2. 肺脓肿有时与脓胸影像不易鉴别，但肺脓肿多有明显咳脓臭痰病史可鉴别。

3. 脓胸的诊断性分级：Ⅰ级脓液稀薄，pH小于7.2，细菌培养阴性；Ⅱ级典型脓胸，脓液细菌培养呈阳性，胸部X线及CT尚未发现分隔征象；Ⅲ级复杂性脓胸，出现分隔现象和肺膨胀不全。

【治疗方案】

（一）内科治疗

1. 全身治疗，补充营养，补充电解质。

2. 应用抗生素控制感染；并根据细菌培养和对抗生素的敏感试验来调整抗生素用药方案。

（二）外科治疗

1. 胸腔穿刺，可先作B超定位后再作胸穿。

2. 早期行穿刺胸腔闭式引流，排出脓液；在脓液稀薄的病例，经反复的穿刺和向胸膜腔内注射抗生素，常可获得满意的效果。

3. 治疗原发病，如食管破裂，肺脓肿等的处理。

4. 处理脓胸的合并症。

【临床经验】

（一）病情观察方面

脓胸早期病情变化快，观察患者体温、血常规、引流液性状等及时调整治疗方案。

（二）诊断方面

结合病史、影像学检查一般诊断并不困难，诊断性胸腔穿刺抽得浓液并做细菌学检验，可获明确诊断。依此可与肺内原发病变（肺脓肿、肺不张、肿瘤）、单纯胸腔积液及胸膜肿瘤等鉴别。

（三）治疗方面

除了强有力的抗感染治疗外，早期有效的引流非常重要，尽可能及早行胸腔闭式引流术，一旦形成包裹脓胸，可胸腔镜下行胸腔清理术，促肺早日复张。

（四）医患沟通方面

1. 脓胸病程较长，对患者体力消耗较大，故需要患者及家属交代清楚，鼓励加强营养摄入。

2. 胸腔清理术后鼓励患者用力咳嗽，必要时可嘱患者吹气球，促进患侧肺的膨胀。

二、慢性脓胸

【诊断要点】

（一）临床表现

1. 病史：

（1）急慢性脓胸没有明显的界限，一般急性脓胸不超过 3 个月，否则即进入慢性期。

（2）形成慢性脓胸的主要原因有：①急性脓胸就诊过迟，未及时治疗，逐渐进入慢性期。②急性脓胸处理不当，如引流太迟，引流管拔除过早，引流管过细，引流位置不恰当或插入太深，致排脓不畅。③脓腔内有异物存留，如弹片、死骨、棉球、引流管残段等，使胸膜腔内感染难以控制。④合并支气管或食管瘘而未及时处理；或胸膜腔毗邻的慢性感染病灶，如膈下脓肿、肝脓肿、肋骨骨髓炎等反复传入感染，致脓腔不能闭合。⑤有特殊病原菌存在，如结核菌、放线菌等慢性炎症所致的纤维层增厚，肺膨胀不全，使脓腔长期不愈。

（3）慢性脓胸的特征是脏、壁胸膜纤维性增厚。由于脓腔壁坚厚，肺不能膨胀，脓腔不能缩小，感染也不能控制。壁胸膜增厚的纤维板使肋骨聚拢，肋间隙变窄，胸廓塌陷。脓腔壁收缩使纵隔向患侧移位。这些都严重影响呼吸功能。

2. 体征：

（1）气管移位。

（2）消瘦，营养不良，肋间隙改变，呼吸运动减弱，叩诊浊音，语颤减弱，呼吸音减弱或消失。

（3）杵状指（趾）。

（4）慢性全身中毒症状：长期低热，食欲减退、消瘦、贫血、低蛋白血症等。有时尚有气促、咳嗽、咯脓痰等症状。

（5）曾作引流术者胸壁可见引流口瘢痕或瘘管。

（二）辅助检查

1. 实验室检查：

（1）白细胞可增多，贫血。

（2）脓液可有臭味，染色检查可证实有细菌，细菌培养可有阳性结果。

2. 影像学检查：

（1）胸透及胸片：有积液及胸膜增厚。

（2）胸部CT：有积液及肺压缩。

（3）胸部B超：有液性暗区。

3. 其他：

（1）胸腔穿刺：可抽出脓液。

（2）胸腔镜检查：可见脓液。

（3）脓腔造影或瘘管造影可明确脓腔范围和部位，若疑有支气管胸膜瘘宜慎用或禁忌。可自瘘口内注入少量亚甲蓝，若吐出蓝色痰液，即可证实有支气管胸膜瘘。

【鉴别诊断】

1. 部分肺癌患者尤其是鳞癌易出现中心坏死破溃后感染继发脓胸，通过CT、纤支镜可鉴别。

2. 肺脓肿有时与脓胸影像不易鉴别，但肺脓肿多有明显咳脓臭痰病史可鉴别。

【治疗方案】

（一）治疗原则

1. 改善全身情况，消除中毒症状和营养不良。

2. 消灭致病原因和脓腔。

3. 尽力使受压的肺复张，恢复肺的功能。

（二）一般治疗

1. 全身治疗，补充营养，补充电解质。

2. 抗感染。

3. 外科治疗：

（1）胸腔穿刺，可先作B超定位后再作胸穿。

（2）穿刺胸腔闭式引流。

（3）电视胸腔镜辅助下脓胸清除术。

（4）胸廓成形术。

（5）胸膜纤维板剥脱术：胸膜纤维板剥除术最大限度地恢复肺功能，是治疗慢性脓胸的主要原则之一。因此剥除脓腔壁胸膜和脏胸膜上的纤维板，使肺得以复张，消灭脓腔，改善肺功能和胸廓呼吸运动，是较为理想的手术。但手术成功的机会只在病期不长、纤维板粘连不甚紧密的患者可能性较大。而很多患者由于病程已久，韧厚的胸膜纤维板与肺组织紧密粘连融合，以致不可能剥除，即使用"十"字切口，将纤维板分块切除，有时亦未能成功。此外，肺被压缩时间过久，肺组织已纤维化不能复张；或是肺内有广泛病变、结核性空洞或支气管扩张等，均不宜行胸膜纤维板剥除术。

【临床经验】

（一）观察病情方面

慢性脓胸多除了早期治疗不及时外，可能合并异物、气管、食管瘘、特殊病原菌等原因，须早期发现并及时处理。

（二）诊断方面

结合病史、影像学检查一般诊断并不困难，注意与部分肿瘤破溃引起脓胸相鉴别。

（三）治疗方面

方法多种多样，重点是消除致病因素及感染，闭合脓腔，尽量多保存和恢复肺功能。

（四）医患沟通方面

慢性脓胸治疗周期长，部分患者长期肺压缩，手术治疗肺不一定能满意复张，须向家属交代。

第三节 肺 癌

肺癌是指起源于支气管、肺泡上皮的恶性肿瘤，也称支气管肺癌。根据其病理一般分为非小细胞肺癌（鳞状细胞癌、腺癌、大细胞肺癌）和小细胞肺癌。常见病因：目前对肺癌的发病机制尚不清楚，但通过流行病学调查及实验研究发现一些相关因素。如吸烟；长期接触石棉、砷、甲醛、放射性物质等；遗传因素等。

【诊断要点】

（一）临床表现

肺癌一般早期无明显症状，后期可因转移出现各种各样的症状，一般把肺癌症状分为以下四大类。

1. 肺部症状：刺激性干咳、咳痰、咯血（痰中带血丝或铁锈色痰）、憋气、胸痛、肩痛，常在深呼吸时加重；发热、反复发作同一部位的支气管炎、肺炎、肺不张等。

2. 胸内肺外症状：胸痛，上腔静脉梗阻，Pancoast 综合征，肿瘤侵犯喉返神经、膈神经引起声音嘶哑、膈麻痹，侵犯胸壁引起胸壁包块，肺不张或胸膜转移引起胸腔积液引起相应症状。

3. 胸外非转移症状：部分肺癌患者伴有肿瘤伴随综合征，最常见伴有此类症状的是小细胞肺癌和鳞癌，常见的瘤伴综合征有：肺性骨关节病、抗利尿激素分泌失调综合征（SIADH）、高钙血症等，还有约 16％的患者伴有神经肌肉症状。以下症状多出现在发现肺癌前的数周或数月：①肺性骨关节病，2％～

21%的肺癌伴有杵状指,可伴有或无增生性骨关节病(指、腕、膝、踝关节肿痛、僵硬)等。②神经肌肉性症状(多发性肌炎、外周神经性感觉及运动障碍)。③代谢紊乱:库欣综合征(小细胞癌)、高钙血症(鳞癌)、类癌综合征(类癌)。④贫血。⑤血管表现(游走性血栓性静脉炎、肺栓塞常见)。⑥皮肤病(硬皮病、黑色棘皮病)。

4. **胸外转移症状**:部分患者可以转移至肾上腺、肾、脑等;转移到不同部位引起相应症状。如骨转移引起骨痛,脑转移引起的神经系统症状,包括肢体无力、头晕、头痛、视力、语言障碍、协调障碍。颈部常见淋巴结转移包块,肝转移可引起黄疸等。

(二)辅助检查

1. **细胞学检查**:包括痰脱落细胞学检查及胸腔积液细胞学检查。可以发现肿瘤细胞。

2. **胸片**:胸片是发现肺癌的最基本检查方法,多数肺部肿瘤在平片上表现为异常阴影,以下影像学特征提示恶性病变的可能性:无钙化;边缘不规则、有毛刺分叶;肿块突然增大;阴影直径大于3cm;厚壁空洞、内壁结节等。但传统胸片难以判断原发肿瘤与纵隔或胸壁关系,诊断纵隔淋巴结转移的敏感性也极低。

3. **胸部CT**:CT在肺癌的诊断与分期方面,是最有价值的无创检查手段。肿瘤影像学表现与胸片中类似,但可以更清晰地显示肺实质,肺门、纵隔、胸壁和胸膜有无浸润,可区分肺门、纵隔的血管结构与其周围的淋巴结。利用CT三维重建技术,甚至可以看到呼吸道或肿瘤的立体影像。

4. **胸部MRI**:也可显示类似胸部CT表现,对肿瘤与血管关系显示更为清楚,但对肺部病灶和纵隔淋巴结显示不及胸部CT。

5. **支气管镜**:中心型肺癌通过纤维支气管镜可以看到支气管腔内情况。一般肺癌患者可见支气管黏膜高低不平、增厚、充血,新生物堵塞,表面触之易出血。镜下可取活检或者刷片、灌洗明确诊断。另外经支气管镜针吸活检,可对支气管腔外的周围型肺癌及淋巴结进行穿刺活检,不需纵隔镜即可获得支气管周围淋巴结的样本。

6. **肿瘤标记物**:如CEA、CA199、CA125、SCC、NSE等,可用于普查、诊断、评估预后、监测治疗及诊断复发,因其特异性低,目前尚不能用于指导临床的诊治。

7. **CT引导下穿刺肺活检**:一些周围型肺癌气管镜无法取得病理可行CT引导下肺穿刺明确诊断,阳性率在80%以上,但有气胸、出血、感染等风险。

(三)分期检查

有效的分期检查可以指导建立更为合理的治疗方案。部分检查既是定性检查又是分期检查,如气管镜、CT、PET等。

1. **CT和MRI**:可了解肿瘤外侵程度,如有无周围器官如气管、主动脉侵犯;淋巴结转移的范围;有无肺内、肝、骨、肾等处的远处转移灶。

2. **超声**:包括颈部超声了解有无颈部淋巴结转移及腹部超声了解腹腔内如

肝、肾、腹膜后淋巴结情况。

3. 放射性核素骨扫描：了解有无全身骨转移。

4. 纤维支气管镜：判断气管、支气管腔内情况，隆突有无受侵。

5. 纵隔镜、胸腔镜：可行纵隔淋巴结活检明确有无转移确定肿瘤 N 分期。

6. PET（正电子发射断层显像）及 PET-CT：利用肿瘤及其转移灶中葡萄糖代谢旺盛特点，用 FDG（F-荧光脱氧葡萄糖）体内示踪显像。可协助判断肿瘤良恶性，并可早期发现淋巴结及远处部位有无转移，但检查昂贵。

（四）肺癌 TNM 分期

1. T 分期：

T_X：未发现原发肿瘤，或者通过痰细胞学或支气管灌洗发现癌细胞，但影像学及支气管镜无法发现。

T_0：无原发肿瘤的证据。

T_{is}：原位癌。

T_1：肿瘤最大径≤3cm，周围包绕肺组织及脏层胸膜，支气管镜见肿瘤侵及叶支气管，未侵及主支气管。

T_{1a}：肿瘤最大径≤2cm，T_{1b}：肿瘤最大径＞2cm，≤3cm。

T_2：肿瘤最大径＞3cm，≤7cm；侵及主支气管，但距隆突 2cm 以外；侵及脏胸膜；有阻塞性肺炎或者部分肺不张，不包括全肺不张。符合以上任何一个条件即归为 T_2。

T_{2a}：肿瘤最大径＞3cm，≤5cm，T_{2b}：肿瘤最大径＞5cm，≤7cm。

T_3：肿瘤最大径＞7cm；直接侵犯以下任何一个器官，包括胸壁（包含肺上沟瘤）、膈肌、膈神经、纵隔胸膜、心包；距隆突＜2cm（不常见的表浅扩散型肿瘤，不论体积大小，侵犯限于支气管壁时，虽可能侵犯主支气管，仍为 T_1），但未侵及隆突；全肺肺不张肺炎；同一肺叶出现孤立性癌结节。符合以上任何一个条件即归为 T_3。

T_4：无论大小，侵及以下任何一个器官，包括纵隔、心脏、大血管、隆突、喉返神经、主气管、食管、椎体；同侧不同肺叶内孤立癌结节。

2. N 分期：

N_X：区域淋巴结无法评估。

N_0：无区域淋巴结转移。

N_1：同侧支气管周围和/或同侧肺门淋巴结以及肺内淋巴结有转移，包括直接侵犯而累及的。

N_2：同侧纵隔内和/或隆突下淋巴结转移。

N_3：对侧纵隔、对侧肺门、同侧或对侧前斜角肌及锁骨上淋巴结转移。

3. M 分期：

M_X：远处转移不能被判定。

M_0：没有远处转移。

M_1：远处转移。

M$_{1a}$：胸膜播散（恶性胸腔积液、心包积液或胸膜结节）以及对侧肺叶出现癌结节（许多肺癌胸腔积液是由肿瘤引起的，少数患者胸液多次细胞学检查阴性，既不是血性也不是渗液，如果各种因素和临床判断认为渗液和肿瘤无关，那么不应该把胸腔积液考虑入分期的因素内，患者仍应分为 T$_{1～3}$）。

M$_{1b}$：肺及胸膜外的远处转移。

【鉴别诊断】

1. **肺结核**：肺结核球易于周围型肺癌混淆，通常位于上叶尖后段及下叶背段，X 线形态密度不均，常有钙化，多有伴随的散在病灶，发展缓慢，多见于青年。粟粒型结核与弥漫性细支气管肺泡癌影像学表现类似，但通常有严重的结核中毒症状，抗结核治疗有效。需要注意的是，有时结核与肺癌是可以并存的，如果陈旧结核病灶突然增大要警惕癌变可能。

2. **肺炎性疾病**：支气管肺炎通常合并感染中毒症状，X 线提示边缘模糊的片状阴影，抗感染治疗有效，影像学变化快，肺癌引起的阻塞性炎症一般抗炎效果不佳。肺脓肿与肺癌中心坏死液化的癌性空洞有时难于鉴别，肺脓肿急性期一般感染中毒症状明显，X 线提示空洞壁薄，内壁光滑，常有液平。

3. **肺良性肿瘤**：常见如错构瘤、硬化性血管瘤、炎性假瘤等一般与周围型肺癌鉴别困难，良性肿瘤病程长，发展缓慢，常有钙化。

【治疗方案】

（一）治疗原则

1. 早期发现，早期诊断，早期治疗。

2. 非小细胞肺癌采用以手术为主的综合治疗，包括放疗、化疗、介入、免疫、支持治疗等。一般认为Ⅰ～ⅢA 期的肺癌是手术指征，但并不是绝对的，中晚期肺癌手术效果差，但从延长生命、减轻痛苦出发，有完全切除的可能性还是要积极争取。Ⅱ、Ⅲ期患者手术后复发、转移多见，现术前的新辅助化疗、新辅助放化疗受到重视。术后再根据患者情况安排辅助治疗。

3. 小细胞肺癌采用放化疗为主的综合治疗。小细胞肺癌进展、转移快，不管是局限期还是广泛期均首选放化疗，手术在治疗小细胞肺癌中的作用，一直存有争议。目前认为，化疗后的局限性小细胞肺癌，因有 25%～50%的患者局部复发，而再次化疗几乎不能达到治疗效果，对于这类患者，可采用姑息手术，偶可完整切除，且患者长期存活。

（二）手术治疗

1. **手术原则**：按肿瘤外科手术原则彻底切除原发灶，清扫纵隔淋巴结，尽量保留正常肺组织。

2. **手术禁忌证**：肿瘤广泛，外科治疗无益；全身状况差，心、肺、肝等重要脏器功能差不能耐受手术者。

3. **手术方法**：根据肿瘤分期、位置不同选用不同手术方式。最常用手术方

147

式为肺叶切除及纵隔淋巴结清扫术。部分中心型肺癌患者侵犯主支气管或肺动脉主干须行一侧全肺切除术。若肿瘤侵犯周围脏器如胸壁、膈肌、心包、大血管、心房、隆突等如有切除可能行肺癌扩大切除术。对于心肺功能差、高龄患者可实施肺段或肺楔形切除以保留更多的正常肺组织。有些肿瘤侵犯叶支气管开口为了避免全肺切除可行袖式切除。切口选择一般选择标准的后外侧切口，随着微创概念的发展，一些经腋下小切口微创手术及胸腔镜手术应用范围逐渐扩大，有些医疗单位已成为常规治疗手段。

（三）其他治疗

1. 放射治疗：对于不能不适宜手术治疗的各期肺癌均可放疗。估计手术切除有困难，特别是 CT 显示累及大血管等重要组织器官时，可术前放疗；手术后有残留或区域淋巴结有转移时，术后放疗防止局部复发。放疗局部控制作用强于化疗。

2. 化疗：常用于术前术后辅助治疗及部分晚期患者的一线治疗。小细胞肺癌化疗一般选择顺铂/卡铂加依托泊苷方案，非小细胞肺癌一般选择吉西他滨、紫杉醇、长春瑞滨加铂类联合化疗。

3. 靶向治疗：随着分子生物技术的提高和从细胞受体和增值调控的分子水平对肿瘤发病机制的进一步认识，开始了针对细胞受体、关键基因和调控分子为靶点的治疗，称之"分子靶向治疗"。小分子表皮生长因子受体（EGFR）酪氨酸激酶抑制剂，如吉非替尼和埃罗替尼是非小细胞肺癌最常用靶向药物，在部分肺癌患者中获得了令人振奋的效果。

4. 其他：包括射频消融、生物治疗、免疫治疗、中医中药等。

【临床经验】

（一）观察病情方面

1. 早期肺癌症状不典型，多需依靠体检发现，部分中老年患者出现咳嗽、痰中带血症状一定要重视。

2. 肺癌症状种类繁多，需仔细掌握，患者出现此类症状要考虑到肿瘤可能。

（二）诊断方面

一些肺部结节临床无症状，单纯影像学检查难于诊断清楚，对于 50 岁以上肺结节无法确诊最好行穿刺明确，部分不宜穿刺的患者可直接手术切除。

（三）治疗方面

术前分期，掌握手术适应证，手术过程中无瘤原则，尽可能保留患者正常肺组织，部分侵犯支气管开口患者选择袖式切除。术后根据病理及分期情况选择辅助治疗方案包括放疗、化疗、靶向治疗等。

（四）医患沟通方面

术前与患者及家属充分交流沟通，交代手术风险及可能出现的并发症。加强健康宣教，告知术后注意事项，使其有充分的思想准备积极配合治疗。

（李维青）

第十六章

食管疾病

第一节　食管癌

食管上皮来源恶性肿瘤。是一种常见的消化道来源的恶性肿瘤。目前对食管癌的发病机制尚不清楚；但通过对高发病区的研究，认为食管癌的危险因素有：年龄、性别、民族、遗传、生活习惯、环境、营养状况、化学、生物、相关疾病及癌前病变等。

【诊断要点】

（一）临床表现

1. 早期食管癌：可无症状，一般认为：肿瘤侵犯小于 1/3 食管周径，患者可进普食，但大口吞咽时发噎。也可有以下症状：进食时有轻微的哽噎感；吞咽时食管内刺痛或隐痛感；进食时食管内异物感，胸骨后闷胀、隐痛、烧灼感或不能详述的不适。以上症状常间断出现，可呈缓慢地、进行性加重，有些可持续数年。

2. 进展期食管癌：

（1）因肿瘤进一步增大，超过食管周径的 2/3 以上而引起的一系列症状，其程度与食管周径受累范围成正比。除以上早期症状发展，还有以下最为突出的临床表现。如进行性吞咽困难，即吞咽困难逐渐加重，值得注意的是吞咽困难可能因肿瘤坏死脱落而短期内缓解，也可因食物等的阻塞而迅速加重，表现出"间断哽噎"的假象。

（2）另外由于食管梗阻可出现进食后呕吐，呕吐物为刚进的食物，部分患者由于呕吐误吸引起咳嗽、肺炎等，患者可同时出现消化道出血引起的呕血、黑便，进食困难引起的营养不良和消瘦。

（3）晚期症状：因肿瘤并发症、广泛转移、营养不良等原因造成。原发瘤或（淋巴结）转移灶直接侵犯周围组织、器官，是食管癌晚期典型症状及主要的致死原因，如呼吸道、胸部大血管、胸内神经、心包及其他纵隔器官。气管支气管侵犯：食管呼吸道瘘最常见，压迫或侵破气管，造成咳嗽、呼吸困难、发热、咯血及肺部感染等呼吸系统症状，可发展成肺炎或脓肿。胸内神经侵犯：侵犯或压迫椎体、胸壁的肋间神经，引起持续性胸背部疼痛；压迫、侵犯喉返神经造成声嘶，膈神经受侵可有嗝逆及膈麻痹表现，上纵隔及颈部淋巴结转移亦可引起声嘶及上腔静脉压迫等症状。肝、腹腔转移，可致肝大、肝区不适、纳差、腹水等，后期可有黄疸。脑及骨转移可分别引起头痛及病理性骨折等临床表现。进行性营养不良引起极度消瘦、贫血、低蛋白及衰竭。

（二）定性检查

1. 细胞学检查：使用双腔网囊食管细胞采取法，99％的受检者可获得有效的标本，简单实用、准确率高，是我国高发区普查的主要检查方法之一。方法：患者吞入细胞采取器，达一定部位后，将网囊充气后拉出体外，对其表面的黏附物做病理检查，两次检查发现癌细胞者为阳性。对胃镜不能明确、拟行手术的早期患者，可采用食管分段拉网法明确其病变部位。

2. 吞钡食管造影：该检查为诊断食管癌的有效方法，但早期食管癌的钡餐表现易漏诊，应结合病史及其他检查。早期食管癌表现为：①食管黏膜连续性中断、迁曲、紊乱或黏膜增粗。②小的钡剂充盈缺损，0.4～1.5cm大小。③形如蕈伞或纽扣样的圆形充盈缺损。④管壁僵直，张弛度差，钡剂停顿感，可无充盈缺损或龛影。进展期食管癌表现为：①不规则充盈缺损或龛影。②黏膜紊乱、皱襞消失。③食管壁僵硬、扩张受限。④管腔缩窄、钡剂通过受阻。⑤口侧食管扩张。

3. 内镜检查：虽是主要的确诊手段，但单纯的内镜检查不适于普查早期食管癌，因其阳性率仅50％左右，明显低于拉网检查。但在低发区，对高危人群的随诊仍以内镜检查为主。镜检结合甲苯胺蓝或碘剂染色可提高早期癌的检出率。早期食管鳞癌内镜下常见的4种形态：①黏膜局限性充血、红润、浅表血管模糊。②黏膜局限性糜烂、浅凹、灰白色、边缘不规则，但与正常食管黏膜界线分明，如地图状。③黏膜局限性隆起，粗糙，如橘皮样。④呈息肉状，可有蒂，表面光滑，可有糜烂。中、晚期食管鳞癌的内镜下表现：管壁僵硬，黏膜破坏，充血、糜烂或溃疡，缺乏光泽，灰白色，呈突起样肿物，触之易出血，狭窄严重时镜体通过受阻。

4. 肿瘤标记物：如 CEA 、CA19 - 9、CA125、SCC 等，可用于普查、诊断、评估预后、监测治疗及诊断复发，因其特异性低，目前尚不能用于指导临床的诊治。

（三）分期检查

有效的分期检查可以指导建立更为合理的治疗方案。

1. CT 和 MRI：可了解肿瘤外侵程度，如有无周围器官如气管、主动脉侵犯；淋巴结转移的范围；有无肺、肝、骨、肾等处的远处转移灶。

2. 超声：包括颈部超声了解有无颈部淋巴结转移，及腹部超声了解腹腔内如肝、肾、腹膜后淋巴结情况。

　3. 同位素检查：了解有无全身骨转移。

4. 超声内镜（EUS）：用于食管癌的 T、N 分期检查，其采用高频探头，产生高图形分辨率的影像，可清晰分辨解剖轮廓，显示食管壁结构；并可明确以上各层被肿瘤破坏和侵犯的程度。EUS 在明确食管癌侵犯深度方面，明显优于 CT 及 MRI，是目前用于 T 分期的最佳无创检查，其准确率高达 80%～90%。

5. 纤维支气管镜：中段上段食管癌均应行支气管镜检查了解气管有无受侵。因食管无浆膜屏障，且食管与气管在解剖部位上紧密相关，故气管受侵是食管癌向外侵犯的常见情况，因气管受侵常提示不能根治性切除，故气管镜是中上段食管癌必需的检查。

【鉴别诊断】

1. 反流性食管炎：有类似早期食管癌的症状，如胸骨后刺痛、烧灼痛，但上消化道造影及食管镜可发现食管黏膜正常或仅为炎性水肿。

2. 贲门失弛症：多有吞咽困难病史，一般病史较长，症状时轻时重，年轻人多见，造影提示食管下段"鸟嘴样"狭窄，胃镜黏膜光滑无新生物。

3. 食管良性肿瘤：最常见为平滑肌瘤，为壁内型肿瘤，常见于下段食管，X 线食管钡餐检查为腔内充盈缺损，边缘光滑锐利，黏膜光滑，食管镜检查可见食管黏膜完整，光滑，局部有管腔外压迹。

4. 食管瘢痕狭窄：多有误服腐蚀剂病史，影像学提示为不规则线样狭窄。食管外压性狭窄：颈椎骨质增生或纵隔淋巴结肿大压迫食管均可在钡餐造影中表现为食管病变，行食管镜及 CT 检查可鉴别。

5. 食管憩室：较大憩室可出现吞咽困难症状，行钡餐及食管镜可鉴别。

【治疗方案】

（一）治疗原则

1. 早期发现，早期诊断，早期治疗。

2. 以手术为主的综合治疗，包括放疗、化疗、介入、免疫、支持治疗等。

（二）手术治疗

一般分为根治性手术和姑息性手术。

1. 根治性手术治疗：

（1）根治手术适应证：无手术禁忌证者均应选择根治性手术治疗。

（2）根治性手术禁忌证：一般来说 X 线及 CT 等影像学提示肿瘤广泛，侵及相邻重要器官，如气管、支气管、主动脉、心包等。或有锁骨上淋巴结肿大，活检提示为转移癌，腹腔积液，肛门指诊触及盆腔肿物，腹部巨大包块，肝转移性肿大，骨转移等。

（3）根治性手术方法：治疗食管癌的有效术式很多，总体上分为以下四大类。①左侧开胸食管切除，胸内或颈部吻合：适用于胸中下段食管癌切除，开胸后显露后纵隔，在游离食管前，探查肿瘤部位及外侵情况，特别是其活动度，如不能推动肿物，往往提示其侵犯主动脉或下肺静脉，即使切除，也为姑息性手术。切断下肺韧带游离并悬吊肿瘤上、下端食管，由肿瘤上、下端开始逐步游离，完全游离肿瘤后，再游离正常食管至吻合处，完成食管游离后，打开膈肌游离代食管脏器。如探查后判断肿物较易切除，也可先打开膈肌游离胃或其他代食管器官，后在贲门处切断胃食管，然后提起食管远端向近端分离。充分游离后行代食管器官与食管吻合。②右侧开胸食管切除，胸内或颈部吻合：适用于中上段食管癌切除。其分离食管的操作与经左胸入路相似，不同点仅在于：经探查决定手术时，先行结扎、切断奇静脉，这样可充分显露食管，便于食管切除及淋巴结清扫。胸段食管游离成功后，其远端在膈上切断，近侧残端橡皮套包埋并结扎，远侧残端消毒缝扎后经裂孔推入腹腔。此时根据下一步术式，决定是否关胸或转做开腹切口。③非开胸食管切除术：适用于部分早期食管癌无明显外侵病例。较开胸食管切除，其优点有：避免胸部过大的创伤，使肺部并发症明显降低；不在胸腔内吻合，减少了因吻合口瘘所致的纵隔炎等并发症。缺点：喉返神经损伤及颈部吻合口瘘的并发症增加，不能行完全的纵隔淋巴结清扫。方法包括食管内翻拔脱术和经裂孔食管切除。④腔镜食管切除：随着微创技术的发展，早期食管癌（T_1，原位癌）可采用胸腔镜、腹腔镜联合或单独使用行食管癌根治术，此项技术已经成熟，但对操作人员技术要求较高，还有待于进一步推广。

2. 姑息性手术治疗：指以缓解食管梗阻、维持营养及治疗并发症为目的，术后改善了生活质量为结果的治疗方法。分为：改道（短路）及切除肿瘤两大类，如胃空肠造口、食管支架置入、食管分流术等。

（三）食管癌术后处理

1. 4～6 小时后取半卧位，鼓励咳痰、雾化吸入 3～4 次/d，鼓励尽早床旁活动。

2. 术后 3 天内预防性用抗生素、抑酸剂；口腔护理。

3. 禁食 5～7 天，禁食期间胃肠外营养支持。一般鼻管或面罩给氧 12～24 小时，因考虑术后呼吸衰竭多发生在 48～72 小时，可适当延长吸氧时间。

4. 术后持续胃肠减压 4～5 天，可每 4 小时温盐水 20mL 冲洗胃管一次，保持胃管通畅及固定，严防滑脱。

（1）拔除胃管要求：①胃液引流小于 50mL/d。②患者已排气。③胃液颜色正常。持续胸腔引流 48～72 小时，术中应将胸管放置在第 7～8 肋间腋中线或腋后线处。术后注意观察引流量及其性状。拔管指征：①引流量＜50mL/d。②无漏气或咳嗽时无液面波动。

（2）术后第 1 天床旁胸片，观察肺部情况、有无胸腔积液等，此后 2～3 天复查胸片或胸透，特别是健侧胸腔，如有问题及时处理。术后 2～3 周做上消化道造影，了解吻合口及胸胃功能等。进食条件：①体温正常。②胸片无明显包裹性积液。术后第 5～6 天开始进水，每 2～3 小时进水 20～50mL，进水后无发热及胸腔积液，可于次日进半量流食，第 7～8 天起进全量流食，10 天后进半流食。如为颈部吻合，应在 24～48 小时后拔除颈部橡皮条引流，并注意颈部引流口的密闭，防止气体经颈部切口进入胸膜腔。并每天检查颈部伤口，如：红、肿、压痛等，如有以上情况，应立即部分或全部拆除皮肤缝线，以利充分引流。

（四）其他治疗

1. 放射治疗：对于有手术禁忌证患者可采用放疗。部分颈段和上段食管癌不宜切除也可采用放疗。放疗的疗效、剂量与癌瘤的敏感性有关。剂量：放疗剂量，一般认为应控制在 60～40Gy，约 6 周。食管支气管瘘或肿瘤已侵犯气管者不宜放疗。放疗并发症：主要是放射性食管炎、放射性肺炎等。

2. 药物治疗：食管癌对于化疗药物敏感性较差，常用药物有氟尿嘧啶、顺铂、紫杉醇等，与其他治疗方法联用可增加疗效。

【临床经验】

（一）观察病情方面

1. 早期食管癌症状不典型，对于高发区、家族史患者的早期症状要高度重视。

2. 体格检查要注意颈部、锁骨上淋巴结，为易出现转移部位。

（二）诊断方面

早期食管癌造影不典型，易漏诊，结合胃镜、钡餐造影综合判断。部分造影提示颈段食管或中段食管黏膜隆起一定要注意排除外压性改变，如颈椎及纵隔淋巴结压迫。中上段食管癌易侵犯气管或左主支气管膜部，术前需查气管镜。

（三）治疗方面

1. 根据肿瘤不同部位选择不同手术方式，一般下段食管癌采用左开胸，中上段食管癌采用右开胸。部分早期患者可采用拔脱或腔镜手术。

2. 若患者既往胃病史，胃不能做代食管器官，有可能使用结肠代食管的话，注意进行肠道准备，必要时术前做结肠镜或钡剂灌肠。

3. 颈段食管癌手术创伤大，患者术后生活质量差，手术要慎重。

（四）医患沟通方面

1. 术前与患者及家属充分交流沟通，交代手术风险，尤其是一些特殊并发症如声音嘶哑、乳糜胸、吻合口瘘，要向家属解释清楚，以获得家属理解。

2. 加强评估健康宣教，详细告诉患者治疗效果及术后注意事项，使其有充分的思想准备积极配合治疗。

第二节　食管良性肿瘤

食管来源的良性肿瘤。按病理类型分为上皮类、非上皮类及类瘤样病变。按生长方式分为腔内、壁间及黏膜下型。临床上最常见的为食管平滑肌瘤，其他如乳头状瘤、息肉等。

【诊断要点】

（一）临床表现

1. 临床症状与肿瘤部位及生长方式的不同出现相应症状。50％以上的患者无症状，这些肿瘤只有在尸检或因其他疾病行胸部 X 线检查或胃肠道造影时发现。

2. 有症状者也多轻微，最常见的为轻度下咽不畅，很少影响正常进食。进食哽噎可以是间歇性，其严重程度与肿瘤大小及部位并不完全平行，主要取决于肿瘤环管腔生长情况。部分患者出现胸痛、胸骨后烧灼感，偶伴体重减轻，个别患者有呕血及黑便等消化道出血症状。肿瘤较大或位于上段食管可出现咳嗽、多痰等呼吸道症状。

（二）辅助检查

1. X 线胸部平片：可以发现一些肿瘤，如较大的肿瘤或含钙化的肿瘤。

2. 钡餐造影：主要表现为腔内充盈缺损，边缘光滑锐利，与正常食管分界清楚，对侧食管可以正常蠕动。

3. 食管镜检查：是诊断食管良性肿瘤不可或缺的检查。平滑肌瘤一般食管黏膜光滑正常，局部有外压切迹或黏膜下包块，肿瘤较大可以压迫黏膜引起局部炎症、糜烂等异常表现。

4. CT 或 MRI：了解食管肿瘤与周围脏器的关系并作为鉴别诊断与治疗方案的参考。

【鉴别诊断】

1. 对于食管上段、中段良性肿瘤主要与下列疾病相鉴别：

（1）食管癌：见本章第一节相关内容。

（2）纵隔肿瘤：见第十七章相关内容。

（3）食管外压性改变（如颈椎、纵隔淋巴结等）。

2. 食管下段良性肿瘤主要与下列疾病相鉴别：

（1）食管癌：见本章第一节相关内容。

（2）贲门失弛症：见本章第三节相关内容。

【治疗方案】

（一）治疗原则

所有良性肿瘤一经发现，均应手术治疗。

（二）手术治疗

1. 壁间肿瘤选择开胸或胸腔镜下肿瘤切除：一般中段、上段食管良性肿瘤选择经右胸入路，贲门部和下段食管选择左胸入路，纵行切开食管肌层，仔细分离黏膜下肿瘤，注意保护食管黏膜，部分巨大肿瘤考虑切除肿瘤黏膜破损较大难以修补时，可以选用食管切除胃代食管术。术中可配合食管镜辅助定位。肿瘤切除后要检查黏膜是否漏气。

2. 腔内肿瘤带蒂可选择食管镜下电灼套圈切除，部分较大肿瘤可行食管切开直视下切除。

【临床经验】

（一）观察病情方面

食管良性肿瘤症状不典型，部分患者被误诊为纵隔肿瘤或食管癌方引起重视，对于有吞咽不适、胸骨后烧灼感患者要积极行钡餐或食管镜早期诊断。

（二）诊断方面

1. 注意与食管癌、纵隔肿瘤、食管外压性改变、贲门失弛症相鉴别。

2. 食管镜检查过程中不宜对黏膜完整者进行活检，否则易对今后手术造成难度。

（三）治疗方面

1. 根据肿瘤部位选择手术入路。

2. 术中注意保护食管黏膜，肿瘤切除后要胃管内充气探查有无食管黏膜破损。

3. 术中行食管镜辅助定位可起到事半功倍的效果，尤其是在胸腔镜手术过程中。

（四）医患沟通方面

由于是良性肿瘤，如果发生并发症与家属解释困难，需术前向家属充分交代手术可能出现的问题，防止小疾病出现大矛盾。

第三节 贲门失弛症

贲门失弛症是食管下段括约肌（LES）静息压增高或正常、吞咽动作时LES弛缓不良、食管体部缺乏有推动力的蠕动而产生的一系列临床表现。属原发性食管运动功能障碍性疾病。目前对贲门失弛症发病机制尚不完全清楚，一般认为与食管肌层内奥尔巴赫（Aue rbach）神经节细胞变性、减少或缺乏及副交感神经分布缺陷有关，引起食管壁蠕动和张力减弱，食管括约肌不能松弛，食物滞留在食管腔内，食管逐渐扩张。

【诊断要点】

（一）临床表现

1. 吞咽哽噎感，一般发展缓慢，从轻度的胸骨后压迫感到明显的哽噎，需要数月，甚至数年的时间，在此过程中，患者不断地改变进食习惯，以缓解症状。

2. 疾病初期，反流物为未消化食物或隔夜食物，无酸味，常在进餐后一段时间内发生。晚期重症患者，因食管高度扩张，食物在食管内长时间潴留，呕吐物可有隔夜食物，有腐败气味，可同时伴胸痛。

3. 呕吐后的误吸可引起的肺部并发症，并产生呼吸道症状，咳嗽、发热、咳痰、呼吸困难等是常见的此类症状。

4. 营养不良、失眠等原因造成的体重下降。部分患者出现胸骨后疼痛。

（二）常用检查

1. X线胸部平片：胃泡消失，重症患者因食管明显增宽胸片可出现纵隔影增宽、后纵隔气液平等，部分合并吸入性肺炎出现相应表现。

2. 钡餐造影：可见食管贲门部鸟嘴样征，贲门上部食管扩张、存钡，食管体部缺乏有推动力的蠕动，重症患者可见食管屈曲。造影过程中，可见贲门部偶尔开放，钡剂间断排空。

3. 食管镜检查：治疗前内镜检查主要用于鉴别诊断及发现并发症，如：食管溃疡、食管贲门癌等；治疗后的内镜检查可用于随诊、发现术后并发症及评价疗效，如反流性食管炎等。内镜检查可见：食管远端食物潴留、食管郁积区炎症、黏膜增厚及贲门部关闭，最重要的是镜体通过贲门部时有阻力，但均可顺利通过。此为鉴别器质性狭窄的关键，后者胃镜多不能通过或通过时阻力较大。

4. 食管测压：主要表现为①食管下括约肌压力（LESP）升高，也可见正常表现者。②吞咽时食管下段括约肌（LES）松弛不良。③吞咽时食管体部缺乏有推动力的蠕动或食管体部频发自发性不协调蠕动波。④食管内静息压力升高。其中有无协调的向下传播的蠕动波是诊断的关键。

【鉴别诊断】

1. 贲门癌：吞咽困难进展较快，体重减轻明显，症状期多少于半年；年龄50岁以上多见，钡餐检查可见正常胃泡，文献资料显示70%以上的贲门失弛症患者透视下无胃泡；胃镜检查可见明显肿物，镜身通过贲门相对困难。

2. 弥漫性食管痉挛：是一种少见疾病，属原发性食管运动功能紊乱性疾病，一般病变范围较广，常累及食管的下 2/3 段，食管呈弥漫性狭窄及节段性收缩。

3. 损伤性食管狭窄：一般有误服腐蚀性药物病史，食管呈弥漫性狭窄。

【治疗方案】

（一）治疗原则

降低食管下端括约肌压力、缓解其功能性梗阻，使食物可依靠重力排到胃内，防止胃食管反流。

（二）一般治疗

包括精神治疗和调节饮食，教会患者自我调节，以缓解症状。在早期轻症患者可有不同程度的效果。如患者有夜间呛咳的症状，应嘱患者半卧睡眠。

（三）药物治疗

常用药物包括：抗胆碱类药，α-肾上腺素受体阻断剂，钙通道拮抗剂，硝酸盐类，镇静剂等，可部分缓解患者症状。

（四）手术治疗

1. 部分药物治疗效果不佳的患者可采用食管扩张术，使用气囊或水囊在镜下或介入条件下行食管扩张，但有穿孔、出血危险。

2. 手术一般分为经胸或经腹食管贲门肌层切开术（Heller 术）。经腹入路需分离膈食管韧带以显露食管下段，故其术后胃食管反流的发生率较高，多需常规加做抗反流术式，所以手术的创伤也较大。经胸入路发生胃食管反流的机会要少。

【临床经验】

（一）观察病情方面

贲门失弛症一般发病年龄较轻，病程时间长，对于病程较短的患者一定要警惕食管、贲门癌可能。

（二）诊断方面

注意与食管下段贲门癌相鉴别，部分贲门失弛患者长期慢性炎症可合并贲门癌，对于高龄患者贲门失弛症尤其是突然吞咽困难加重者一定要做食管镜除外恶性肿瘤。

（三）治疗方面

术中注意肌层切开时一定要保护食管黏膜，防止术后发生食管瘘，术中食管充气探查有无黏膜破损。

（四）医患沟通方面

部分贲门失弛患者术后吞咽困难症状缓解不佳或术后复发，应向家属解释。

第四节　损伤性食管狭窄

由各种外源性因素引起食管黏膜、肌层损伤，愈合后引起的瘢痕性狭窄。常见如误服强酸、强碱等腐蚀性物质；食管外伤；医源性损伤；放疗等。

【诊断要点】

（一）临床表现

1. 吞咽困难，为主要症状，腐蚀伤引起的食管烧伤早期可能由于炎症、水肿好转，吞咽困难症状好转，灼伤较重后期由于瘢痕形成、挛缩再度出现逐渐加重的吞咽困难，严重者水都无法下咽。

2. 严重病例可出现消化道出血，多说明食管损伤较重，个别患者可出现大出血。部分患者可出现食管穿孔引起相应症状。营养不良、脱水、贫血，体重下降。

（二）辅助检查

1. 钡餐造影：可显示狭窄部位、程度和长度。腐蚀伤引起的狭窄边缘不规则，范围广泛，管腔粗细不均，其他原因引起的狭窄一般比较局限，呈环状或节段性狭窄。严重狭窄病例钡剂不能通过。

2. 食管镜检查：腐蚀性烧伤病例早期有穿孔危险，不宜行食管镜检查。一般至少伤后 1 周才可进行。食管镜检查主要可以了解狭窄具体程度、范围，慢性狭窄患者除外恶变。

【鉴别诊断】

1. 食管癌：见本章第一节相关内容。

2. 食管结核：食管结核患者一般多有其他器官结核的先驱症状，特别是肺结核。食管本身症状往往被其他器官症状混淆或掩盖，以致不能及时发现。按照结核的病理过程，早期浸润进展阶段可有乏力、低热、红细胞沉降率增快等中毒症状，但也有症状不明显者。继之出现吞咽不适和进行性吞咽困难，常伴有持续性咽喉部及胸骨后疼痛，吞咽时加重。溃疡型的病变多以咽下时疼痛为其特征。食物溢入气管应考虑气管食管瘘的形成。吞咽困难提示病变纤维化引起瘢痕狭窄。

3. 真菌性食管炎：真菌性食管炎的临床症状多不典型，部分患者可以无任何临床症状。常见症状是吞咽疼痛、吞咽困难、上腹不适、胸骨后疼痛和烧灼感。重者胸骨后呈刀割样绞痛，可放射至背部酷似心绞痛。假丝酵母菌性食管炎可发生严重出血但不常见。未经治疗的患者可有上皮脱落、穿孔甚至播散性假丝酵母菌病。食管穿孔可引起纵隔炎、食管气管瘘和食管狭窄。对持续高热的粒细胞减少患者应检查有无皮肤、肝脾、肺等播散性急性假丝酵母菌病。

【治疗方案】

（一）治疗原则

早期药物治疗，后期可行食管扩张或手术治疗。

（二）药物治疗

食管腐蚀烧伤早期可使用药物治疗。常用药物为皮质激素，可预防或减轻食管狭窄，但激素可加重感染风险，应同时加广谱抗生素。有报道建议上皮生长因子、干扰素等有预防狭窄作用。不能进食患者需用肠内、肠外营养。

（三）手术治疗

1. 食管扩张或支架植入：一般伤后 10 天以上可以进行，每周 1 次，6 月后改为每月 1 次直至半年。扩张时注意操作轻柔、循序渐进，防止操之过急引起食管穿孔。单纯扩张效果不满意也可行食管支架置入。

2. 手术：严重瘢痕狭窄需要手术治疗。局限型狭窄可行成形手术，广泛狭窄需行切除重建手术。对于广泛食管狭窄患者胃无损伤者，选用食管狭窄切除、胃食管胸内/颈部吻合术。若胃有损伤可选用结肠代食管术。

【临床经验】

（一）观察病情方面

腐蚀性食管烧伤患者也可出现胃烧伤、穿孔、腹膜炎症状，亦可反流、误吸损伤呼吸道，注意一并处理。

（二）诊断方面

一般病史明确，诊断清楚。

（三）治疗方面

1. 注意手术时机选择，一般慢性狭窄 6 个月后再行重建手术，此时病变相对稳定，易选择切除和吻合部位。

2. 患者多合并严重营养不良、脱水、电解质紊乱等，术前应行纠正。

3. 若使用结肠重建时，术前要行肠道准备。

第五节　食管憩室

食管憩室是指与食管腔相连的覆盖有上皮的盲袋。依据憩室的 3 个好发部位分为：咽食管憩室（Zenker 憩室）、食管中段憩室、膈上憩室，其中咽食管憩室、膈上憩室属于膨出型憩室，一般由于食管肌层有薄弱点，食管内外压力差致使黏膜疝出，此种憩室只具有黏膜内壁，在上皮内壁外仅有少量肌束。食管中段憩室属于牵引性憩室，多位于支气管隆突或肺尖部的食管上段附近，为隆突淋巴结核或肺尖部结核的瘢痕牵拉所致。

【诊断要点】

（一）临床表现

1. 咽食管憩室：病程较长，早期可以没有症状或症状轻微，如果憩室逐渐增大，积存的食物和分泌物开始增多，有时会自动反流到口腔内，患者可听见在咽部有由于空气、食物进出憩室而发出的响声。食物的积存使憩室继续增大，可出现吞咽困难，反流等症状，憩室内黏膜受食物刺激，可以出现炎症和溃疡。进一步发展可致出血、穿孔。如果误吸还会有肺炎、肺不张等合并症。极少数咽食管憩室发生癌变。

2. 食管中段憩室：大多无明显症状，由钡餐检查时发现。憩室大或合并炎症时可出现不同程度吞咽困难、胸痛，憩室出血时可出现呕血、黑便等。

3. 膈上憩室：小膈上憩室患者可以没有症状或症状轻微，较大并伴有运动功能失调的憩室可以有轻度消化不良、胸骨后疼痛并向肩背放射、上腹部不适和疼痛、口臭、反胃、嗳气、反酸。胸内常有气过水声等，巨大膈上憩室压迫食管可以引起吞咽困难，反流引起误吸。

（二）常用检查

1. 钡餐造影：可见造影剂进入憩室。再有一条钡剂影自憩室开口流向下方食管。造影时反复变动体位，有利于憩室的充盈和排空，便于发现小憩室及观察憩室内黏膜是否光滑，除外早期恶变。造影时如发现憩室内壁不规则，应高度怀疑憩室癌变。

2. 食管镜检查：内镜检查有一定危险，可能造成穿孔，不作为常规检查，只在怀疑恶变或合并其他畸形时进行。

【鉴别诊断】

多数憩室无明显症状或症状不典型，出现吞咽困难时需和食管肿瘤、食管良性狭窄等相鉴别。一般钡餐造影可与其他疾病相鉴别。

【治疗方案】

（一）治疗原则

1. 咽食管憩室：一般进行性发展，保守疗法常不能治愈，因此诊断明确后应在出现并发症前尽快择期手术。

2. 食管中段憩室：小的无明显症状的憩室一般无需手术，憩室较大并发溃疡、可疑癌变等需手术治疗。

3. 膈上憩室：目前认为无症状的膈上憩室不需手术治疗，如果憩室引起症状，可手术治疗。

（二）药物治疗

药物治疗主要是对症处理，出现反流、出血等可予以抑酸、止血治疗，合并肺炎予抗炎治疗。

（三）手术治疗

1. 咽食管憩室：咽食管憩室多位于中线后方偏左侧，手术常采用左颈入路，仅有黏膜突出的小憩室，可仅切开环咽肌，而不切除憩室或者行憩室悬吊术。如憩室大，应予切除，并缝合食管肌层及周围组织，消灭薄弱区。

2. 食管中段憩室：一般右胸入路游离憩室，分层缝合黏膜和肌层，附近胸膜覆盖加固。

3. 膈上憩室：膈上憩室多采用左胸入路，有利于处理食管贲门部及裂孔的病变。食管下段肌层肥厚者应行食管肌层切开术。将食管肌层切开可充分显露憩室颈。憩室小可行悬吊术，若憩室巨大可将憩室切除，分黏膜层和肌层两层缝合，注意防止食管狭窄。

【临床经验】

（一）观察病情方面

一般病程较长，若突然症状加重一定要警惕癌变可能。

（二）诊断方面

一般行钡餐检查均可明确，注意食管镜检查一定要谨慎，有造成穿孔可能。

（三）治疗方面

选择合适手术时机及手术方式，无明显症状的牵引型憩室可暂不行手术治疗，膨出型憩室一般会逐渐增大，故应积极手术治疗。

（四）医患沟通方面

食管憩室术后并发症主要是瘘和喉返神经损伤，须向患者交代。

第六节　食管囊肿

正常时胚胎前肠壁空泡将形成食管的管腔。目前认为：若某单一空泡与食管壁分离并持续存在，在食管壁外逐渐增大成一囊腔，即为食管囊肿。属先天发育异常。

【诊断要点】

（一）临床表现

纵隔食管囊肿的临床症状与囊肿的大小及部位有关。小囊肿可无任何症状。巨大的食管囊肿如压迫呼吸道，可表现有喘鸣、憋气、反复发作的呼吸道感染。如压迫食管，可产生进食不畅、吞咽困难、反流、呕吐等症状，并可引起胸骨后疼痛。

（二）常用检查

1. 胸部平片：多发现中、后纵隔团块影，边缘光滑，密度较小，上宽下窄的水滴形。

2. 钡餐造影：可见食管呈光滑圆形或弧形充盈缺损，一侧黏膜纹理消失，对侧黏膜形态正常，上下缘呈斜坡状，且可见到钡剂分流征。

3. 胸部CT：可见圆形、密度均匀、水或软组织密度、不被增强的肿块影。

4. 食管镜及超声内镜检查：可见凸入食管腔的圆形肿物，其表面的黏膜完整。超声内镜检查可探及食管外囊性肿物。

【鉴别诊断】

1. 神经源性肿瘤：见第十七章第三节相关内容。

2. 支气管囊肿：与食管囊肿鉴别困难，多需病理学帮助诊断。

【治疗方案】

（一）治疗原则

一经诊断即可手术摘除。

（二）手术治疗

多数食管囊肿外壁光滑、粘连不重，容易摘除。可选用开胸或胸腔镜手术。当囊肿与气管、支气管、食管或主动脉紧密粘连，且囊壁血运丰富时，切除相对困难。剥离囊肿时注意不要损伤食管黏膜。

【临床经验】

（一）观察病情方面

食管囊肿多见于婴幼儿，较大囊肿可出现呼吸困难、吞咽困难，应积极处理。

（二）诊断方面

注意和后纵隔神经源性肿瘤、支气管囊肿相鉴别。若位于食管壁间与食管平滑肌瘤相鉴别。

（三）治疗方面

手术中注意不能损伤食管黏膜，尽可能完整剥离囊肿。

（四）医患沟通方面

虽然为良性疾病，亦应手术治疗。与患者及家属交代手术风险。

（李维青）

原发性纵隔肿瘤

第十七章

第一节 胸腺瘤

胸腺瘤是最常见的前纵隔原发肿瘤之一，其发生率占纵隔肿瘤的 20%～26%，仅次于纵隔畸胎瘤，占第二位。绝大多数胸腺瘤位于前上纵隔的胸腺部位，极少数可异位发生在后纵隔、下颈部、肺门周边、胸膜或肺实质内。胸腺瘤起源于胸腺上皮，但仅 4% 的胸腺瘤由真正的上皮细胞构成，多数胸腺瘤是上皮及淋巴细胞的多种成分混合而成。

【诊断要点】

（一）临床表现

1. 胸腺瘤主要发生在成人，儿童极少见。平均诊断年龄在 45～52 岁，女性稍多见，女男比例为为 1.2∶1，女性伴重症肌无力的较为多见。50%～60% 无症状，在体格检查时偶然发现。胸腺瘤的症状可分为局部症状、转移症状和全身症状，全身症状包括一般全身症状和胸腺伴随症状。

（1）局部症状：25%～66% 患者有瘤体侵犯或压迫邻近纵隔结构所引起的胸部局部症状，包括：咳嗽、胸痛、呼吸困难、吞咽困难、反复发作的呼吸道感染等。声嘶、膈麻痹并不常见，但多提示恶性扩散可能。

（2）全身症状：18% 的胸腺瘤患者有一般性全身症状，如体重减轻、疲劳、发热、盗汗等非特异性症状。胸腺疾病伴随症状是一组复杂的全身症状，包括重症肌无力、纯红再生障碍性贫血、低丙种球蛋白血症、胸腺外恶性肿瘤。目前已有报告的胸腺伴随疾病是一些患者的首发症状，其中重症肌无力是胸腺瘤最常见的合并症。胸腺瘤患者还可以合并其他神经肌肉的异常，如肌营养不良、肌无力（Eaton-Lambert）综合征、肌炎等。

（3）转移症状：胸腺瘤转移多局限在胸腔内，最多发生在胸膜腔，可伴胸腔积液，引起呼吸困难、胸痛、胸部不适等症状。恶性胸腺瘤仅约 3% 最终发生胸外远处转移，转移部位以骨骼系统最为常见，引起相关的转移症状。

2. **体征**：胸腺瘤无特异性体征，恶性病变可能有：上腔静脉压迫综合征、

163

霍纳（Horner）综合征、颈部包块等。胸腔积液及心包积液为晚期表现。

（二）分期

胸腺瘤目前尚无公认、一致的分期，临床通常采用以下分期。

1. Bergh-Masaoka 分期：外科及病理分期均基于 1978 年 Bergh 的分期，1981 年 Masaoka 改良为标准的临床分期系统（表 17-1）。

表 17-1　　　　　　　　　胸腺瘤的临床分期

分期	分期标准
Ⅰ期	肉眼见完整包膜，无镜下包膜外侵犯
Ⅱ期	镜下浸出包膜或肉眼见侵犯纵隔脂肪组织或纵隔胸膜
Ⅲ期	肉眼见侵犯邻近结构（如：心包、大血管或肺）
ⅣA 期	胸膜腔播散（胸膜或心包转移）
ⅣB 期	淋巴或血源转移，胸腔外播散（以骨转移最为常见）

2. 分期二：此分期以纵隔胸膜的侵犯为基础：

P_0：与肿瘤无粘连。

P_1：固定但无侵犯。

P_2：镜下侵犯纵隔胸膜（其术后复发率高）。

（三）常用检查

1. X 线胸片：

（1）正位片约 80% 的胸腺瘤位于前纵隔心底部，80% 其瘤体一部分可覆盖肺门。绝大多数位于前上或上纵隔，其余位于颈部、肺门、肺内、后纵隔等处。典型的胸腺瘤为与纵隔相连的一侧或双侧阴影，呈倒钟形或弧形，轮廓完整，有结节分叶状改变。大的胸腺瘤，特别是位于右侧的，可类似于心影异常，故无心脏病表现的心影异常者，要考虑胸腺瘤。也可与正常一侧比较，因有患侧肿物加心影的原因，纵隔阴影更不透光。气管移位少见。直径小于 1.5～2.0cm 的胸腺瘤在 X 胸像上可与心影和肺门影重叠，不一定能在后前位和侧位 X 胸像上观察到，可借助其他的手段确诊。

（2）侧位片多根据正位片发现的阴影，用侧位片进一步明确部位，可更好地诊断。一般可见肿物位于前纵隔气管前或胸骨后，阴影呈圆形、分叶或卵圆形，多可见弧形的底边或可表现为前上纵隔饱满。如果胸腺瘤被脂肪组织完全环绕，其可表现为模糊的透亮区把肿物与纵隔器官分离开。

（3）胸片上 6%～20% 的胸腺瘤可有不规则形或环形钙化，易与畸胎瘤和主动脉瘤相混淆，少数胸腺瘤可有囊性变。

2. CT：检出率达 97%，是诊断胸腺瘤最敏感的方法，可以明确胸腺瘤的位置、大小和累及的范围，可以对胸腺瘤的浸润性进行初步判断。小的胸腺瘤通常难以与肿大的淋巴结鉴别。CT 对判断胸腺瘤侵犯程度很有价值，但纤维粘连与肿瘤浸润很难鉴别。肿物周围脂肪环完整提示无粘连，如此环完全消失，提示肿瘤浸润。

3. MRI：在 T1 窗胸腺瘤密度接近骨骼肌，T2 窗密度更高，接近脂肪组织密度，特别是恶性胸腺瘤，后者瘤体内分叶结构比良性胸腺瘤更常见，可能是由于被纤维间隔分隔所致，故 T2 窗表现出信号强度不均匀的瘤体，为侵袭型胸腺瘤的可能性更大。胸腺瘤的包膜为低信号，囊变和出血区在 T1 窗为低信号，在 T2 窗为高信号。

【鉴别诊断】

1. 畸胎瘤：纵隔畸胎瘤在 X 胸像上可表现为前纵隔肿物，易与胸腺瘤相混淆。但纵隔畸胎瘤在 CT 上可见到肿块内有钙化影或密度不均匀区，囊性畸胎瘤肿块内为液性区。临床上，患者可完全无症状或有反复发作的肺炎，有时有咳出毛发或油脂样物的病史。

2. 纵隔淋巴类肿瘤：包括霍奇金淋巴瘤、非霍奇金淋巴瘤等，可发生在前、中纵隔。但纵隔淋巴类肿瘤多数在 CT 上表现为界限不清的前纵隔肿物，可累及头臂血管的间隙。临床上患者有时伴有周身淋巴结肿大，外周血涂片检查和骨髓穿刺检查有时能给予提示。

3. 升主动脉瘤：文献上报道有将升主动脉瘤误诊为胸腺瘤或将胸腺瘤误诊为升主动脉瘤。升主动脉瘤患者在临床听诊时可闻及杂音，增强 CT 或 MRI 有助于诊断，二维超声心动图检查能明确升主动脉瘤大小与病因。

【治疗方案】

（一）手术治疗

手术切除是治疗胸腺瘤最佳的方法，故原则上所有能耐受手术者均应手术，但对于临床大体看不能切除者、直接扩散到胸腔外者或胸腔积液及心包积液中有瘤细胞者，选择手术不太合理。对于肺内转移者，仍应手术切除，同时切除肺转移灶，而对全肺切除存有争议。

（二）放疗

胸腺瘤对放疗较为敏感，放疗剂量在 12～45 Gy，可作为单独治疗、术后辅助治疗、补救治疗及最近流行的新辅助综合治疗。对于恶性胸腺瘤无论手术中是否切除干净均应在术后接受放射治疗，其放射剂量视术中情况而定。

（三）化疗

有人提出胸腺瘤是对化疗敏感的肿瘤，化疗的适应证：①侵袭性胸腺瘤的晚期，有转移者，占侵袭性胸腺瘤的 1/3。②所有Ⅳ期患者。

【临床经验】

（一）病情观察与诊断方面

1. 胸腺瘤无特异性症状、病史及体征，其诊断主要借助于影像学的方法。

纵隔肿瘤的性质与其所在的部位有关，前纵隔是胸腺瘤的好发部位，因此，定位十分重要，一般需照正、侧位 X 胸片帮助纵隔肿瘤的定位。CT 有助于判断胸腺瘤的部位以及胸腺与其他组织、器官的关系，同时也能判断胸腺瘤的边界、内部的密度等。增强 CT 和 MRI 有助于明确胸腺瘤与上腔静脉、头臂血管以及主动脉、肺动脉的关系，从而对手术难易程度和胸腺瘤的侵袭性有所估计。

2. 一般认为，前纵隔肿瘤不宜有创活检，因为：①影像学结合肿瘤标记物的检查可以基本确诊前纵隔肿瘤。②活检后破坏了非侵袭性胸腺瘤的包膜，使其变成为侵袭性胸腺瘤。③针吸活检往往不能采集到足够的标本，不能进行免疫组化检查。

3. 也有人认为，当胸腺瘤不能与其他恶性肿瘤鉴别或有症状时，可考虑针吸或胸腔镜活检。纵隔镜很少直接用于诊断性活检，主要是用于判断局部侵犯。胸腺瘤的良性、恶性的划分主要根据临床上胸腺瘤向周围侵犯的情况、手术后复发的情况来确定，CT、增强 CT 和 MRI 用于判断肿瘤外侵情况。

（二）治疗方面

1. 手术治疗：

（1）由于胸腺瘤单从影像学检查很难判断胸腺瘤的良、恶性，随着胸腺瘤的不断增长可以压迫邻近组织器官引起临床症状，而且在胸腺瘤手术切除后，一些临床伴随症状如重症肌无力、纯红细胞再障有可能得以恢复，故胸腺瘤一经诊断应当积极外科手术治疗。无论良性、恶性胸腺瘤均应尽可能完整切除，不能全部切除的恶性胸腺瘤亦应尽可能多地切除肿瘤组织，术后辅以放射治疗有望取得较好预后，或者切取病理标本，以指导术后进一步治疗。

（2）胸腺瘤手术一般应选用正中切口，行胸腺全切术。对于明显突入一侧胸腔的巨大肿瘤、心膈角部肿瘤，可采用后外侧切开。双侧第 4 前肋间隙横断胸骨的切口用于巨大中线位肿瘤。目前对于小于 5cm 胸腺瘤可采取电视胸腔镜切除。

（3）手术切除范围应包括胸腺瘤及一切与肿瘤粘连的非致命结构（胸膜、肺、心包等），以防止有镜下浸润或术后伴随重症肌无力。有人认为如果患者术后能够耐受，膈神经也可切除。手术中应注意：①术中对胸腺瘤肉眼观察非常重要，特别是肿瘤包膜是否完整是判断胸腺瘤生物学性质的最重要因素。②胸腺瘤常与胸内大血管及心包粘连，甚至肿瘤可以包绕无名静脉、上腔静脉。因此，手术时操作要细心，避免损伤胸内大血管。发现肿瘤与大血管浸润粘连时，应该远离血管做姑息性切除。③一旦误伤无名静脉或上腔静脉，应立即用手指压迫止血，以防空气栓塞，同时吸净术野积血，用血管缝合线修补血管破口。④对个别胸腺瘤只累及上腔静脉血管壁而未造成上腔静脉梗阻的患者，可以切除受累的上腔静脉壁后进行血管修补术。

（4）目前认为，外科切除是治疗胸腺瘤的首选治疗，放疗用于Ⅱ、Ⅲ期，化疗用于局部不能切除及有远处转移者。80%～95% 的胸腺瘤可被完全切除，手术死亡率低（3%～7%），39% 有术后并发症，手术死亡者多为术前伴有重症肌无力及心肺功能较差者。

2. 放疗：对于恶性胸腺瘤无论手术中是否切除干净均应在术后接受放射治疗，其放射剂量视术中情况而定。以下是根据 Bergh-Masaoka 分期推荐的放疗计划：

Ⅰ期：手术切除有 100％的控制率，多不需放疗。极少（8％～12％）术后局部复发，故建议 10 年的最低限度随诊。但也有人不能接受 8％～12％的术后复发率，认为Ⅰ期术后也应放疗。

Ⅱ期：此期肿瘤也常被彻底切除，0％～47％的患者局部复发，有人建议所有Ⅱ期胸腺瘤均应术后放疗。有人认为，对有粘连而无镜下浸润的患者放疗，而镜下有浸润的患者单纯放疗是不够的。因所报告的病例不同，有没有前瞻性研究，很难确定统一的方案。但目前一般认为此期术后放疗较好。

Ⅲ期：手术不易达到根治的目的，肿瘤的次全切除占了 27％～44％，术后需要放疗，也有人加做化疗。

Ⅳ$_A$期：术后应放疗，但胸腔内复发率为 40％～50％，由于此结果及放疗并发症，故有人建议加做化疗，采用 CAP 化疗方案 2 个疗程，如化疗有效，再用 45 Gy 放疗，如有效，再用 CAP 方案 6 个疗程，有效率可达 70％。另外，在 CAP 中加用长春新碱，有效率可提升到 91％，完全缓解达 47％，这样可减少放疗剂量。术前放疗的作用尚不能肯定，因术前不可能确诊，其疗效也不能肯定。

3. 化疗：目前普遍认为以顺铂为基础发展的化疗方案，在术前用于不能切除的Ⅲ期或Ⅳ期肿瘤扩散者，有效率达 70％～91.8％。化疗后有的患者可以手术，但术后一定要放疗。

（三）医患沟通方面

医务人员应加强与患者沟通，告知患者胸腺瘤一经诊断不论有无症状都应积极手术，疗效及是否采取放化疗都应该根据分期。

第二节　胸腺囊肿

胸腺囊肿不常见，仅占纵隔肿瘤的 1％。可发生在胚胎胸腺形成途径的任何部位，包括纵隔和颈部前方。通常 1/2 为颈部胸腺囊肿坠入纵隔，另 1/2 囊肿留在颈部。胸腺可发生多类囊肿，包括先天性、炎症性和肿瘤性，大多数胸腺囊肿为先天性。

【诊断要点】

（一）临床表现

1. 胸腺囊肿可发生于儿童和成人，发病无性别差异，多为无症状的前纵隔肿物，如有症状，症状与部位有关。

2. 颈部胸腺囊肿最常见于 10～20 岁者，纵隔胸腺囊肿多见于 30～60 岁者，年龄的差别更说明纵隔胸腺囊肿源于颈部。

3. 颈部囊肿少见症状，但可见颈侧部包块，也可压迫造成声带麻痹、霍纳综合征或疼痛。

4. 纵隔内胸腺囊肿也少有症状，以呼吸困难、咳嗽、胸闷、胸痛较常见，另有造成心包炎、心脏压塞及呃逆的报告。

（二）影像学诊断

1. X线胸片：胸腺囊肿多位于前纵隔，与胸腺有关，其边缘光滑、圆形，囊壁可有钙化。

2. CT：对确定胸腺囊肿位置和特性很有帮助，可显示前纵隔阴影，其内为典型的水密度、薄壁。如见有软组织间隔和点状钙化，则提示以前曾发生过囊内出血，而近期的囊内出血可表现为囊肿密度较高。

3. MRI 显示：T1 期呈低信号影，T2 期为高信号影，囊内出血会增加 T1 期的信号强度。胸腺囊肿很少有临床症状。

【鉴别诊断】

同胸腺瘤鉴别。胸腺囊肿在术前难以确诊，因其位置及形态可误诊为"胸腺瘤"，又可因有钙化而误诊为"畸胎瘤"，贴近心包时透视可见传导性搏动而误诊为"主动脉瘤"。手术探查才能鉴别。

【治疗方案】

1. 对诊断明确的胸腺囊肿，可采用CT诱导下经皮细针穿刺治疗。

2. 检查结果不能完全明确诊断的，应手术切除，既可明确诊断也可治愈此病。

【临床经验】

（一）病情观察与诊断方面

胸腺囊肿很少有临床症状，其临床诊断主要依据放射学检查，患者多为偶然拍胸片发现，位置在胸腺部位，囊性内容物，如囊肿较大，位置常低垂。超声及 CT 均可诊断。

（二）治疗方面

1. 有人认为胸腺囊肿一经诊断，即应手术治疗。

2. 也有人认为不需手术，但需除外包虫囊肿及囊性胸腺瘤。

3. 一般认为合理的治疗是对诊断明确的胸腺囊肿，可采用 CT 诱导下经皮细针穿刺治疗。但检查结果不能完全明确诊断的，应手术切除，手术可以开胸，但最好经 VATS 切除。

（三）医患沟通方面

告知患者及家属胸腺囊肿关键是要明确诊断，穿刺及手术治疗均可，但诊断不确定时最好手术，手术效果良好，一般无复发。

第三节 纵隔神经源性肿瘤

在纵隔肿瘤中，神经源性肿瘤占纵隔肿瘤的 $15\%\sim39\%$，神经源性肿瘤起源于神经嵴细胞，神经嵴是周围神经系统发育的重要结构，脊神经中枢和自主神经细胞的神经节细胞、交感、副交感的副神经节细胞、施万细胞及星状神经节细胞都起源于这一胚胎组织。中胚层来源的、起支持作用的纤维结缔组织肿瘤也包括在神经源性肿瘤中。大多数神经源性肿瘤的发病原因不清楚。

【诊断要点】

（一）临床诊断

1. 在成人，多数神经源性肿瘤无症状，意外胸片检查发现，但也有咳嗽、呼吸困难、胸痛、声嘶、霍纳综合征等症状，少数患者（$3\%\sim6\%$）有脊髓压迫。在儿童，胸痛、咳嗽、憋气及呼吸困难等症状较常见，新生儿恶性肿瘤多见霍纳综合征，有时可有截瘫，全身症状及体征如发热、乏力，常见于恶性病。

2. 几乎所有类型纵隔神经源性肿瘤均位于椎旁沟内，沿交感链或脊、肋间神经生长。左右肋椎沟的发病率相等，肿瘤可发生在任何水平，但以上半或上 1/3 纵隔多见。

3. 极少的肿瘤发生在脏纵隔的迷走神经或膈神经上，仅约占 6%，副神经节系统的肿瘤很少发生在主动脉根部、心包或心脏。

4. 纵隔神经源性肿瘤无特征性的临床表现，多数由于肿瘤压迫邻近组织器官所致，如压迫肺组织可以引起呼吸困难和刺激性咳嗽，压迫上腔静脉可引起上腔静脉梗阻综合征，压迫喉返神经可引起声音嘶哑，压迫颈部交感神经节可引起霍纳征。有神经分泌功能的可在临床上表现出库欣征等。

5. 有些神经源性肿瘤是全身性疾病的一部分，如神经纤维瘤病，患者除了全身多发的神经纤维瘤外，同时还可以有皮肤的改变、骨骼的改变、肺间质的改变、各器官的发育异常和各种类型的恶性肿瘤。

（二）影像学

1. 纵隔神经源性肿瘤的诊断主要依靠放射学检查。在成人纵隔神经源性肿瘤放射学特点为光滑、圆形、密度均匀、邻近椎体的阴影。

2. 有时可见分叶及钙化，邻近骨（肋骨或椎体）可受侵犯，有些可能与椎管内相通，形成"哑铃状"，侧位胸片显示椎间孔增大及伴肋间隙增宽，以上表现并不提示为恶性肿瘤，而是肿瘤长期压迫所致。

3. 值得注意的是所有的椎旁肿瘤，不论有无症状，均应行 CT 或磁共振检查，必要时可行脊髓造影检查，以明确椎管内有无肿瘤，约 10% 的神经源性肿瘤侵入椎管，而被侵者 40% 在初诊时可无症状。

【鉴别诊断】

主要与纵隔其他肿瘤鉴别。

【治疗方案】

（一）治疗原则

纵隔神经源性肿瘤无论有无压迫症状、无论良、恶性均应考虑手术治疗。

1. 手术可采取常规开胸手术或电视胸腔镜手术。

2. 术后病理证实为恶性肿瘤应辅以化疗与放疗。

【临床经验】

（一）病情观察与诊断方面

临床上影像上发现椎旁沟内占位，不论患者有无症状都应该考虑纵隔神经源肿瘤的可能。

1. 大约97%的纵隔神经源性肿瘤位于后纵隔，也是最常见的后纵隔肿瘤，多起源于肋间神经。极少数位于脏纵隔，此部位的神经源性肿瘤多起自迷走神经、膈神经及神经的小分支。

2. 在成人中纵隔神经源性肿瘤占所有纵隔肿瘤的20%，在儿童中则占30%～50%。

3. 女性比男性稍多见，良性病变常见于20～50岁成人。

4. 在成人几乎所有的神经源性肿瘤为神经鞘来源，即神经鞘瘤和神经纤维瘤。

5. 大多数纵隔神经源性肿瘤为良性，如神经鞘瘤、神经纤维瘤，而恶性肿瘤的发生率只有3%～19%，包括神经母细胞瘤、恶性神经鞘瘤等。

（二）治疗方面

1. 一般来讲，良性纵隔神经源性肿瘤能够完全切除，当纵隔肿瘤与椎管内肿瘤形成"哑铃"状，应当先行椎板切开，切除椎管内肿瘤，然后再切除纵隔肿瘤，以免引起椎管内出血、椎管内遗留部分肿瘤组织以及脑脊液漏等。

2. 神经源性肿瘤往往与神经纤维相延续，手术时要注意避免损伤相应的神经纤维。

3. 恶性神经母细胞瘤常不能经手术完全切除，术后需辅以化疗及放疗。

（三）医患沟通方面

1. 医务人员应加强与患者沟通，告知患者纵隔神经源性肿瘤即使没有任何症状也应该手术治疗，手术效果一般良好，且多数纵隔神经源性肿瘤是良性肿瘤。

2. 神经源性肿瘤往往与神经纤维相延续，手术有损伤神经的可能。

第四节　纵隔畸胎瘤

畸胎瘤是一类由多个胚层来源的组织和细胞所构成的肿瘤，常见于身体中线各部位，如颅底、颅咽管、颈部、后腹膜、卵巢、骶前、睾丸等处，纵隔尤其是前上纵隔是畸胎瘤好发部位。纵隔畸胎瘤属于纵隔的良性生殖细胞肿瘤，起源于胚胎的多潜能生殖细胞，而不是由肿瘤所在部位多种组织形成的真性肿瘤。

【诊断要点】

（一）临床表现

1. 纵隔畸胎瘤可发生在任何年龄组患者，但在 20～40 岁年龄组性别分布无明显差异。发生部位最常见于前纵隔，亦有少数位于（约 8%）后纵隔和中纵隔。

2. 良性畸胎瘤多见于儿童和青年，在婴幼儿发病无性别差异，而在成人，男性多见。

3. 纵隔畸胎瘤最常见的症状是胸痛，最典型的症状是咳嗽时咯出毛发等皮脂样物质。大多数无临床症状的纵隔畸胎瘤主要依靠放射学检查确立诊断。

4. 纵隔良性畸胎瘤患者有 34%～62% 无临床症状，其余的患者由于肿瘤压迫纵隔器官而出现症状，包括胸痛、咳嗽、呼吸困难等。

5. 当纵隔畸胎瘤破入支气管，临床上出现最典型的具有特征性的症状，咳出毛发和油脂样物。

6. 当纵隔畸胎瘤破入心包腔时，可造成急性心脏压塞；当破入胸膜腔时，可引起急性呼吸窘迫。

（二）疾病分类

1953 年，威利斯（Willis）定义畸胎瘤为：有多种组织构成的真性肿瘤，其存在不同程度的分化及不协调生长，可分为以下 3 类：①表皮样囊肿或上皮囊肿：只含外胚层组织，单一鳞状上皮排列的囊肿。②皮样囊肿或畸胎囊肿：鳞状上皮排列，并含有皮肤的附件，如：毛发、皮脂腺组织、牙齿、神经组织等。③畸胎瘤：可实性或囊性，除含有外胚层组织以外，还有一种以上胚层的组织成分。对以上 3 种类型的瘤体进行更广泛的组织学取样检查时，都可发现一种以上的胚层细胞成分。目前已经证实畸胎瘤的这 3 种类型的发生学相同，只是其所含内、中、外三种胚层组织的含量不同而已。因此，以上 3 种类型可统称为畸胎瘤或称为畸胎皮样囊肿、畸胎类肿瘤。

（三）常用检查

1. X 线胸片可以发现前纵隔紧贴心脏大血管的包块或纵隔增宽，包块的边缘光滑，呈圆形或椭圆形，肿瘤密度不均匀，1/3 有钙化斑块，偶见骨和牙齿状影。较大的纵隔畸胎瘤可压迫邻近的纵隔结构移位，或引起邻近肺组织实变。

2. CT 示 90% 的瘤体边界清晰，有分叶，内为脂肪、水、软组织及钙化等不同密度区及囊性区。

3. CT、增强 CT 和 MRI 常能帮助肿瘤的定位、辨别肿瘤内部的结构、密度，帮助了解肿瘤与纵隔结构的关系，还可清晰显示畸胎瘤的并发症，如：呼吸道压迫引起的阻塞性肺炎、肺不张，瘤体破裂引起的胸腔积液或心包积液等，畸胎瘤还偶可引起主动脉或上腔静脉穿孔。

171

【鉴别诊断】

1. 胸腺瘤：是原发于胸腺的肿瘤。X线检查肿瘤常呈圆形或卵圆形，边缘清晰锐利，或有分叶，位于前上纵隔心底部，贴近于胸骨后侧。侧位胸片上密度较淡，轮廓不清，在胸骨角水平。其好发部位类似于生殖源性肿瘤，而后者可能位置略低于胸腺瘤，单侧性较多，阴影中有钙化或骨齿样增生影可以鉴别，而胸腺瘤则极少见上述影像学表现。有重症肌无力则更容易鉴别。

2. 胸内甲状腺肿：多位于前上纵隔，其来源多为颈部甲状腺肿经胸骨后间隙坠入前上纵隔，或是胚胎期残存的组织或异位甲状腺逐渐发展而来。患者一般无症状，发现时大多在 50 岁以上，女性约为男性的 4 倍。肿瘤压迫周围组织可有相应的症状。诊断方法是颈部和胸部的 X 线检查和 CT 检查，对所有可疑患者应常规做放射性核素扫描。

3. 纵隔恶性淋巴瘤：是最常见的不适用外科治疗的疾病。纵隔肿瘤只不过是这一高度恶性全身疾患的局部表现。在早期即有气管和上腔静脉的严重受压症状，一般气急症状迅速加重，并出现颜面、颈部、上肢胀肿。表浅淋巴结肿大和肝脾大也是常见的现象。X线显示一侧或双侧纵隔典型的气管和支气管周围迅速增长的巨大结节状肿块。有些病例可有胸腔积液。小剂量的放射治疗和化疗能使症状很快改善，X线所见肿瘤阴影明显缩小。

4. 纵隔囊肿：主要是前纵隔囊肿，比较常见的有胸腺囊肿及囊状淋巴管瘤。大多数患者无症状。症状的发生主要因囊肿内积液增加、肿块增大所引起。诊断主要依据放射学检查，表现为壁较薄的低密度占位，边缘光滑清晰，呈半圆形或圆形。CT可明确病变范围与周围组织的关系，并能很好显示囊内容物密度接近于水，但有时与囊性畸胎瘤发生混淆。

【治疗方案】

纵隔畸胎瘤一经诊断就应采取积极手术治疗。

【临床经验】

(一) 病情观察与诊断方面

临床发现患者有咳嗽、胸疼，特别咯出毛发等皮脂样物质应高度怀疑纵隔畸胎瘤，放射学检查特别是胸 CT 一般可确立诊断。

(二) 治疗方面

手术是治疗纵隔畸胎瘤唯一有效的方法。手术应注意以下几点：

1. 纵隔畸胎瘤如破入心包，引起心脏压塞，应急诊手术。

2. 纵隔畸胎瘤合并感染应进行一段时间抗感染治疗后再手术，但不宜拖延过久，不必等体温完全恢复正常。

3. 巨大畸胎瘤术前麻醉诱导后翻身摆体位时，可因肿瘤压迫和牵拉腔静脉而造成血压突然变化。因此，对于较大的畸胎瘤，可在平卧位时穿刺或引流肿瘤内容物后，再侧卧位行开胸手术。

4. 根据肿瘤的位置，一般采用患侧胸部前外侧切口；如果肿瘤巨大或向两侧生长，在肿瘤较大一侧采用胸前横切口，再加胸骨横断，常可获得良好的显露，必要时可采用双侧胸前横切口。

5. 良性畸胎瘤切除时应紧贴其表面分离，以免损伤周围组织。实质性畸胎瘤最好在包膜外切除。有恶变者，应行广泛切除。

6. 手术中经常发现肿瘤与胸内大血管或心包粘连紧密，操作必须仔细、轻柔，要靠近肿瘤分离，遇到十分致密的粘连时，该部囊壁不需强行切除，可选用囊内膜切除或烧灼，以防术后复发。

7. 如瘤体巨大，手术显露不良，可先切开囊肿，清除部分或全部内容物，使囊肿得以减压并改善显露，再切除囊壁。

8. 对于体积较大的畸胎瘤或囊性畸胎瘤，Ⅰ期手术切除有困难时，可以先行瘤体引流，待肿瘤缩小后再行手术切除。

9. 如畸胎瘤全部"冻结"于前纵隔，应终止手术探查，切忌粗暴分离肿瘤而损伤胸内大血管，造成大出血致患者死亡。

10. 良性畸胎瘤术后不需放、化疗。一般很少术后复发，预后佳。

（三）医患沟通方面

应告知患者纵隔畸胎瘤应积极手术治疗。其原因：

1. 畸胎瘤有较高的恶变倾向。

2. 畸胎瘤容易继发感染引起纵隔炎，而且感染会使手术难度加大，术后容易出现并发症。

3. 瘤体较大时可压迫胸内和纵隔内的重要结构或器官，引起严重的生理紊乱。

4. 畸胎瘤一旦破溃至肺内，可形成支气管胸膜瘘和肺脓肿；破入胸膜腔，可形成脓胸，破入心包，可形成心脏压塞或化脓性心包炎；如侵破周围血管，可致大出血、死亡。

第五节 纵隔气管支气管囊肿

气管支气管囊肿是前肠囊肿的一型，也是纵隔原发性囊肿中最常见的一型，占原发纵隔物的 5.7％～6.3％ 和原发性纵隔囊肿的 34％～50％。支气管囊肿可位于纵隔内或肺实质内。囊壁由软骨、黏液腺、平滑肌和纤维组织构成，其内膜为纤毛柱状上皮。纵隔内支气管囊肿可位于纵隔的任何部位，如气管旁、气管隆突附近、肺门处、食管旁、甚至发生在心包内。囊肿与气管支气管树之间可有交通。

【诊断要点】

（一）临床表现

1. 纵隔气管支气管囊肿常发生于 30～40 岁年龄组，男性略多，男女之比为 1.5：1。

2. 大约 2/3 的患者没有临床症状，但大多数的婴幼儿支气管囊肿有症状，可表现为假性哮喘。

3. 有无压迫症状取决于囊肿的位置，囊肿可能很大而无症状，在隆突区，也可有囊肿小到胸片上看不到，但可有压迫症状。

4. 囊肿可以压迫气管或支气管，严重影响呼吸功能；位于肺门周围和肺内的支气管囊肿可引起支气管狭窄、异物吸入和/或反复发作的支气管炎、肺炎；成人气管支气管囊肿可表现为上气管梗阻症状，如：活动时呼吸困难、喘鸣和持续性咳嗽，还常引起胸痛，气管隆突部位的气管支气管囊肿可以压迫食管，引起下咽困难。

（二）常用检查

1. X 胸片：纵隔气管支气管囊肿为圆形或卵圆形，隆突附近最多见，表现为位于隆突下的边缘清晰、密度均匀、囊壁可有钙化、常轻度突向右侧、重叠于右肺门的实性阴影。

2. 胸透：可见纵隔阴影的形状可随吸气、呼气而改变。

3. 胸部 CT：可以明确支气管囊肿的位置、与周围纵隔结构的关系，CT 值可以提示囊肿内为液体；因囊肿内含混浊的黏液物质，使 CT 值升高，故有时 CT 也不能区别囊肿与实性包块。

【鉴别诊断】

1. 食管囊肿：食管囊肿是较少见的食管良性肿物，是胚胎期的残余组织。因其形态类似良性肿瘤，一般将其列入食管良性肿瘤，其发病率仅次于食管平滑肌瘤，居第 2 位。绝大多数位于食管壁内，可压迫周围脏器产生相应症状，诊断依靠 X 线钡餐造影和食管镜检查，早发现早手术是治疗的唯一方法。

2. 心包囊肿：心包囊肿是在胚胎时期，原始腔隙未能和其他腔隙融合成心包，而单独形成一个空腔，以后就可发展成为心包囊肿。囊肿壁多菲薄透明，外壁为疏松结缔组织，内壁为单层的间皮细胞，其上有血管分布，类似心包组织囊内含有澄清或淡黄色液体，偶见血性液体。胸部 X 线检查在心膈角处有明显阴影，深呼吸和体位改变可见阴影形态和大小都有明显改变。

3. 淋巴瘤：见本章第八节相关内容。

【治疗方案】

1. 所有气管支气管囊肿均推荐进行手术切除。

2. 无症状的支气管囊肿，为预防继发囊内感染、囊内出血、呼吸道受压等并发症应当择期手术。

3. 有明显呼吸道压迫症状的小儿，应当行急诊手术切除。

4. 对于正在发生的反复肺部感染的患者，应在充分抗感染治疗、控制全身中毒症状后，择期手术治疗。

【临床经验】

（一）病情观察与诊断方面

1. 纵隔气管支气管囊肿的临床症状为非特异性，主要为囊肿压迫纵隔结构所致，其中以呼吸道症状最为显著。透视可见纵隔阴影的形状可随吸气、呼气而改变。

2. 囊肿位于气管隆突下方，有时很难被普通的 X 胸片所发现，故对反复发生肺部感染、临床上怀疑有支气管囊肿可能的患者，应进行 CT 检查。

3. 当囊肿与支气管相通，导致囊内感染和继发性出血，囊肿在短期内明显增大，也可出现液平面。如位于主动脉与上腔静脉之间，可使纵隔血管及心脏移位。

4. 囊肿可压迫食管，对于有咽下困难的患者，应行上消化道造影检查，常能见到食管外压、向后移位、下段气管向前移位的改变；经胸或经支气管针吸活检，有时可得到细胞学诊断，此类有创检查对某些患者可能是有效的诊断手段。

5. 虽然纵隔气管支气管囊肿的诊断可以经放射学检查、根据囊肿所在部位进行推测，但是准确的诊断只有在手术切除后，经病理学检查确定囊壁内含有软骨组织或囊壁内膜为纤毛柱状上皮后方可作出。

（二）治疗方面

1. 所有气管支气管囊肿均推荐进行手术切除。

2. 纵隔气管支气管囊肿可经常规开胸切除，对于粘连不严重的也可经电视胸腔镜完成。此病手术治疗效果良好，但术中如残留囊壁可以术后复发。支气管囊肿有恶变的可能性。

3. 手术应注意的是：①对于孤立无粘连的支气管囊肿可完整摘除。②如果支气管囊肿嵌入食管肌层，可行囊肿剜除术。③囊肿因反复感染与周围脏器严重粘连时，术中为避免损伤大血管引起大出血和切除不彻底，可先放出囊内液体，减轻对邻近脏器的压迫，再行囊肿切除。④如果囊肿不能完整摘除，可以切除部分囊壁，清除囊内感染，残余囊壁用碘酊涂抹以破坏上皮的分泌功能。

（三）医患沟通方面

医务人员应加强与患者沟通，告知患者气管支气管囊肿即使没有任何症状也应该手术治疗，此病手术治疗效果良好，但术中如残留囊壁可以术后复发。支气管囊肿有恶变的可能性。

第六节　纵隔非精原细胞瘤

纵隔非精原细胞瘤较单纯精原细胞瘤少见，均位于前纵隔，年轻男性多见，包括单纯型和混合型的胚胎癌、畸胎癌、绒毛膜癌及少见的内胚叶窦瘤。胚胎癌是非精原细胞瘤中最少见的类型。其组织学特性、发病率分布和原发在生殖腺的肿瘤基本一致，儿童及成人均可发病。

【诊断要点】

（一）临床表现

1. 非精原细胞瘤患者主要为 20～30 岁男性。

2. 临床症状主要有胸痛、咳嗽、咯血、体重减轻、呼吸困难及发热。

3. 儿童可以出现青春期性早熟。

4. 可以引起肺动脉瓣狭窄、主动脉缩窄，大约 20％患者有上腔静脉梗阻综合征。

5. 85％～95％有远处转移，最常见转移部位：锁骨上及腹膜后淋巴结、胸膜、肺、肝，而脑、骨、肾较少受累。

（二）影像学诊断

非精原细胞瘤患者 X 胸片和 CT 显示巨大的前纵隔肿块，其密度不均匀，延伸至肺实质和邻近纵隔内器官，常见胸腔积液。

（三）实验室检查

1. 几乎所有非精原细胞瘤患者血清 β-hCG 或 AFP 单项或双项升高。

2. β-hCG 或 AFP 超过 500 ng/mL 即可诊为非精原细胞瘤，无需活检可直接采取相应治疗。

【鉴别诊断】

1. 食管囊肿：食管囊肿是较少见的食管良性肿物，是胚胎期的残余组织。因其形态类似良性肿瘤，一般将其列入食管良性肿瘤，其发病率仅次于食管平滑肌瘤，居第 2 位，绝大多数位于食管壁内，可压迫周围脏器产生相应症状，诊断依靠 X 线钡餐造影和食管镜检查，早发现早手术是治疗的唯一方法。

2. 心包囊肿：心包囊肿是在胚胎时期原始腔隙未能和其他腔隙融合成心包，而单独形成一个空腔，以后就可发展为心包囊肿。囊肿壁多菲薄透明，外壁为疏松结缔组织，内壁为单层的间皮细胞，其上有血管分布，类似心包组织。囊内含有澄清或淡黄色液体，偶见血性液体。胸部 X 线检查在心膈角处有明显阴影，深呼吸和体位改变可见阴影形态和大小都有明显改变。

3. 淋巴瘤：见本章第八节相关内容。

【治疗方案】

1. 化疗：非精原细胞瘤应以化疗为主，目前认为有效的化疗药物包括：顺铂、依托泊苷、平阳霉素（博来霉素 A_5）等。

2. 部分切除术：对于临床上无血清 AFP 和 β-hCG 升高、无特殊临床综合征表现、诊断有困难的患者，可以考虑手术探查，应尽可能切除肿瘤，并且取得足够的组织标本，确立病理学诊断。对化疗后残存瘤体也可手术探查，应尽可能切除肿瘤而不损伤纵隔内重要结构。

3. 放疗：放疗对非精原细胞瘤疗效不确定，多用于化疗和手术失败者。

【临床经验】

(一) 病情观察与诊断方面

对于临床有胸痛、咳嗽、咯血等症状，影像学显示巨大的前纵隔肿块，其密度不均匀，延伸至肺实质和邻近纵隔内器官的患者，应高度怀疑非精原细胞瘤，并要尽快查血清β-hCG或AFP。应特别注意所有非精原细胞瘤患者都应仔细进行腹部及睾丸体检和CT检查，以除外睾丸病灶及腹膜后肿大淋巴结。

(二) 治疗方面

1. 非精原细胞瘤应以化疗为主，血清AFP和β-hCG水平是判断化疗效果的指标，在化疗中血清标志物未降至正常水平，提示需要继续化疗；血清标志物在诱导治疗中就降至正常水平的患者，远期预后良好。

2. 化疗有效的指标：①肿瘤：瘤体缩小或消失、淋巴结及转移灶消退。②生物学标记物AFP、β-hCG、LDH、CA125等恢复正常。

(三) 医患沟通方面

告知患者或家属非精原细胞瘤应以化疗为主，手术只是为了明确诊断，化疗不敏感者，预后很差，此时即使加用放疗效果也不满意，多在6个月内死亡。

第七节 纵隔精原细胞瘤

精原细胞瘤是纵隔最常见的恶性生殖细胞肿瘤，占纵隔肿瘤的2%~4%，占纵隔恶性肿瘤的13%，占纵隔恶性生殖细胞肿瘤的50%。几乎都为青年男性，高峰发病年龄20~40岁，位于前纵隔，80%有症状。原发性、单纯性精原细胞瘤的患者预后良好，5年生存率为50%~80%，死亡多是远处转移所致。

【诊断要点】

(一) 临床表现

1. 纵隔精原细胞瘤患者常见的症状为胸痛、咳嗽、呼吸困难、咯血等，可以有嗜睡、体重减轻。

2. 有20%~30%的患者无症状。

3. 10%~20%患者出现上腔静脉梗阻综合征，与肿瘤对纵隔结构的压迫、侵犯有关。

4. 一部分精原细胞瘤生长在气管内，并局部扩展至邻近的纵隔和肺。

5. 一般纵隔精原细胞瘤经淋巴途径转移播散，亦可发生血行转移，骨骼和肺脏是最常转移的部位。

(二) 病理诊断

纵隔精原细胞瘤常较大、较软，边界清楚。切面上呈均匀一致的棕黄色，大的肿瘤则可有出血点及凝固性坏死。其组织学与睾丸精原细胞瘤一致，由大的多边形细胞组成，肿瘤细胞细胞质清澈，细胞膜清晰，细胞核位于中央呈圆形并有显露的核仁。肿瘤间质纤细，有大量淋巴细胞浸润。

（三）影像学诊断

1. 胸片：多见巨大前纵隔肿瘤，有时可以发现肿瘤沿气管内生长。

2. 胸CT：表现为前纵隔巨大内呈分叶状的实质性肿块，边缘不规则，极少含脂肪和钙化成分，密度可均匀或不均匀，不均匀表示有出血或坏死存在。增强CT显示更为清楚，可发现肿块与邻近结构脂肪层消失，常侵犯或压迫邻近脏器。

（四）实验室检查

单纯的精原细胞瘤AFP、β-hCG几乎均不升高，个别β-hCG升高，但常不会超过100ng/mL。

【鉴别诊断】

1. 食管囊肿：食管囊肿是较少见的食管良性肿物，是胚胎期的残余组织。因其形态类似良性肿瘤，一般将其列入食管良性肿瘤，其发病率仅次于食管平滑肌瘤，居第2位，绝大多数位于食管壁内，可压迫周围脏器产生相应症状，诊断依靠X线钡餐造影和食管镜检查，早发现早手术是治疗的唯一方法。

2. 心包囊肿：心包囊肿是在胚胎时期原始腔隙未能和其他腔隙融合成心包，而单独形成一个空腔，以后就可发展成为心包囊肿。囊肿壁多菲薄透明，外壁为疏松结缔组织，内壁为单层的间皮细胞，其上有血管分布，类似心包组织。囊内含有澄清或淡黄色液体，偶见血性液体。胸部X线检查在心膈角处有明显阴影，深呼吸和体位改变可见阴影形态和大小都有明显改变。

3. 淋巴瘤：见本章第八节相关内容。

【治疗方案】

1. 手术：纵隔精原细胞瘤一旦确诊应尽量争取手术彻底切除，手术治疗方式取决于疾病的阶段，当肿瘤能够被完整切除时，即便不用任何辅助治疗预后也较好。

2. 术后放疗：精原细胞瘤对放射治疗敏感，放疗范围应当包括肿瘤本身、淋巴结转移区域和有可能出现淋巴转移的下一站淋巴结。术后应给予45～50Gy放疗。同样，放疗用于不能手术者。

3. 化疗：当患者经过适当治疗后肿瘤复发或不能接受放射治疗，联合化疗能使大多数患者的病情得到缓解。

【临床经验】

（一）病情观察与诊断方面

纵隔精原细胞瘤诊断除临床症状外，主要是影像学和生物学标记物检查。纵隔精原细胞瘤患者几乎都为青年男性，高峰发病年龄20～40岁，位于前纵隔，80%有症状。应对所有患前纵隔肿瘤的年轻男性测定血AFP、β-hCG水平。单纯的精原细胞瘤几乎均无AFP、β-hCG的升高，7%～10%有β-hCG升高，但常不超过 100ng/mL，AFP 不升高，这在纵隔精原细胞瘤的诊断中非常重要。CA125 也可能为生物学标记。肿瘤组织的染色体分析可发现 12 号染色体上特征性等臂染色体，这对鉴别生殖细胞肿瘤和其他类型的肿瘤有助。值得注意的是在诊断原发纵隔精原细胞瘤之前，一定要做睾丸及子宫、卵巢超声检查，以除外这些部位内隐匿的原发瘤。

（二）治疗方面

1. 纵隔精原细胞瘤以手术治疗为主。手术指征：①无症状。②肿瘤局限在前纵隔。③无胸内及远处转移。当肿瘤能够被完整切除时，即便不用任何辅助治疗预后也较好，但要定期用 CT 监测复发情况。如果肿瘤不能被完全切除，应切取足够的肿瘤组织，以明确诊断。推荐选择正中切口，尽力全切肿瘤。

2. 多数患者术后要放疗。复发或不能接受放疗患者应采取化疗。化疗也用于以下高危患者，此类患者不推荐手术治疗：①发热。②35 岁以上者。③上腔静脉压迫者。④锁骨上淋巴结转移者。⑤肿瘤胸内及远处转移者。

（三）医患沟通方面

告知患者或家属精原细胞瘤手术效果好，一旦确诊应尽量争取彻底切除，即使不能彻底切除或不能手术，放、化疗也有效，应提高信心，坚持配合治疗。但最终的疗效还是取决于疾病发展的阶段。

第八节　纵隔淋巴瘤

纵隔淋巴瘤是以纵隔肿块为原发表现，而无明显全身淋巴结肿大的病变，在纵隔实性肿瘤中居第二位。纵隔淋巴瘤可分为霍奇金病和非霍奇金病两类，其临床表现、治疗和预后有所不同。

【诊断要点】

（一）临床表现

1. 纵隔霍奇金淋巴瘤：

（1）主要出现在成年人，它有两个发病高峰，第一发病高峰在 30～40 岁，第二个高峰在 50 岁以后。

（2）男性发病多于女性，儿童很少患纵隔霍奇金淋巴瘤。

（3）纵隔霍奇金淋巴瘤主要是硬化型，常累及颈部淋巴结，但仍有半数患者病变仅限于纵隔内。

（4）有的患者无任何症状，有的则有局部和全身症状。局部症状有胸痛、胸闷、咳嗽等，全身症状有乏力、低热、出汗等。

2. 纵隔非霍奇金淋巴瘤：

（1）多见于儿童及年轻人，成人少见，其可分为弥漫性淋巴细胞型和淋巴母细胞型。

（2）弥漫性淋巴细胞型主要发生在 30 岁左右的女性，3/4 患者有症状，如胸闷、气短、咳嗽、乏力等。

（3）淋巴母细胞型淋巴瘤主要出现在儿童，男孩发病是女孩的两倍。临床症状较严重，有时可出现急性呼吸衰竭。

（二）影像诊断

1. 胸部X线平片仅仅提示纵隔增大，没有任何特异性。

2. 胸部CT前上纵隔的肿块，可以是圆形、椭圆形或分叶状，肿块向两侧胸膜腔突出。

3. MRI检查，能显示血管有无受累。

（三）活检病理

纵隔淋巴瘤最终确诊需要病理切片检查。

【鉴别诊断】

1. 畸胎瘤：纵隔畸胎瘤在X胸像上可表现为前纵隔肿物，易与胸腺瘤相混淆。但纵隔畸胎瘤在CT上可见到肿块内有钙化影或密度不均匀区，囊性畸胎瘤肿块内为液性区。临床上，患者可完全无症状或有反复发作的肺炎，有时可咳出毛发或油脂样物的病史。

2. 胸内甲状腺肿：多位于前上纵隔，其来源多为颈部甲状腺肿经胸骨后间隙坠入前上纵隔，或是胚胎期残存的组织或异位甲状腺逐渐发展而来。患者一般无症状，发现时大多在50岁以上，女性约为男性的4倍。肿瘤压迫周围组织可有相应的症状。诊断方法是颈部和胸部的X线检查和CT检查，对所有可疑患者应常规做放射性核素扫描。

【治疗方案】

1. 纵隔淋巴瘤的基本治疗是化疗和放疗。

2. 手术：纵隔淋巴瘤不适宜积极的外科治疗。外科手术的目的只是为诊断切取足够的组织标本，或在可能的情况下，最大限度地减小肿瘤的容积，减轻对上腔静脉的压迫。

【临床经验】

（一）病情观察与诊断方面

1. 不论儿童或成人，在考虑纵隔内肿块时，一定要想到淋巴瘤的可能。纵隔淋巴瘤在成人较为常见，发病年龄较轻，儿童发病率较低。20%～30%无症状，60%～70%为局部恶性症状，30%～35%有全身症状。

2. 纵隔内肿块可引起全身症状：发热、体重降低、乏力、皮肤瘙痒；压迫周围组织器官产生的局部症状有：咳嗽、胸痛、呼吸困难、心包压塞、胸腔积液以及颜面部水肿、前胸壁静脉怒张、甚至上腔静脉梗阻。有些患者颈部可触及淋巴结。纵隔淋巴瘤影像学检查无特异性，最终确诊必须活检病理，而且活检组织要足够大。

（二）治疗方面

纵隔淋巴瘤治疗以化疗和放疗为主。但治疗要依据活检病理诊断。获得病理标本的途径有：①颈部或锁骨上淋巴结活检，对诊断有重要价值，但并非所有患者均有颈部淋巴结肿大。②经皮穿刺肿物活检，可以在 CT 或 B 超引导下进行，但一般获得的组织较少，很难为与其他类型的纵隔肿瘤鉴别提供可靠的依据。③纵隔镜：经纵隔镜获取活检组织。④手术：由于淋巴瘤常侵犯周围重要脏器，虽然单一孤立的病灶可以完整切除，但是大多数情况完整摘除纵隔淋巴瘤往往有困难。外科手术目的是切取足够的组织标本，或在可能的情况下，最大限度地减小肿瘤的容积。

（三）医患沟通方面

应告之患者或家属纵隔淋巴瘤的基本治疗是化疗和放疗，而且相对敏感。影像学检查无特异性，诊断纵隔淋巴瘤必须通过有创活检甚至手术获得。

（魏　博）

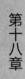

第十八章 心脏疾病

第一节 先天性心脏病

一、房间隔缺损

房间隔缺损是左右心房之间的间隔发育不全遗留缺损，造成血流可相通的先天性畸形。是先天性心脏病中常见的一种病变。房间隔缺损多发于女性，与男性发病率之比约为 2 : 1。

【诊断要点】

（一）病史采集

1. 临床症状：一般患者临床症状不明显，有时会出现胸闷、气短，活动受限等，严重者会出现反复肺炎，当患者发生心功能不全或者严重肺动脉高压等情况时，会出现发绀及呼吸困难等症状。

2. 体格检查：一般患者会出现胸骨左缘第 2～3 肋间 II 级以下吹风样收缩期杂音，典型的体征会出现第二心音分裂，房间隔缺损的心脏杂音是由于右心负荷容量大，导致肺动脉瓣相对狭窄的结果，第二心音分裂是由于右心室容量负荷大，收缩期晚于左心室，肺动脉瓣延迟关闭的结果。其他体征会有心界增大，第二肋间触及震颤，P_2 亢进等。

（二）辅助检查

1. 心脏超声：双维超声心动图检查可直接显示房间隔缺损的部位和大小。

2. 胸片：心脏扩大，尤以右心房、右心室增大最为明显。肺动脉总干明显突出，两侧肺门区血管增大。

3. 心电图：大部分单纯房间隔缺损的患者心电图是正常的，部分患者可以显示右心室肥大，不完全性或完全性右束支传导阻滞。心电轴右偏。P 波增高。

【鉴别诊断】

1. 较大的心室间隔缺损：因左至右的分流量大，其 X 线、心电图表现与本病可极为相似，体征方面亦可有肺动脉瓣区第二心音的亢进或分裂，因此可能造成鉴别诊断上的困难。但室间隔缺损杂音的位置较低，常在胸骨左缘第3、第4肋间，且多伴震颤，超声检查可排除诊断。

2. 单纯肺动脉口狭窄：其体征、X线和心电图的表现，与本病有许多相似之处，有时可造成鉴别上的困难。但瓣膜型肺动脉口狭窄时，杂音较响，常伴有震颤，而肺动脉瓣区第二心音减轻或听不见；X线胸片示肺野清晰，肺纹稀少，可资鉴别。超声可排除诊断。

3. 原发性肺动脉高压：其体征和心电图表现，与本病颇为相似；X线检查亦可发现肺动脉总干弧凸出，肺门血管影增粗，右心室和右心房增大；但肺野不充血或反而清晰，可资鉴别。右心导管检查可明确诊断。

【治疗方案】

患者主要应接受手术治疗，或者行介入封堵治疗。房间隔缺损自然闭合：4mm以下且4岁以内有一定概率可以闭合。

手术指征：

1. 传统认为4～5岁为最佳手术年龄。

2. 现观点体肺分流大于1∶1.5，直径大于5～6mm，2岁时手术。

3. 反复肺炎，心力衰竭，分流量大者（1∶2），可早期手术。

4. 如出现艾森曼格（Eisenmenger）综合征（严重的肺动脉高压，房水平右向左分流），则为手术禁忌证。

【临床经验】

（一）观察病情方面

1. 一般症状不是很明显，体格检查胸骨左缘第2～3肋间Ⅱ级吹风样收缩期杂音，典型的体征会出现第二心音分裂，P_2亢进。

2. 心脏超声是明确诊断的辅助检查。

（二）诊断方面

有典型的心脏杂音，辅助超声检查可明确诊断。

（三）治疗方面

1. 手术治疗为主，有些可采用介入封堵治疗。

2. 房间隔缺损治疗常规在低温体外循环下进行直视修补。部分缺损可直接缝合，巨大房间隔缺损需用人造补片或自体心包片修补。

（四）医患沟通方面

1. 房间隔缺损术后有可能仍存在心脏杂音，这和房间隔缺损产生的机制有关。

2. 房间隔缺损术后出现残余分流者，需二次手术治疗。

3. 房间隔缺损术后易出现心律失常，如房性期前收缩，心房颤动等，有的患者会出现房室传导阻滞等。

4. 房间隔缺损术后易出现脑部并发症。

二、室间隔缺损

室间隔缺损是左右心室之间的间隔发育不全而组织缺损，造成血流相通的先天性畸形。室间隔缺损为先心病总数的 20%～30%。室间隔缺损指室间隔在胚胎发育不全，形成异常交通，在心室水平产生左向右分流。

【诊断要点】

（一）临床诊断

1. 临床症状：缺损小，可无症状。缺损大者，症状出现早且明显，以致影响发育。有心悸气喘、乏力和易肺部感染。严重时可发生心力衰竭。有明显肺动脉高压时，可出现发绀，本病易罹患感染性心内膜炎。

2. 体格检查：典型体征为胸骨左缘 3～4 肋间有 Ⅱ～Ⅲ 级粗糙收缩期杂音，向心前区传导，伴收缩期细震颤。有时会出现肺动脉瓣第二音亢进。

（三）辅助检查

1. 心脏超声：左心房、左、右心室内径增大，室间隔回音有连续中断；多普勒超声：由缺损右室面向缺孔和左室面追踪可深测到最大湍流。

2. 胸片：中度以上缺损心影轻度到中度扩大，左心缘向左向下延长，肺动脉圆锥隆出，发展成严重肺动脉高压时肺门血管影增强而外周血管影稀疏感消失。

3. 心电图：缺损小示正常或电轴左偏。缺损较大，随分流量和肺动脉压力增大而示左心室高电压、肥大或左右心室肥大。

【鉴别诊断】

1. 房间隔缺损：房间隔缺损杂音多位于胸骨左缘第 2 肋间，伴有第二心音分裂，超声可明确诊断。

2. 主动脉-肺动脉间隔缺损：症状、体征与室间隔缺损伴主动脉瓣反流相似，超声心动图及升主动脉造影可作出鉴别。

3. 肺动脉瓣狭窄：可闻及粗糙的收缩期杂音，但是一般位置较高，胸片提示肺血减少，超声可明确诊断。

【治疗方案】

（一）内科治疗

主要防治感染性心内膜炎，肺部感染和心力衰竭。

（二）外科治疗

室缺手术适应证：

1. 无症状，对于室间隔缺损体肺血流小于 1∶1.5 长期随访，手术年龄在 4～5 岁为最佳。

2. 有症状（呼吸道感染，肺炎，喂养困难等）体肺分流大于 1：2，手术年龄 1～2 岁。

3. 对于大室间隔缺损有心力衰竭病史，争取早期手术。

4. 对于干下型室间隔缺损因有造成主动脉瓣脱垂的可能，且无自愈可能，诊断后应尽早手术。

5. 如出现艾森曼格（Eisenmenger）综合征（严重的肺动脉高压，室水平右向左分流），则为手术禁忌证。

【临床经验】

（一）观察病情方面

1. 小缺损：缺损愈小阻力愈大，则自左向右分流量愈小，称之为限制型缺损和分流。

2. 关于室缺自然闭合的可能性：20%～50% 在 5 岁前闭合，小于 0.5cm 膜部缺损自然闭合可能性最大，小型肌部也可能闭合，干下型闭合可能性极小。

3. 典型体征为胸骨左缘 3～4 肋间有Ⅱ～Ⅲ或Ⅲ级以上粗糙收缩期杂音，向心前区传导，伴收缩期细震颤。有时会出现肺动脉瓣第二音亢进。

4. 心脏超声是明确诊断的辅助检查，可以明确室缺的类型，大小，其他心脏情况，如主动脉瓣膜情况，肺动脉压力等。

（二）诊断方面

有典型的心脏杂音，辅助超声检查可明确诊断。

（三）治疗方面

1. 手术治疗为主，介入封堵治疗其并发症较多。

2. 多采用经右心房切开途径，这对膜部缺损显露更佳。高位缺损，则以经肺动脉途径为宜。对边缘有纤维组织的较小缺损，可直接缝合，缺损大于 1cm 者，则用涤纶织片缝补。传导束走经膜部缺损下缘，隔瓣后缺损缝补时容易误伤，应该避开。

（四）医患沟通方面

1. 室间隔缺损手术应注意避免传导束损伤。

2. 室间隔缺损手术注意主动脉瓣情况，预防主动脉瓣损伤及脱垂。

3. 室间隔缺损患者合并感染性心内膜炎的概率约为 0.3%。

三、动脉导管未闭

动脉导管未闭是小儿先天性心脏病常见类型之一，占先天性心脏病发病总数的 5%～10%，胎儿期动脉导管被动开放是血液循环的重要通道，出生后 10～20 小时即发生功能性关闭，多数在出生后 4 周左右动脉导管闭合。出生后由于某种原因造成婴儿时期动脉导管未能闭合，并产生病理生理改变，即称动脉导管未闭。

【诊断要点】

（一）临床症状

1. 动脉导管未闭的症状取决于导管的粗细、分流量的大小、肺血管阻力的高低、患者年龄以及是否合并其他的心内畸形。足月患婴虽导管粗大，需出生后6～8周，待肺血管阻力下降后才出现症状。早产婴儿由于肺小动脉平滑肌较少，血管阻力较早下降，故于第1周即可有症状，往往出现气促、心动过速和急性呼吸困难等。于哺乳时更为明显，且易患感冒以及上呼吸道感染、肺炎等。此后小儿期得到代偿，很少有自觉症状，只是发育欠佳，身材瘦小。有些儿童仅在劳累后易感到疲乏、心悸。未闭导管中等大小患者一般都无症状，直至20多岁剧烈活动后才出现气急、心悸等心功能失代偿症状。肺动脉高压虽然可在2岁以下出现，但明显的肺动脉高压征候大都在年龄较大才表现出头晕、气促、咯血，活动后发绀（多以下半身发绀明显）。若并发亚急性心内膜炎，则有发热、食欲缺乏、出汗等全身症状。心内膜炎在儿童期很少发生，而以青年期多见。

2. 动脉导管未闭分流量大的患者，左侧胸廓略隆起，心尖冲动增强。一般可在胸骨左缘第2、第3肋间扪及局限性震颤，同时可听到响亮的连续性机械样 Ⅲ～Ⅳ级以上心脏杂音，主要向左胸外侧、左锁骨下窝或左颈传导。其舒张期成分的响度随着肺动脉压的升高而递减，严重肺动脉高压时仅留有收缩期杂音，伴随震颤而见减弱，甚至消失。此外分流量大者，在心尖区尚可听到功能性二尖瓣狭窄产生的柔和舒张期Ⅱ级心杂音。肺动脉高压者肺动脉瓣区第二心音亢进，但常被机器样杂音所掩盖而听不到。肺动脉高压而使肺动脉扩张引起关闭不全者尚可在胸骨左缘上方听到肺动脉瓣反流的叹息样心杂音（Graham Steel Murmur）。

3. 血压可以正常，但分流量大的，收缩压往往升高，而舒张压则下降，甚至降至零点，因而出现周围血管体征，如脉压增大、脉搏宏大、颈动脉搏动增强、水冲脉、指甲床或皮肤内有毛细血管搏动现象；并可听到枪击音。这些血管体征均随肺动脉压的上升而减轻，以至消失。

4. 体格检查：胸骨左缘第2肋间偏外侧有响亮的连续性粗糙机械样杂音。向左上颈背部传导。伴有收缩期或连续性细震颤。出现肺动脉高压后，可能仅听到收缩期杂音。肺动脉第二音亢进及分裂。可有周围血管体征，包括：颈动脉搏动增强，水冲脉，毛细血管搏动，枪击音和杜柔双重音等。

（二）辅助检查

1. 心脏超声：二维超声心动图可以直接探查到未闭合的动脉导管，多普勒在动脉导管处可探测到典型的收缩期与舒张期连续性湍流频谱。

2. 胸片：X线检查动脉导管细者心血管影可正常。大分流量者心胸比率增大，左心室增大，心尖向下扩张，左心房亦轻度增大。肺血增多，肺动脉段突出，肺门血管影增粗。典型患者有漏斗征。

3. 心电图：分流量大者可有不同程度的左心室肥大、偶有左心房肥大，肺动脉压力显著增高，左、右心室肥厚。

4. 心导管检查：肺动脉血含氧量如高于右心室 $0.6\%\sim1\%$ 以上，提示肺动脉有自左向右分流，血含氧量差异越大，分流量越大，并可计算出分流量。肺动脉压可以正常，或有不同程度的升高。如心导管通过导管进入降主动脉至横膈水平，更能明确诊断。

5. 升主动脉造影检查：左侧位连续摄片示升主动脉和主动脉弓部增宽，降主动脉削狭，峡部内缘突出，造影剂经此处分流入肺动脉内，并显示出导管的外形、内径和长度。

【鉴别诊断】

1. 高位室间隔缺损合并主动脉瓣脱垂：当高位室间隔缺损较大时往往伴有主动脉瓣脱垂畸形，导致主动脉瓣关闭不全，并引起相应的体征。临床上在胸骨左缘听到双期杂音，舒张期为哈气样，向心尖传导，心脏超声可明确诊断。

2. 主动脉窦瘤破裂：本病在我国并不罕见。临床表现与动脉导管未闭相似，但病程进展迅速，可听到性质相同的连续性心杂音，只是部位和传导方向稍有差异。心脏超声可明确诊断

3. 冠状动脉房室瘘：这种冠状动脉畸形并不多见，可听到与动脉导管未闭相同的连续性杂音伴震颤，但部位较低，且偏向内侧。多普勒彩超能显示动脉瘘口所在和其沟通的房室腔。逆行性升主动脉造影更能显示扩大的病变冠状动脉主支，或分支走向和瘘口。

4. 主动脉-肺动脉间隔缺损：常与动脉导管未闭同时存在，且有相同的连续性杂音和周围血管特征，但杂音部位偏低偏内侧。仔细的超声心动图检查当能发现其分流部位在升主动脉根部。逆行性升主动脉造影更易证实。

5. 冠状动脉开口异位：右冠状动脉起源于肺动脉是比较罕见的先天性心脏病。其心杂音亦为连续性，但较轻，且较表浅。多普勒超声检查有助于鉴别诊断。逆行性升主动脉造影连续摄片显示冠状动脉异常开口和走向以及迂回曲张的侧支循环，当可明确诊断。

【治疗方案】

（一）手术指征

1. 诊断明确，除外禁忌证，原则上都应手术治疗。手术适宜的年龄是 $4\sim5$ 岁。

2. 充血性心力衰竭内科治疗无效者应紧急手术。

3. 有症状的动脉导管未闭者应尽早手术。

4. 动脉导管未闭合并有严重的肺动脉高压，出现右向左分流，禁忌手术。代偿性动脉导管，除非同时矫治其他心脏畸形，不能单纯手术闭合动脉导管。

5. 手术方式，一般经左胸第 4 肋间，作未闭的动脉导管结扎或切断缝合术。对导管粗大、重度肺动脉高压、导管壁有钙化、细菌性导管炎者，可在体

外循环下手术。有些未闭动脉导管可在电视胸腔镜下行导管钳闭术或介入封堵术。

【临床经验】

（一）观察病情方面

1. 差异性发绀：表现为下半身青紫，上肢正常。见于动脉导管未闭，当肺动脉压力超越主动脉压力时，左向右分流中止，发生肺动脉血液逆向分流入主动脉而发生的症状。

2. 典型体征：胸骨左缘第 2 肋间偏外侧有响亮的连续性粗糙机械样杂音。向左上颈背部传导。伴有收缩期或连续性细震颤。出现肺动脉高压后，可能仅听到收缩期杂音。肺动脉第二音亢进及分裂。可有周围血管体征，包括：颈动脉搏动增强，脉压加大，水冲脉，毛细血管搏动，枪击音和杜柔双重音等。

3. 心脏超声是明确诊断的辅助检查。

（二）诊断方面

有典型的心脏杂音，周围血管征，辅助超声检查可明确诊断。

（三）治疗方面

1. 手术治疗：

（1）侧开胸动脉导管结扎。

（2）体外循环直视下缝扎或修补。

（3）介入封堵。

2. 手术后注意血压变化，避免高血压出现。

3. 手术并发症有出血，喉返神经损伤，假性动脉瘤，术后高血压，乳糜胸，动脉导管再通，肺膨胀不全。

4. 动脉导管直径在 1cm 以下，导管壁弹性好，无中度以上肺动脉高压的婴幼儿采用动脉导管结扎手术。

（四）医患沟通方面

1. 手术中游离动脉导管防止大出血。

2. 注意预防喉返神经损伤。

3. 术后注意血压变化。

4. 动脉导管术后有可能残余分流或再通，需二次手术治疗。

第二节　后天性心瓣膜病

一、二尖瓣狭窄

二尖瓣狭窄中绝大多数是风湿热所致的风湿性心肌炎的后遗症。少数为先天性狭窄或老年性瓣膜退行性变。二尖瓣狭窄患者中女性＞男性。正常瓣口面积 4～6cm²。当瓣口面积减小为 1.5～2.0cm² 时为轻度狭窄；1.0～1.5cm² 时为中度狭窄；<1.0cm^2 时为重度狭窄。

【诊断要点】

（一）临床诊断

1. 症状：最早出现的症状为夜间阵发性呼吸困难，严重时端坐呼吸；极重者可产生肺水肿，咳嗽，咳粉红色泡沫样痰，随着病情进展，出现下肢浮肿。

2. 体征：二尖瓣面容，口唇发绀。心前区隆起，心尖部可触及舒张期细震颤，心界于第 3 肋间向左扩大。心尖部第一心音亢进；心尖部可闻及舒张中、晚期隆隆样杂音，呈递增性，以左侧卧位，呼吸末及活动后杂音更明显；肺动脉瓣 P$_2$ 音亢进伴分裂。

（二）辅助检查

1. X 线检查最早的改变是左心缘的左心房弧度明显，左心房扩大，肺动脉主干突出，肺静脉增宽，右前斜位钡剂透视可见扩张的左心房压迫食道。病变严重时，左心房和右心室明显增大，后前位片示心影右缘呈双重阴影，肺门阴影加深，主动脉弓较小。左心室一般不大。

2. 心电图检查轻度二尖瓣狭窄者心电图可正常。特征性的改变为 P 波增宽且呈双峰形，提示左心房增大。合并肺动脉高压时，显示右心室增大，电轴右偏。病程晚期常合并心房颤动。

3. 二维超声心动图上可见二尖瓣前后叶反射增强，变厚，活动幅度减小，开口面积减小。左心房扩大，严重者可以右心房及右心室扩大，及测定 EF 值较正常减低。

4. 右心导管检查右心室，肺动脉及肺毛细血管压力增高，主要是重度肺动脉高压患者判断是否有手术指征。

【鉴别诊断】

1. 风湿热、二尖瓣炎：出现心尖部舒张期杂音，心彩超可鉴别。

2. Austin-Flint 杂音：主动脉瓣重度关闭不全，导致二尖瓣口相对狭窄时出现舒张早期的杂音。

3. 左房黏液瘤：临床症状和体征与二尖瓣狭窄相似，但呈间歇性，随体位而变更。

4. 三尖瓣狭窄：胸骨左缘下端闻及低调的隆隆样舒张期杂音，吸气时因回心血量增加可使杂音增强。

【治疗方案】

（一）内科治疗

1. 代偿期治疗：适当避免过度的体力劳动及剧烈运动，保护心功能；对风湿性心脏病患者应积极预防风湿活动与感染性心内膜炎。

2. 失代偿期治疗：出现临床症状者，应口服利尿剂并限制钠盐摄入。右心衰竭明显或出现快速心房颤动时，用洋地黄类制剂可缓解症状，控制心室率。对长期心力衰竭伴心房颤动者可采用抗凝治疗，以预防血栓形成和动脉栓塞的发生。

（二）外科治疗

1. 二尖瓣置换手术手术适应证：

（1）有或无症状，二尖瓣重度狭窄的患者。

（2）有症状，二尖瓣中度狭窄的患者，超声证实有左心房血栓，或经内科正规治疗心脏中度以上增大的患者。

（3）无症状，中度以上狭窄的患者如左心房增大且合并心房颤动。

2. 机械瓣膜适用于：年轻或中年患者，有心房颤动和/或左心房血栓，需要终生接受抗凝治疗的患者。

3. 生物瓣膜适用于：希望怀孕的育龄期妇女；不适宜抗凝或对抗凝有禁忌的患者；年龄大于60～65岁的患者。

【临床经验】

1. 行二尖瓣机械瓣置换手术，需终生华法林抗凝治疗，监测 PT 及 PT-INR。一般 INR 维持在 1.8～2.5 之间。二尖瓣生物瓣置换手术，需华法林抗凝3～6个月。但合并心房颤动者需长期应用华法林。

2. 二尖瓣中-重度狭窄患者应慎用洋地黄类药物。

3. 心脏明显扩大，心室重构严重的患者应长期应用 ACEI 类药物和 β-受体阻滞剂。术后早期需要控制液体的入量，以减轻心室负荷，多数情况下需要静脉应用正性肌力药物辅助。

二、二尖瓣关闭不全

二尖瓣关闭不全二尖瓣包括四个部分：瓣叶，瓣环，腱索和乳头肌，其中任何一个发生结构异常或功能失调，均可导致二尖瓣关闭不全。风湿性心脏病、二尖瓣脱垂、冠心病、腱索断裂、二尖瓣环和瓣下部钙化、感染性心内膜炎、左室显著扩大 、其他少见先天性畸形、系统性红斑狼疮、类风湿性关节炎、肥厚型梗阻性心肌病、心内膜心肌纤维化和左房黏液瘤等。

【诊断要点】

（一）临床诊断

1. 症状：通常情况下，从初次风湿性心脏炎到出现明显二尖瓣关闭不全的症状可长达20年；一旦发生心力衰竭，则进展迅速。

（1）轻度二尖瓣关闭不全者可无明显症状或仅有轻度不适感。

（2）严重二尖瓣关闭不全的常见症状有：劳动性呼吸困难，疲乏，端坐呼吸等，活动耐力显著下降。咯血和栓塞较少见。

（3）晚期右心衰时可出现肝脏淤血肿大，有触痛，下肢水肿，胸腔积液或腹腔积液。急性者可很快发生急性左心衰或肺水肿。

2. 体征：

（1）心脏听诊：心尖区全收缩期吹风样杂音，响度在 3/6 级以上，多向左腋传播，肺动脉高压时，肺动脉瓣区第二心音亢进。

（2）其他体征：动脉血压正常而脉搏较细小。心界向左下扩大，心尖区此刻触及局限性收缩期抬举样搏动，说明左心室肥厚和扩大。肺动脉高压和右心衰竭时，可有颈静脉怒张，肝脏肿大，下肢浮肿。

（二）辅助检查

1. X 线检查：轻度二尖瓣关闭不全者，可无明显异常发现。严重者左心房和左心室明显增大，明显增大的左心房可推移和压迫食管。肺动脉高压或右心衰竭时，右心室增大。可见肺静脉淤血，肺间质水肿。常有二尖瓣叶和瓣环的钙化。左心室造影可对二尖瓣反流进行定量。

2. 心电图检查：轻度二尖瓣关闭不全者心电图可正常。严重者可有左心室肥大和劳损；肺动脉高压时可出现右心室肥大的表现。慢性二尖瓣关闭不全伴左心房增大者多有心房颤动。窦性心律者 P 波增宽且呈双峰形，提示左心房增大。

3. 超声心动图检查：是检测和定量二尖瓣反流的最准确的无创性诊断方法，二维超声心动图上可见二尖瓣前后叶反射增强，变厚，瓣口在收缩期关闭对合不佳；腱索断裂时，二尖瓣可呈连枷样改变。

4. 右心导管检查：右心室，肺动脉及肺毛细血管压力增高，肺循环阻力增大，左心导管检查左心房压力增高，压力曲线 v 波显著，而心排血量减低。

【鉴别诊断】

二尖瓣关闭不全的杂音应与下列情况的心尖区收缩期杂音鉴别：

1. 相对性二尖瓣关闭不全：可发生于高血压性心脏病，各种原因的引起的主动脉瓣关闭不全或心肌炎，扩张型心肌病，贫血性心脏病等。由于左心室或二尖瓣环明显扩大，造成二尖瓣相对关闭不全而出现心尖区收缩期杂音。

2. 功能性心尖区收缩期杂音：半数左右的正常儿童和青少年可听到心前区收缩期杂音，响度在 1~2/6 级，短促，性质柔和，不掩盖第一心音，无心房和心室的扩大。亦可见于发热，贫血，甲状腺功能亢进等高动力循环状态，原因消除后杂音即消失。

3. 室间隔缺损：可在胸骨左缘第 3~4 肋间闻及粗糙的全收缩期杂音，常伴有收缩期震颤，杂音向心尖区传导，心尖冲动呈抬举样。心电图及 X 线检查表现为左右心室增大。超声心动图显示心室间隔连续中断，声学造影可证实心室水平左向右分流存在。

4. 三尖瓣关闭不全：胸骨左缘下端闻及局限性吹风样的全收缩杂音，吸气时因回心血量增加可使杂音增强，呼气时减弱。肺动脉高压时，肺动脉瓣第二心音亢进，颈静脉 v 波增大。可有肝脏搏动，肿大。心电图和 X 线检查可见右心室肥大。超声心动图可明确诊断。

5. 主动脉瓣狭窄：心底部主动脉瓣区或心尖区可听到响亮粗糙的收缩期杂音，向颈部传导，伴有收缩期震颤。可有收缩早期喀喇音，心尖搏动呈抬举样。心电图和 X 线检查可见左心室肥厚和扩大。超声心动图可明确诊断。

【治疗方案】

（一）一般治疗

适当避免过度的体力劳动及剧烈运动，限制钠盐摄入，保护心功能；对风心病积极预防链球菌感染与风湿活动以及感染性心内膜炎；适当使用利尿剂；血管扩张剂，特别是减轻后负荷的血管扩张剂，通过降低左心室射血阻力，可减少反流量，增加心排血量。

（二）外科治疗

1. 手术指征：①急性二尖瓣关闭不全。②心功能Ⅲ～Ⅳ级，经内科积极治疗后。③无明显临床症状或心功能在Ⅱ级或Ⅱ级以下，辅助检查表明心脏进行性增大，左心室射血分数下降。超声心动图检查左心室扩大的患者，射血分数≤50％ 时即应尽早手术治疗。

2. 手术种类：

（1）瓣膜修复术：能最大限度地保存天然瓣膜。适用于二尖瓣脱垂；腱索过长或断裂；风湿性二尖瓣病变局限，感染性心内膜炎二尖瓣赘生物或穿孔病变局限，前叶无或仅轻微损害者。

（2）人工瓣膜置换术：置换的瓣膜有机械瓣和生物瓣。①机械瓣需终身抗凝治疗，口服华法林，监测 PT，INR。②生物瓣其优点为发生血栓栓塞率低，不需终身抗凝和具有与天然瓣相仿的中心血流，但不如机械瓣耐用。容易发生钙化性变而破损。③年轻患者和有心房颤动或血栓栓塞高危需抗凝治疗者，宜选用机械瓣。对于有出血倾向或抗凝禁忌者，以及年轻女性，换瓣术后拟妊娠生育，宜用生物瓣。

【临床经验】

（一）诊断方面

1. 二尖瓣关闭不全患者一般早期无临床症状，多以体力下降为主，常规体检发现典型的心脏杂音及心脏超声明确诊断。

2. 二尖瓣关闭不全患者的 EF 值一般比实际患者的心排血量要高，所以在重症患者手术时应注意。

3. 二尖瓣关闭不全的患者修复围手术期死亡率为 0.8％，二尖瓣置换手术死亡率为 1.8％。

4. 急性二尖瓣腱锁断裂，可能会出现胸痛症状，如不是冠心病，急性心肌梗死造成的乳头肌坏死，一般和心绞痛无关，具体原因不明。

5. 大于 45 岁以上行瓣膜置换手术，需常规行冠脉造影检查，排除冠脉病变。

（二）医患沟通

1. 瓣膜置换手术机械瓣需要华法林长期抗凝，生物瓣抗凝 3～6 个月。维持 INR 在 1.8～2.5 之间。

2. 二尖瓣患者合并房颤有一定概率会造成脑栓塞及其他动脉栓塞。

3. 二尖瓣成形手术有时会有血尿，瓣膜狭窄，中-重度以上反流，必要时需要二次手术。

三、主动脉瓣狭窄

主动脉瓣狭窄指由于先天性或后天性因素致主动脉瓣病变导致其在收缩期不能完全开放。正常主动脉瓣口面积超过 $3.0cm^2$。当瓣口面积减小为 $1.5cm^2$ 时为轻度狭窄；$1.0～1.5cm^2$ 时为中度狭窄；$<1.0cm^2$ 时为重度狭窄。

【诊断要点】

由于左心室代偿能力较大，即使存在较明显的主动脉瓣狭窄，相当长的时间内，患者可无明显症状，直至瓣口面积小于 $1cm^2$ 才出现临床症状。

（一）症状

1. 劳动力呼吸困难：随着病程发展，日常活动即可出现呼吸困难，以及端坐呼吸，当有劳累，情绪激动，呼吸道感染等诱因时，可诱发急性肺水肿。

2. 心绞痛：1/3 的患者可有劳力性心绞痛。

（1）心肌肥厚，导致心肌氧耗量增加。

（2）心肌收缩增加使冠血流的储备力下降。

（3）左心室舒张期顺应性下降，舒张期末压力升高，增加冠脉灌注阻力，导致冠脉灌注减少，心内膜下心肌缺血尤著。

3. 劳力性晕厥：轻者为黑矇，可为首发症状。多在体力活动中或其后立即发作。

4. 其他症状：主动脉瓣狭窄晚期可出现心排血量降低的各种表现：明显的疲乏，虚弱，周围性发绀。亦可出现左心衰竭的表现：端坐呼吸，阵发性夜间呼吸困难和肺水肿。严重肺动脉高压后右心衰竭：体静脉高压，肝脏肿大，心房颤动，三尖瓣反流等。

（二）体征

1. 心脏听诊：胸骨右缘第 2 肋间可听到粗糙、响亮的喷射性收缩期杂音，呈先递增后递减的菱形，杂音向颈动脉及锁骨下动脉传导，通常杂音越长，收缩高峰出现越早，主动脉瓣狭窄越严重。肺动脉第二心音亢进。

2. 其他体征：胸骨右缘可触及震颤，脉搏平而弱，严重狭窄时由于心排血量减低，收缩压降低，脉压减小。

（三）辅助检查

1. X 线检查：左心缘圆隆，心影不大。常见主动脉狭窄后扩张和主动脉钙化。左心房增大，肺动脉主干突出，肺静脉增宽以及肺淤血的征象。

2. 心电图检查：轻度主动脉瓣狭窄者心电图可正常。严重者心电图左心室肥厚与劳损。ST 段压低和 T 波倒置的加重提示心室肥厚在进展。

3. 超声心动图检查：M 型超声可见主动脉瓣变厚，活动幅度减小，瓣叶反射光点增强提示瓣膜钙化。主动脉根部扩张，左心室后壁和室间隔对称性肥厚。二维超声心动图上可见主动脉瓣收缩期呈向心性弯形运动，并能明确是否为先天性瓣膜畸形。多普勒超声显示缓慢而渐减的血流通过主动脉瓣，并可计算最大跨瓣压力阶差。

4. 左心导管检查：可直接测定左心房，左心室和主动脉的压力。欲区别主动脉瓣狭窄是否合并存在冠状动脉病变者，应同时行冠脉造影。

【鉴别诊断】

发现心底部主动脉瓣区喷射性收缩期杂音，即可诊断主动脉瓣狭窄，超声心动图检查可明确诊断。临床上主动脉瓣狭窄应与下列情况的主动脉瓣区收缩期杂音鉴别：

1. 肥厚梗阻型心肌病：亦称为特发性肥厚性主动脉瓣下狭窄（IHSS），胸骨左缘第 4 肋间可闻及收缩期杂音，收缩期喀喇音罕见，主动脉区第二心音正常。超声心动图可排除诊断。

2. 主动脉扩张：见于各种原因如高血压，梅毒所致的主动脉扩张。可在胸骨右缘第 2 肋间闻及短促的收缩期杂音，主动脉区第二心音正常或亢进，无第二心音分裂。超声心动图可明确诊断。

3. 肺动脉瓣狭窄：可于胸骨左缘第 2 肋间闻及粗糙响亮的收缩期杂音，常伴收缩期喀喇音，肺动脉瓣区第二心音减弱并分裂，主动脉瓣区第二心音正常，右心室肥厚增大，肺动脉主干呈狭窄后扩张。

4. 三尖瓣关闭不全：胸骨左缘下端闻及高调的全收缩期杂音，吸气时回心血量增加可使杂音增强，呼气时减弱。颈静脉搏动，肝脏肿大。右心房和右心室明显扩大。超声心动图可证实诊断。

【治疗方案】

（一）内科治疗

适当避免过度的体力劳动及剧烈运动，预防感染性心内膜炎，定期随访和复查超声心动图。对有心力衰竭的患者，应控制心力衰竭使用利尿药时应注意防止血容量不足；硝酸酯类可缓解心绞痛症状。

（二）手术治疗——人工瓣膜替换术

治疗的关键是解除主动脉瓣狭窄，降低跨瓣压力阶差。指征为：①重度主动脉瓣狭窄。②无症状，但跨瓣压差>6.67kPa。③没有症状或症状轻微，如狭窄明显，跨瓣压差>10.0kPa，也应手术。④左心室明显严重及有肺静脉高压或右心衰应尽快手术。明显主动脉瓣狭窄合并冠状动脉病变时，宜同时施行主动脉瓣人工瓣膜替换术和冠状动脉旁路移植术。

【临床经验】

（一）诊断方面

1. 主动脉瓣重度狭窄患者常见的症状为心绞痛，晕厥，充血性心力衰竭。

2. 年轻的主动脉瓣狭窄患者，应测量上、下肢血压，排除主动脉弓缩窄。

3. 冠状动脉造影条件：年龄大于 50 岁，年龄 40～50 岁，有胸痛或其他心肌缺血症状，或有冠心病高危因素。

4. 中重度主动脉狭窄患者应慎用扩血管，β受体阻滞药等药物。

（二）医患沟通方面

1. 主动脉瓣狭窄患者一旦出现心绞痛，晕厥，充血性心力衰竭。病情发展极快，非手术治疗患者生存期小于 2~3 年。

2. 中-重主动脉瓣狭窄患者有概率出现猝死。

3. 主动脉瓣替换手术死亡率 1%～2%。

4. 主动脉根部内径小，可以选择使用特殊瓣膜如 19 号 HP 瓣，如果患者体重过大，有可能会出现跨瓣压差，影响心功能。

5. 有些患者会出现主动脉窄后扩张，必要时需要行 Bentall 手术或主动脉成形手术。

四、主动脉瓣关闭不全

主动脉瓣关闭不全可因主动脉瓣和瓣环，以及升主动脉的病变造成，男性患者多见，约占 75%；女性患者多同时伴有二尖瓣病变。慢性发病者中，由于风湿热造成的瓣叶损害所引起者最多见，占全部主动脉瓣关闭不全患者的 2/3。

【诊断要点】

（一）临床表现

1. 症状：通常情况下，主动脉瓣关闭不全患者在较长时间内无症状，即使明显主动脉瓣关闭不全者到出现明显的症状可长达 10～15 年；一旦发生心力衰竭，则进展迅速。

（1）心悸、呼吸困难、胸痛、心悸及其他症状如疲乏，活动耐力显著下降。晚期右心衰竭时可出现肝脏淤血肿大，有触痛，踝部水肿，胸腔积液或腹腔积液。

（2）急性主动脉瓣关闭不全时，可能发生急性左心衰竭或出现肺水肿。

2. 体征：

（1）心脏听诊：胸骨左缘第 3 肋间主动脉瓣区舒张期杂音，为一高调递减型哈气样杂音，坐位前倾呼气末时明显。心尖区常可闻及柔和、低调的舒张中期杂音，即 Austin-Flint 杂音。此乃由于主动脉瓣大量反流，冲击二尖瓣前叶，妨碍其开启并使其震动，引起相对性二尖瓣狭窄。

（2）收缩压正常或稍高，舒张压明显降低，脉压明显增大。可出现周围血管体征：水冲脉，毛细血管搏动征，股动脉枪击音，股动脉收缩期和舒张期双重杂音。肺动脉高压和右心衰竭时，可见颈静脉怒张，肝脏肿大，下肢水肿。

（二）辅助检查

1. X线检查：左心室明显增大，升主动脉和主动脉结扩张，呈"主动脉型心脏"。

2. 心电图检查：轻度主动脉瓣关闭不全者心电图可正常。严重者可有左心室肥大和劳损，电轴左偏。

3. 超声心动图检查：可见主动脉瓣增厚，舒张期关闭对合不佳；多普勒超声显示主动脉瓣下方舒张期涡流，对检测主动脉瓣反流非常敏感，

【鉴别诊断】

1. 肺动脉瓣关闭不全：本病常为肺动脉高压所致。此时颈动脉搏动正常，肺动脉瓣区第二心音亢进。心电图示右心房和右心室肥大。杂音方面二者性质不同。

2. 主动脉窦瘤破裂：本病的破裂常破入右心，在胸骨左下缘有持续性杂音，但有时杂音呈来往性与主动脉瓣关闭不全同时有收缩期杂音者相似，但有突发性胸痛，进行性右心衰，主动脉造影及超声心动图检查可确诊。

3. 冠状动静脉瘘：多引起连续性杂音，但也可在主动脉瓣区听到舒张期杂音，或其杂音的舒张期成分较响。但心电图及X线检查多正常，主动脉造影可见主动脉与冠状静脉窦、右心房、室或肺动脉总干之间有交通。

【治疗方案】

（一）内科治疗

避免过度的体力劳动及剧烈运动，限制钠盐摄入，使用洋地黄类药物，利尿剂以及血管扩张剂，特别是血管紧张素转化酶抑制剂，有助于防止心功能的恶化。

（二）手术治疗

1. 手术指征：

（1）无症状伴左心室功能正常的患者。①对轻中度主动脉瓣关闭不全患者，左心收缩末径<45～50mm。定期复查。②重度主动脉瓣关闭不全，左心收缩末径>55mm，为明确手术指征。

（2）无症状伴左心室功能障碍的患者FE<50%，左心室扩张患者，有手术指征。

（3）有症状伴左心室功能正常的患者左心收缩末径>55mm，舒张末径>75mm为明确手术指征。

（4）有症状伴左心室功能障碍，EF<25%，左心室收缩末径>60mm，手术风险大，疗效差。

2. 瓣膜修复术：较少用，通常不能完全消除主动脉瓣反流。仅适用于感染性心内膜炎主动脉瓣赘生物或穿孔；主动脉瓣与其瓣环撕裂。由于升主动脉动脉瘤使瓣环扩张所致的主动脉瓣关闭不全，可行瓣环紧缩成型术。

3. 人工瓣膜置换术：风湿性和绝大多数其他病因引起的主动脉瓣关闭不全均宜施行瓣膜置换术。机械瓣和生物瓣均可使用。手术危险性和后期死亡率取决于主动脉瓣关闭不全的发展阶段以及手术时的心功能状态。

【临床经验】

（一）诊断方面

1. 主动脉瓣关闭不全患者有外周血管征如水冲脉，毛细血管搏动征，股动脉枪击音，股动脉收缩期和舒张期双重杂音，以及头部随心搏频率的上下摆动。

2. 诊断上根据临床症状，典型体征脉压增大，胸骨左缘第 3 肋间舒张期叹气样杂音，外周血管征及超声结果明确诊断。

3. 手术治疗时要注意主动脉根部内径，升主动脉直径，有些患者合并升主动脉瘤样扩张，手术需要行 Bentall 手术。

4. 本病的主要并发症有低心排血量综合征、瓣周漏、心力衰竭、栓塞、室性心律失常、急性肾衰竭等。

（二）医患沟通方面

1. 主动脉瓣关闭不全一般病情进展缓慢，一旦出现临床症状，病情发展很快。

2. 围手术期死亡率为 2%，手术后早期的主要死亡原因为室性心律失常，左心室功能不全，肾衰竭或多脏器功能衰竭。

第三节　冠状动脉粥样硬化性心脏病

冠状动脉粥样硬化性心脏病简称冠心病，是由于冠状动脉功能性或器质性病变导致冠脉供血和心肌需求之间不平衡所致的心肌损害，又称缺血性心脏病。冠心病最常见的原因是动脉粥样硬化，约占 90%。指冠状动脉粥样硬化使血管腔狭窄或阻塞，和/或因冠状动脉功能性改变（痉挛）导致心肌缺血、缺氧或坏死而引起的心脏病，本病发病率男性高于女性。

【诊断要点】

（一）危险因素

对冠状动脉粥样硬化性心脏病进行的大量流行病学研究表明，以下因素与冠心病发病密切相关，这些因素被称之为冠心病易患因素（也称之为危险因素）：

1. 年龄：本病多见于 40 岁以上的人，动脉粥样硬化的发生可始于儿童，而冠心病的发病率随年龄增加而增加。

2. 性别：男性较多见，男女发病率的比例约为2∶1。因为雌激素有抗动脉粥样硬化作用，故女性在绝经期后发病率迅速增加。

3. 家族史：有冠心病、糖尿病、高血压、高脂血症家族史者，冠心病的发病率增加。个体类型：A型性格者（争强好胜、竞争性强）有较高的冠心病患病率，精神过度紧张者也易患病。可能与体内儿茶酚胺类物质浓度长期过高有关。

4. 吸烟：是冠心病的重要危险因素。吸烟者冠心病的患病率比不吸烟者高5倍，且与吸烟量成正比。吸烟者血中一氧化碳血红蛋白增高，烟中尼古丁收缩血管，以致动脉壁缺氧而造成动脉损伤。

5. 高血压：是冠心病的重要危险因素。高血压患者患冠心病者是血压正常者的4倍，冠心病患者中60％～70％患有高血压，动脉压增高时的切应力和侧壁压力改变造成血管内膜损伤，同时血压升高促使血浆脂质渗入血管内膜细胞，因此引起血小板聚积和平滑肌细胞增生，发生动脉粥样硬化。

6. 高脂血症：高胆固醇血症是冠心病的重要危险因素，高胆固醇血症（总胆固醇＞6.76mmol/L，低密度脂蛋白胆固醇＞4.42mmol/L）者较正常者（总胆固醇＜5.2mmol/L）冠心病的危险性增加5倍。近年的研究表明，高甘油三酯血症也是冠心病的独立危险因素。高密度脂蛋白对冠心病有保护作用，其值降低者易患冠心病，高密度脂蛋白胆固醇与总胆固醇之比＜0.15是冠状动脉粥样硬化有价值的预报指标。最近的研究发现血清α-脂蛋白［Lp（α）］浓度升高（＞0.3g/L）也是冠心病的独立危险因素。

7. 糖尿病：是冠心病的重要危险因素。糖尿病患者发生冠心病的危险性比正常人高2倍；女性糖尿病患者发生冠心病的危险性比男性患者高3倍，且易发生心力衰竭、卒中和死亡。高血糖时血中糖基化的低密度脂蛋白增高，使经低密度脂蛋白受体途径的降解代谢受抑制；同时高血糖也使血管内膜受损，加之糖尿病常伴脂质代谢异常，故糖尿病者易患冠心病。

8. 肥胖和运动量过少：①标准体重（kg）＝身高（cm）－105（或110）。②体重指数＝体重(kg)/身高^2(m^2)。超过标准体重20％或体重指数＞24者称肥胖症。肥胖虽不如高血压、高脂血症、糖尿病那么重要，但肥胖可通过促进这三项因素的发生发展而间接影响冠心病。运动能调节和改善血管内皮功能，促使已患冠心病患者其冠脉侧支循环的建立，运动量少易致肥胖，因此应充分认识到治疗肥胖症的紧迫性和增加运动量的重要性。

9. 其他：

(1) 饮酒：长期大量饮高度白酒对心脏、血管、肝脏等脏器的功能有损伤作用，可招致酒精性心肌病、肝硬化、高血压的发生；而适量饮低度数的有色酒（例如葡萄酒）可降低冠心病的危险性，因为饮酒可使高密度脂蛋白浓度增高。

(2) 口服避孕药：长期口服避孕药可使血压升高、血脂增高糖耐量异常，同时改变凝血机制增加血栓形成机会。

(3) 饮食习惯：进食高热量、高动物脂肪、高胆固醇、高糖饮食易患冠心病，其他还有微量元素的摄入量的改变等。

（二）临床症状

1. 典型的症状为劳力型心绞痛，在活动或情绪激动时出现心前区压榨性疼痛，部分患者向左肩部和/或左上臂部放射，一般持续5～10分钟，休息或含服硝酸甘油等药物可缓解。部分伴有胸闷或以胸闷为主，严重者疼痛较重，持续时间延长，休息或睡眠时也可以发作。病史提问要注意诱因、疼痛的部位、持续时间、有无放射、伴随症状及缓解方式。

2. 一般早期无明确的阳性体征，较重者可有心界向左下扩大，第一心音减弱，有心律失常时可闻及期前收缩、心房纤颤等，合并心力衰竭时两下肺可闻及湿啰音，心尖部可闻及奔马律等。

（三）辅助检查

1. 实验室检查：冠心病的生化学检查根据不同的临床类型而不同。一般有：

（1）血清高脂蛋白血症的表现（胆固醇、三酰甘油、LDL-C 增高）；血糖增高等。

（2）如出现心肌梗死可出现血清心肌酶检查的异常（肌酸激酶、乳酸脱氢酶谷氨酸草酰乙酸转氨酶增高；尤其 CK-MB 增高；LDH1/LDH2＞1 等）有诊断价值。

（3）心肌梗死时血清肌红蛋白、肌钙蛋白都可增高。

2. 心电图：反映心脏的电活动，在临床对冠心病出现的心律失常、心肌缺血、心肌梗死（病变的定位、范围、深度等）诊断有较高的敏感性和重要的诊断意义。

3. 动态心电图（DCG）：由于 DCG 可连续记录 24 小时患者在日常生活中的心电图而不受体位的影响，因此它能够捕捉患者常规心电图不能记录到的短暂心律失常和一过性心肌缺血。对无症状心肌缺血、心绞痛、心律失常的诊断及评价药物疗效具有重要作用。

4. 心电图运动试验：此试验是通过运动增加心脏的负荷，使心脏耗氧量增加。当运动达到一定负荷时，冠状动脉狭窄患者的心肌血流量不随运动量而增加，即出现心肌缺血，在心电图上出现相应的改变。对无症状性心肌缺血的诊断有意义。

5. X线胸片：可显示继发于心肌缺血和/或心肌梗死的肺淤血、肺水肿和心脏-左室增大，及对病情判断和预后评估有重要意义，对某些并发症如心室壁瘤、室间隔穿孔（破裂）以及乳头肌功能失调或断裂诊断也有一定的帮助。

6. 冠状动脉造影（含左室造影）：目前仍是诊断冠心病，选择冠心病患者手术和介入治疗适应证的可靠方法。使用按冠脉解剖构型的导管，经外周动脉将导管插入并送至冠状动脉开口，把造影剂直接注入左、右冠状动脉显示冠脉及其分支的解剖形态、病变部位和病变程度。

7. 心脏 CT、磁共振成像（MRI）：多层螺旋 CT 及 MRI 是无创的检查技术，对冠状狭窄（＞50％）和冠状动脉旁路移植术后（CABG）桥血管阻塞的诊断、冠脉狭窄介入治疗适应证的选择以及介入和手术治疗后的随访及其疗效的观察都有初步的和良好的价值。

8. 超声心动图：是诊断冠心病不可缺少的手段，它以简便、无创、重复性好而广泛应用于临床诊断、术中观察、术后及药物治疗评价等方面。

9. 核素显像：核素心肌灌注显像是筛选冠状动脉造影最有价值的无创性手段。负荷心肌灌注显像阴性基本可排除冠脉病变。单纯心肌缺血，在负荷心肌显像图可见到沿冠脉分布的心肌节段有明显的放射性稀疏（减低）或缺损区，在静息显像图上，该局部有放射性填充，证明此心肌节段为缺血性改变，此类患者应行冠状动脉造影，明确冠脉狭窄的部位、确定治疗方案。此外此检查方法对心肌梗死（简称"心梗"）、心梗以后是否合并室壁瘤的诊断；评估存活心肌、评价血管重建术的疗效和冠心患者预后等也是一项重要的检查手段。

【鉴别诊断】

冠心病的临床表现比较复杂，故需要鉴别的疾病较多。

1. 心绞痛型冠心病要与食管疾病（反流性食管炎、食管裂孔疝、弥漫性食管痉挛）；肺、纵隔疾病（肺栓塞自发性气胸及纵隔气肿）及胆绞痛、神经、肌肉和骨骼疾病等鉴别。

2. 心肌梗死型冠心病要与主动脉夹层、不稳定心绞痛、肺栓塞、急性心包炎急腹症、食管破裂等疾病鉴别。

【治疗方案】

（一）内科治疗

1. 可选用钙拮抗药，硝酸酯类药物，转换酶抑制药进行治疗，心率较快者可选用β受体阻滞药，以缓释剂为好。可加用肠溶阿司匹林100mg/d，应该注意对冠心病危险因素的治疗如降压治疗、调脂治疗、治疗糖尿病、戒烟、禁酒等。

2. 合并心力衰竭及心律失常时需加用纠正心力衰竭及抗心律失常的治疗，必要时可行冠心病的介入治疗（PTCA＋支架术）。

（二）外科治疗

严重者可考虑进行外科搭桥手术。冠状动脉旁路移植术分体外循环下冠脉旁路移植术和非体外循环下冠脉旁路移植术。手术指征：只要为冠脉三支病变70％以上，左主干病变50％以上，药物及支架无法治疗的单支及双支病变，需要同时行其他心脏手术的冠脉病变，如二尖瓣置换，主动脉瓣置换等。

【临床经验】

（一）诊断方面

1. 吸烟，高血压，糖尿病，高脂血症是最主要的冠心病危险因素。任何时候戒烟，控制血糖，血压，血脂对患者都是有益的。

2. 血脂正常的患者也应口服降脂药物，不但可以延缓冠脉粥样硬化的发展，而且可以稳定粥样斑块，减少粥样斑块的破裂引起的急性冠脉综合征的发生。

3. 常温不停跳冠状动脉旁路移植术（OPCAB）可以减少手术并发症，手术的死亡率低于体外循环下冠脉旁路移植术。

（二）医患沟通方面

1. 冠脉旁路移植手术不是根治手术，手术后冠脉血管及移植血管仍会继续病变，有可能需要2次，3次以上搭桥，文献报道：以左乳内动脉为移植血管10年通畅率为90％，大隐静脉为移植血管10年通畅率为50％～70％。

2. 冠脉旁路移植手术有可能于体外循环下完成也可以在非体外循环下完成，患者可先采用非体外循环下冠脉旁路移植手术，如术中患者病变严重，无法耐受非体外循环则改为体外循环下冠脉旁路移植术。

3. 冠脉旁路移植手术术后并发症有大出血，肺部病变无法脱离呼吸机，脑部并发症，围手术期急性心肌梗死等。

4. 冠脉旁路移植手术要密切注意患者的循环变化，心电图变化，监测激活凝血时间（ACT），根据ACT及患者临床表现给予抗凝治疗。

第四节　心包疾病

慢性缩窄性心包炎是由于心包的慢性炎症性病变所致心包增厚、粘连，甚至钙化，使心脏的舒张功能受限，心排血量下降，静脉系统淤血，造成全身血液循环障碍的疾病。病因：过去慢性缩窄性心包炎多数由结核性心包炎所导致；目前由于结核病得以控制，慢性缩窄性心包炎病例明显减少，大多数患者病因不明，即使将切除的心包做病理检查和细菌学检查，也难明确致病原因。此外，化脓性心包炎、心包积血等也可导致慢性缩窄性心包炎，但病例数较少。

【诊断要点】

（一）临床诊断

1. 临床表现主要是重度右心功能不全的表现。常见的症状为易倦、乏力、咳嗽、气促、腹部饱胀、胃纳不佳和消化功能失常等。气促常发生于劳累后，但如有大量胸腔积液或因腹腔积液使膈肌抬高，则静息时亦感气促。肺部明显淤血者，可出现端坐呼吸。

2. 体格检查：颈静脉怒张、肝大、腹水、下肢水肿、心搏动减弱或消失，心浊音界一般不增大。心音遥远。一般心律正常，脉搏细速，有奇脉。收缩压较低，脉压差小，静脉压常升高达1.9～3.9kPa（20～40mmHg）。胸部检查可有一侧或双侧胸膜腔积液征。

（二）辅助检查

1. 实验室检查：白细胞计数一般无明显改变，但可有轻度贫血。红细胞沉降率正常或稍增快。肝功能轻度降低，血清白蛋白减少。

2. 心电图检查：各导联 QRS 波低电压，T 波平坦或倒置。部分患者可有房性心律失常或心房颤动。

3. X 线检查：心影大小接近正常，左右心缘变直，主动脉弓缩小。心脏搏动减弱或消失。在斜位或侧位片上显示心包钙化较为清晰。胸片上还可显示胸膜腔积液。

4. CT 和磁共振检查：可以清楚地显示心包增厚及钙化的程度和部位，亦有助于鉴别诊断。

5. 超声心动图：可显示心包增厚、粘连或积液，心房扩大、心室缩小和心功能减退。

6. 心导管检查：右心房和右心室舒张压升高，右心室压力曲线示收缩压接近正常，舒张早期迅速下倾，再迅速升高，并维持在高平面。肺毛细血管和肺动脉压力均升高。

【鉴别诊断】

缩窄性心包炎需与肝硬化、结核性腹膜炎、充血性心力衰竭和心肌病相鉴别。CT 检查可明确显示心包的增厚钙化程度和范围。少数病例为了明确诊断需要施行心导管检查。

【治疗方案】

（一）治疗原则

1. 结核所致慢性缩窄性心包炎，应先系统抗结核治疗，纠正全身营养状况，待全身情况好转后再行手术治疗。如患者病情进行性加重，则手术不应延迟，但手术风险大。

2. 对慢性缩窄性心包炎，患者全身情况差，且又有重要脏器功能受损或仍伴有感染等合并症，应先行内科治疗待病情稳定后决定是否手术。

（二）手术治疗

心包剥离术。

【临床经验】

1. 手术前需改善患者的营养状况，纠治电解质紊乱、低蛋白血症和贫血，给予低盐饮食和利尿药物。有较大量腹腔积液或胸腔积液者，术前 1～2 天应予抽除，以改善呼吸和循环功能。

2. 可酌情采用正中、左前外或双侧无胸切口。剥离顺序严格按照先左心室流出道，再左心室，然后右心室流出道，右心室，最后剥离上、下腔静脉。先切开左心前区增厚的心包纤维组织，切开脏心包显露心肌后，即可见到心肌向外膨出，搏动有力。然后，沿分界面细心地继续剥离左心室前壁和心尖部的心包，再游离右心室，最后，予以切除。心包切除的范围，两侧达隔神经，上方超越大血管基部，下方到达心包隔面。有些病例的上、下腔静脉入口处形成瘢痕组织环，亦应予以剥离切除。剥离心包时，应避免损破心肌和冠状血管。如钙斑嵌入心肌，难于剥离时，可留下局部钙斑。

3. 手术中要避免麻醉过深，严密监测中心静脉压、动脉压和心电图，控制输血输液，以防缩窄解除后心室过度膨胀，发生急性心力衰竭。

4. 心包剥离后，心脏舒张功能大多立即改善，静脉压下降，静脉血液回流量增多，淤滞在组织内的体液回纳入血循环；动脉压升高，脉压增大。心脏的负担加重，应即时根据情况给予强心、利尿药物。术后要加强对患者的心、肺、肾功能的监测，输液量不宜过多，注意保持水、电解质平衡。对病因为结核者应继续抗结核治疗。

（张继倬　韩　露）

第十九章

腹部损伤

腹部损伤可分为开放性和闭合性两大类；闭合性损伤可能仅局限于腹壁，也可同时兼有内脏损伤。闭合性损伤常系坠落、碰撞、冲击、挤压、拳打脚踢等钝性暴力所致。常见受损内脏在闭合性损伤中依次是脾、肾、小肠、肝、肠系膜等。

【诊断要点】

（一）临床特点

1. 腹部外伤后出现腹痛及恶心、呕吐。腹痛由伤区扩展到全腹，进行性加重。

2. 内出血、失血性休克。主要为腹内实质器官或血管损伤所致。患者表现为面色苍白、皮肤湿冷、脉搏快弱、血压下降。

3. 消化道或泌尿道出血。如呕血、便血、尿血等，主要为空腔器官或泌尿系统损伤所致。

4. 腹部闭合性损伤关键在于诊断有无内脏伤，有下列情况之一者应考虑有腹腔内脏损伤：①早期出现休克征象者（尤其是出血性休克）。②有持续性甚至进行性腹部剧痛伴恶心、呕吐等消化道症状者。③有明显腹膜刺激征者。④有气腹表现者。⑤腹部出现移动性浊音者。⑥有便血、呕血或尿血者。⑦直肠指检发现前壁有压痛或波动感，或指套染血者。

（二）辅助检查

1. 诊断性腹腔穿刺术和腹腔灌洗术：疑有胰腺损伤时，可测定其淀粉酶含量。如果抽到不凝血，提示系实质性器官破裂所致内出血。

2. X线检查：腹腔游离气体为胃肠道破裂的证据。腹膜后积气提示腹膜后十二指肠或结、直肠穿孔。

3. B超检查：主要用于诊断肝、脾、胰、肾的损伤，能根据脏器的形状和大小提示损伤的有无、部位和程度，以及周围积血、积液情况。

4. CT、MRI 等检查：对实质脏器损伤及其范围、程度有重要的诊断价值。

【鉴别诊断】

腹部损伤主要是鉴别哪个脏器损伤以及有无复合伤。肝、脾破裂出血量较多者可有明显腹胀和移动性浊音。肝、脾包膜下破裂或系膜、网膜内出血则有时可表现为腹部包块，泌尿系脏器损伤时可出现血尿。空腔脏器，如胃肠道、胆道等破裂或穿孔，则以腹膜炎的症状和体征为主要表现。

【治疗方案】

1. 非手术治疗：

（1）首先处理危及生命的损伤，维持有效的呼吸循环。

（2）建立通畅的静脉通道，尽快输液、输血，维持有效血容量和酸碱平衡。

（3）严密观察神志、呼吸、尿量及腹部情况变化，加强心电、血压、脉搏的监护，必要时行中心静脉置管。

（4）未确诊前禁用镇痛药物。

（5）未排除腹腔内脏器损伤者应禁食。

（6）早期给予广谱抗生素，开放伤应及早注射破伤风抗毒素。

（7）已明确诊断或高度怀疑腹内脏器损伤者应积极做好紧急术前准备，力争早期手术。

2. 手术治疗：出现以下情况时应及时剖腹探查。

（1）腹痛和腹膜刺激征有进行性加重或范围扩大。

（2）肠鸣音减弱、消失或腹胀明显。

（3）全身情况恶化，口渴、烦躁、脉率增快或体温及白细胞计数上升。

（4）膈下有游离气体表现。

（5）红细胞计数进行性下降。

（6）血压不稳甚至下降。

（7）腹腔穿刺吸出气体、不凝血液、胆汁或胃肠内容物。

（8）胃肠出血。

（9）积极抢救休克而情况不见好转或继续恶化。

【临床经验】

（一）观察病情方面

腹部损伤的严重程度、是否涉及内脏、涉及什么内脏等情况在很大程度上取决于暴力的强度、速度、着力部位和作用方向等因素。有腹部外伤史的患者要仔细询问病史。

（二）诊断方面

1. 应注意某些伤者可同时有一处以上内脏损伤，有些还可同时合并腹部以外的损伤（如颅脑损伤、肋骨骨折、胸部损伤、脊柱骨折、四肢骨折等）。

2. 抽不到液体并不完全排除内脏损伤的可能性，应继续严密观察，必要时可重复穿刺。

（三）治疗方面

腹部外伤的治疗方式的改变往往取决于患者病情的变化。这就需要观察病情，观察期间应做到：①不随便搬动伤者，以免加重伤情。②不注射止痛剂，以免掩盖伤情。③不给饮食，以免万一有胃肠道穿孔而加重腹腔污染。为了给可能需要进行的手术治疗创造条件，观察期间还应进行以下处理：①积极补充血容量，并防治休克。②注射广谱抗生素以预防或治疗可能存在的腹内感染。③疑有空腔脏器破裂或有明显腹胀时，应进行胃肠减压。

（四）医患沟通方面

1. 治疗方式的改变：病情轻的可以先保守治疗，随着病情变化可能要行手术治疗。

2. 腹部损伤有一处以上内脏损伤的，有些还可同时合并腹部以外损伤（如颅脑损伤、肋骨骨折、胸部损伤、脊柱骨折、四肢骨折等）。

3. 迟发性的损伤：因外伤常为全身性的，注意有无硬膜外血肿、腹膜后出血等迟发性病变。

第二节　开放性腹部损伤

腹部开放性损伤有腹膜破损者为穿透伤（多伴内脏损伤），无腹膜破损者为非穿透伤（偶伴内脏损伤）；其中投射物有入口、出口者为贯通伤，有入口无出口者为非贯通伤。开放性损伤常由刀刺、枪弹、弹片所引起，无论开放或闭合，都可导致腹腔内脏损伤。常见受损内脏在开放性损伤中依次是肝、小肠、胃、结肠、大血管等。

【诊断要点】

（一）临床特点

1. 上述提示有腹腔内脏损伤的情况同样适用于穿透伤。

2. 开放伤关键在于判断是否穿入腹腔和有无内脏损伤：开放性损伤的诊断要慎重考虑是否为穿透伤。有腹膜刺激征或腹内组织、内脏自腹壁伤口突出者显然腹膜已穿透。穿透伤诊断还应注意：①穿透伤的入口或出口可能不在腹部而在胸、肩、腰、臀或会阴。②有些腹壁切线伤虽未穿透腹膜，但并不排除内脏损伤的可能。③穿透伤的入、出口与伤道不一定呈直线，因受伤瞬间的姿势与检查时可能不同，低速或已减速投射物可能遇到阻力大的组织而转向。④伤口大小与伤情严重程度不一定成正比。

（二）辅助检查

上述提示有腹腔内脏损伤的情况同样适用于穿透伤。

【鉴别诊断】

腹部损伤主要是鉴别哪个脏器损伤以及有无复合伤。肝、脾破裂出血量较多者可有明显腹胀和移动性浊音。肝、脾包膜下破裂或系膜、网膜内出血则有时可表现为腹部包块，泌尿系脏器损伤时可出现血尿。空腔脏器，如胃肠道、胆道等破裂或穿孔，则以腹膜炎的症状和体征为主要表现。

【治疗方案】

开放性腹部损伤多需手术治疗。穿透性腹部损伤如伴有腹内脏器或组织自腹壁伤口突出，可用消毒碗覆盖保护，勿予强行回纳，以免加重腹腔感染。

【临床经验】

同闭合性腹部损伤。

（杜德晓）

第二十章

腹外疝

第一节　腹股沟斜疝

　　腹股沟斜疝是指腹内脏器和/或组织通过腹股沟管的内环，沿腹股沟管斜行而自其外环突出，并进入阴囊的疝。斜疝可分先天性和后天性两种。

【诊断要点】

　　（一）临床症状

　　1. 症状：腹股沟肿物，有轻度坠胀感，站立或腹部施压时明显。平卧或手推可消失，肿物大时可坠入阴囊（大阴唇）。难复性疝不能手法复位，局部可有胀痛感。

　　2. 体征：检查见肿物呈梨形，柔软，可手法复位。复位后手指自阴囊向上检查外环有扩大，压迫内环时，站立肿块不能出现，去除指压后可感肿块自外上向内下滑出，肿块与腹内相连。疝内容为肠管时，回纳时可闻及肠鸣。肿块透光试验阴性。

　　（二）辅助检查

　　B超、CT检查可查见疝内容物自内环经腹股沟管突出。

【鉴别诊断】

　　1. 睾丸鞘膜积液：积液局限于睾丸鞘膜腔，肿物上部可清楚触及，睾丸不易触及。阴囊透光试验阳性。

　　2. 交通性鞘膜积液：晨起时肿物不明显，久站或晚间肿块可缓慢增大，透光试验阳性。

　　3. 隐睾：肿物位于腹股沟管内，体积较小，压之有睾丸特殊胀痛，阴囊内不能触及睾丸。

【治疗方案】

（一）非手术治疗

适应于 1 岁以下幼儿，有自愈可能。一般用棉质束带压迫。

（二）手术治疗

1. 经典疝修补术：手术原则是：①疝囊高位结扎。②修补扩大的内环。③选择腱性结构与韧带作同类组织相容性修补。④修补组织间无张力。⑤选择丝线作缝合材料。

（1）巴西尼（Bassini）修补术：应用较多，加强腹股沟后壁，保持腹股沟管斜行结构内、外环原有解剖位置。把腹内斜肌下缘和腹股沟镰缝至腹股沟韧带上，精索置于腹内斜肌和腹外斜肌腱膜之间。

（2）弗格逊（Ferguson）修补术：基本与 Bassini 法相似，但将腹股沟镰与腹股沟韧带在精索前缝合，加强腹股沟管前壁。

（3）哈斯德（Halsted）修补术：基本与 Bassini 法相似，将腹股沟韧带与腹横肌腱膜缝合，以及腹外斜肌腱膜缝合均在精索后，最后将精索放于皮下，加强腹股沟管后壁。

（4）肖尔代斯（Shouldice）修补术：重点是将腹横筋膜斜行切开，将上下二叶重叠缝合，再将腹横肌腱膜与腹股沟韧带缝合。

（5）麦克凡（McVay）修补术：在精索后方把腹内斜肌下缘和腹股沟镰至耻骨梳韧带上。

2. 无张力疝修补术：解决了传统方法张力大而易撕裂、易复发的问题。具有适应证广泛、组织分离少、术后恢复快、复发率低、人工材料组织相容性好等优点。

（1）李金斯坦（Lichtenstein）平片修补术：疝囊高位结扎后，应用合成纤维网缝合于腹股沟管后壁，在内环处留一孔隙容精索通过。

（2）疝环填充式无张力疝修补：疝囊内翻，用合成纤维网塞塞入内环，周边固定，再用平片修补腹股沟管后壁。

3. 腹腔镜疝修补术：根据腹股沟解剖结构，在腹膜前间隙应用合成网片进行修补，其特点是修补范围大，可覆盖整个耻骨肌孔，从而同时对斜疝、直疝、股疝进行修补。

（1）腹腔镜经腹腔腹膜前疝修补术（TAPP）：经腹腔切开疝环，游离腹膜前间隙，用合成网片置于腹膜外，覆盖整个耻骨肌孔，再缝合腹膜。

（2）腹腔镜全腹膜前疝修补术（TEP）：腹腔镜经腹膜外隧道至腹股沟区，全程不进入腹腔。游离腹膜前间隙，用合成网片置于腹膜外，覆盖整个耻骨肌孔。

（3）腹腔内铺网修补术（IPOM）：在腹腔内用网片直接覆盖于疝环处修补的方法。网片为双层，内层为防粘连材料，避免损伤腹腔内脏器，但是价格较贵。

4. 常见手术并发症：

（1）阴囊血肿：术后 24 小时内发生，阴囊肿胀，暗紫色，可触及波动，穿刺有陈旧血液。少量时可行穿刺，但应避免反复穿刺以免继发感染。严重者可行切开引流。

（2）睾丸坏死：睾丸动脉损伤结扎所致，发生急性缺血性睾丸炎，随后睾丸萎缩。无法治疗。术中应尽量避免伤及精索血管。

（3）髂腹股沟神经痛：与髂腹股沟神经损伤有关，严重时可手术切断髂腹股沟神经。

（4）疝复发：常与手术相关，应根据术中情况选择适当的手术方式。

【临床经验】

（一）诊断方面

随着解剖学的发展，逐渐提出耻骨肌孔的概念。它的构成是：上界为腹内斜肌和腹横肌的弓状下缘，下界为上耻骨枝的骨膜，内侧为腹直肌，外侧为髂腰肌。涵盖了包括斜疝、直疝、股疝范围的全部区域。因此疝的分型亦有新的方式。

国内疝学组在 2003 年提出的分型为：

Ⅰ型：疝环缺损小于 1.5cm（约一指尖），疝环周围腹横筋膜有张力，腹股沟管后壁完整。

Ⅱ型：疝环缺损最大直径 1.5～3.0cm（约两指尖），疝环周围腹横筋膜存在但薄且张力降低，股沟管后壁已不完整。

Ⅲ型：疝环缺损超过 3.0cm（大于两指），疝环周围腹横筋膜或薄且无张力或已萎缩，腹股沟管后壁缺损。

Ⅳ型：复发疝。

（二）治疗方面

应注意的是，疝的形成很大程度上与腹内压力增高有关，因此除手术修补外，应积极治疗造成腹内压力增高的病因，如便秘、前列腺增生、慢性咳嗽等。以降低复发机会。

（三）医患沟通方面

目前认为，腹股沟斜疝的唯一有效的治疗方法是手术（1 岁前幼儿除外）。因此不论疝的大小，一经确诊，应尽早手术。应加强医患沟通，为患者讲清利弊，消除对手术的顾虑，尽早得到合理有效的治疗。

第二节 腹股沟直疝

腹股沟直疝是指通过位于腹壁下动脉内侧的直疝三角区突出的疝。是从腹股沟后壁将腹膜和腹横筋膜向前突出腹股沟区的疝。

【诊断要点】

（一）临床表现

1. 症状：腹股沟内侧部出现肿块，站立及腹压增高时突出，局部无疼痛，可有下坠感，平卧手推易回纳入腹腔。

2. 体征：肿物呈半球形，质软，咳嗽时可有冲击感，容易回纳。压住内环肿块仍可突出。

（二）辅助检查

同腹股沟斜疝。

【鉴别诊断】

同腹股沟斜疝。

【治疗方案】

基本同腹股沟斜疝。

【临床经验】

同腹股沟斜疝。

第三节　腹股沟滑动疝

腹股沟滑动疝又称滑疝，常在疝囊中发现。其特点是疝囊巨大，能使无完整腹膜包裹的疝内容物（腹膜间位脏器）滑出，内脏本身成为疝囊的一部分。是难复性疝。

【诊断要点】

多发生在右侧的斜疝，也可发生于左侧。疝常巨大，为难复性疝。常在术中诊断，术前诊断困难。应注意疝内容物性质。右侧可为盲肠、升结肠甚至回肠。左侧可为乙状结肠、膀胱，在女性可有卵巢及输卵管滑出。

【鉴别诊断】

同腹股沟斜疝。

【治疗方案】

（一）治疗原则

通常需手术治疗。

（二）手术径路

1. 经腹腔外修补：适用于右侧滑疝。手术切口与显露同斜疝，切开疝囊前壁时要注意不损失疝内容物。在滑出的盲肠周围 1.5～2cm 处作半球形切开疝囊，将盲肠及其后壁无腹膜部分与周围分离，注意不伤及肠系膜侧血管。分离直至内环，将盲肠前翻，将两侧切缘在盲肠后缝合，同时也缝合疝囊后壁腹膜，使之成为完整疝囊，将盲肠回纳腹腔，关闭疝囊，再行疝修补。

2. 腹腔内修补：适用于左侧滑疝。手术切口与显露同斜疝，在内环上方2cm处分离腹内斜肌及腹横肌，横行切开腹横筋膜及腹膜，在腹腔内自上而下追踪乙状结肠，游离精索与疝囊，自切口内将乙状结肠及疝囊牵入腹腔，上翻乙状结肠，将其两侧的疝囊缘在乙状结肠后缝合，将乙状结肠回纳腹腔，缝合腹膜切口。行疝修补。

【临床经验】

手术中应注意解剖关系，认清疝囊结构，在切开疝囊时，应谨防损伤滑出的脏器。

第四节　股　疝

经股环、股管隐静脉裂孔向大腿根部突出的疝称为股疝。多发生于中年以上的经产妇。

【诊断要点】

（一）临床表现

1. 症状：通常较小，常在隐静脉裂孔向大腿根部处出现一半球形突起，平卧回纳内容物后疝块有时不完全消失，常有局部疼痛，易发生急性肠梗阻。

2. 体征：腹股沟韧带下方，隐静脉裂孔向大腿根部处半球形突起，常有压痛，平卧回纳内容物疝块有时不完全消失，疝囊颈狭小，咳嗽冲击感不明显。

（二）辅助检查

同腹股沟斜疝。

【鉴别诊断】

同腹股沟斜疝。

【治疗方案】

（一）治疗原则

易发生嵌顿，一经诊断，应及时手术。

（二）手术治疗

1. 手术要点是回纳疝囊，修补股环。

2. 常用 McVay 法，亦可应用无张力修补或腹腔镜修补。具体详见斜疝修补。

主要应注意鉴别诊断。

1. 腹股沟斜疝：斜疝疝块位于腹股沟韧带上方，股疝疝块位于腹股沟韧带下方。疝回纳后压迫内环，斜疝不再出现，股疝仍可出现。

2. 大隐静脉曲张结节：常伴有下肢其他部位静脉曲张，指压股静脉近端，曲张结节增大，股疝则不会增大。

3. 淋巴结：肿大淋巴结无蒂，呈椭圆形，股疝在股环处有蒂。

4. 脂肪瘤：基底部无蒂，活动度大，股疝基底部固定，股环处有蒂。

第五节　腹壁疝

一、切口疝

经腹壁手术切口突出于体表的疝成为切口疝。其主要病因有：切口感染、裂开形成缺损，手术切口选择不当，切口张力过高，手术后腹内压力增加等。

【诊断要点】

（一）临床表现

1. 症状：腹壁切口瘢痕处有肿块突出，站立时明显，平卧后缩小或消失。大的切口疝有腹部不适和牵拉感，可伴有消化不良、腹胀、腹痛和便秘。

2. 体征：切口瘢痕处肿块，质柔软，咳嗽有冲击感，疝内容物回纳后，可清晰触及疝环边缘，疝内容物为肠管时，回纳常可闻及肠鸣。

（二）辅助检查

B超、CT检查可明确发现腹壁缺损，并可见疝内容物。

【鉴别诊断】

和小肠疝其他类型如直疝、斜疝、股疝、脐疝、白线疝、嵌顿疝、绞窄疝等鉴别。

【治疗方案】

（一）治疗原则

手术治疗是唯一有效且合理的治疗方式。

（二）手术方式

1. 单纯修补：适用于较小的疝，分离回纳疝内容物，显露疝环，切除瘢痕，仔细解剖腹壁各层次，逐层牢固缝合，必要时可重叠加强缝合。

2. 成形术：适用于较大的疝，通常采用自体筋膜或合成网片修补。可切开手术，亦可经腹腔镜手术。

【临床经验】

（一）诊断方面

诊断多不困难，但应注意，体格检查时应测量疝环，并用笔标记疝环边缘，以利于手术方式的选择。

（二）治疗方面

对于疝囊巨大的患者，疝内容物长期在疝囊（小腹腔）内，应防止术后疝内容物突然回纳腹腔使腹内压急剧升高，造成不适甚至危及生命。在术前可采用腹带包裹腹部的方法，让患者逐渐适应疝内容物回纳腹腔。

二、脐疝

经脐环突出的疝称为脐疝。与脐环闭锁不全，脐组织薄弱，腹内压增高等因素有关。可分为婴儿型和成人型两种。

【诊断要点】

（一）临床表现

1. 症状：脐部见易复性肿块，婴儿啼哭时明显，成人站立、咳嗽等腹内压增高时明显，平卧可消失。

2. 体征：脐部半球形肿块，柔软，患者咳嗽时有冲击感，肿块易回纳，回纳后可触及疝环缺损。

（二）辅助检查

同腹股沟疝。

【鉴别诊断】

脐肉芽肿：常为脐疮迁延所致。为一小的樱红色肿物，表面有少量脓液，肿物不可推回腹内。

【治疗方案】

1. 保守治疗：2岁以下的脐疝有自愈可能，可采取保守治疗。将疝回纳后，用小纱布垫或包裹硬币的纱布垫压迫疝环并固定。如发生嵌顿或破裂，应选择手术。

2. 手术治疗：保守治疗无效的小儿及成人应选择手术。

【临床经验】

（一）诊断方面

诊断多不困难，应注意有无嵌顿。

（二）治疗方面

手术治疗是应注意保留脐，以免对患者造成不必要的心理创伤。

三、白线疝

经腹壁上部腹白线突出的疝称为白线疝。常发生于上腹部，又称为上腹疝。

【诊断要点】

（一）临床表现

1. 症状：早期常无症状，大网膜与疝囊粘连可有牵引痛或上腹不适。

2. 体征：触及疝块时，轻按即可回纳，用指尖可在白线区触及孔隙，咳嗽有冲击感。

（二）辅助检查

B超、CT有助诊断。

【鉴别诊断】

1. 以上腹部深处疼痛且伴有恶心和呕吐等消化道症状者，须与上消化道疾病相鉴别。

2. 其他部位的腹外疝的可能。

【治疗方案】

小而无症状的白线疝无需处理，大或有症状者应手术治疗。手术方式是结扎切除疝囊，缝合腹白线裂隙。

【临床经验】

同脐疝。

（张东东）

第二十一章 胃肠疾病

第一节 胃 癌

早期胃癌即胃癌仅限于黏膜或黏膜下层者，不论病灶大小或有无淋巴结转移，均为早期胃癌；进展期胃癌癌组织超出黏膜下层侵入胃壁肌层为中期胃癌；病变达浆膜下层或是超出浆膜向外浸润至邻近脏器或有转移为晚期胃癌。

【诊断要点】

（一）病史采集

1. 胃癌早期的临床症状多不明显，也不典型，类似胃炎等非特异的症状，如上腹不适、隐痛、嗳气、反酸、食欲减退、轻度贫血等。

2. 随着病情的发展，日渐出现明显的上腹部疼痛、食欲缺乏、消瘦、进行性贫血、甚至呕吐、上腹部包块，此时诊断为胃癌并不困难，但治愈的可能性已经太小，因此为获得较好的治疗效果，应重视胃癌早期所出现的非特异性症状。

3. 遇到下列情况之一者均应警惕胃癌的可能性，作进一步检查：

（1）以往无胃病史而出现上述早期症状，或已有长期溃疡病史而近来症状明显或疼痛规律性改变者，特别是 40 岁以上患者。

（2）有胃酸减少或胃酸缺乏，萎缩性胃炎、胃溃疡、胃息肉等病史者须定期系统检查。

（3）原因不明的消瘦、贫血、黑便或大便潜血试验阳性者。

（二）体格检查

1. 全身检查、有无营养不良、贫血及锁骨上淋巴结肿大。

2. 腹部有无压痛、饱满、紧张感、能否触及包块。

3. 直肠指检。

（三）辅助检查

1. 实验室检查：

（1）普外科术前常规检查，大便常规检查及潜血试验。

（2）胃液分析。

2. 器械检查：

（1）胃镜检查加活检，X线双重对比造影。

（2）腹部B超、CT检查，了解有无肝脏转移，腹腔淋巴结转移。

（3）必要时ECT全身骨扫描检查有无骨转移。

【鉴别诊断】

1. **胃溃疡**：具有周期性、长期反复发作上腹痛病史，最终要依靠胃镜病理确诊。

2. **胃的胃肠间质瘤**：可向胃腔内或腔外生长，可并发溃疡而出现上消化道出血或黑便。钡餐造影与CT检查以及病理与免疫组化检查有助于鉴别。

3. **胃淋巴瘤**：与胃癌鉴别困难，常需要病理确诊。

【治疗方案】

（一）治疗原则

1. 胃癌诊断一经确立、除确已有远处转移或恶病质外，应力争早期行剖腹探查。

2. 胃癌因全身或局部原因不能做根治性切除时，应争取做原发灶姑息性切除，以利开展综合性治疗。

3. 进展期胃癌即使施以根治性切除，也必须积极辅以化学治疗及免疫治疗以提高疗效。

4. 各种综合治疗方案应根据病期、肿瘤的生物学特性及患者全身情况综合考虑。

5. 对不能手术切除的晚期胃癌应开展以中西药为主的综合治疗，以改善症状，延长生命。

（二）胃癌手术方案选择

1. **根治性手术**：①凡无腹膜广泛转移，无远处淋巴结转移及肝脏及远隔脏器血行转移者均是根治性手术的适应证。②未出现淋巴结转移的各种类型早期胃癌和未侵及浆膜面的中期胃癌，可行EMR或称为内镜下胃黏膜切除术，也可行根治手术，或者改良的胃大部分切除术加第7组，或者第8、第9组淋巴结的清扫。③已出现第1站淋巴结转移的各种类型早期胃癌和尚未浸出浆膜面的中期胃癌，可行根$_2$手术。④浸出浆膜面而又出现第2站淋巴结转移的进展期胃癌及个别出现第2、第3站淋巴结转移的早期和中期胃癌，行扩大根$_2$＋根$_3$手术。⑤已浸润周围脏器（胰体、尾部、横结肠、部分肝脏及腹膜），同时有第3站淋巴结转移的Ⅳ期胃癌仍可考虑行根$_3$手术加被侵脏器的联合切除术。⑥根治性手术除考虑淋巴结的清除范围外，还应注意胃壁切断的安全距离；局限型癌距离癌边缘应＞3cm；浸润型癌应＞6cm。⑦贲门癌食管切断线应距肿瘤边缘3～6cm；胃幽门窦癌应切除十二指肠3～4cm。

2. 姑息性胃癌切除术：没有条件行根治性胃癌切除术的病例，考虑做姑息术式。

3. 胃空肠吻合术：伴有明显梗阻的胃幽门窦部癌，由于全身状况或局部解剖条件，不能行切除手术时，可以做胃空肠吻合术以缓解梗阻。

4. 胃或空肠食管吻合术：伴有明显梗阻的胃贲门癌，由于原发灶侵犯周围组织，局部解剖条件不能行姑息性切除或患者全身情况不能耐受手术切除时，可经胸作胃或空肠食管吻合术；如患者全身情况不佳，不能承受改道手术时，也可以作空肠造瘘术，以维持营养。

（三）疗效标准

1. 治愈：根治切除手术，术后原有临床症状消失，无严重手术并发症者。

2. 好转：姑息性手术后原有临床症状消失或缓解。

3. 未愈：治疗无效或未治疗者。

【临床经验】

（一）病情观察方面

1. 首先应关注肿瘤的分期情况，所以在体格检查中应着重注意对于锁骨上淋巴结，腹部的检查，以及需要进行直肠指诊，女性患者还应行妇科检查以判断是否存在有以上部位的转移可能。一旦发现有肿物存在，需考虑为远处转移，故不再考虑根治性手术治疗而需要做相应的其他辅助治疗或者行姑息性胃切除术。

2. 在辅助检查中应注意胃镜结合上消化道造影，以便于对"皮革胃"的检出以及对肿瘤位置的明确定位，尤其对于贲门部肿瘤，上腹部超声波或者增强CT的使用是必需的，有利于术前肿瘤的分期，女性患者需要行盆腔超声检查。

（二）治疗方面

首先要完善全面的病史采集，体格检查以及相关的辅助检查，在此基础之上做出全面而准确的诊断，尤其是分期，对于不同分期的患者采用的治疗策略是不尽相同的。

（三）医患沟通方面

在做出全面准确的诊断和分期之后，要与患者或者家属进行有效地沟通。对于不同分期的患者预后也是不相同的，结合患者的身体功能状态，全面的评估后做出治疗计划，要及时告知患者或者家属患病情况，包括所患疾病，身体功能，治疗的策略，各种治疗措施的优缺点，以及预后。

第二节 阑尾炎

阑尾炎常见病因有：①阑尾管腔阻塞：阑尾管腔阻塞的最常见原因是淋巴滤泡的明显增生，约占60%，多见于年轻人。粪石也是阻塞的原因。②细菌入侵：致病菌多为肠道内的各种革兰阴性杆菌和厌氧菌。

【诊断要点】

(一)病史采集

1. 腹痛：转移性右下腹痛或右下腹痛，逐渐加重；持续性钝痛或阵发性加剧。

2. 消化道症状：恶心、呕吐、食欲减退、便秘、腹泻等，小儿症状出现较早且程度重。

3. 全身症状：乏力、头痛、畏寒、发热、脉率加快，并发门静脉炎者可出现高热、黄疸。

4. 可有类似腹痛史。

5. 女性患者疑有妇科情况者应请妇产科医师会诊。

(二)体格检查

1. 全身情况：可有体温升高（37.5℃～38℃）。

2. 局部检查：

(1)麦氏点或右下腹固定性压痛，可有反跳痛，不同程度的腹肌紧张，肠鸣音可减弱或消失。结肠充气试验、腰大肌试验、闭孔试验可能阳性。病变早期呼吸疼痛征、提跟震动试验、皮肤敏感试验对诊断有帮助。

(2)直肠指诊：直肠右前方触痛，可触及痛性肿块。

(3)必要时腹腔穿刺有助于鉴别诊断。

(三)辅助检查

1. 实验室检查：血常规、出凝血时间、尿常规。

2. 必要时B超检查了解右下腹包块的性质，胆囊、肾、输尿管有无结石等有助于鉴别诊断。

【鉴别诊断】

1. 胃十二指肠溃疡穿孔：穿孔溢出的胃内容物可沿升结肠旁沟流至右下腹部，容易误认为是急性阑尾炎的转移性腹痛。患者多有溃疡病史，表现为突然发作的剧烈腹痛。体征除右下腹压痛外，上腹仍具疼痛和压痛，腹壁板状强直等腹膜刺激症状也较明显。立位腹部X线平片检查如发现膈下有游离气体，则有助于鉴别诊断。

2. 右侧输尿管结石：多呈突然发生的右下腹阵发性剧烈绞痛，疼痛向会阴部、外生殖器放射。右下腹无明显压痛，或仅有沿右侧输尿管径路的轻度深压痛。尿中查到多量红细胞。B超检查或X线摄片在输尿管走行部位可呈现结石阴影。

3. 妇产科疾病：

(1)宫外孕破裂：表现为突发下腹部疼痛，常有急性失血症状或腹腔内出血症状，有停经及阴道不规则出血史，检查时宫颈举痛，附件肿块，阴道后穹窿穿刺有血等。

(2)卵巢滤泡、黄体滤泡破裂：临床表现与异位妊娠相似，但病情较轻，

219

多发病于排卵期或月经中期以后。

（3）卵巢囊肿蒂扭转或破裂：有明显而剧烈腹痛，腹部或盆腔检查中可及有压痛肿块，B超检查有助于诊断。

（4）急性输卵管炎、急性盆腔炎：下腹部疼痛逐渐发生，可伴有腰痛，腹部压痛点较低，直肠指诊，盆腔有对称性压痛，伴发热及白细胞计数升高，常有脓性白带，阴道后穹窿穿刺可获脓液，涂片检查细菌阳性。

4. 急性肠系膜淋巴结炎：多见于儿童，往往先有上呼吸道感染史，腹部压痛部位偏内侧，范围不太固定且较广，并随体位变更。

5. 其他：右侧肺炎、急性胃肠炎、胆道系统炎症，回盲部肿瘤、结核、梅克尔憩室炎、肠套叠等。

【治疗方案】

（一）非手术治疗适应证

1. 急性阑尾炎病程超过72小时，已形成阑尾炎性包块。

2. 少数由于心血管疾病不宜手术的急性单纯性阑尾炎。

非手术治疗主要内容是休息和抗感染，观察12～24小时病情有发展趋势者考虑手术。

（二）手术治疗

1. 适应证：

（1）化脓性或坏疽性阑尾炎。

（2）阑尾炎穿孔伴弥漫性腹膜炎。

（3）复发性阑尾炎。

（4）多数急性单纯性阑尾炎及经非手术治疗无效者。

（5）部分阑尾周围脓肿经保守治疗无效者，以及特殊类型的阑尾炎（小儿、老年人和妊娠期急性阑尾炎）。

2. 手术方式：阑尾切除术。

（三）疗效标准

1. 治愈：

（1）手术切除阑尾，症状体征消失，切口愈合，无并发症。

（2）非手术治疗后，症状体征消失。

2. 好转：

（1）阑尾未能切除，症状减轻，有待再手术治疗。

（2）非手术治疗后，症状体征减轻。

（3）阑尾周围脓肿经非手术治疗后体温正常，包块明显缩小或经手术引流后症状、体征改善。

3. 未愈：腹痛、发热、包块、血白细胞计数无好转，出现严重并发症，如肠瘘、肠梗阻，脓肿破溃导致腹膜炎等。

（四）出院标准

治愈好转或并发症基本治愈者。

【临床经验】

（一）诊断方面

1. 典型的转移性右下腹痛在临床上比较常见，但是仍然有不少非典型病例的存在。腹痛位置可以有较大的差异，但是多数患者的压痛位置依然位于麦氏点附近，所以在体格检查过程中要着重对于麦氏点的检查。

2. 结肠充气实验往往比麦氏点的压痛反跳痛更加具有临床诊断意义。对于一些麦氏点压痛不明显的患者要考虑到特殊位置阑尾，如腰大肌前，盆位，闭孔内肌等。

3. 女性患者，尤其是育龄期女性，一定要考虑到妇科疾病，例如急性盆腔炎，异位妊娠，卵巢肿瘤等。要注意对于月经婚育史的询问。

（二）医患沟通方面

阑尾炎需要鉴别的疾病较多，特殊的情况也较多，要向患者详细交代。

第三节　消化性溃疡穿孔

急性穿孔为胃十二指肠溃疡严重并发症，为常见外科急腹症。急性穿孔后，有强烈刺激性的胃酸、胆汁、胰液等消化液和食物溢入腹腔，引起化学性腹膜炎。导致剧烈的腹痛和大量腹腔渗出液，6～8小时后细菌开始繁殖并逐渐转变为化脓性腹膜炎。

【诊断要点】

（一）病史采集

多数患者既往有溃疡病史，穿孔前数日溃疡病症状加剧。情绪波动、过度疲劳、刺激性饮食或服用皮质激素药物等常为诱发因素。穿孔多在夜间空腹或饱食后突然发生，表现为骤起上腹部刀割样剧痛，迅速波及全腹，患者疼痛难忍，可有面色苍白、出冷汗、脉搏细速、血压下降等表现。常伴恶心、呕吐。当胃内容物沿右结肠旁沟向下流注时，可出现右下腹痛，疼痛也可放射至肩部。当腹腔有大量渗出液稀释漏出的消化液时，腹痛可略有减轻。由于继发细菌感染，出现化脓性腹膜炎，腹痛可再次加重。偶尔可见溃疡穿孔和溃疡出血同时发生。溃疡穿孔后病情的严重程度与患者的年龄、全身情况、穿孔部位、穿孔大小和时间以及是否空腹穿孔密切有关。

（二）体格检查

体检时患者表情痛苦，仰卧微屈膝，不愿移动，腹式呼吸减弱或消失；全腹压痛、反跳痛，腹肌紧张呈"板样"强直，尤以右上腹最明显。叩诊肝浊音界缩小或消失，可有移动性浊音；听诊肠鸣音消失或明显减弱。

（三）辅助检查

1. 实验室检查：

（1）血常规：示白细胞计数增加。

（2）生化检查：血清淀粉酶轻度升高。

2. 影像学检查：在站立位 X 线检查时，80％的患者可见膈下新月状游离气体影。

【鉴别诊断】

1. 急性胆囊炎：表现为右上腹绞痛或持续性疼痛伴阵发加剧，疼痛向右肩放射，伴畏寒发热。右上腹局部压痛、反跳痛，可触及肿大的胆囊，墨菲征阳性。胆囊坏疽穿孔时有弥漫性腹膜炎表现，但 X 线检查膈下无游离气体。B 超提示胆囊炎或胆囊结石。

2. 急性胰腺炎：急性胰腺炎的腹痛发作一般不如溃疡急性穿孔者急骤，腹痛多位于上腹部偏左并向背部放射。腹痛有一个由轻转重的过程，肌紧张程度相对较轻。血清、尿液和腹腔穿刺液淀粉酶明显升高。X 线检查膈下无游离气体，CT、B 超提示胰腺肿胀。

3. 急性阑尾炎：溃疡穿孔后消化液沿右结肠旁沟流到右下腹，引起右下腹痛和腹膜炎体征，可与急性阑尾炎相混。但阑尾炎一般症状比较轻，体征局限于右下腹，无腹壁板样强直，X 线检查无膈下游离气体。

【治疗方案】

（一）保守治疗

1. 适用于一般情况好，症状体征较轻的空腹穿孔；穿孔超过 24 小时，腹膜炎已局限者；或是经水溶性造影剂行胃十二指肠造影检查证实穿孔业已封闭的患者。

2. 治疗措施：

（1）持续胃肠减压，减少胃肠内容物继续外漏。

（2）输液以维持水、电解质平衡并给予营养支持。

（3）全身应用抗生素控制感染。

（4）经静脉给予 H^+ 受体阻断剂或质子泵拮抗剂等制酸药物。

（5）非手术治疗 6～8 小时后病情仍继续加重，应立即转行手术治疗。

（二）非保守治疗——手术治疗

1. 单纯穿孔缝合术：

适应证：①穿孔时间超出 8 小时，腹腔内感染及炎症水肿严重，有大量脓性渗出液。②以往无溃疡病史或有溃疡病史未经正规内科治疗，无出血、梗阻并发症，特别是十二指肠溃疡患者。③有其他系统器质性疾病不能耐受急诊彻底性溃疡手术。

2. 彻底性溃疡手术：

适应证：①患者一般情况良好，穿孔在 8 小时内或超过 8 小时，腹腔污染不严重。②慢性溃疡病特别是胃溃疡患者，曾行内科治疗，或治疗期间穿孔；十二指肠溃疡穿孔修补术后再穿孔，有幽门梗阻或出血史者可行彻底性溃疡手术。

【临床经验】

（一）治疗方面

症状较轻的消化道穿孔可以先保守治疗，治疗无效要及时手术治疗。

（二）医患沟通方面

1. 消化性溃疡穿孔要注意和相关疾病的鉴别，特别是癌性穿孔的可能。

2. 消化性溃疡穿孔的治疗要根据情况而定，在疾病发展过程中可能出现症状加重的情况，穿孔时间长，继发感染性腹膜炎的患者预后常不佳。

第四节　肠梗阻

肠内容物不能正常运行、顺利通过肠道，称为肠梗阻，是外科常见的病症。按肠梗阻发生的基本原因可以分为三类：①机械性肠梗阻：最常见。是由于各种原因引起肠腔变狭小，使肠内容通过发生障碍。可由于肠腔堵塞、肠管受压、肠壁病变等引起。②动力性肠梗阻：由于神经反射或毒素刺激引起肠壁肌功能紊乱，使肠蠕动丧失或肠管痉挛，以致肠内容物不能正常运行，但无器质性的肠腔狭窄。③血运性肠梗阻：由于肠系膜血管栓塞或血栓形成，使肠管血运障碍，继而发生肠麻痹而使肠内容物不能运行。

【诊断要点】

（一）病史采集

1. 腹痛：机械性肠梗阻为阵发性绞痛，腹中部较多见；绞窄性肠梗阻为剧烈的持续性腹腔痛；麻痹性肠梗阻腹痛不明显或持续性胀痛。

2. 呕吐：高位肠梗阻呕吐频繁，吐出物为胃、十二指肠内容物；低位膜梗阻呕吐出现迟，吐出物可呈粪样。绞窄性梗阻呕吐物可为棕褐色或血性。

3. 腹胀：高位肠梗阻腹胀不明显，低位及麻痹性肠梗阻腹胀遍及全腹，结肠梗阻腹周膨胀显著，肠扭转等闭襻性梗阻腹隆起不对称。

4. 停止排气排便：完全性肠梗阻多不再排气排便；肠套叠、肠系肠血管栓塞可排出果酱样或血性粪便。

（二）体格检查

1. 全身检查：早期变化不明显，晚期可有脱水、酸中毒、感染和休克等表现，呼吸心脏功能障碍。

2. 腹部检查：腹胀，可见肠型、肠蠕动波。不同程度的压痛，绞窄性梗阻有明显腹膜刺激征，可触及有压痛的肿块。肠鸣音亢进，可听到气过水音或高调金属音，绞窄性肠梗阻晚期或麻痹性肠梗阻，肠鸣音减弱或消失。

3. 肛门指诊及腹股沟检查：肛诊注意有无包块、狭窄等，腹股沟有无腹外疝。

（三）辅助检查

1. 实验室检查：血常规、尿常规、全血二氧化碳结合力和血清 Na^+、K^+、Cl^- 检验，呕吐物和粪便隐血试验。

2. X线检查：直立位或侧卧位透视或拍片。怀疑肠套叠作空气灌肠，乙状结肠扭转或结肠肿瘤时可作钡剂灌肠。

【鉴别诊断】

1. 急性坏死性肠炎：有不洁饮食史，以青少年常见，起病急，腹痛为持续性伴阵发性绞痛加重，有发热、恶心、呕吐、腹泻、排腥臭血便。X线腹部检查有助于诊断。

2. 急性胰腺炎：见第二十七章第一节相关内容。

3. 急性腹膜炎：腹痛是最主要临床表现，可伴有恶心、呕吐。体格检查：腹胀，腹式呼吸减弱或消失，腹部压痛、腹肌紧张、反跳痛。

【治疗方案】

（一）治疗原则

解除梗阻，矫正全身生理紊乱。

1. 非手术治疗：

（1）单纯性机械性不完全性肠梗阻。

（2）单纯性机械性完全肠梗阻早期，如肠扭转、肠套叠等。

（3）麻痹性或痉挛性肠梗阻。

2. 治疗方法：

（1）胃肠减压。

（2）矫正水、电解质紊乱和酸碱失衡。

（3）防治感染。

（4）其他：镇静剂、解痉剂、氧气驱虫、液状石蜡灌注、中药灌注、针刺疗法，各种复位法（腹部按摩、颠簸疗法等）在非手术治疗下严密观察病情变化，单纯性梗阻可观察24～48小时，对绞窄性梗阻经非手术治疗未能缓解应早期手术。

3. 手术治疗：

（1）各种类型的绞窄性肠梗阻。

（2）肿瘤及先天肠道畸形引起的肠梗阻。

（3）非手术治疗无效的肠梗阻。

4. 手术方式：

（1）解除引起梗阻的病因：粘连松解术，肠切开取异物等。

（2）肠切除肠吻合术。

（3）短路手术。

（4）肠造瘘术或肠外置术。

（5）小肠折叠术。

（二）疗效标准

1. 治愈：梗阻症状及体征消失，梗阻原发病因去除。

2. 好转：梗阻症状缓解，体征好转，梗阻原因未解除。

3. 未愈：手术后出现肠瘘，粘连性肠梗阻，肠狭窄等严重并发症。

（三）出院标准

已确定治愈或好转者。

【临床经验】

（一）病情观察方面

1. 在询问病史过程中，一定要了解近期尤其是最近 3 个月到半年的排便习惯，大便性状以及食欲及体重的变化。体格检查中要注意对双侧腹股沟的检查，有些肠梗阻患者是腹外疝嵌顿所致，另外直肠指诊必须做，这是一个可以通过体检即可以发现的导致肠梗阻的病变所在位置。

2. 对于肠梗阻，最为关键的问题就在于是否存在肠道的缺血，也就是需要判断是单纯性肠梗阻和绞窄性肠梗阻，这在首诊中或许就能区分出来，但是往往这两个疾病实际上是一个疾病的不同阶段，所以要时刻注意患者病情的变化，包括症状以及体征的改变，尤其是腹部体征的变化。老年患者无腹部手术史，无腹腔感染史的一旦出现机械性肠梗阻，就应首先想到消化道肿瘤尤其是结直肠恶性肿瘤。

（二）治疗方面

1. 肠梗阻一经诊断即应该给予足够的重视，禁食、禁水，肠外营养支持，补充有效循环容量等措施是必须要进行的。

2. 一旦发现有肠绞窄的征象，即应考虑手术治疗。

3. 考虑结直肠恶性肿瘤不除外的情况下，可采用低压灌肠的方法洗净梗阻远端肠管，行纤维结肠镜检查以明确诊断，也可以使用腹部 CT 及 CT 仿真肠镜技术，但不要采用气钡双重造影，以至于造成后续治疗的障碍。

4. 完全性肠梗阻患者禁忌使用泻药。

（三）医患沟通方面

1. 肠梗阻尤其是老年人的肠梗阻往往伴随着肠道肿瘤，特别是结直肠恶性肿瘤的比例较高，所以对于这类患者一定要首先考虑结肠镜检查以除外恶性肿瘤的诊断，又因为是有创性检查，故要及时向患者及家属告知检查的必要性和相关风险及收益。

2. 对于一般情况较差，合并症较多尤其是有重要脏器功能不全或者衰竭的患者，要及时通告患者家属病情，必要时下病重通知书，这类患者的预后总体不佳，也要及时与患者家属进行沟通。

（樊　庆）

第二十二章 消化道大出血

第一节　上消化道出血

上消化道大出血又称急性上消化道出血，表现为呕血，血色鲜红（新近出血）或呈棕褐色（稍前的出血），黑粪症并有恶臭（血在肠道被分解）。黑粪症（不同于摄食铁或铋制剂后的黑便）通常表示出血来自上消化道，但也可见于结肠。

【诊断要点】

1. 根据病史、体征及辅助检查结果，绝大多数患者可得到确诊。

2. 对上消化道出血应作出以下分析：

（1）判断出血部位。

（2）估计出血量。

（3）分析出血原因。

【鉴别诊断】

1. 胃十二指肠溃疡：患者多有既往典型的腹痛病史，查胃镜检查可明确。

2. 门静脉高压症：见第二十五章相关内容。

3. 出血性胃炎：又称糜烂性胃炎或应激性溃疡，约占20%。患者多有酗酒，服用非甾体抗炎药病史；也可以发生在休克、脓毒血症、烧伤、大手术和中枢神经系统的损伤后。表现为表浅的、大小不等的、多发的胃黏膜糜烂，底部常有活动性出血和血块，部分病例仅见弥漫性渗血，可导致大出血。

4. 胃癌：占2%～4%。癌组织缺血坏死，表面发生糜烂或溃疡，侵蚀血管引起大出血。胃癌引起的上消化道大出血，黑粪症比呕血更常见，胃镜活检可助诊断。

5. 胆道出血：各种原因导致血管与胆道相通，引起血液涌入胆道，再进入十二指肠，统称胆道出血。最常见的病因是胆道感染、肝外伤，其他原因有肝胆肿瘤、肝血管瘤、胆管结石压迫和手术损伤等。胆道出血的三联征是胆绞痛、梗阻性黄疸和消化道出血。

【治疗方案】

（一）治疗原则

只要确定有呕血和黑便，都应视为紧急情况收住院或重症监护病房。不管出血的原因如何，对严重消化道出血的患者都应遵循下列基本处理原则。初期评估与处理应注意血流动力学的状况。怀疑有消化道出血的患者，都应置鼻胃管。有低血容量休克时，应迅速建立两条静脉通道，其中一条最好是经颈内静脉或锁骨下静脉达上腔静脉之途径，以便监测中心静脉压。

（二）一般治疗

1. 一般处理：

（1）输液、输血、纠正休克。使血压维持在 12kPa 以上，脉率每分钟 100 次以下。

（2）休克的患者应放置并保留尿管，记录每小时尿量，必要时测中心静脉压。

（3）应用止血药物。

（4）平卧休息，可给镇静剂，但注意门脉高压患者禁用吗啡及巴比妥类药物，以免诱发肝性脑病。

2. 三腔管压迫止血。

3. 经纤维内镜止血。

（三）手术治疗

1. 手术适应证：决定手术的关键是判断出血是否能自行停止，但在实际工作中难以做到准确的预测。可根据病史、出血量大小、出血速度、患者一般状况综合分析作出决定。出血迅猛，短时间内出血量大，早期出现休克，减慢或暂停输血就不能维持血压、脉搏，年龄在 60 岁以上出血不易自止，或溃疡病史长，既往有反复出血史或出血停止后又再出血以及对非手术治疗反应差等均应考虑手术治疗。对原因不明的大出血、反复出血，经非手术治疗病情仍不稳定，也应及早探查。

2. 术式选择：根据病因的不同选择相应的术式，其原则是安全、有效，对危重患者不宜选用过于复杂的术式。

【临床经验】

（一）观察病情方面

消化道大出血的临床表现取决于出血的速度和出血量的多少，而出血的部位高低则是次要的。如果出血很急、量很多，则既有呕血，也有便血；由于血液在胃肠内停滞的时间很短，呕的血多为鲜血；由于肠蠕动过速，便血也相当鲜红。反之，出血较慢，量较少，则常出现黑粪症，较少为呕血；由于血液在胃肠道内停滞时间较长，经胃肠液的作用，呕出的血多呈棕褐色，便血多呈柏油样或紫黑色。50～100mL 的出血量，常表现为黑粪症，出血 1000mL 即有暗红色血便。

（二）诊断方面

1. 应详细追问病史。消化性溃疡患者进食和服用抑酸药可缓解上腹部疼痛，或曾经内镜或 X 线检查证明有胃十二指肠溃疡；肝硬化、门静脉高压症患者常有大量嗜酒、肝炎或血吸虫病史；或过去曾经 X 线或内镜检查有食管静脉曲张；进行性体重下降和厌食应考虑消化道肿瘤；出血性胃炎常有服用破坏胃黏膜屏障和损伤胃黏膜的药物，如阿司匹林等非甾体类和固醇类药物史，也易发生在严重创伤、大手术、重度感染和休克等应激状态时。

2. 体检时应包括仔细地检查鼻咽部，以排除来自鼻咽部咽下的血液。如果发现有蜘蛛痣、肝掌、腹壁皮下静脉曲张、肝脾肿大、腹水、巩膜黄染等，多可诊断为食管、胃底曲张静脉破裂出血。但在没有腹水、肝脾大也不很明显的患者，尤其在大出血后，门静脉系统内血量减少，脾可能暂时缩小、不易扪及，常增加诊断上的困难。肝内胆道出血多有类似胆绞痛的剧烈上腹部疼痛的前驱症状，右上腹多有不同程度的压痛，甚至可触及肿大的胆囊。感染性胆道出血，同时伴有寒战、高热，并出现黄疸，这些征象综合考虑，有助于明确诊断。

3. 实验室检查：需做血红蛋白、红细胞计数、血细胞比容、嗜中性粒细胞计数；肝功能试验（胆红素、碱性磷酸酶、清蛋白、谷草转氨酶、谷丙转氨酶）；凝血功能（血小板计数、凝血酶原时间、纤维蛋白原、部分凝血活酶时间）；血液生化（血尿素氮；血尿素氮/血肌配比值大于 25：1，可能提示出血来自上消化道）检查。

（三）治疗方面

手术中应按顺序全面仔细检查。首先检查常见出血部位胃和十二指肠；第二步检查有无肝硬化和脾肿大；同时注意胆囊和胆总管情况；第三步检查空肠上段。经过上述检查仍未发现病变，而胃或十二指肠内确有积血，应纵行切开胃前壁，进行胃腔探查。切口应有足够长度以便在直视下检查胃壁的所有部位，并能判断出血是否来自食管或十二指肠。术中内镜检查有助于找到出血部位。找不到出血原因时，不宜盲目做胃大部分切除术。还应特别警惕可能存在数个出血灶，故在决定术式时要避免遗漏。

（四）医患沟通方面

消化道出血往往起病急，预后差，要向患者详细交代。

第二节　下消化道出血

下消化道出血包括便血和黑粪症，鲜血自直肠排出称为便血，便血通常提示出血来自下消化道。

【诊断要点】

1. 根据病史、体征及辅助检查结果，绝大多数患者可得到确诊。

2. 对下消化道出血应作出以下分析：

（1）判断出血部位。

（2）估计出血量。

（3）分析出血原因。

【鉴别诊断】

1. 新生物：良性息肉和癌常为隐匿性失血，也可以是间歇性便血。结肠新生物引起急性下消化道出血的近 10%。

2. 血管发育异常或血管扩张：可遍布胃肠道，引起无痛性出血，表现为黑粪症、便血或隐匿性失血，占下消化道出血的 5%～10%，最常见于盲肠和升结肠。病变扁平，红色，直径 2～10mm，从一个中心血管向周围呈放射状扩展。患者年龄多超过 70 岁，伴有慢性肾衰竭。这类病变多数属退行性改变，源于结肠黏膜挛缩，黏膜静脉回流受阻，久之则黏膜毛细血管扩张，功能不全。胃与小肠的血管扩张发病机制尚不清楚，部分为先天性，有的系遗传综合征的部分表现。60 岁以上的受检者，6% 可见到血管扩张，因此不能见到这类病变就断定是出血的来源。

3. 憩室病：不少患者有服用非甾体类抗炎药病史。尽管憩室多数位于左结肠，而出血则以右结肠常见。大于 50 岁的患者，憩室出血常表现为急性、无痛、大量栗色或红色血便。80% 的患者出血可自行停止，其中 1/4 会再出血。梅克尔（Meckel）憩室是小于 30 岁青年人小肠出血最常见的原因。

4. 炎性肠病：特别是溃疡性结肠炎，常有腹泻，伴有不等量的便血，多与大便相混，伴有腹痛、里急后重和急迫感。

5. 直肠、肛管疾病：患者出血前可无明显的表现，结肠镜检查可协助诊断。

6. 缺血性结肠炎：常见于老年患者，绝大多数伴有动脉粥样硬化症，有过短暂的非闭塞性的缺血发作。

7. 医源性出血：内镜和放射引起的下消化道出血有明显增加趋势，常因肿瘤取活检，息肉切除，以及手术施行肠吻合，克罗恩（Crohn）病狭窄成形，胰肠吻合等，引发术后出血。盆腔放射治疗引起的放射性直肠炎可引起肛管、直肠出血，持续数月至数年。内镜表现为多发性直肠毛细血管扩张。

【治疗方案】

（一）治疗原则

处理原则同上消化道出血。

（二）一般治疗

非手术治疗：急性大量血便而病因不明者，先禁食，输液，补充血容量，纠正休克，应用镇静剂、止血药等。一般处理同上消化道出血。

（三）手术治疗

1. 手术适应证：约 90% 便血病例经非手术治疗，在 24～48 小时内出血可停止，若经 24～48 小时的治疗出血仍不止，可进行急症探查手术，手术目的在于消除出血的病因。

2. 术式选择：根据出血的病因，选择相应的术式。

【临床经验】

（一）病情观察方面

病史、体检方面及诊断方面同上消化道出血。

（二）治疗方面

1. 手术前通过核素扫描或血管造影确定出血部位，可以减少切除小肠或结肠的范围。术中肠镜检查是诊断隐匿性小肠出血的金标准。在开腹或腹腔镜检查时，内镜医师经口置入小肠镜，在手术者的协助下，使小肠镜越过折叠的小肠，观察黏膜。手术室灯光转暗，手术者和内镜医师都能看到血管发育异常病变，既可以最大限度地避免遗漏病变，又能尽量减少切除小肠的范围。术中结肠镜检查，也可以避免盲目行部分结肠或全结肠切除术。与上消化道出血不同，下消化道出血需要手术治疗的仅占 15%，急诊患者死亡率为 5%。由于下消化道出血多为老年患者，该因素可使死亡率增加到 20%。

2. 探查手术要点：

（1）依次探查末端回肠、盲肠、升结肠肝曲、横结肠、脾曲、乙状结肠、直肠，注意有无炎症、憩室，有无可扪及的息肉和肿瘤等。

（2）视病变的性质决定处理措施。

（许光中）

第二十三章

结肠、直肠与肛管疾病

第一节　肛周脓肿

　　肛周脓肿是肛管直肠周围软组织或组织间隙内的感染并形成脓肿,脓肿多来自肛腺的感染,蔓延到肛管周围间隙,或肛管皮下与直肠黏膜下形成的脓肿。脓肿一旦形成多自行破溃,或在手术切开引流后形成肛瘘,因而它是炎症过程的急性期,而肛瘘是其慢性期。

【诊断要点】

　　(一)临床表现

　　1. 病史采集:

　　(1)肛门周围疼痛、发胀,排便或行走后加重。

　　(2)严重者发热,白细胞升高等全身症状。

　　2. 体格检查:

　　(1)肛门周围疼痛处发红、肿胀、压痛、发热,数天后局部变软,可抽出脓液。

　　(2)肛门指检可触及痛性肿块。

　　(二)辅助检查

　　实验室检查:血白细胞计数和中性粒细胞增多。

【鉴别诊断】

　　1. 毛囊炎:好发于尾骨及肛门周围,有排脓的外口以及短浅窦道,特点是在外口内有毛发和小毛囊。

　　2. 化脓性汗腺炎:大汗腺感染后在皮内和皮下组织反复发作,广泛蔓延,形成范围较广的慢性炎症、小脓肿、复杂性窦道和瘘管。

【治疗方案】

（一）治疗原则

1.非手术疗法：有全身症状者，应口服或注射抗生素。

2.手术治疗：脓肿形成者应早期行切开引流术。

（二）疗效标准

1.治愈：症状消失，创口完全愈合。

2.好转：症状基本消失，创口未完全愈合或形成肛瘘。

（三）出院标准

达到临床治愈和好转标准便可出院。

【临床经验】

（一）治疗方面

积极防治其他肛门疾病，如肛隐窝炎和肛乳头炎，以避免肛周脓肿和肛瘘发生。一旦发生肛门直肠周围脓肿，应早期医治，以防其蔓延、扩散。

（二）医患沟通方面

合理调配饮食。既可以增加食欲，纠正便秘改善胃肠功能，也可以养成定时排便的习惯。日常饮食中可多选用蔬菜、水果、豆类等含维生素和纤维素较多的饮食，少食含辛辣刺激性的食物，如辣椒、芥末、姜等。

第二节 肛 瘘

肛瘘是直肠或肛管与肛周皮肤相通肉芽肿性管道，多为肛门直肠周围脓肿引起，由内口、瘘管、外口组成。本病多见于男性青壮年，可能与男性的性激素靶器官之一的皮脂腺分泌旺盛有关。

【诊断要点】

（一）临床表现

1.病史采集：

（1）多数患者有肛管直肠周围脓肿病史。

（2）肛旁反复流脓、出血。

（3）局部常有瘙痒。

2.体格检查：

（1）肛门周围见1个或多个瘘口，挤压有少量脓性或黄水样分泌物溢出，常可扪及一条索状物进入肛管内。

（2）直肠指检大多数于肛管或直肠下方可触及内口，用探针自外口探入，手指可有感觉，此为完全性肛瘘。

（二）辅助检查

1.X线检查，胸部透视或照片，以排除有无肺结核，如有肺结核应检查局部是否为结核性肛瘘，瘘管造影有助于诊断。

2. 直肠镜检查，注意有无内口和内口距肛缘距离。

【鉴别诊断】

1. 会阴尿道瘘：多因尿道损伤或狭窄所致，尿道球部与皮肤相通，排尿时小便从瘘口流出，直肠内无瘘口。

2. 骶骨前瘘：由骶骨与直肠之间的脓肿在尾骨附近穿破形成，无通向肛门的瘘管。

3. 先天性瘘：由骶尾部囊肿化脓破裂形成，原发外口常在臀沟中点，尾骨尖附近。瘘内可见毛发，由胚胎发生。

4. 骶尾部瘘：常由臀部损伤，如打击、脚踢和擦伤引起，在骶尾部形成脓肿，从而形成瘘管。

5. 化脓性汗腺炎：其病变在皮肤及皮下组织，病变范围广泛，可有无数窦道开口，呈结节状或弥漫性，但窦道均浅，不与直肠相通，切开窦道后无脓腔和瘘管。

【治疗方案】

（一）一般治疗

1. 如肛瘘外口有炎症，可用高锰酸钾坐浴，每晚和便后各 1 次，待炎症消失后手术治疗。

2. 保持大便通畅，防止腹泻或便秘，以减少粪便对肛瘘内口的刺激。

（二）手术治疗

肛瘘手术应找到瘘管内口，切除或切开全部瘘管，才能根治。

1. 瘘管切开术：适用于瘘管在肛提肌和肛管直肠环下方和通过环下 1/3 的瘘管。

2. 挂线疗法：适用于瘘管在肛管直肠环上方或通过环上 2/3 的肛瘘。

3. 肛瘘切除术：适用于低位单纯性肛瘘，全部切除瘘管。

4. 结核性肛瘘：先治愈肺结核后，再行肛瘘的治疗，否则手术后易复发。

（三）疗效标准

1. 治愈：去除病灶，症状体征消失。切口愈合良好。

2. 好转：病因明确，治疗后症状好转。

（四）出院标准

达到临床治愈、好转标准，切口愈合，可出院。

【临床经验】

（一）治疗方面

肛瘘的治疗原则是手术为主，因为只有进行手术，才能找到原发的内口，并把感染的肛窦、肛门腺及其导管切除干净，这是肛瘘治疗的关键。

（二）医患沟通方面

1. 建立正常的膳食习惯，应多吃清淡含丰富维生素的食物，如绿豆、萝卜、冬瓜等新鲜蔬菜、水果。

2. 养成良好的排便习惯，每天排便后坐浴，保持肛门清洁，对预防感染有积极作用。

第三节　痔

痔是直肠下端黏膜下或肛管皮肤下的静脉扩张、淤血形成的团块，主要由肛垫松弛、肥大、出血或脱垂而产生。痔的发生率高，多数学者认为痔是正常解剖的一部分，普遍存在于所有年龄、性别、及种族中，只有合并出血、脱垂、疼痛等症状时，才能称为病，成年人发病较多。

【诊断要点】

（一）临床表现

1. 病史采集：

（1）便血：无痛性间歇性便后有鲜血是其特点，也是内痔早期常见的症状。轻者多为大便表面带血，继而滴血，重者为喷射状出血。便血常自行停止，这对诊断有重要意义。

（2）痔核脱垂：常是晚期症状，多先有便血，后有脱垂。轻者只在排便时脱垂，便后可自行回复，重者需用手推回，更严重者稍加腹压即脱出肛门外。

（3）疼痛：单纯性内痔无疼痛。当内痔或混合痔脱出嵌顿、栓塞而出现水肿、感染、坏死时，血栓性外痔、结缔组织外痔感染时则有不同程度的疼痛。

（4）瘙痒：晚期内痔、痔核脱垂、结缔组织外痔等，肛周往往有瘙痒不适，甚至出现皮肤湿疹，患者极为难受。

2. 体格检查：

（1）肛门视诊：除一期内痔外，其他三期内痔和外痔多可在肛门视诊下见到。对有脱垂者，在蹲位排便后可清楚地看到痔块大小、数目及其部位的真实情况。特别是诊断环状痔时更有意义。

（2）直肠指检：指检的主要目的是了解直肠内有无其他病变，特别是要除外直肠癌和息肉。内痔无血栓形成或纤维化时不易扪出。

（二）辅助检查

1. 手术前常规检查。

2. 全身检查。

3. 肛门镜检查：先观察直肠黏膜有无充血、水肿、溃疡和肿块等，排除其他直肠疾患后，再观察齿线上有无痔，若有，则可见内痔向肛门镜内突出，呈暗红色结节，此时应注意其数目、大小及部位。

（三）病情分型

1. 内痔：位于齿线上方，表面由黏膜覆盖，由内痔静脉丛形成。常见于左侧正中，右前和右后三处。常有便血和脱垂史。内痔分四期。第一期：无明显自觉症状，仅于排便时出现带血、滴血或喷血现象，出血较多。无痔块脱出肛门外。肛门镜检查，在齿线上见直肠柱扩大，呈结节状突起。第二期：排便时间歇性带血、滴血或喷血，出血量中等。排便时痔块脱出肛门外，排便后自行回纳。第三期：排便时痔核脱出，或在劳累后、步行过久、咳嗽时脱出。内痔脱出后不能自行回纳，必须用手托入，或卧床休息后方可回纳。出血少。第四期：痔块长期在肛门外，不能回纳或回纳后又立即脱出。痔发展到后三期多成混合痔。

2. 外痔：位于齿线下方，表面由皮肤覆盖，由外痔静脉丛形成。常见的有血栓性外痔、结缔组织外痔（皮垂）、静脉曲张性外痔和炎性外痔。

3. 混合痔：在齿线附近，为皮肤黏膜交界组织覆盖，由内痔静脉和外痔静脉丛之间彼此吻合相通的静脉所形成，具有内痔和外痔两种特性。

【鉴别诊断】

1. 直肠癌：临床上常将直肠癌误诊为痔，延误治疗，误诊的主要原因是未进行直肠指诊及肛管镜检查。因此在痔诊断中一定要做上述两种检查，直肠癌为高低不平肿块或边缘隆起的溃疡，质脆、易出血。

2. 直肠息肉：低位带蒂的直肠息肉若脱出肛门外，有时会误诊为痔脱垂，但患者多见于儿童，息肉为圆形，实质性，有蒂，活动性大。

3. 肛管直肠脱垂：有时误诊为环状痔，但直肠脱垂黏膜呈环形，表面平滑，括约肌松弛；后者黏膜呈梅花瓣状，括约肌不松弛。

【治疗方案】

（一）治疗原则

痔的治疗重在减轻或消除其主要症状，而非痔根治术。因此，解除痔的症状较痔的大小变化更有意义，并被视为治疗效果的标准。

1. 无症状的痔不需治疗，只需注意饮食，保持大便通畅，保持会阴部清洁，预防并发症的发生。只有并发出血、脱垂、血栓形成和嵌顿等才需要治疗。

2. 内痔各种非手术疗法的目的都旨在促进痔静脉闭塞和痔周围组织纤维化，将脱垂的肛管直肠黏膜固定在直肠壁的肌层，以固定松弛的肛垫，从而达到止血及防止脱垂的目的。

3. 当保守疗法失败或三、四期内痔周围支持的结缔组织被广泛破坏时、血栓性外痔、结缔组织外痔感染时才考虑手术。

（二）保守疗法

1. 内服药：缓泻剂如麻仁润肠丸、聚乙二醇（福松）。

2. 栓剂：马应龙痔疮栓。

3. 熏洗剂：1∶5 000 高锰酸钾水溶液。

4. 外用药：马应龙痔疮膏。

5. 扩肛疗法。

（三）手术疗法

1. 枯痔法：

适应证：各期内痔核和混合痔的内痔部分。

禁忌证：各种急性疾病、严重慢性疾病、肛门直肠急性炎症、腹泻、痢疾、出血者。

2. 注射法：

适应证：无并发症的内痔，都可用注射疗法。一期内痔，主诉便血无脱垂者，最适宜于注射治疗，对控制出血效果明显。二、三期内痔注射后可防止或减轻脱垂，痔术后再度出血或脱垂亦可注射。对年老体弱、严重高血压病，有心、肝、肾等疾患者，都可考虑用注射治疗。

禁忌证：对任何外痔及有并发症的内痔（如栓塞、感染或溃烂等）都不宜用注射治疗。

3. 结扎法：

适应证：各期内痔核和混合痔的内痔部分。

禁忌证：各种急性疾病、严重慢性疾病、肛门直肠急性炎症、有并发症的内痔（如栓塞、感染或溃烂等）、腹泻、痢疾、出血者。

4. 套扎法：

适应证：各期内痔核和混合痔的内痔部分。

禁忌证：各种急性疾病、严重慢性疾病、肛门直肠急性炎症、有并发症的内痔（如栓塞、感染或溃烂等）、腹泻、痢疾、出血者。

5. 切除法：

适应证：适用于二、三、四期内痔，特别是以外痔为主的混合痔。

禁忌证：各种急性疾病、严重慢性疾病、肛门直肠急性炎症、腹泻、痢疾、出血者。

6. 冷冻法。

7. 激光切除法。

（四）疗效标准

1. 治愈：经治疗后，症状、体征消失，无并发症。

2. 好转：经治疗后，症状、体征改善。

3. 未愈：未经治疗，症状、体征无改善。

【临床经验】

（一）观察病情方面

结直肠癌可以出现便血等表现，有痔的患者要警惕恶性肿瘤的可能。注意观察病情变化。

（二）诊断方面

注意与相关疾病的鉴别，对普外科患者要常规做肛诊。

（三）医患沟通方面

痔常常会掩盖结直肠的疾病，要注意观察病情，有病情变化及时就诊。

第四节　结肠、直肠癌

结肠癌是发生于结肠的恶性肿瘤，结肠癌是胃肠道中常见的恶性肿瘤，以41～65岁发病率高。直肠癌是指从齿状线至直肠乙状结肠交界处之间发生的肿瘤，是消化道最常见的恶性肿瘤之一。如直肠癌位置过低、手术难以保全肛门的功能等使直肠癌的治疗有时较为困难。

【诊断要点】

（一）临床表现

1. 病史采集：

（1）排便习惯改变和大便带血。

（2）腹痛和腹部不适。

（3）腹部肿块。

（4）急、慢性肠梗阻症状。

（5）贫血等慢性消耗性表现。

（6）急性结肠穿孔和腹膜炎表现。

（7）有无慢性腹泻、息肉、血吸虫感染、胆囊切除术病史。

（8）有无结肠癌家族史。

2. 体格检查：

（1）全身检查：有无消瘦、贫血、浮肿、浅表淋巴结肿大等。腹部检查应注意有无腹胀、腹部肿块、肝大、腹水等；如发现腹部肿块，须明确肿块位置、形态、大小、质地、光滑度及活动度。

（2）直肠指检：如扣及肿块，应确定肿块性状、部位、范围及与前列腺或阴道子宫的关系，指套有无染上血迹。

（二）辅助检查

1. 大便常规加隐血试验。

2. CEA 测定。

3. 钡灌肠检查。

4. 结肠镜检查，发现异常作病理学检查。

5. B 型超声检查，了解腹内肿块及肝转移情况。

6. CT 检查：了解腹腔内淋巴结及肝转移情况。

7. 必要时 ECT 检查，了解骨转移情况。

8. 普外手术前常规检查。

（三）病理分级

我国目前采用的分期是 1978 年全国肠癌会议上对 Dukes 分期的基础上补充后形成的。

1. Dukes A 期：癌肿局限于肠壁内，且无淋巴结转移。又可分为 3 个亚期：

（1）A_0 期：癌肿局限于黏膜内。

（2）A_1 期：穿透黏膜肌层达黏膜下层。

（3）A_2 期：累及肌层但未穿透浆膜者。

2. Dukes B 期：癌肿穿透肠壁浆膜层，或侵犯浆膜外邻近的周围组织，但无淋巴结转移。

3. Dukes C 期：癌肿穿破肠壁且有淋巴结转移；又可分为 2 个亚期：

（1）C_1 期：淋巴结转移限于癌肿附近者，如结肠壁及结肠旁系膜。

（2）C_2 期：淋巴结转移至系膜血管根部者。

4. Dukes D 期：癌肿已有远处转移者。

【鉴别诊断】

1. 慢性结肠炎、痢疾：左半结肠或直肠癌常有黏液血便或脓血便，大便频或腹泻，常误诊为结肠炎和痢疾，通过乙状结肠镜检查和细致的体检可鉴别诊断。

2. 消化道溃疡、胆囊炎：右半结肠特别是肝曲结肠、横结肠癌引起上腹部不适或疼痛、发热、粪隐血试验阳性、右上腹包块等，有时误诊为溃疡病、胆囊炎，但结合病史以及 X 线检查，诊断不难。

3. 阑尾炎：盲肠癌常有右下腹疼痛及下腹肿块，且常发热，易误诊为阑尾炎或阑尾脓肿，误诊率达 25%。结合病史和钡灌肠检查常可鉴别。

4. 痔：内痔的症状是无痛性出血，可能是粪便带血，亦可能是肛门滴血或线性流血。肛门指诊或直肠镜检查可鉴别。

【治疗方案】

（一）治疗原则

根治性手术是治愈结直肠癌的最主要手段，但手术不代表一切，在手术的基础上应根据具体情况术前、术后辅以放疗、化疗及免疫治疗等。多种形式的综合治疗才能获得最佳的疗效。

（二）一般治疗

术前纠正贫血，增强机体抵抗力。尽量给予高蛋白、高热量、高维生素、易于消化的少渣饮食，以增加对手术的耐受力，同时进行术前准备。

（三）手术治疗

1. 手术适应证：手术是大肠癌唯一可获治愈的治疗手段，因此，除全身情况极差不能耐受手术打击的晚期病例外，均应积极手术探查，争取切除肿瘤。

2. 术前准备：一般准备，纠正贫血与水、电解质紊乱，改善全身营养状况；肠道准备，术前3天开始少渣半流饮食，术前1天改流质饮食；术前3天开始口服链霉素、甲硝唑及维生素 K_4，术前1天中午开始口服泻剂（番泻叶或蓖麻油），术前晚或术晨清洁灌肠；手术日晨置胃管、尿管。

3. 手术方式：

（1）根治性切除术，适于癌肿可完全切除，包括有孤立的肝转移病例。切除范围应包括癌肿近端10cm以上，远端2.5cm以上正常肠管，及相应系膜，肠系膜下动脉周围淋巴结；对于腹膜反折以下的 Dukes B、Dukes C 期肿瘤尚应清扫盆侧壁淋巴结。根据癌肿距肛门的距离以及局部情况，可选用腹前切除术（Dixon术）、经腹会阴联合切除术（Miles术）、经腹肛门切除结肠肛管套式吻合术（Parks术）或全盆腔脏器切除术。

（2）局部切除：仅适合于早期瘤体较小、局限于黏膜或黏膜下层，分化程度高、肿瘤小、与肠壁周径＜30％的直肠癌，术后应定期随访，以防复发。

（3）姑息性手术：对已有广泛转移、不可能根治的晚期病例，可争取做姑息性手术以减轻瘤负荷，或短路手术、结肠造瘘术以解除梗阻症状。

（4）腹腔镜手术：有创伤小，恢复快的优点，是直肠癌手术的最佳选择。

（5）辅助治疗：辅助化疗，适宜于 Dukes B、Dukes C 期病例及姑息性切除术后；方案可选用氟尿嘧啶＋亚叶酸钙＋奥沙利铂或伊立替康等方案。

4. 辅助放疗：术前放疗适于癌肿较大、固定或浸润较深的溃疡型直肠癌，可有利于提高手术切除率、减少复发率和医疗性播散。术后放疗适于切除不彻底或术后病理证实切缘有肿瘤残留者。

【临床经验】

（一）观察病情方面

结肠、直肠癌早期常无明显症状，病情发展到一定程度才出现临床症状，有肠刺激症状和排便习惯改变，以及便血等情况时要警惕恶性肿瘤的可能。

（二）诊断方面

注意与相关疾病的鉴别，对普外科患者要常规做肛诊。

（三）治疗方面

肿瘤生长的位置决定手术方式，术前要明确位置。

（四）医患沟通方面

结肠、直肠癌早期常无明显症状，对有肠刺激症状和排便习惯改变，以及便血等情况的患者要告知恶性肿瘤的风险。

（樊　庆）

第二十四章　肝脏疾病

第一节　肝脓肿

一、细菌性肝脓肿

细菌侵入肝脏，如患者抵抗力弱，可发生肝脓肿称为细菌性肝脓肿。细菌可经下列途径侵入肝：①胆道：胆道蛔虫症、胆管结石等并发化脓性胆管炎时，细菌沿着胆管上行，是引起细菌性肝脓肿的主要原因。②肝动脉：体内任何部位的化脓性病变，如化脓性骨髓炎、中耳炎、痈等并发菌血症时，细菌可经肝动脉侵入肝。③门静脉：如坏疽性阑尾炎、痔核感染、细菌性痢疾等，细菌可经门静脉入肝内。此外，肝毗邻感染病灶的细菌可循淋巴系统侵入。开放性肝损伤时，则细菌可直接经伤口侵入肝，引起感染而形成脓肿。

【诊断要点】

1. 病史：常继发于身体其他部位的感染性疾病。

2. 临床表现：寒战、高热、肝区疼痛和肝大。体温常可高达 39℃～40℃，伴恶心、呕吐、食欲缺乏和周身乏力。

3. 实验室检查：白细胞计数增高，核左移。血红蛋白降低。

4. 影像学检查：X线胸腹部透视发现右侧膈肌升高，运动受限；肝阴影增大或有局限性隆起。B超检查可确定脓肿的部位及大小。必要时可进行 CT 检查或 B超引导下穿刺。

【鉴别诊断】

1. 阿米巴性肝脓肿：本病继发于阿米巴痢疾之后；起病较缓慢，病程长，症状较轻；血清阿米巴检测阳性；粪便检查可找到阿米巴滋养体；脓肿多为单发，抗阿米巴药物治疗有效。

2. 右膈下脓肿：多继发于化脓性腹膜炎或上腹部大手术；全身中毒症状和局部体征不如肝脓肿明显，但右肩牵涉性痛较显著。X线检查右膈下常有液气平面出现。

3. 肝癌：起病较慢，无急性感染表现。肝呈进行性肿大、坚硬、表面高低不平而无压痛，既往常有乙型肝炎病史，血清甲胎蛋白测定常呈阳性，B超及CT检查可助鉴别。

4. 肝囊肿：多无明显症状，无细菌感染；若合并感染时，常难以鉴别，行CT等检查有助于诊断。

【治疗方案】

（一）非手术疗法

1. 支持疗法：及时纠正贫血状况，多次小量输血；补充足够热量及多种维生素；纠正水和电解质平衡失调。

2. 抗生素治疗：应做到早期应用和足够的剂量。根据细菌培养和药物敏感性测定结果选用适当抗生素。

（二）手术治疗

1. 适应证：

（1）非手术治疗无效者。

（2）单个较大脓肿。

（3）经积极非手术治疗，脓肿仍继续增大者。

（4）脓肿已穿破腹腔或胸腔者。

2. 手术方式：

（1）经皮肝脓肿穿刺引流术。

（2）肝脓肿切开引流术。

（3）肝部分切除术。

【临床经验】

（一）观察病情方面

细菌性肝脓肿由别处感染继发，在观察病情时要注意发现原发病灶；另外，早期发现原发病灶加以干预往往可以预防肝脓肿。

（二）诊断方面

细菌性肝脓肿要与其他疾病相鉴别。

（三）治疗方面

不光要治疗肝脓肿，对原发病灶也要一起治疗。

（四）医患沟通方面

1. 细菌性肝脓肿患者多抵抗力弱，病情易恶化。

2. 细菌性肝脓肿破裂，会向邻近脏器穿破，引发严重并发症。

二、阿米巴性肝脓肿

阿米巴性肝脓肿由阿米巴原虫引起，是肠道阿米巴病的主要表现形式。

【诊断要点】

（一）病史

曾有痢疾或腹泻史。

（二）临床表现

主要表现是发热、肝痛、肝大。

（三）辅助检查

1. 血常规检查急性期白细胞总数中度增高，中性粒细胞 80％左右，有继发感染时更高。病程较长时白细胞计数大多接近正常或减少，贫血较明显，红细胞沉降率增快。

2. 粪便检查可查获阿米巴包囊或滋养体。

3. 肝功能检查偶可见碱性磷酸酶增高。

4. 血清学检查同阿米巴肠病，抗体阳性率可达 90％以上。

5. 肝脏超声波探查无创伤，准确方便，成为诊断肝脓肿的基本方法。

【鉴别诊断】

1. 细菌性肝脓肿：常先有胆道、阑尾等化脓性疾病史，发病急骤而重，常伴明显脓毒症状，白细胞计数尤其中性粒细胞显著增高，超声显示不少为多发性脓肿，穿刺所得脓液常呈黄白色、有臭味，涂片或培养有菌，常有转移性脓肿出现，用抗阿米巴治疗无效。但与继发细菌感染的阿米巴肝脓肿颇难鉴别。

2. 肝囊肿：通常鉴别上困难。但遇慢性阿米巴肝脓肿而临床明显炎症表现者，或肝囊肿伴感染者亦需细心鉴别。超声显像与穿刺所得脓液的特征有助鉴别。

3. 肝包虫囊肿：通常亦不难鉴别，但遇包虫囊肿合并感染者亦宜细察。疫区居住史与包虫皮试阳性乃肝包虫囊肿两个特征。

【治疗方案】

（一）非手术治疗

阿米巴肝脓肿的治疗首先应考虑非手术治疗，以抗阿米巴药物治疗和反复穿刺吸脓以及支持疗法为主。

（二）手术治疗

阿米巴肝脓肿外科治疗方法及适应证如下：

1. 闭式引流术：适应于多次穿刺吸脓无效者。在严格无菌操作下，选择脓肿距表面最近处，采用套管穿刺针，施行闭式引流术。注意置入塑料管应妥善固定，以防滑脱。

2. 手术切开引流：切开引流指征：①经抗阿米巴药物治疗及穿刺排脓后高热不退。②脓肿穿破胸腔或腹腔，并发脓胸或腹膜炎。切开排脓后，放置双套管持续负压引流。

3. 肝切除术：对慢性厚壁脓肿，切开引流脓腔壁不易塌陷，而药物治疗无效；或脓肿切开引流后形成难以治愈的残留无效腔或窦道者，可行肝切除。

【临床经验】

（一）诊断方面

需要与肝囊肿、细菌性肝脓肿等疾病鉴别。

（二）治疗方面

要点有三：抗阿米巴药物，需要时反复穿刺抽脓，支持治疗。外科治疗仅适于个别患者。

第二节　肝囊肿

肝囊肿是较常见的肝良性疾病，分为寄生虫性（如肝棘球蚴病）和非寄生虫性肝囊肿。后者又可分为先天性、创伤性、炎症性和肿瘤性囊肿。临床多见的是先天性肝囊肿，它又可分为单发性和多发性两种，后者又称多囊肝。

【诊断要点】

先天性肝囊肿生长缓慢，小的囊肿不引起任何症状，多系 B 型超声、CT等影像学检查或其他腹部手术中发现。囊肿增大到一定程度，则可因压迫邻近脏器而出现食后饱胀、恶心、呕吐、右上腹隐痛不适等症状。

【鉴别诊断】

1. 肝包虫病：多见于牧区，有牛羊犬接触史，虫囊液皮内试验（Casoni）试验和抗体结合试验常为阳性。

2. 肝血管瘤：主要通过影像学检查鉴别，CT增强检查可鉴别。

3. 肝血肿：见于肝脏外伤后。

【治疗方案】

小的肝囊肿而又无症状者，不需特殊处理；大而又出现症状者，应行手术治疗。

手术指征：①单发性小囊肿直径小于 5cm，而且无症状，一般不需手术，但要观察，因为单发囊肿有时可能逐年增大。②直径在 5～10cm 单发囊肿，可视病情而定，若有上腹部慢性疼痛及上腹部压迫症状，可考虑手术，对于无任何症状者，可继续观察。③直径大于 10cm，有上腹部压迫症状，且可扪及包块，应视为手术指征。④伴囊内出血，并发感染或疑为肿瘤性囊肿时亦应考虑手术。

【临床经验】

（一）诊断方面

注意与相关疾病的鉴别。

（二）治疗方面

1. 肝囊肿大多是先天性的，有的单独一个，也有多个的，有的还合并肾囊肿，一般说来肝囊肿对人体健康没有多大影响，患者不必紧张。

2. 肝囊肿不会癌变，过大的肝囊肿，对肝脏本身或周围的器官有压迫症状的或有炎症的可以用针吸出其中的液体。

第三节 原发性肝癌

原发性肝癌是我国常见的恶性肿瘤之一，原发性肝癌的病因和发病机制尚未确定。目前认为与肝硬化、病毒性肝炎、黄曲霉素等某些化学致癌物质和水土因素有关。传统分为小肝癌（直径<5cm）和大肝癌（直径>5cm）。现在新的分类为：微小肝癌（直径≤2cm），小肝癌（>2cm，≤5cm），大肝癌（>5cm，≤10cm）和巨大肝癌（>10cm）。从病理组织上可分为三类：肝细胞型、胆管细胞型和二者同时出现的混合型。我国绝大多数原发性肝癌是肝细胞癌（91.5%）。

【诊断要点】

1. 症状体征：肝区痛、上腹部不适、饱胀、乏力、纳差、消瘦、发热、黄疸等。

2. 病史：有肝癌家族史或肝病背景（肝炎史或肝硬化史或HBsAg阳性）。

3. 甲胎蛋白（AFP）测定：

(1) 排除妊娠、活动性肝病、生殖腺胚胎性肿瘤。

(2) 血清AFP≥400μg/L，持续四周以上即应诊断原发性肝癌。

4. 血液酶学及其他肿瘤标记物检查：肝癌患者血清中γ-谷氨酰转肽酶及其同工酶、异常凝血酶原、碱性磷酸酶、乳酸脱氢酶同工酶等可高于正常，但无特异性。

5. 影像学检查：B超、CT等提示肝内恶性占位。

6. 肝穿刺行针吸细胞学检查有确定诊断意义，目前多采用在B型超声导引下行细针穿刺，有助于提高阳性率。

【鉴别诊断】

1. AFP阳性者需与妊娠、急慢性肝病、肝硬化、生殖系统胚胎性肿瘤、胃癌和胰腺癌或伴肝转移等鉴别。

妊娠期AFP升高，通常分娩后转为阴性，若继续升高，应考虑肝癌可能。

生殖系统胚胎性肿瘤可行睾丸或妇科检查排除。

急性肝炎有明显的肝功能紊乱而无相应的肝内占位，肝功能好转时AFP可下降。

胃癌、胰腺癌伴肝转移时，AFP阳性者少见，且多为低浓度，常无肝硬化表现、无门脉癌栓形成，肝占位常表现为多结节至弥漫性散在生长。

2. AFP阴性影像学检查肝内占位性病变者应与肝血管瘤、肝转移癌、肝脓肿、肝囊肿、肝硬化及肝腺瘤等相鉴别。

肝血管瘤临床多见，诊断要点为：女性多见，病程长，发展慢，常无肝病背景，增强CT在延迟像被增强。

继发性肝癌多为胃肠道肿瘤肝转移，常有原发病症状，多无肝病背景，MRI显示"靶征"。

肝包虫病常有疫区居住史，包虫皮内试验阳性。

【治疗方案】

治疗早期诊断，早期治疗，根据不同病情进行综合治疗，是提高疗效的关键；而早期施行手术切除仍是目前首选的、最有效的治疗方法。

1. 手术治疗：目前仍是治疗肝癌首选的和最有效的方法。手术适应证：

(1) 患者一般情况：①较好，无明显心、肺、肾等重要脏器器质性病变。②肝功能正常，或仅有轻度损害，按肝功能分级属A级；或属B级，经短期护肝治疗后，肝功能恢复到A级（表24-1）。③肝外无广泛转移性肿瘤。

表24-1　　　　　　　　Child（肝功能）分级标准

	A级	B级	C级
血清胆红素（μmol/L）	<34.2	34.2~51.3	>51.3
血浆白蛋白（g/L）	>35	30~35	<30
腹腔积液	无	易控制	难控制
肝性脑病	无	轻	重、昏迷
营养状况	优	良	差

(2) 下述情况可作根治性肝切除：①单发的微小肝癌。②单发的小肝癌。③单发的向肝外生长的大肝癌或巨大肝癌，表面较光滑，周围界限较清楚，受肿瘤破坏的肝组织少于30%。④多发性肿瘤，但肿瘤结节少于3个，且局限在肝的一段或一叶内。

(3) 下述情况仅可作姑息性肝切除：①3~5个多发性肿瘤，局限于相邻2~3个肝段或半肝内，影像学显示无瘤肝组织明显代偿性增大，达全肝的50%以上；如肿瘤分散，可分别作局限性切除。②左半肝或右半肝的大肝癌或巨大肝癌，边界较清楚，第一、第二肝门未受侵犯，影像学显示无瘤侧肝代偿性增大明显，达全肝组织的50%以上。③位于肝中央区（肝中叶，或Ⅳ，Ⅴ，Ⅵ，Ⅷ）的大肝癌，无瘤肝组织明显代偿性增大，达全肝的50%以上；Ⅰ或Ⅷ段的大肝癌或巨大肝癌。⑤肝门部有淋巴结转移者，如原发肝肿瘤可切除，应作肿瘤切除，同时进行肝门部淋巴结清扫；淋巴结难以清扫者，术后可进行放射治疗。⑥周围脏器（结肠、胃、膈肌或右肾上腺等）受侵犯，如原发肿瘤可切除，应连同受侵犯脏器一并切除；远处脏器单发转移性肿瘤（如单发肺转移），可同时作原发肝癌切除和转移瘤切除术。

2．B超引导下经皮穿刺肿瘤行射频、微波或注射无水乙醇治疗，以及体外高能超声聚焦疗法等。

3．肝移植。

4．其他：化疗、放疗、中医中药等。

【临床经验】

（一）观察病情方面

肝癌起病隐匿，亚临床肝癌本身无症状和体征，可能出现的临床表现多为原有肝炎或肝硬化所致。有肝病史的患者要警惕。

（二）诊断方面

有症状肝癌和大肝癌一般较易诊断，要点同上。

（三）治疗方面

肝癌早期无特异症状，有临床表现实际上为中晚期表现，而失去手术时机，要早发现早治疗。

（四）医患沟通方面

肝癌预后差。

（杜德晓）

第二十五章

门静脉高压症

门静脉的血流受阻、血液淤滞时，则引起门静脉系统压力的增高。临床上表现有脾大和脾功能亢进、食管胃底静脉曲张和呕血、腹腔积液等。具有这些症状的疾病称为门静脉高压症。

【诊断要点】

（一）病史采集

1. 肝外型门脉高压如门静脉血栓形成、腹部外伤、腹内肿瘤、胰腺炎、脾囊肿、先天异常、妊娠、口服避孕药等。

2. 肝内性门脉高压。包括：

（1）肝内窦前型门脉高压，如血吸虫性肝纤维化等。

（2）肝内混合型门脉高压，主要见于肝硬化。

（3）肝内窦后型门脉高压，如布-加氏综合征等。

3. 特发性门脉高压。

4. 上消化道出血病史。

（二）体格检查

有无肝掌、蜘蛛痣、腹壁静脉曲张、黄疸、腹水、脾大、痔疮等。

（三）辅助检查

1. B型超声：可显示门静脉、脾静脉、肠系膜上静脉有无扩大、梗阻及血栓形成等，但不能直接观察食管、胃底静脉有无曲张。

2. 食管钡餐检查：能用于诊断食管静脉曲张，可了解其程度和范围，但现已较少应用。如不具备内镜检查条件，仍是诊断本病的主要检查方法。

3. 内镜检查：诊断食管及胃底静脉曲张准确性高。可了解其范围和程度。在条件许可时应争取做此检查，以确定诊断。

4. CT扫描、门脉造影、门脉测压等检查亦对诊断有帮助，但属非常规检查。在有需要及条件许可时进行此类检查。

【鉴别诊断】

（一）消化道出血

1. 消化性溃疡出血：既往有溃疡病史。

2. 出血性胃炎：又称糜烂性胃炎或应激性溃疡，约占 5%。患者多有酗酒，服用非甾体类抗炎药物如吲哚美辛（消炎痛）、阿司匹林等，或肾上腺皮质激素药物史；也可以发生在休克、脓毒症、烧伤、大手术和中枢神经系统的损伤后。表现为表浅的、大小不等的、多发的胃黏膜糜烂，底部常有活动性出血和血块，部分病例仅见弥漫性渗血，可导致大出血。

3. 胃癌：癌组织缺血坏死，表面发生糜烂或溃疡，侵蚀血管引起大出血。胃癌引起的上消化道大出血，黑粪症比呕血更常见。

4. 胆道出血：各种原因导致血管与胆道相通，引起血液涌入胆道，再进入十二指肠，统称胆道出血。最常见的病因是胆道感染、肝外伤，其他原因有肝胆肿瘤、肝血管瘤、胆管结石压迫和手术损伤等。胆道出血的三联征是胆绞痛、梗阻性黄疸和消化道出血。

（二）脾大、脾功能亢进

1. 白血病。

2. 遗传性血液病。

【治疗方案】

外科治疗门静脉高压症主要是预防和控制食管胃底曲张静脉破裂出血。

（一）食管、胃底静脉曲张破裂出血的治疗

1. 急救治疗：

（1）保持呼吸道通畅，循环监测。

（2）恢复血容量，保持红细胞压积在 30% 以上。

（3）放置鼻胃管和尿管。

（4）病情许可时可采用侵入性血流动力学监测方法。

（5）应考虑输注新鲜冰冻血浆、冷凝蛋白质、血小板等矫治凝血功能。

（6）输注葡萄糖、B族维生素、维生素 K、维生素 C 等。

（7）对躁动患者可酌量应用镇静剂。

（8）对肝硬化患者，应注意防治肝性脑病。

（9）矫正电解质代谢紊乱。

（10）酌情预防性使用抗生素。

2. 内科治疗：

（1）胃灌洗。

（2）选用垂体后叶素，可用硝酸甘油对抗垂体后叶素的副作用，有条件时可选用生长抑素（或奥曲肽）。

（3）气囊压迫：可选用双腔单囊、三腔双囊及四腔双囊管压迫止血。其第一次止血率约 80%，再出血者止血率为 60%；此外，其可能导致气道填塞等并发症，应高度重视。

（4）经内镜注射硬化剂疗法：该疗法止血率 80%～90%，此法可重复进行。

（5）经皮经肝门静脉穿刺曲张静脉栓塞及经股动脉插管脾动脉栓塞术对于少数病例，在有条件和一定经验的情况下可以考虑采用。

3. 急诊手术：一般认为食管、胃底静脉曲张破裂出血急诊手术死亡率较高，应争取止血后改善全身情况和肝功能以后再择期手术。非手术治疗不能止血或已经充分术前准备拟施行择期手术时发生的食管、胃底静脉曲张破裂出血应采取手术止血。

急诊手术的适应证：①患者以往有大出血的病史，或本次出血来势凶猛，出血量大，或经短期积极止血治疗，仍有反复出血者，应考虑急诊手术止血。②经过严格的内科治疗，48 小时内仍不能控制出血，或短暂止血又复发出血，应积极行急诊手术止血。手术不但可防止再出血，而且是预防发生肝性脑病的有效措施。但因病情严重、多合并休克，所以急诊手术病死率高，应尽量避免。Child C 级患者不宜行急诊手术。

急诊手术术式应以贲门周围血管离断术为首选，该术式对患者打击较小，能达到即刻止血，又能维持入肝血流，对肝功能影响较小，手术死亡率及并发症发生率低，术后生存质量高，而且操作较简单，易于在基层医院推广。

手术方法有断流术和分流术两类。选择何类手术较好，目前尚有争议。多数人认为在急诊情况下以选择断流术相对较安全，且以胃底贲门-体循环阻断术为首选术式。

（二）食管、胃底静脉曲张的预防性治疗

1. 药物治疗：可选 β 受体阻滞剂，硝酸甘油类，钙通道阻滞剂，H_2 受体拮抗剂，中药等。但疗效尚不肯定。

2. 经内镜注射硬化剂疗法与药物治疗相比，其复发出血率减少一半左右，生存率提高。但复发出血率仍可达 40% 左右。必须反复进行方可达到较好效果。对于拟做食管横断或分流术者，术前不宜用此疗法治疗。

3. 手术治疗：对于是否有必要行预防性手术，有大量的统计数字说明，肝硬化患者中仅有 40% 出现食管胃底静脉曲张，而有食管胃底静脉曲张的患者中有 50%～60% 并发大出血，这说明有食管胃底静脉曲张的患者不一定发生大出血。临床上还看到，本来不出血的患者，在经过预防性手术后反而引起大出血。尤其鉴于肝炎后肝硬化患者的肝功能损害多较严重，任何一种手术对患者来说都是负担，甚至引起肝衰竭。因此，对有食管胃底静脉曲张、但没有出血的患者，尤其是对没有食管胃底静脉曲张者，是否应进行预防性手术治疗，值得探讨。近年来资料表明，倾向不作预防性手术，对这类患者重点应为内科护肝治疗。但是如果有重度食管胃底静脉曲张，特别是镜下见曲张静脉表面有"红色征"，为了预防首次急性大出血，可酌情考虑行预防性手术，主要是行断流术。

【临床经验】

1. 对于有黄疸、大量腹水、肝功能严重受损的患者（Child C 级）发生大出血，如果进行外科手术，死亡率可高达 60%～70%。对这类患者应尽量采用非手术疗法，重点是输血、注射垂体加压素以及应用三腔管压迫止血。

2. 对于没有黄疸、没有明显腹水的患者（Child A、Child B 级）发生大出血，应争取即时或经短时间准备后即行手术。应该认识到，食管胃底曲张静脉一旦破裂引起出血，就会有很大可能反复出血，而每次出血必将给肝脏带来损害。积极采取手术止血，不但可以防止再出血，而且是预防发生肝性脑病的有效措施。

（许光中）

第二十六章

胆道疾病

第一节 胆石病

一、肝外胆管结石

胆石可发生在胆管系统的任何部位，左右肝管汇合部以下的包括肝总管结石和胆总管结石为肝外胆管结石。肝外胆管结石分为继发性和原发性结石。继发性结石主要是胆囊结石排进胆管并停留在胆管内，故多为胆固醇结石或黑色胆色素结石。原发性结石多为棕色胆色素结石或混合性结石，形成的诱因有：胆道感染、胆道梗阻包括胆总管扩张形成的相对梗阻、胆道异物包括蛔虫残体、虫卵、缝线线结等。

【诊断要点】

有典型的 Charcot 三联征则诊断胆管结石不难，但如仅有三联征中的 1～2 项表现时，需要借助实验室和影像学检查以明确诊断。

1. 临床表现：轻者或发作间期可无特异性表现，重者出现上腹阵发性绞痛伴恶心、呕吐，随后出现寒战、高热、黄疸，体检时有右上腹或剑突下压痛、反跳痛甚至弥漫性腹膜炎表现、肝脏可增大并有明显叩击痛。

2. 实验室检查：急性发作时白细胞计数及中性粒细胞计数、血清总胆红素和/或直接胆红素、谷丙转氨酶、AKP、尿胆原均可升高。

3. 影像学检查：B 超、ERCP、CT 显示肝内或肝外胆管结石。

【鉴别诊断】

1. 右肾绞痛：始发于右腰或胁腹部，可向右股内侧或外生殖器放射，伴肉眼或镜下血尿，无发热，腹软，无腹膜刺激征，右肾区叩击痛或脐旁输尿管行程压痛。腹部平片多可显示肾、输尿管区结石。

2. 肠绞痛：以脐周为主。如为机械性肠梗阻，则伴有恶心、呕吐，腹胀，无肛门排气排便。腹部可见肠型，肠鸣音亢进、可有高调肠鸣音，或可闻气过水声；可有不同程度和范围的压痛和/或腹膜刺激征。腹部平片显示有肠胀气和气液平面。

3. 壶腹癌或胰头癌：黄疸者需作鉴别，该病起病缓慢，黄疸呈进行性且较深；可无腹痛或腹痛较轻、或仅有上腹不适，一般不伴寒战高热，体检时腹软、无腹膜刺激征，肝大、常可触及肿大胆囊；晚期有腹腔积液或恶病质表现。ERCP 或 MRCP 和 CT 检查有助于诊断。

【治疗方案】

肝外胆管结石仍以手术治疗为主。术中应尽量取尽结石、解除胆道梗阻、术后保持胆汁引流通畅。非手术治疗可作为手术前的准备治疗。治疗措施包括：①应用抗生素，应根据敏感细菌选择用药，经验治疗可选用胆汁浓度高的、主要针对革兰阴性细菌的抗生素。②解痉。③利胆，包括一些中药和中成药。④纠正水、电解质及酸碱平衡紊乱。⑤加强营养支持和补充维生素，禁食患者应使用肠外营养。⑥护肝及纠正凝血功能异常的治疗。争取在胆道感染控制后才行择期手术治疗。

【临床经验】

（一）观察病情方面

胆石症的临床表现主要取决于胆管内结石存在的部位、堵塞的程度及胆道感染的范围和程度。特别是要注意有无感染和其他疾病鉴别。

（二）治疗方面

对胆道梗阻伴发感染的患者要仔细观察病情，不能一味保守，急性梗阻性化脓性胆管炎是急诊手术的指征。

（三）医患沟通方面

要认识到胆道疾病的危急性，严重的有生命危险，要向患者交代病情。

二、肝内胆管结石

胆石可发生在胆管系统的任何部位，左右肝管汇合部以上的胆管结石为肝内胆管结石。主要与胆道感染、胆道寄生虫（蛔虫、华支睾吸虫）、胆汁停滞、胆管解剖变异、营养不良等有关。

【诊断要点】

1. 临床表现：多年无症状或仅有上腹和胸背部胀痛不适。绝大多数患者以急性胆管炎就诊，主要表现为寒战高热和腹痛。

2. 实验室检查：急性发作时白细胞计数及中性粒细胞计数、血清总胆红素和/或直接胆红素、谷丙转氨酶、AKP、尿胆原均可升高。

3. 影像学检查：B超检查可显示肝内胆管结石及部位，根据肝胆管扩张部位可判断狭窄的位置。CT、MRCP 等检查有助于诊断疾病。

【鉴别诊断】

1. 肝内钙化灶：B超检查可以表现为高密度影，但多无合并相应的胆管扩张。

2. 胆道肿瘤：均可表现为黄疸，但肿瘤多 CA19 - 9 或 CEA 明显升高，CT 或 MR 检查对诊断有重要意义。

3. 胆囊炎、胆管炎：肝内胆管结石急性感染时，可以表现为夏科三联征，往往需影像学检查鉴别。

【治疗方案】

（一）治疗原则

主要采用手术治疗，原则为尽可能取净结石、解除胆道狭窄及梗阻、去除结石部位和感染病灶、恢复和建立通畅的胆汁引流、防止结石的复发。

（二）治疗方式选择

1. 慢性复发性不完全梗阻的胆管结石发作间歇期患者应择期手术。

2. 急性胆管炎发作入院者，可先行保守治疗，情况好转、黄疸明显消退者可择期手术。

3. 经保守治疗无好转，甚至加重，向急性梗阻性化脓性胆管炎（AOSC）发展患者，或入院即表现为 AOSC 的患者，可经 4～6 小时准备，待血压稳定后急诊手术。

【临床经验】

（一）观察病情方面

肝内胆管结石感染严重时可以发展为重症胆管炎，可以危及患者生命，要注意观察病情。

（二）诊断方面

有腹痛、黄疸等表现时，注意不要遗漏肝内胆管结石的可能。

（三）治疗方面

肝内胆管结石治疗比较复杂，因为高位的结石不易取净，并发的胆道狭窄不易矫正，致手术后结石残留或再生。

（四）医患沟通方面

肝内胆管结石治疗复杂，预后往往不佳，患者会因感染、结石反复发作导致肝功能损害，重者会危及生命。

第二节　胆囊炎、胆管炎

胆道感染属常见病，按发病部位可分为胆囊炎和胆管炎两类；根据胆囊内有无结石，将胆囊炎分为结石性和非结石性胆囊炎。非结石性胆囊炎少见。

一、急性胆囊炎

急性胆囊炎是胆囊管梗阻和细菌感染引起的炎症。95%以上的患者有胆囊结石，称结石性胆囊炎；5%的患者无胆囊结石，称非结石性胆囊炎。主要致病原因有：①胆囊管梗阻。②细菌感染。致病菌主要是革兰阴性杆菌，以大肠杆菌最常见。下面重点介绍结石性胆囊炎。

【诊断要点】

（一）病史采集

反复发作右上腹胀痛或绞痛伴恶心、呕吐，常在劳累或吃油腻饮食后发作。发作时可伴发热，发作间期多无症状或仅表现为餐后上腹饱胀、打嗝、嗳气等消化不良症状。

（二）体格检查

急性发作时多有上腹压痛或局限性腹膜炎体征、墨菲（Murphy's）征阳性，10%～20%的患者可出现轻度黄疸，发作间期一般无阳性体征。

（三）辅助检查

1. 影像学检查：B超检查可见胆囊增大、囊壁增厚（＞4mm），明显水肿时见"双边征"，囊内结石显示强回声、其后有声影；对急性胆囊炎的诊断准确率为85%～95%。CT、MR检查均可协助诊断。

2. 实验室检查：85%的患者白细胞计数升高，有时抗感染治疗后或老年人可不升高。血清丙氨酸转移酶、碱性磷酸酶常升高，约1/2的患者血清胆红素升高，1/3的患者血清淀粉酶升高。

【鉴别诊断】

1. 胃十二指肠溃疡急性发作或穿孔：发病突然，腹痛多位于中上腹部或偏右，腹痛剧烈，呈刀割样，腹式呼吸消失，腹肌强直呈板样，肝浊音界缩小或消失，X线检查膈下可见游离气体。

2. 急性胰腺炎：血清淀粉酶检测对诊断有意义，但要注意急性胆囊炎时往往伴有轻度胰腺炎。

3. 急性阑尾炎：典型的为转移性右下腹痛，必要时可以行B超检查明确。

4. 肺炎、心肌梗死：可以表现为上腹部疼痛，需要行心电图检查、胸片等鉴别。

【治疗方案】

（一）治疗原则

一般可分为非手术治疗和手术治疗两种方法。一般结石性胆囊炎在非手术治疗下，约50%的患者因结石的移动，梗阻部位黏膜充血、水肿的减轻而症状得以缓解。部分患者的非手术治疗是手术治疗的术前准备，特别对于同时并发有心、脑、肺疾病的患者。

（二）非手术治疗

也可作为手术前的准备。方法包括禁食、输液、营养支持、补充维生素、纠正水、电解质及酸碱代谢失衡。抗感染可选用对革兰阴性细菌及厌氧菌有效的抗生素和联合用药。需并用解痉止痛、消炎利胆药物。

（三）手术治疗

治疗急性胆囊炎的根本方法是胆囊切除术，分为急诊手术和择期手术。凡出现下面情况时需急诊手术：采用非手术治疗后症状无缓解或病情恶化者；局部压痛、肌紧张明显或触及有高张力包块；出现胆囊穿孔、弥漫性腹膜炎、并发急性化脓性胆管炎、急性坏死性胰腺炎等并发症者；老年人反应差，经非手术治疗效果不佳，应考虑有胆囊坏疽或穿孔的可能，如无手术禁忌证应早期手术。

【临床经验】

（一）观察病情

要注意非结石性胆囊炎、老年性胆囊炎进展快，容易穿孔，要密切观察。

（二）治疗方面

非结石性胆囊炎、老年性胆囊炎、合并血管硬化的病例易出现穿孔，要及时治疗，做好急诊手术的准备。

（三）医患沟通方面

老年患者病情进展快，且容易并发严重脓毒血症；手术方式要根据患者而定。

二、慢性胆囊炎

慢性胆囊炎是胆囊持续的、反复发作的炎症过程，超过 90％的患者有胆囊结石。

【诊断要点】

1. 有腹痛发作并胆囊结石证据提示慢性胆囊炎的诊断。

2. B超检查作为首选，可显示胆囊壁增厚，胆囊排空障碍或胆囊内结石。

3. 口服胆囊造影逐渐为B超检查替代，但如胆囊显影淡薄或不显影则表明胆囊功能障碍或胆囊管梗阻，有助于慢性胆囊炎的诊断。

4. 胃肠道钡餐、纤维胃镜、腹部CT、泌尿系静脉造影等检查对鉴别胃食管反流性疾病、消化性溃疡、胃炎、急性胰腺炎、消化道肿瘤、右肾及输尿管疾病等有帮助。

【鉴别诊断】

1. 消化性溃疡：症状不典型的消化性溃疡与慢性胆囊炎容易混淆，且此类疾病常与慢性胆囊炎并存。除仔细询问病史外，上消化道钡餐检查及B超检查有助于鉴别。

2. 慢性胃炎：各种慢性胃炎的症状与慢性胆囊炎有相似之处，纤维胃镜检查是诊断慢性胃炎的重要方法，诊断明确后行药物治疗如症状好转，则可与慢性胆囊炎相鉴别。

3. 食管裂孔疝：本病常见的症状是上腹或两季肋部不适，典型者表现为胸骨后疼痛，多在饱餐后0.5～1小时发生，饭后平卧加重，站立或半卧位时减轻，可有嗳气反胃；而慢性胆囊炎腹痛多在右季肋部，饭后加重而与体位无关。因食管裂孔疝约20%的患者合并慢性胆囊炎，故二者临床症状常同时并存。钡餐检查可以鉴别。

4. 原发性肝癌：在无B超的时代，临床上有些原发性肝癌被诊为慢性胆囊炎。因为原发性肝癌早期，即小肝癌及亚临床肝癌多无自觉症状，一旦出现右上腹不适或隐痛，多已是晚期，B超及CT检查可以鉴别。

5. 胆囊癌：本病早期症状颇似慢性胆囊炎，如此时行B超检查可与慢性胆囊炎鉴别，并可有较好的治疗效果。如病情发展，出现黄疸及右上腹肿块，多为晚期。

【治疗方案】

（一）治疗原则

1. 对伴有结石、或确诊为本病的无结石者应行胆囊切除，首选腹腔镜胆囊切除。

2. 对无症状者、或腹痛可能由其他并存疾病如消化性溃疡、胃炎等引起者，手术治疗应慎重。

3. 不能耐受手术者可选择非手术治疗，方法包括口服溶石药物、有机溶石剂直接穿刺胆囊溶石、体外震波碎石等，也可限制肥腻食物，并服用消炎利胆药、胆盐、中药等治疗。

（二）手术治疗

对以下情况应手术治疗：①结石直径≥3cm。②有心肺功能障碍。③伴有胆囊息肉＞1cm。④胆囊壁增厚。⑤胆囊壁钙化或瓷性胆囊。⑥合并糖尿病。⑦边远或交通不发达地区、野外工作人员。

【临床经验】

（一）诊断方面

慢性胆囊炎往往只表现为腹痛，注意与消化性溃疡、慢性胃炎等鉴别。

（二）治疗方面

对于结石性慢性胆囊炎尽量选择手术治疗，因其有诱发恶性病变的可能。

三、胆管炎

胆管炎是因胆管梗阻、胆汁淤滞及细菌污染引发的感染性疾病。根据感染位置不同可以分为肝内胆管炎、肝外胆管炎。

【诊断要点】

（一）病史采集

临床表现主要取决于胆管内结石存在的部位、堵塞的程度及胆道感染的范围和程度。轻者或发作间期可无特异性表现，重者出现上腹阵发性绞痛伴恶心、呕吐，随后出现寒战、高热、黄疸。

1. 右上腹疼痛、发热、黄疸、有或无恶心、呕吐。

2. 有或无全身中毒症状，如烦躁不安、神志模糊、嗜睡等。

3. 粪便及小便颜色改变。

（二）体格检查

体检时有右上腹或剑突下压痛、反跳痛甚至弥漫性腹膜炎表现、肝脏可增大并有明显叩击痛。

（三）辅助检查

1. 急性发作时白细胞计数及中性粒细胞计数、血清总胆红素和/或直接胆红素、谷丙转氨酶、AKP、尿胆原均可升高。

2. B超、PTC或ERCP、CT显示肝内或肝外胆管结石和/或胆管扩张。

【鉴别诊断】

1. 右肾绞痛：始发于右腰或胁腹部，可向右股内侧或外生殖器放射，伴肉眼或镜下血尿，无发热，腹软，无腹膜刺激征，右肾区叩击痛或脐旁输尿管行程压痛。腹部平片多可显示肾、输尿管区结石。

2. 肠绞痛：以脐周为主。如为机械性肠梗阻，则伴有恶心、呕吐，腹胀，无肛门排气排便。腹部可见肠型，肠鸣音亢进、可有高调肠鸣音，或可闻气过水声；可有不同程度和范围的压痛和/或腹膜刺激征。腹部平片显示有肠胀气和气液平面。

3. 壶腹癌或胰头癌：黄疸者需作鉴别，该病起病缓慢，黄疸呈进行性且较深；可无腹痛或腹痛较轻、或仅有上腹不适，一般不伴寒战高热，体检时腹软、无腹膜刺激征，肝大、常可触及肿大胆囊；晚期有腹腔积液或恶病质表现。ERCP或MRCP和CT检查有助于诊断。

【治疗方案】

1. 治疗方式选择：

（1）慢性复发性不完全梗阻的胆管结石发作间歇期患者应择期手术。

（2）急性胆管炎发作入院者，可先行保守治疗，情况好转、黄疸明显消退者可择期手术。

（3）经保守治疗无好转，甚至加重，向急性梗阻性化脓性胆管炎（AOSC）发展患者，或入院即表现为AOSC的患者，可经4～6小时准备，待血压稳定后急诊手术。如经短期抗感染，应用升压药及补充血容量等治疗，血压仍不稳定者，则应在积极继续上述治疗的同时急诊手术；或选用非手术方法，如 PTCD 或鼻胆管引流暂时减压胆道，待病情稳定后再做进一步手术。

2. 非手术治疗：

(1) 一般措施：抗感染、解痉、降温；禁食、胃肠减压；抗休克、纠正水、电解质及酸碱平衡失调。

(2) 非手术胆道减压、取石措施：PTCD；经内镜放置鼻胆管引流或行 Oddi's 括约肌切开取石；经皮、经 T 管胆道镜取石、引流。

3. 手术治疗原则：

(1) 尽可能取尽结石。

(2) 切除肝内的感染病灶。

(3) 解除胆管狭窄及梗阻。

(4) 建立通畅引流。

4. 手术方式及选择：

(1) 经切开胆总管探查取石后，切开之胆管上端通畅、无狭窄，远端也通畅、无狭窄者可仅做胆总管切开取石加 T 管引流术。

(2) 经探查取石后胆管上端通畅，或虽有结石残留，但无结石远侧胆管的绝对狭窄，而胆总管远端狭窄者可选用经十二指肠的 Oddi's 括约肌切开成形术、胆总管十二指肠吻合术或胆总管空肠 Roux-en-Y 吻合术。

(3) 经探查证实切开之胆总管上端仍有难以取尽的结石残留和/或胆管狭窄者，可依下列原则选择手术：①结石和/或胆管狭窄局限于肝左外叶、而远端胆总管通畅者可做左外叶切除加胆总管 T 管引流术。②结石和/或胆管狭窄局限于肝门部、第二、第三级胆管，而且手术可切开这部分胆管取石，做胆管成形者，可选用肝门部胆管盆式成形空肠吻合术。③结石和/或胆管狭窄位于肝门部二、三级胆管以上，手术难以取尽结石，矫正这部分胆管狭窄者，可在主要病变部位，切除狭窄胆管近端部分的肝组织，显露近端扩张的胆管，取出结石，将该部分肝内胆管与空肠吻合，同时做胆总管或肝总管空肠吻合。④为防复杂的肝内胆管结石残留或复发，可将胆肠 Roux-en-Y 吻合的一段旷置空肠盲襻埋置于皮下以便于手术后经皮下盲襻用胆道镜取石或引流。

(3) 胆总管切开探查的适应证：①既往或现在有黄疸病史。②术前影像学检查或术中扪及胆管内有结石、蛔虫或肿瘤者。③术前影像学检查显示胆管扩张或术中发现胆总管直径≥1.5cm 者。

【临床经验】

(一) 观察病情方面

肝外胆管炎严重时可以发展为重症胆管炎，可以危及患者生命，要注意观察病情。

(二) 诊断方面

有腹痛、黄疸等表现时，注意不要遗漏肝内胆管结石的可能。

（三）治疗方面

急性重症胆管炎需急诊手术。

（四）医患沟通方面

急性重症胆管炎可以危及生命，需急诊手术，预后较差。

第三节　胆囊、胆道肿瘤

胆道肿瘤包括胆囊和胆管的肿瘤。胆道良性肿瘤不常见。常见的恶性肿瘤有：①胆囊癌，约占胆道恶性肿瘤的1/2。②胆管癌约占胆道恶性肿瘤的1/3。③其他为壶腹癌等等。

一、胆囊息肉

胆囊息肉泛指向胆囊腔内突出或隆起的病变，可以是球形或半球形，有蒂或无蒂，多为良性。由于胆囊息肉术前难以确诊性质，故笼统称为"胆囊息肉样病变"或"胆囊隆起性病变"。胆固醇息肉是胆囊黏膜面的胆固醇结晶沉积；炎性息肉是胆囊黏膜的增生，呈多发，直径常小于1cm，多同时合并胆囊结石和胆囊炎；胆囊腺肌增生是胆囊壁的增生性改变，如为局限型则类似肿瘤，但呈良性经过。

【诊断要点】

1. 症状：多数无症状，体检时B超检查而发现，有的患者可伴上腹不适或慢性胆囊炎症状。

2. 影像学检查：B超检查见胆囊内不随体位改变而移动的光团，不伴声影。

3. 如息肉在胆囊颈部或脱落下来堵塞在胆囊颈部或胆囊管、或合并结石时所出现的症状与胆囊炎相同。

【鉴别诊断】

胆囊息肉主要是其良恶性的鉴别。目前很难对胆囊息肉样病变的病理性质作出准确的判断，但有下列特征者其恶性可能性较大：

1. 有临床症状，多表现为右上腹隐痛不适、胀痛或进食后有上腹饱胀等。

2. 直径大于10mm的单个粗蒂或宽基息肉。

3. 位于胆囊颈部，B超表现为中低回声为主者。

4. 合并有胆囊结石者。

【治疗方案】

（一）治疗原则

1. 胆囊息肉样病变很少自行消失，具有良性可能性特征的息肉只需定期B

超随访，不用治疗。

2. 具有上述恶性可能性特征的胆囊息肉样病变，年龄大于 50 岁或经随访生长较快者，应行胆囊切除术。

3. 介于良、恶性特征之间者也以尽早手术为宜。

（二）手术适应证

1. 合并有胆囊疾病，如胆囊结石、急性或慢性胆囊炎，并有明显症状者，均应手术。

2. 无明显临床症状的 5mm 左右的多发性息肉，不需手术，可继续观察。

3. 大小在 10mm 以下的无临床症状的单发息肉，应定期观察，若病变有增大趋势，应手术。

4. 大小在 10mm 以上的单发息肉或位于胆囊颈部者，不论是否有临床症状，均应行手术治疗。

5. 疑有胆囊癌的可能，虽不能肯定，也应该考虑手术治疗。

【临床经验】

（一）病情观察

胆囊息肉有恶变可能，而且胆囊癌早期无明显症状，不易发现，故要注意复查，有恶变风险或怀疑恶变的要尽早手术切除。

（二）医患沟通方面

胆囊息肉的良恶性很难判定，要向患者交代恶变的可能。

二、胆管癌

胆管癌是指发生在肝外胆管，即左、右肝管至胆总管下端的恶性肿瘤。根据肿瘤生长的部位，胆管癌分为上段、中段、下段胆管癌，上段胆管癌又称肝门部胆管癌，位于左右肝管至胆囊管开口以上部位，占 50%～75%；中段胆管癌位于胆囊管开口至十二指肠上缘，占 10%～25%；下段胆管癌位于十二指肠上缘至十二指肠乳头，占 10%～20%。

【诊断要点】

1. 临床表现：右上腹不适、消化不良、发热，贫血、消瘦、进行性黄疸，大便浅黄或陶土色，尿色深。

2. 体格检查：右上腹可触及肿大之胆囊，肝大，皮肤巩膜黄染。

3. 实验室检查：血清总胆红素、直接胆红素、ALP 和 γ-GT 均显著升高，而 ALT 和 AST 只轻度异常。凝血酶原时间延长。血清肿瘤标记物 CA19‐9 可能升高，CEA，AFP 可能正常。

4. 影像学检查：B 超、CT、MRI 可以提示。

【鉴别诊断】

1. 各种黄疸的鉴别：要注意肝炎、溶血等内科黄疸的可能。

2. 胰头癌：可以表现为进行性黄疸，需要影像学检查明确。

3. 胆总管结石：表现为夏科三联征，胆管癌多无剧烈腹痛及发热等炎症表现。

4. 硬化性胆管炎：起病缓慢，间歇性上腹或右上腹疼痛，或伴畏寒、发热，或伴一过性黄疸，典型或不典型复发性胆管炎症状，最重要的确诊方法是胆管造影。

【治疗方案】

胆管癌化学治疗和放射治疗效果不肯定，主要采取手术治疗，各个部位的切除手术方法不尽相同。

（一）胆管癌切除术

1. 上段胆管癌：根据 Bismuth-Corlett 分型，上段胆管癌分为四型，其中第Ⅲ型又分为 a、b 亚型。各型采用不同的切除手术，同时必须清除肝十二指肠韧带内除肝动脉、门静脉以外的所有淋巴结及结缔组织（肝十二指肠韧带"脉络化"）。

2. 中段胆管癌：切除肿瘤及距肿瘤边缘 0.5cm 以上的胆管，肝十二指肠韧带"脉络化"，肝总管-空肠吻合术。

3. 下段胆管癌：需行胰十二指肠切除术。

（二）扩大根治术

除切除胆管癌外，还包括切除其他脏器，如右三叶肝、胰十二指肠、全胰腺切除、肝动脉和/或门静脉的切除吻合或血管移植，但手术的并发症和死亡率较高。适用于能根治切除，但有邻近脏器或血管侵犯、区域淋巴结转移、无远处转移的胆管癌。

（三）其他手术

减黄手术、胃空肠吻合术。

【临床经验】

（一）诊断方面

胆管癌根据其生长的位置不同，临床表现也不同，要注意和其他胆道疾病的鉴别。

（二）治疗方面

胆管癌的主要治疗方式为手术治疗，但根据生长部位的不同，具体手术方式也不同。

（三）医患沟通方面

胆管癌患者预后不佳。

第四节　胆道蛔虫病

胆道蛔虫病是常见的外科急腹症，以儿童及青少年多见，农村比城市多见。

肠道蛔虫有钻孔习性，喜碱性环境。当胃肠功能紊乱、饥饿、发热、妊娠、驱虫不当等致肠道内环境发生改变时，蛔虫可窜至十二指肠。如遇 Oddi 括约肌功能失调，蛔虫可钻入胆道，机械刺激可引起括约肌痉挛，导致胆绞痛和诱发急性胰腺炎。

【诊断要点】

1. 病史：往往有蛔虫病史。

2. 临床表现：突发剑突下阵发性钻顶样剧烈绞痛，痛时辗转不安、呻吟不止、大汗淋漓，体格检查仅有右上腹或剑突下轻度深压痛。特点是剧烈的腹痛与较轻的腹部体征不相称。

3. 影像学检查：首选 B 超检查，多能确诊，可显示胆道内有平行强光带及蛔虫影。

【鉴别诊断】

1. 急性胰腺炎：腹痛常为持续性剧痛，位于上腹或偏左，无钻顶感，血清淀粉酶增高明显。

2. 急性胆囊炎：起病相对缓慢，腹痛呈逐渐加重，多为持续性，阵发性加重，位于右季肋区或剑突下，疼痛不如胆道蛔虫病时严重。影像学检查有利于鉴别。

3. 消化道穿孔：发病也急骤，但上腹剧痛可很快波及全腹，为持续性疼痛。X 线立位检查多见膈下游离气体。

4. 急性胃肠炎：可有阵发性腹部剧痛，并恶心、呕吐，其疼痛程度不及胆道蛔虫病时剧烈，位置多在脐周或偏上，多有腹泻。

【治疗方案】

以非手术治疗为主，仅在出现并发症才考虑手术治疗。

（一）非手术治疗

1. 解痉止痛：口服 33% 硫酸镁及解痉药可缓解 Oddi 括约肌痉挛。

2. 利胆驱虫：酸性环境不利于蛔虫活动，发作时可用食醋、乌梅汤使虫静止，通过减轻刺激达到止痛；经胃管注入氧气也有驱虫和镇痛作用。当症状缓解后可行驱虫治疗，常用阿苯达唑（肠虫清）、哌嗪（驱蛔灵）或左旋咪唑。

3. 抗感染：可选用对肠道细菌及厌氧菌敏感的抗生素，预防和控制感染。

4. 纤维十二指肠镜取虫：ERCP 检查时如发现虫体在十二指肠乳头外，可钳夹取出，但对于儿童尤其需要保护 Oddi 括约肌功能，如需作括约肌切开宜慎重。

（二）手术治疗

对于经积极非手术治疗未能缓解、或者合并胆管结石、或有急性重症胆管炎、肝脓肿、重症胰腺炎等合并症者，可行胆总管切开探查、T 管引流手术。

【临床经验】

（一）观察病情方面

患者表现为剧烈的腹痛与较轻的腹部体征不相称。青少年多见，要询问患者有无蛔虫史。此外，青少年，特别是儿童，发生炎症时因发育不完善亦可以表现为体征不重，要引起注意。

（二）诊断方面

蛔虫病也可以引发急性胰腺炎、胆管炎、胆囊炎，要注意鉴别。

（三）治疗方面

治疗以非手术治疗为主，若非手术治疗无效或引发并发症，要考虑手术治疗。

（四）医患沟通方面

蛔虫病可以并发肝脓肿、胆管炎、胰腺炎、胆道出血等严重并发症，从而使病情危重。

第五节　先天性胆管扩张症

先天性胆道扩张症可发生于肝内、肝外胆管的任何部分，因好发于胆总管，曾称之为先天性胆总管囊肿。胆管壁先天性发育不良及胆管末端狭窄或闭锁是发生本病的基本因素，其可能原因有：①先天性胰胆管合流异常。②先天性胆道发育不良。③遗传因素。

【诊断要点】

1. 病理分型：根据胆管扩张的部位、范围和形态，分为五种类型。

Ⅰ型：囊性扩张。临床上最常见，约占90%。可累及肝总管、胆总管的全部或部分肝管。

Ⅱ型：憩室样扩张。为胆总管壁侧方局限性扩张呈憩室样膨出，临床少见。

Ⅲ型：胆总管开口部囊性脱垂。胆总管末端十二指肠开口附近的局限性囊性扩张，脱垂坠入十二指肠腔内，常可致胆管部分梗阻。

Ⅳ型：肝内外胆管扩张。肝内胆管有大小不一的多发性囊性扩张，肝外胆管亦呈囊性扩张。

Ⅴ型：肝内胆管扩张（Caroli病）。肝内胆管多发性囊性扩张伴肝纤维化，肝外胆管无扩张。

2. 诊断标准：

（1）临床表现：典型临床表现为腹痛、腹部包块和黄疸三联征。

（2）辅助检查：怀疑本病者需借助其他检查方法确诊。绝大多数囊肿可被B超检查或放射性核素扫描检出，PTC，ERCP，MRCP胆管造影等检查有助于确诊。

【鉴别诊断】

对于有典型三联征及反复发作胆管炎者诊断不难。但三联征俱全者仅占20%～30%，多数患者仅有其中1～2项症状，故对怀疑本病者需借助其他检查方法确诊。绝大多数囊肿可被B超检查或放射性核素扫描检出，PTC，ERCP，MRCP胆管造影等检查有助于确诊。

1. 胆道闭锁：黄疸出现早，进行性加重，3个月后肝硬化明显，B超检查能明确诊断。

2. 急性胆囊炎：可以表现为腹痛、黄疸，容易混淆，需要行影像学检查鉴别。

3. 右肾积水：静脉肾盂造影可以证实。

4. 腹部肿瘤：右肾母细胞瘤和神经母细胞瘤都是实质性恶性肿瘤，病情发展快，无黄疸，B超和静脉肾盂造影可以鉴别。

【治疗方案】

一经确诊应尽早手术，以防反复发作胆管炎导致肝硬化、癌变或囊肿破裂等严重并发症。主要治疗手段是完全切除囊肿和胆肠Roux-en-Y吻合。

【临床经验】

（一）病情观察方面

三联征与胆石症相似，要注意观察。

（二）诊断方面

该疾病典型症状仅占20%～30%，多数患者仅有其中1～2项症状，故对怀疑本病者需借助其他检查方法确诊。

（三）治疗方面

诊断清楚后应行手术治疗。

（四）医患沟通方面

先天性胆管扩张症反复发作胆管炎会导致肝硬化、癌变或囊肿破裂等严重并发症，应向患者详细解释病情，诊断清楚即应手术治疗。

（杜德晓）

胰腺疾病

第一节　胰腺炎

一、急性胰腺炎

急性胰腺炎是一种常见的急腹症。按病理分类可分为水肿性胰腺炎和出血坏死性胰腺炎。前者病情轻，预后好；而后者则病情险恶，死亡率高，不仅表现为胰腺的局部炎症，而且常常涉及全身的多个脏器。急性胰腺炎的病因：国内以胆道疾病为主，占 50％以上，称胆源性胰腺炎。西方主要与过量饮酒有关，约占 60％。

【诊断要点】

（一）病史采集

依据病史、体征及辅助检查，急性胰腺炎诊断多无困难，但需注意其类型。

1. 腹痛：注意部位、性质、发展速度及伴随症状（恶心、呕吐、发热、黄疸等）。

2. 诱因：注意酗酒、暴饮暴食、高脂餐、药物及急性传染病。

3. 有无胆道病史及腹部手术、外伤史。

（二）体格检查

1. 腹部压痛及范围，有无肌紧张、反跳痛。

2. 腹胀、肠鸣音减弱及移动性浊音。

3. 有无 Gray-Turner 征（腰胁部皮下紫蓝色瘀斑）及 Cullen 征（脐周紫蓝色）。

4. 血压、脉搏、体温及神志变化，注意有无休克及意识障碍。

（三）辅助检查

1. 血（尿、腹水）淀粉酶、血脂肪酶检查。

2. B 超和/或 CT 检查。

3. 腹部 X 线平片检查。

4. 血常规、红细胞压积、血糖、血清电解质及血气分析。

5. 肝肾功能检查，注意 SGOT、LDH 升高。

（四）病情分型

轻型（水肿型）预后良好，重型（出血坏死型）治疗难度大。胰腺炎分型标准（Ranson's）11 项指标可帮助分型及判断预后，其中前 5 项为入院时查，后 6 项为住院 48 小时内查，阳性结果 3 项以内为轻型，≥3 项为重型。

Ranson's 指标：

1. 年龄在 55 岁以上。

2. 血糖（BS）11μmol/L 以上。

3. 白细胞（WBC）16×10⁹/L 以上。

4. 乳酸脱氢酶（LDH）700U/dL 以上。

5. 谷草转氨酶（SGOT）250U（FranKel 法）以上。

6. 红细胞压积（Ht）下降 10%。

7. 血清钙（Ca²⁺）小于 2mmol/L。

8. 碱储备（BE）小于 4mmol/L。

9. 尿素氮（BUN）上升 1.8mmol/L 以上。

10. 氧分压（PaO₂）小于 8kPa。

11. 体液丢失大于 6L。

【鉴别诊断】

1. 急性胆管炎：可以表现为上腹痛，多同时合并胆道结石，合并胰腺炎时 AMY 可以升高，MRCP、CT 等检查有助于鉴别。

2. 急性上消化道穿孔：多突然起病，X 线表现为膈下游离气体。

3. 绞窄性肠梗阻：有肠梗阻的典型表现，腹腔穿刺及 CT 等影像学检查有助于鉴别。

【治疗方案】

（一）一般治疗

非手术治疗适应于急性胰腺炎全身反应期、水肿性及尚无感染的出血坏死性胰腺炎。

1. 禁食、胃肠减压：持续胃肠减压可防止呕吐、减轻腹胀并增加回心血量。

2. 补液、防治休克：静脉输液，补充电解质，纠正酸中毒，预防治疗低血压，维持循环稳定，改善微循环。对重症患者应进行重症监护。

3. 镇痛解痉：在诊断明确的情况下给予止痛药，同时给予解痉药（山莨菪碱、阿托品）。禁用吗啡，以免引起 Oddi 括约肌痉挛。

4. 抑制胰腺分泌，抑酸和抑胰酶制剂：H-受体阻滞剂（如西咪替丁）可间接抑制胰腺分泌；生长抑素（如 Octreotide）一般用于病情比较严重的患者；胰蛋白酶抑制剂等具有一定的疗效。

5. 营养支持：禁食期主要靠完全肠外营养（TPN）。若手术附加空肠造瘘，待病情稳定，肠功能恢复后可经造瘘管输入营养液。当血清淀粉酶恢复正常，症状、体征消失后可恢复饮食。

6. 抗生素的应用：对重症急性胰腺炎，应经静脉使用致病菌敏感广谱抗生素。常见致病菌有大肠埃希菌、铜绿假单胞菌、克雷白杆菌和变形杆菌等。

7. 中药治疗：呕吐基本控制后，经胃管注入中药，常用复方清胰汤加减：金银花、连翘、黄连、黄芩、厚朴、枳壳、木香、红花、生大黄（后下）。酌情每天 3～6 次。注入后夹管 2 小时。呕吐不易控制者可用药物灌肠。

（二）手术治疗

1. 手术适应证：

（1）重症胰腺炎，非手术治疗无效者，腹膜刺激征加重者。

（2）合并胰周感染或胰外器官病变。

（3）并发胰腺脓肿。

（4）不能排除其他外科急腹症者。

2. 手术方式：

（1）胰腺包膜切开，清创性或常规性胰腺部分切除。

（2）胆道探查、引流，必要时切除胆囊。

（3）减压性胃造瘘。

（4）营养性空肠造瘘。

（5）腹腔灌洗、引流管放置。

【临床经验】

（一）治疗方面

术后处理：

（1）同非手术疗法。

（2）保持各灌洗、引流管通畅。

（3）密切监测病情，注意并发症防治。

（4）手术后 2 周内 TPN，2 周后经空肠造瘘管注入营养液，由肠外营养＋肠内营养逐渐过渡到 TEN。

（二）医患沟通方面

重症急性胰腺炎：多为出血坏死性胰腺炎，腹膜炎范围广，体征重，腹胀明显，肠鸣音减弱或消失，可有腹部包块，偶见腰胁部或脐周皮下 Cullen 征；腹水呈血性或脓性；可伴休克，也可并发脏器功能障碍和严重的代谢障碍；实验室检查：白细胞增多（$\geqslant 16 \times 10^9$/L），血糖升高（＞11.1mmol/L），血钙降低（＜1.87mmol/L），血尿素氮或肌苷增高，酸中毒，PaO_2 下降＜8kPa（＜60mmHg），应考虑 ARDS；甚至出现 DIC、急性肾衰竭等，死亡率高。早期合并多器官功能障碍的特重型胰腺炎称暴发性胰腺炎，死亡率极高。

二、慢性胰腺炎

慢性胰腺炎是各种原因所致的胰实质和胰管的不可逆慢性炎症,其特征是反复发作的上腹部疼痛伴不同程度的胰腺内、外分泌功能减退或丧失。慢性胰腺炎主要病因是长期酗酒,在我国则以胆道疾病为主。

【诊断要点】

(一)病史采集

1. 腹痛:最常见,疼痛位于上腹部剑突下或偏左,常放射到腰背部,呈束腰带状。疼痛持续的时间较长。

2. 可有食欲减退和体重下降。约 1/3 患者有胰岛素依赖性糖尿病,1/4 有脂肪泻。通常将腹痛、体重下降、糖尿病和脂肪泻称之为慢性胰腺炎的四联征。

(二)辅助检查

1. 血(尿、腹水)淀粉酶、血脂肪酶检查。

2. B 超可见胰腺局限性结节,胰管扩张,囊肿形成,胰腺肿大或纤维化。

3. CT 扫描可见胰实质钙化,结节状,密度不均,胰管扩张或囊肿形成等。

4. 腹部 X 线平片可显示胰腺钙化或胰石影。

5. 粪便检查可发现脂肪滴,胰功能检查有功能不足表现。

6. ERCP 可见胰管扩张或呈不规则串珠状,可见钙化或结石影,也可见囊肿。如胰管显影正常可除外慢性胰腺炎的诊断。

【鉴别诊断】

1. 消化性溃疡:临床表现主要为腹部隐痛,胃镜等检查可鉴别。

2. 胰腺癌:可以表现为进行性黄疸,B 超,CT 等检查可以鉴别。

【治疗方案】

(一)一般治疗

1. 病因治疗:治疗胆道疾病,戒酒。

2. 镇痛:可用长效抗胆碱能药物,也可用一般止痛药,要防止药物成瘾,必要时行腹腔神经丛封闭。

3. 饮食疗法:少食多餐,高蛋白、高维生素、低脂饮食,按糖尿病的要求控制糖的摄入。

4. 补充胰酶:消化不良,特别对脂肪泻患者,应给予大量外源性胰酶制剂。

5. 控制糖尿病:控制饮食并采用胰岛素替代疗法。

6. 营养支持:长期慢性胰腺炎多伴有营养不良。除饮食疗法外,可有计划地给予肠外和/或肠内营养支持。

(二)手术治疗

1. 纠正原发疾病:若并存胆管结石应行手术取出结石,去除病因。

2. 胰管引流术：①经十二指肠行 Oddi 括约肌切开术以解除括约肌狭窄，使胰管得到引流；也可经 ERCP 行此手术。②胰管空肠侧侧吻合术：全程切开胰管，取出结石，与空肠作侧侧吻合。

3. 胰腺切除术：有严重胰腺纤维化而无胰管扩张者可根据病变范围选用下列手术。①胰体尾部切除术：适用于胰体尾部病变。②胰腺次全切除术：胰远侧切除达胆总管水平，适用于严重的弥漫性胰实质病变。术后有胰岛素依赖性糖尿病的危险，但大部分患者可缓解疼痛。③胰头十二指肠切除术（Whipple 手术）：适宜于胰头肿块的患者。可解除胆道和十二指肠梗阻，保留了富有胰岛细胞的胰体尾部。④保留幽门的胰头十二指肠切除术（PPPD）。⑤保留十二指肠的胰头切除术：残留胰腺与空肠施 Roux-en-Y 吻合术，与 PPPD 效果相似。⑥全胰切除术：适用于病变范围广的顽固性疼痛患者。半数以上患者可解除疼痛，但术后可发生糖尿病、脂肪泻和体重下降，患者需终生注射胰岛素及口服胰酶片。

4. 对顽固性剧烈疼痛，其他方法无效时，可施行内脏神经切断术或用无水乙醇等药物注射于内脏神经节周围，以控制疼痛。

【临床经验】

（一）诊断方面

慢性胰腺炎往往只表现为腹痛，注意与消化性溃疡、慢性胃炎等鉴别。

（二）治疗方面

慢性胰腺炎的治疗以内科治疗为主，特别是要针对病因治疗，治疗胆道疾病，并戒酒。

第二节　胰腺肿瘤

一、胰腺癌

胰腺癌是一种较常见的恶性肿瘤，其发病率有明显增高的趋势。40 岁以上好发，男性比女性多见。90% 的患者在诊断后一年内死亡，5 年生存率仅 1%～3%。胰腺癌的病因：胰腺癌存在染色体异常。吸烟是发生胰腺癌的主要危险因素，烟雾中含有亚硝胺，能诱发胰腺癌发生。

【诊断要点】

（一）病史采集

1. 不明原因的体重下降。

2. 腰背疼痛进行性加重，影响睡眠。

3. 消化吸收不良、脂痢。

4. 黄疸，多呈进行性加重。

(二）体格检查

1. 腹部肿块，注意是否伴血管杂音。

2. 腹胀、腹腔积液。

3. 胆囊胀大。

4. 黄疸。

（三）辅助检查

1. 肝肾功能、血糖、淀粉酶检测。

2. 癌胚抗原（CEA）测定。

3. 大便常规注意脂滴及隐血试验。

4. B超检查。

5. 低张十二指肠钡剂造影。

6. 纤维十二指肠镜逆行胰胆管造影（ERCP）。

7. 黄疸患者可行经皮肝穿刺胆道造影（PTC）。

8. 有条件可作CT、ECT、MRI及超声内镜检查。

9. 必要时作细针穿刺抽吸胰腺细胞学检查。

10. 电视腹腔镜或剖腹探查病理活检。

【鉴别诊断】

1. 慢性胰腺炎：慢性胰腺炎是各种原因所致的胰实质和胰管的不可逆慢性炎症，其特征是反复发作的上腹部疼痛伴不同程度的胰腺内、外分泌功能减退或丧失。腹痛最常见。疼痛位于上腹部剑突下或偏左，常放射到腰背部，呈束腰带状。疼痛持续的时间较长。可有食欲减退和体重下降。约1/3患者有胰岛素依赖性糖尿病，1/4有脂肪泻。通常将腹痛、体重下降、糖尿病和脂肪泻称之为慢性胰腺炎的四联征。少数患者可因胰头纤维增生压迫胆总管而出现黄疸。

2. 胰岛肿瘤：胰岛由多种功能不同的细胞组成，细胞来源不同的胰腺内分泌瘤表现不同的临床综合征。所有胰腺内分泌瘤在光镜下的表现相似，常规组织学检查难于鉴别。免疫荧光技术和过氧化酶-抗过氧化酶技术能显示肿瘤细胞内的特殊激素，有利诊断。根据有无局部浸润，有无区域淋巴结、肝或远处转移而确定其是否为恶性。

3. 壶腹周围癌：主要包括壶腹癌、胆总管下端癌和十二指肠腺癌，常见临床症状为黄疸、消瘦和腹痛，与胰头癌的临床表现易于混淆。术前诊断，包括化验及影像学检查方法与胰头癌基本相同。壶腹周围癌三种类型之间也不易鉴别，ERCP在诊断和鉴别诊断上有重要价值。

【治疗方案】

（一）治疗原则

手术切除是胰头癌有效的治疗方法。尚无远处转移的胰头癌，均应争取手术切除以延长生存时间和改善生存质量。

270

（二）一般治疗

非手术治疗：无确切疗效，可作为手术前准备、术后处理及综合治疗的措施。

1. 纠正水、电解质紊乱、贫血和低蛋白血症。

2. 应用维生素 K，改善凝血机制。

3. 支持、对症治疗。

4. 预防性抗生素应用。

5. 化疗药物敏感性差。

6. 放疗：可在术中进行。

（三）手术治疗

1. 手术适应证：全身情况尚好、无远处转移、诊断明确的病例。诊断不能确定者，术中可行肿瘤活检，冰冻病理切片检查。

2. 手术方式：

（1）胰体尾切除术，适用左半胰肿瘤，多需同时切除脾脏。对肿瘤小、病期早、无淋巴转移、不合并慢性胰腺炎的病例，可考虑施行保留脾脏的胰体尾切除术。

（2）胰头十二指肠切除术，适用于胰头癌，原则上不保留幽门，以利清除胰头上方淋巴结。

（3）全胰切除术，适用于多中心胰腺癌和有胰内转移的胰腺癌。

（4）胆-肠、胃-肠吻合术，适用于不能切除的胰头癌。以缓解胆道和胃十二指肠梗阻。

（5）胰周围腹腔交感神经丛切断术，适用于顽固性腰背痛的晚期胰腺癌。也可在 B 超、CT 引导下注射无水乙醇破坏腹腔交感神经丛及胸交感神经丛。

【临床经验】

（一）治疗方面

常用的手术方式：

1. 胰头十二指肠切除术（Whipple 手术）：切除范围包括胰头（含钩突）、远端胃、十二指肠、上段空肠、胆囊和胆总管。尚需同时清除相关的淋巴结。切除后再将胰、胆和胃与空肠重建。重建的术式有多种。

2. 保留幽门的胰头十二指肠切除术（PPPD）：该术式近年来在国外较多采用，适用于幽门上下淋巴结无转移，十二指肠切缘无癌细胞残留者，术后生存期与 Whipple 手术相似。

3. 姑息性手术：适用于高龄、已有肝转移、肿瘤已不能切除或合并明显心肺功能障碍不能耐受较大手术的患者。包括：用胆肠吻合术解除胆道梗阻；用胃空肠吻合术解除或预防十二指肠梗阻；为减轻疼痛，可在术中行内脏神经节周围注射无水乙醇的化学性内脏神经切断术或行腹腔神经结节切除术。

4. 辅助治疗：术后可采用以吉西他滨（健择）、氟尿嘧啶和丝裂霉素为主的化疗，也有主张以放射治疗为基本疗法的综合性治疗。

（二）医患沟通方面

术后生存期的长短与多种因素有关。经多因素分析提示，肿瘤大小、淋巴结有无转移、切缘有无癌细胞残留等是较客观的指标。改进预后的关键在于早期诊断、早期发现、早期治疗。

二、胰腺囊肿

胰腺假性囊肿是胰腺炎的并发症，也可由外伤引起。其形成是由于胰管破裂，胰液流出积聚在网膜囊内，刺激周围组织及器官的浆膜形成纤维包膜，囊内壁无上皮细胞，故称为假性囊肿。先天性胰腺囊肿罕见。常为多发性，合并肝、肾先天性囊肿，是胰管发育异常的结果。滞留性囊肿是胰管阻塞的结果，多位于胰尾部，直径为 1～20cm。与胰腺假囊肿不易区分。治疗方法同胰腺假性囊肿。在此重点介绍胰腺假性囊肿。

【诊断要点】

诊断标准：

1. 多继发于胰腺炎或上腹部外伤后，上腹逐渐膨隆，腹胀，压迫胃、十二指肠引起恶心、呕吐，影响进食。

2. 在上腹部可触及半球形、光滑、不移动、有囊性感的肿物。

3. 合并感染时有发热和触痛。

4. B超检查可确定囊肿的部位和大小。

5. CT检查具有与B超相同的诊断效果，并可显示囊肿与胰腺的关系，还可鉴别是否为肿瘤性囊肿。

【鉴别诊断】

1. 胰腺癌：胰腺癌是一种较常见的恶性肿瘤，最常见的临床表现为腹痛、黄疸和消瘦。影像学诊断技术是胰头癌的定位和定性诊断的重要手段。

2. 先天性胰腺囊肿：先天性胰腺囊肿罕见。常为多发性，合并肝、肾先天性囊肿，是胰管发育异常的结果。其内壁衬覆扁平或低柱状上皮，有时上皮可完全萎缩。囊内有浆液、黏液或感染出血而形成的混浊液体。

3. 滞留性囊肿：滞留性囊肿是胰管阻塞的结果，多位于胰尾部，直径为1～20cm。其内衬覆一般的导管上皮，但由于伴发炎症、出血，可无上皮，囊内可含多种胰酶。与胰腺假囊肿不易区分。

【治疗方案】

（一）治疗原则

在囊壁尚未成熟之前，如无严重感染及全身中毒症状以及囊肿小，增大不显著等可采取保守疗法，包括抗生素治疗和物理治疗等。

（二）手术治疗

1. 手术治疗指征：持续腹痛不能忍受；囊肿增大（>6cm）出现压迫症状；合并感染或出血等并发症。

2. 常用手术方法：

（1）内引流术：囊壁成熟后（6周以上）可作内引流术。常用囊肿空肠Roux-en-Y吻合术，若囊肿位于胃后壁，可直接将囊肿与胃后壁吻合。近年来有人用腹腔镜或胃镜完成内引流术。

（2）外引流术：适用于有明显感染、囊肿时间短、壁薄不能作内引流者，可经皮穿刺置管行外引流术。

【临床经验】

（一）诊断方面

胰腺假性囊肿是胰腺炎的并发症，也可由外伤引起，要注意与先天性胰腺囊肿、滞留性囊肿的鉴别。

（二）治疗方面

囊壁尚未成熟之前，如无严重感染、全身中毒症状以及囊肿小，增大不显著等可采取保守疗法，包括抗生素治疗和理疗等。

（许光中）

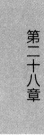

第二十八章

血管疾病

■■■ 第一节 多发性大动脉炎 ■■■

多发性大动脉炎又称 Takayasu 病、无脉症，是主动脉及其分支的慢性、多发性、非特异性炎症，造成动脉狭窄或闭塞，引起病变动脉供血组织的缺血性临床表现。本病好发于青年，尤以女性多见。本病的确切病因尚未明确，可能与下列因素有关：①自身免疫反应。②雌激素的水平过高。本病多见于青年女性，长期应用雌激素后，动脉壁的损害与大动脉炎相似。③遗传因素。主要的病理改变为动脉壁全层炎性反应，呈节段性分布。

【诊断要点】

（一）病理诊断

早期的病理改变为动脉外膜和动脉周围炎；浆细胞及淋巴细胞浸润，肌层及弹性纤维破坏，伴有纤维组织增生，内膜水肿、增生、肉芽肿形成。最后导致动脉壁纤维化，管腔不规则狭窄及继发血栓形成，甚至完全闭塞。

（二）临床诊断

1. 临床表现：疾病的早期或活动期，常有低热、乏力、肌肉或关节疼痛、病变血管疼痛以及结节红斑等症状，伴有免疫检测指标异常。当病程进入稳定期，病变动脉形成狭窄或阻塞时，即出现特殊的临床表现。

2. 根据动脉病变的部位不同，可分为下列 4 种类型：

（1）头臂型：病变在主动脉弓，可累及一支或几支主动脉弓分支，主要临床表现为：①脑部缺血：一过性黑矇、头昏，严重时可出现失语、抽搐，甚至偏瘫。②眼部缺血：视力模糊、偏盲。③基底动脉缺血：眩晕、耳鸣、吞咽困难、共济失调，或昏睡、意识障碍等。④上肢缺血：患肢无力、麻木，肱动脉和桡动脉搏动微弱或不能扪及，患侧上肢血压下降以至不能测出，故有"无脉症"之称。在锁骨上下区以及颈侧部可闻及粗糙的收缩期杂音。在锁骨下动脉闭塞而椎动脉通畅的情况下，当上肢活动时，可因椎动脉血流逆向供应上肢而出现脑缺血症状，即"窃血综合征"。

（2）胸、腹主动脉型：病变在左锁骨下动脉远端的降主动脉及腹主动脉，呈长段或局限性狭窄或闭塞，以躯干上半身和下半身动脉血压分离为主要特点。在上半身出现高血压，因而有头晕、头胀、头痛和心悸等症状；下半身则因缺血而呈低血压，下肢发凉、无力、间歇性跛行。累及内脏动脉时，出现相应脏器的缺血症状。当肾动脉受累时，以持续性高血压为主要临床症状。

（3）混合型：兼有头臂型与胸腹主动脉型的动脉病变，并出现相应的临床症状。

（4）肺动脉型：部分患者，可同时累及单侧或双侧肺动脉。一般仅在体检时发现肺动脉区收缩期杂音，重者可有活动后气急，阵发性干咳及咯血。

3. 辅助检查：

（1）在多发性大动脉炎的活动期，往往有红细胞计数减少，白细胞计数增高，红细胞沉降率增速以及多项免疫功能检测异常。

（2）超声多普勒显像仪，可以检查动脉狭窄的部位和程度，以及流量和流速。

（3）动脉造影检查，能确定动脉病变的部位、范围、程度和类型，显示侧支建立情况，是术前必不可少的检查。

（4）动脉病变涉及相关脏器时，应作有关的特殊检查，例如：心电图及心脏彩色超声检查；脑血流图或颅脑 CT 扫描；同位素肾图及肾素活性测定；眼底血管检查；放射性核素肺扫描等。

【鉴别诊断】

1. 先天性主动脉缩窄：多见于男性，血管杂音位置较高，限于心前区及背部，全身无炎症活动表现，胸主动脉见特定部位（婴儿在主动脉峡部，成人型位于动脉导管相接处）狭窄。

2. 动脉粥样硬化：常在 50 岁后发病，伴动脉硬化的其他临床表现，数字及血管造影有助于鉴别。

3. 肾动脉纤维肌结构不良：多见于女性，肾动脉造影显示其远端 2/3 及分支狭窄，无大动脉炎的表现。

4. 血栓闭塞性脉管炎：好发于有吸烟史的年轻男性，为周围慢性血管闭塞性炎症。主要累及四肢中小动脉和静脉，下肢较常见。表现为肢体缺血、剧痛、间歇性跛行，足背动脉搏动减弱或消失，游走性表浅动脉炎，重症可有肢端溃疡或坏死等，与大动脉炎鉴别一般并不困难。

【治疗方案】

（一）药物治疗

1. 疾病的早期或活动期，服用肾上腺皮质激素类药物及免疫抑制剂，可控制炎症，缓解症状。但在停药后，症状易复发。

2. 伴有动脉缺血症状者，可服用妥拉唑啉等扩张血管药物；或服用双嘧达莫、肠溶阿司匹林，以降低血小板黏聚，防止继发血栓形成和蔓延。

（二）手术治疗

如病变动脉已有明显狭窄或闭塞，出现典型的脑缺血、肢体血供不足以及重度高血压等症状时，应作手术治疗。手术时机应选在大动脉炎活动期已被控制，器官功能尚未丧失前施行。

手术治疗的主要方法为旁路转流术。一侧锁骨下动脉闭塞时可选择同侧颈总动脉-锁骨下动脉旁路转流术，或腋动脉（健侧）-腋动脉（患侧）旁路转流术。同侧颈总动脉和锁骨下动脉闭塞时，可选择锁骨下动脉（健侧）-锁骨下动脉（患侧）-颈动脉（患侧）旁路转流术。主动脉弓及其分支多发性病变时，可作升主动脉-颈动脉-锁骨下动脉旁路转流术。主动脉短段狭窄，可行病变段主动脉切除，人工血管替代术；在长段病变时，应选择主动脉旁路转流术。肾动脉狭窄病例，可行肾动脉狭窄段切除重建术，或腹主动脉-肾动脉旁路转流术；动脉病变广泛者，可行自体肾移植术。合适的病例可试行球囊导管和/或支架成形术治疗。

【临床经验】

检查和诊断：在年轻患者尤其是女性，曾有低热、乏力、关节酸痛病史，出现下列临床表现之一者要警惕大动脉炎：①一侧或双侧上肢无力，肱动脉和桡动脉搏动减弱或消失，上肢血压明显降低或不能测出，而下肢血压和动脉搏动正常。②一侧或双侧颈动脉搏动减弱或消失，伴有一过性脑缺血症状，颈动脉部位闻及血管杂音。③股动脉及其远侧的动脉搏动减弱，上腹部闻及血管杂音。④持续性高血压，在上腹部或背部闻及血管杂音。

第二节 周围血管疾病

一、下肢静脉曲张

原发性下肢静脉曲张系指仅涉及隐静脉，浅静脉伸长、迂曲而呈曲张状态，多见于从事持久站立工作、体力活动强度高，或久坐少动者。静脉壁软弱、静脉瓣膜缺陷及浅静脉内压升高，是引起浅静脉曲张的主要原因。静脉壁薄弱和静脉瓣膜缺陷，与遗传因素有关。

【诊断要点】

（一）临床诊断

1. 病史：

（1）是否从事长期站立工作、重体力劳动或妊娠、慢性咳嗽、习惯性便秘史。

（2）静脉曲张家族史。

(3) 静脉曲张出现时间，有无患肢沉重、酸胀及麻木感。

(4) 患肢破溃出血及慢性溃疡史。

2. 体征：

(1) 下肢静脉曲张程度、分布范围，有无红肿压痛、静脉内硬结。

(2) 小腿皮肤色素沉着、脱屑、萎缩或溃疡。

(3) 是否伴发痔、疝或精索静脉曲张。

（二）检查

1. 特殊检查：

(1) 大隐静脉瓣膜功能试验（Trendelenburg 试验）：患者平卧，抬高患肢使静脉排空，在大腿根部扎止血带，阻断大隐静脉，然后让患者站立，迅速释放止血带，如出现自上而下的静脉逆向充盈，提示瓣膜功能不全。应用同样原理，在腘窝部扎止血带，可以检测小隐静脉瓣膜的功能。如在未放开止血带前，止血带下方的静脉在 30 秒内已充盈，则表明有交通静脉瓣膜关闭不全。

(2) 深静脉通畅试验（Perthes 试验）：用止血带阻断大腿浅静脉主干，嘱患者用力踢腿或作下蹲活动连续 10 余次，迫使静脉血液向深静脉回流，使曲张静脉排空。如在活动后浅静脉曲张更为明显，张力增高，甚至有胀痛，则表明深静脉不通畅。

(3) 交通静脉瓣膜功能试验（Pratt 试验）：患者平卧，抬高患肢，在大腿根部扎止血带，先从足趾向上至腘窝部缠第一根弹力绷带，再自止血带处向下，扎上第二根弹力绷带，一边向下解开第一根弹力绷带，一边向下继续缠缚第二根弹力绷带，如果在两根弹力绷带之间的间隙内出现曲张静脉，即意味着该处有功能不全的交通静脉。

2. 其他检查：多普勒超声波、体积描记、静脉测压及下肢静脉造影可更准确地判断病变性质、部位、范围和程度。

【鉴别诊断】

1. 原发下肢深静脉瓣膜功能不全：深静脉瓣膜不能紧密关闭，引起血液逆流，但无先天性或继发性原因，症状相对严重，超声多普勒检查或下肢静脉造影，观察到深静脉瓣膜关闭不全的特殊征象。

2. 下肢深静脉血栓形成后遗综合征：有深静脉血栓形成病史，浅静脉扩张伴有肢体明显肿胀。如鉴别诊断仍有困难，应做彩色多普勒超声或下肢静脉造影检查。

3. 动静脉瘘：患肢皮肤温度升高，局部有时可扪及震颤或有血管杂音，浅静脉压力明显上升，静脉血的含氧量增高。

【治疗方案】

（一）非手术疗法

主要包括患肢穿弹力袜或用弹力绷带，其适应证为：

1. 病变局限、程度较轻而无症状者。

2. 妊娠妇女。

3. 估计手术耐受力极差者。

（二）硬化剂注射和压迫疗法

其适应证为：

1. 单纯性病变。

2. 处理术后剥脱不尽的曲张静脉。

（三）手术治疗

1. 手术指征：凡有症状者，只要没有禁忌证，都应手术治疗。

2. 手术方法：

（1）高位结扎大隐或小隐静脉。

（2）剥脱曲张的大隐或小隐静脉。

（3）结扎功能不全的交通静脉。

【临床经验】

（一）诊断方面

单纯性下肢静脉曲张诊断并不难，注意与其他下肢血管疾病鉴别。

（二）治疗方面

静脉曲张可以在发病数年，甚至十多年内无明显临床症状。但是这不代表静脉曲张没有危害。当病情进展到一定程度，可以发生静脉内血栓形成、无菌性炎症、色素沉着、溃疡、淤积性皮炎、破裂出血等并发症。尽量在发生并发症前早期微创手术治疗。

二、深静脉血栓形成

深静脉血栓形成（DVT）是指血液在深静脉腔内不正常凝结，阻塞静脉腔，导致静脉回流障碍，如未予及时治疗，急性期可并发肺栓塞（致死性或非致死性），后期则因血栓形成后综合征，影响生活和工作能力。全身主干静脉均可发病，尤其多见于下肢。

【诊断要点】

（一）临床表现

1. 上肢深静脉血栓形成：局限于腋静脉，前臂和手部肿胀、胀痛。发生在腋-锁骨下静脉，整个上肢肿胀，患侧肩部、锁骨上和前胸壁浅静脉扩张。上肢下垂时，肿胀和胀痛加重；抬高后减轻。

2. 上、下腔静脉血栓形成：上腔静脉血栓形成大多数起因于纵隔器官或肺的恶性肿瘤。除了有上肢静脉回流障碍的临床表现外，还有面颈部肿胀、球结膜充血水肿，眼睑肿胀。颈部、前胸壁、肩部浅静脉扩张，往往呈广泛性并向对侧延伸，胸壁的扩张静脉血流方向向下。常伴有头痛、头胀及其他神经系症状和原发疾病的症状。下腔静脉血栓形成，多系下肢深静脉血栓向上蔓延所致。其临床特征为双下肢深静脉回流障碍，躯干的浅静脉扩张，血流方向向头端。当血栓累及下腔静脉肝段，影响肝静脉回流时，则有布-加综合征的临床表现。

（二）分型

1. 根据急性期血栓形成的解剖部位分型：

（1）中央型，即髂-股静脉血栓形成。起病急骤，全下肢明显肿胀，患侧髂窝、股三角区有疼痛和压痛，浅静脉扩张，患肢皮温及体温均升高。左侧发病多于右侧。

（2）周围型，包括股静脉或小腿深静脉血栓形成。局限于股静脉的血栓形成，主要特征为大腿肿痛，由于髂-股静脉通畅，故下肢肿胀往往并不严重。局限在小腿部的深静脉血栓形成，临床特点为：突然出现小腿剧痛，患足不能着地踏平，行走时症状加重；小腿肿胀且有深压痛，关节过度背屈试验可致小腿剧痛（Homans 征阳性）。

（3）混合型，即全下肢深静脉血栓形成。主要临床表现为：全下肢明显肿胀、剧痛，股三角区、腘窝、小腿肌层都可有压痛，常伴有体温升高和脉率加速（股白肿）。如病程继续进展，肢体极度肿胀，对下肢动脉造成压迫以及动脉痉挛，导致下肢动脉血供障碍，出现足背动脉和胫后动脉搏动消失，进而小腿和足背往往出现水泡，皮肤温度明显降低并呈青紫色（股青肿），如不及时处理，可发生静脉性坏疽。

2. 根据临床病程演变分型：下肢深静脉血栓形成后，随着病程的延长，从急性期逐渐进入慢性期。

3. 根据病程可以分成以下四型：

（1）闭塞型：疾病早期，深静脉腔内阻塞，以下肢明显肿胀和胀痛为特点，伴有广泛的浅静脉扩张，一般无小腿营养障碍性改变。

（2）部分再通型：病程中期，深静脉部分再通。此时，肢体肿胀与胀痛减轻，但浅静脉扩张更明显，或呈曲张，可有小腿远端色素沉着出现。

（3）再通型：病程后期，深静脉大部分或完全再通，下肢肿胀减轻但在活动后加重，明显的浅静脉曲张、小腿出现广泛色素沉着和慢性复发性溃疡。

（4）再发型：在已再通的深静脉腔内，再次急性深静脉血栓形成。

（三）辅助检查

1. 多普勒超声检查：采用多普勒超声检测仪，利用压力袖阻断肢体静脉，放开后记录静脉最大流出率，可以判断下肢主干静脉是否有阻塞。彩色多普勒超声可显示静脉腔内强回声、静脉不能压缩，或无血流等血栓形成的征象。如重复检查，可观察病程变化及治疗效果。

2. 放射性核素检查：静脉注射^{125}I 纤维蛋白原，能被新鲜血栓摄取，含量超过等量血液摄取量的 5 倍，因而能检出早期的血栓形成，可用于高危患者的筛选检查。

3. 下肢静脉顺行造影能显示静脉形态作出确定诊断。主要的 X 线征象为：①闭塞或中断：深静脉主干被血栓完全堵塞而不显影，或出现造影剂在静脉某一平面突然受阻的征象。一般说来，见于血栓形成的急性期。②充盈缺损：主干静脉腔内持久的、长短不一的圆柱状或类圆柱状造影剂密度降低区域，边缘可有线状造影剂显示形成"轨道症"，是静脉血栓的直接征象，为急性深静脉血栓形成的诊断依据。③再通：静脉管腔呈不规则狭窄或细小多枝状，部分可显示扩张，甚至扩张扭曲状。上述征象见于血栓形成的中、后期。④侧支循环形成：邻近阻塞静脉的周围，有排列不规则的侧支静脉显影。大、小隐静脉是重要的侧支，呈明显扩张。

【鉴别诊断】

1. 急性动脉栓塞：下肢深静脉血栓形成也常表现为单侧下肢的突发疼痛，与下肢静脉血栓有相似之处，但急性动脉栓塞时肢体无肿胀，主要表现为足及小腿皮温厥冷、剧痛、麻木、自主运动及皮肤感觉丧失，足背动脉、胫后动脉搏动消失，有时股腘动脉搏动也消失，根据以上特点，鉴别较易。

2. 急性下肢弥散性淋巴管炎：下肢深静脉血栓形成发病也较快，肢体肿胀，常伴有寒战、高热，皮肤发红，皮温升高，浅静脉不曲张，根据以上特点，可与下肢深静脉血栓相鉴别。

【治疗方案】

（一）非手术治疗

1. 一般处理：卧床休息、抬高患肢，适当使用利尿剂，以减轻肢体肿胀。病情允许时，着医用弹力袜或弹力绷带后起床活动。

2. 祛聚药物：如阿司匹林、右旋糖酐、双嘧达莫（潘生丁）、丹参等，能扩充血容量、降低血黏度，防治血小板聚集，常作为辅助治疗。

3. 抗凝治疗：抗凝药物具有降低机体血凝功能，预防血栓形成、防止血栓繁衍，以利血栓形成的静脉再通。通常先用普通肝素或低分子肝素（分子量＜6 000）静脉或皮下注射，达到低凝状态后改用香豆素衍化物（如华法林）口服，一般维持 2 个月或更长时间。

4. 溶栓治疗：链激酶（SK）、尿激酶（UK）、组织型纤溶酶原激活剂（t-PA）等，能激活血浆中的纤溶酶原成为纤溶酶，使血栓中的纤维蛋白裂解，达到溶解血栓的治疗目的。可经外周静脉滴注，或经插至血栓头端的静脉导管直接给药。早期（2～3 天）的溶栓效果优于病期较长者，病程较长（10～15 天），也可试用本法。

（二）手术治疗

1. 手术疗法：取栓术最常用于下肢深静脉血栓形成，尤其是髂-股静脉血栓形成的早期病例。鉴于临床和实验研究认为：发病后 3 天内，血栓与静脉内腔面尚无明显粘连，超过 5 天则粘连明显，因此取栓术的时机应在发病后 3～5

天内。对于病情继续加重，或已出现股青肿，即使病期较长，也可施以手术取栓力求挽救肢体。手术方法主要是采用带球囊（Fogarty）导管取栓术，术后辅用抗凝、祛聚疗法2个月，防止再发。

2. 并发症和后遗症：深静脉血栓如脱落进入肺动脉，可引起肺栓塞，大块肺栓塞可以致死，应十分重视。对已有肺栓塞发生史、血栓头端跨入下腔静脉及需行静脉腔内操作可能造成血栓脱落等情况，应考虑放置下腔静脉滤网，防止肺栓塞的发生。

【临床经验】

1. 深静脉血栓形成后，随着血栓机化及再通过程的进展，静脉回流障碍的症状逐渐减轻，而因深静脉瓣膜破坏造成的静脉逆流症状逐渐加重，后遗深静脉血栓形成后综合征，处理方法根据病变类型而异。

2. 闭塞为主者，以前述非手术疗法为主。髂、股静脉闭塞而股静脉通畅者，在病情稳定后可作耻骨上大隐静脉交叉转流术，使患肢远侧的高压静脉血通过转流的大隐静脉向健侧股静脉回流。局限于股静脉阻塞者，可作同侧大隐静脉股-腘（胫）静脉旁路术。已完全再通者，因深静脉瓣膜破坏，静脉逆流已成为主要病变，可采用原发性深静脉瓣膜关闭不全所介绍的手术方法治疗。凡有浅静脉曲张及足靴区溃疡者，应作曲张静脉剥脱和交通静脉结扎术。

三、动脉硬化闭塞症

动脉硬化性闭塞症（ASO）是一种全身性疾患，发生在大、中动脉，涉及腹主动脉及其远侧的主干动脉时，引起下肢慢性缺血的临床表现。本病多见于男性，发病年龄多在45岁以上，发生率有增高趋势。往往与其他部位的动脉硬化性疾病同时存在。病因尚不完全清楚。高脂血症、高血压、吸烟、糖尿病、肥胖等，是高危因素。发病机制主要有以下几种学说：①内膜损伤及平滑肌细胞增殖，细胞生长因子释放，导致内膜增厚及细胞外基质和脂质积聚。②动脉壁脂代谢紊乱，脂质浸润并在动脉壁积聚。③血流冲击在动脉分叉部位造成的剪切力，或某些特殊的解剖部位（如股动脉的内收肌管裂口处），可对动脉壁造成慢性机械性损伤。

【诊断要点】

（一）病史

诊断与分期：年龄＞45岁，出现肢体慢性缺血的临床表现，均应考虑本病。结合前述检查的阳性结果，尤其是大、中动脉为主的狭窄或闭塞，诊断即可确立。

（二）体格检查

一般检查四肢和颈部动脉触诊及听诊，记录间歇性跛行时间与距离，对比测定双侧肢体对应部位皮温差异，肢体抬高试验（Burger试验）。

（三）辅助检查

1. 多普勒超声检查：可显示血管腔形态及血流状况。

2. X线平片：有时可见病变动脉段有不规则钙化，患肢远侧段有骨质疏松等退化性变化。

3. 动脉造影：能准确显示病变的部位、范围、程度、侧枝和闭塞远侧动脉主干的情况，对确定诊断及选择术式有重要意义。

（四）分期

病情严重程度，可按 Fontaine 法分为四期。

Ⅰ期：患肢无明显临床症状，或仅有麻木、发凉自觉症状，检查发现患肢皮肤温度较低，色泽较苍白，足背和/或胫后动脉搏动减弱；踝/肱指数<0.9。但是，患肢已有局限性动脉狭窄病变。

Ⅱ期：以活动后出现间歇性跛行为主要症状。根据最大间歇性跛行距离分为：Ⅱ$_a$>200m；Ⅱ$_b$<200m。患肢皮温降低、苍白更明显，可伴有皮肤干燥、脱屑、趾（指）甲变形、小腿肌萎缩。足背和/或胫后动脉搏动消失。下肢动脉狭窄的程度与范围较Ⅰ期严重，肢体依靠侧支代偿而保持存活。

Ⅲ期：以静息痛为主要症状。疼痛剧烈且为持续性，夜间更甚，迫使患者屈膝护足而坐，或辗转不安，或借助肢体下垂以求减轻疼痛。除Ⅱ期所有症状加重外，趾（指）腹色泽暗红，可伴有肢体远侧浮肿。动脉已有广泛、严重的狭窄，侧支循环已不能代偿静息时的血供，组织坏死。

Ⅳ期：症状继续加重，患肢除静息痛外，出现趾（指）端发黑、干瘪，坏疽或缺血性溃疡。如果继发感染，干性坏疽转为湿性坏疽，出现发热、烦躁等全身毒血症状。病变动脉完全闭塞，踝/肱指数<0.4。侧支循环所提供的血流，已不能维持组织存活。

【鉴别诊断】

1. 需排除非血管疾病如腰椎管狭窄、椎间盘脱出，坐骨神经痛，多发性神经炎及下肢骨关节疾病等引起的下肢疼痛或跛行。

2. 血栓闭塞性脉管炎：多见于青壮年，主要累及肢体中、小动脉的节段性闭塞，往往有游走性浅静脉炎病史，不常伴有冠心病、高血压、高脂血症与糖尿病。

3. 多发性大动脉炎：多见于青年女性，主要累及主动脉及其分支起始部位，活动期常见红细胞沉降率增高及免疫检测异常。

【治疗方案】

（一）治疗原则

控制易患因素、合理用药，具有积极的预防作用，改善症状。症状严重，影响生活和工作，应考虑手术治疗。

（二）一般治疗

主要目的为降低血脂，改善高凝状态，扩张血管与促进侧支循环。

方法：

1. 控制体重、禁烟，适量锻炼。

2. 应用抗血小板聚集及扩张血管药物，如阿司匹林、双嘧达莫（潘生丁）、前列地尔、妥拉唑啉等。

3. 高压氧舱治疗可提高血氧量和肢体的血氧弥散，改善组织的缺氧状况。出现继发血栓形成时，可先行溶栓治疗，待进一步检查后决定后续治疗方案。

（三）手术治疗

目的在于通过手术或血管腔内治疗方法，重建动脉通路。

1. 经皮腔内血管成形术（percutaneous transluminal angioplasty，PTA）：可经皮穿刺插入球囊导管至动脉狭窄段，以适当压力使球囊膨胀，扩大病变管腔，恢复血流。

2. 内膜剥脱术：剥除病变段动脉增厚的内膜、粥样斑块及继发血栓，主要适用于短段的主-髂动脉闭塞病变者。

3. 旁路转流术：采用自体静脉或人工血管，于闭塞段近、远端之间作搭桥转流。

4. 腰交感神经节切除术：先施行腰交感神经阻滞试验，如阻滞后皮肤温度升高超过 $1℃\sim2℃$ 者，提示痉挛因素超过闭塞因素，可考虑施行同侧 2、3、4 腰交感神经节和神经链切除术，解除血管痉挛和促进侧支循环形成。

5. 动脉广泛性闭塞，不适宜作旁路转流术时，可试用以下术式：①大网膜移植术。②分期动、静脉转流术。

【临床经验】

（一）治疗方面

创面处理：干性坏疽创面，应予消毒包扎，预防继发感染。感染创面可作湿敷处理。组织坏死已有明确界限者，或严重感染引起毒血症的，需作截肢（趾、指）术。合理选用抗生素。

（二）医患沟通

术后患者可能存在大出血、血栓形成及感染等并发症，可能需要二次手术，须向家属提前交代。

四、血栓闭塞性脉管炎

血栓闭塞性脉管炎（TAO）又称 Buerger 病，是血管的炎性、节段性和反复发作的慢性闭塞性疾病。首先侵袭四肢中小动静脉，以下肢多见，好发于男性青壮年。确切病因尚未明确，相关因素可归纳为两方面：①外来因素，主要有吸烟，寒冷与潮湿的生活环境，慢性损伤和感染。②内在因素，自身免疫功能紊乱，性激素和前列腺素失调以及遗传因素。其中，主动或被动吸烟是本病发生和发展的重要环节。

【诊断要点】

（一）临床诊断

1. 大多数患者为青壮年男性，多数有吸烟嗜好。

2. 患肢有不同程度的缺血性症状。

3. 有游走性浅静脉炎病史。

4. 患肢足背动脉或胫后动脉搏动减弱或消失。

5. 一般无高血压、高脂血症、糖尿病等易致动脉硬化的因素。

6. 检查：动脉造影可以明确患肢动脉阻塞的部位、程度、范围及侧支循环建立情况。患肢中小动脉多节段狭窄或闭塞是血栓闭塞性脉管炎的典型 X 线征象。

（二）临床分期

1. 局部缺血期（第一期）：患者感患肢麻木、肢端怕冷、发凉。间歇跛行，休息后症状可缓解。检查：皮色苍白或潮红，皮温稍低，足背或胫后动脉搏动减弱，Buerger 试验阳性，可伴有游走性血栓性静脉炎。

2. 营养障碍期（第二期）：此期动脉已处于闭塞状态，缺血加重，间歇性跛行越来越明显，疼痛由间歇性变为持续性和静息痛。检查：患肢皮色显苍白或伴紫斑、潮红、干燥、无汗。甲增厚变形。小腿肌肉萎缩，足背、胫后动脉搏动消失，皮温显著降低。

3. 坏死期（第三期）：患肢动脉完全闭塞，肢体远端（趾端）坏死、溃疡形成，疼痛剧烈，常彻夜难眠，屈膝抱足（静息痛），完全闭塞，已无法保全患肢。

【鉴别诊断】

1. 动脉硬化闭塞症：见本章第二节相关内容。

2. 多发性大动脉炎：见本章第一节相关内容。

3. 动脉栓塞：有心脏病史伴有心房纤维颤动或前述发病原因者，突然出现 5P（疼痛 pain、感觉异常 paresthesia、麻痹 paralysis、无脉 pulselessness 和苍白 pallor）征象，即可做出临床诊断。

【治疗方案】

（一）治疗原则

处理原则应该着重于防止病变进展。

（二）一般治疗及非手术治疗

严格戒烟、防止受冷、受潮和外伤，但不应使用热疗，以免组织需氧量增加而加重症状。疼痛严重者，可用止痛剂及镇静剂，慎用易成瘾的药物。患肢应进行适度锻炼，以利促使侧支循环建立。改善和增进下肢血液循环。非手术治疗包括抗血小板聚集与扩张血管药物、高压氧舱治疗。

（三）手术治疗

手术治疗目的是重建动脉血流通道，增加肢体血供，改善缺血引起的后果。

在闭塞动脉的近侧和远侧仍有通畅的动脉时，可施行旁路转流术。鉴于血栓闭塞性脉管炎主要累及中、小动脉，不能施行上述手术时，尚可试行腰交感神经节切除术或大网膜移植术、动静脉转流术。

【临床经验】

（一）治疗方面

1. 前列地尔：具有舒张血管和抑制血小板聚集作用，对缓解缺血性疼痛，改善患肢血供有一定效果。用法：$100 \sim 200 \mu g$，加入5%葡萄糖注射液500mL，静脉滴注，每天1次，2周为1疗程。

2. 硫酸镁：2.5%硫酸镁溶液100mL，静脉滴注，每天1次，15次为1疗程，2周后再进行第2疗程。

3. 右旋糖酐40：右旋糖酐40 500mL，静脉滴注，每天1~2次。

（二）医患沟通方面

手术治疗主要并发症为下肢静脉压力增高，下肢出现肿胀。活动后肿胀可能加重。因此，静卧时应抬高患肢，有利静脉回流。术前须向家属详细交待。

（许光中）

第二十九章　泌尿系统损伤

第一节　肾损伤

肾脏解剖位置深而隐蔽，前面有腹壁和腹腔内脏器，后面有腹后壁肌肉、脊椎和肋骨，肾周围还有丰满的脂肪囊保护，而其上面则被膈肌所罩住。正常肾脏有 1～2cm 的活动度。故肾脏一般不易受到损伤。但肾实质比较脆弱，被膜薄而有张力，当肾区受到暴力或压力，就容易受损伤破裂。肾损伤多见于成年男性。

【诊断要点】

肾损伤的诊断可根据病史、症状和体征、尿液检查和 X 线尿路造影等而确定。多数病例经过上述步骤或仅从临床现象和血尿即可肯定肾损伤的诊断。肾损伤时常伴有颅脑、胸腹内脏器、骨折等严重损伤，需积极抢救。并借助辅助检查，了解伤肾的真实情况，选择保守或手术治疗。

（一）临床表现

1. 腰腹部受伤后因剧烈疼痛、大量失血出现休克表现。

2. 出现镜下血尿或大量肉眼血尿。

3. 伤侧腰肋部疼痛，放射到腹部和腰骶部，身体移动或咳嗽时加重。有时因输尿管血块阻塞引起肾绞痛。或尿液渗入腹腔引起腹膜刺激症状。

4. 由于肾周围血肿和尿外渗，腰腹部肿胀有时可扪及包块，有明显触痛和肌肉强直。

5. 外伤后出现发热为尿外渗继发感染所致。

（二）辅助检查

1. 尿常规：尿中有大量红细胞

2. 血常规：出血量多时，血色素和红细胞压积下降。

3. 影像学检查：

（1）腹部平片上，伤侧肾阴影增大或模糊，腰大肌影不清、脊柱向伤侧弯曲，膈肌抬高，提示肾损伤伴有肾周围血肿和尿外渗。

（2）排泄性尿路造影显示损伤肾和对侧肾情况，伤侧肾功能常减退，肾盏变形、肾内有不规则阴影及造影剂外溢。血块存在于肾盂、肾盏内，表现为充盈缺损。

（3）B超显示肾轮廓不整齐及"缺损区"，可以随访血肿的大小和进展，也可用于鉴别肝、脾损伤。B超方便、安全、亦可靠。

（4）电子计算机断层扫描（CT）对一些小的肾裂伤和其他内脏损伤可作出诊断。

【鉴别诊断】

腹腔脏器损伤：腹腔脏器损伤后可出现腹膜刺激症状，严重者症状明显；腹腔穿刺抽出血性液体；尿液检查无红细胞；超声检查肾无异常发现，尿路造影肾盂、肾盏形态正常，无造影剂外溢征象。超声、CT、腹平片检查可见肝脾等脏器损伤征象。同时亦可合并肾损伤。

【治疗方案】

肾损伤的治疗是依照伤员的一般情况，肾损伤的范围和程度，以及其他器官有无严重损伤而确定。因此，在处理上应考虑：①休克的治疗。②其他器官损伤的治疗。③肾损伤的处理：支持治疗或手术治疗。④手术的时间和方法。选择正确的初期治疗方法常是决定预后的重要因素。

1. 非手术治疗：单纯的肾损伤，如无严重的出血或休克，一般采用支持治疗。包括①绝对卧床至少2周（2～4周），待尿液变清后允许起床活动。因小裂伤创口的愈合需4～6周，故一般恢复后2～3个月内不宜参加体力劳动或竞技运动。②镇静止痛和解痉剂。③适量抗生素预防和抗感染。④止血药物。⑤定时观察血压、脉搏、血常规、腰腹部体征和血尿进展情况。局部可冷敷，必要时输血补充血容量。⑥3～5周后复查排泄性尿路造影并注意有否高血压。

2. 手术治疗：肾损伤的手术治疗有下列常用的几种方法：

（1）肾修补术。

（2）部分肾切除术。

（3）肾切除术。

（4）肾血管修复手术。

（5）肾动脉栓塞疗法。

【临床经验】

（一）病情观察与诊断方面

肾损伤的诊断可根据病史、症状和体征、尿液检查和X线尿路造影等而确定。多数病例经过上述步骤或仅从临床现象和血尿即可肯定肾损伤的诊断。

1. 肾损伤时常伴有颅脑、胸腹内脏器、骨折等严重损伤。由于这些损伤的症状严重，常使人忽视了肾损伤的表现。

2. 在及时处理上述损伤、抢救休克的同时，详细询问受伤的经过、暴力的性质、贯通伤的方向，仔细体格检查和尿常规检查，多数患者可以确诊。

3. 休克、血管痉挛、严重肾损伤、血管内血栓形成、肾盂输尿管被血块堵塞等原因可导致肾脏不显影。故首先必须纠正休克，使收缩血压高于 12kPa（90mmHg）后才进行排泄性尿路造影。

（二）治疗方面

1. 单纯的肾损伤，如无严重的出血或休克，一般采用支持治疗。

2. 严重肾损伤、肾粉碎伤、肾蒂撕裂伤及肾开放性损伤，应早期手术处理。

（三）医患沟通方面

1. 医务人员应加强与患者沟通，告知单纯的肾损伤，应绝对卧床休息至少 2～4 周，待尿液变清后允许起床活动。一般恢复后 2～3 个月内不宜参加体力劳动或竞技运动。否则继发大出血可危及生命，必须特别重视。而严重肾损伤、肾粉碎伤、肾蒂撕裂伤及肾开放性损伤，必须及时手术，方能保护生命。

2. 医务人员应加强评估健康宣教，详细告诉患者治疗方案、效果及风险，使其有充分的思想准备积极配合治疗，恢复后定期来医院复查，以便早期发现并发症，及时治疗，保护肾脏功能。

<hr>

第二节 膀胱、尿道损伤

一、膀胱损伤

损伤大多数发生在尿液充满膀胱时，此时膀胱壁紧张，膀胱面积增大且高出于耻骨联合处而成为一腹部器官，故易遭受损伤。膀胱排空时位于骨盆深处，受到周围筋膜、肌肉、骨盆及其他软组织的保护，故除贯通伤或骨盆骨折外，很少为外界暴力所损伤。

【诊断要点】

根据病史、体征以及辅助检查结果，可以确诊膀胱损伤。但如伴有其他脏器损伤，膀胱损伤的病象可被其隐蔽。故凡下腹部、臀部或会阴部有创伤时，或下腹部受到闭合性损伤时，患者有尿急而不能排尿或仅排出少量血尿时，均应想到膀胱已受损伤。

（一）临床表现

1. 下腹部受到损伤后有尿急或排尿感，但无尿液排出或仅排出少量血性尿液。导尿时发现膀胱空虚仅有极少血性尿液时，应想到膀胱破裂并有尿外渗可能。并可行注水试验，如抽出液量少于注入量，应怀疑有膀胱破裂和尿外渗。

2. 在开放性下腹部、会阴损伤，伤口有尿液流出。如与直肠、阴道相通，则可经肛门、阴道排出血性尿液。

3. 休克：骨盆骨折时骨折片刺破血管引起大出血，膀胱破裂致尿外渗及腹膜炎，伤势严重，可出现休克。

4. 腹痛：尿外渗及血肿引起下腹部疼痛，腹膜内型膀胱破裂，尿液流入腹腔导致急性腹膜炎，出现腹痛。

（二）辅助检查

膀胱造影 X 线摄片、CT 扫描均可见造影剂外溢，明确诊断。

【鉴别诊断】

1. 尿道损伤：尿道损伤亦可发生在骨盆骨折（后尿道）或骑跨伤（前尿道），患者可有休克、排尿困难、尿道出血。膀胱损伤者导尿多能成功，导尿不成功者鉴别有时困难，可行尿道造影鉴别。但尿道损伤同时合并膀胱损伤，有时需手术探查方能确诊。

2. 急性腹膜炎：有腹痛、腹肌紧张、压痛、反跳痛，但急性腹膜炎无外伤史，多为继发，常由胃十二指肠溃疡穿孔、急性阑尾炎、急性胆囊炎穿孔所引起。既往有原发病的临床表现，体温及白细胞计数增高，没有排尿困难，没有尿外渗临床表现，导尿和/或膀胱造影可鉴别。

3. 肝脏、脾脏破裂：有外伤史，有内出血引起的腹膜刺激症状和体征，可以发生休克，常为复合伤。腹腔穿刺抽出血性液体，无排尿困难，导尿或膀胱造影可鉴别诊断。

4. 卵巢囊肿扭转：亦可出现腹膜刺激症状和体征。该病多发生于右侧，发病急，下腹部阵发性剧痛，伴有恶心、呕吐，双合诊可以触到增粗的附件，没有排尿困难及尿外渗表现，下腹部或妇科 B 超有助于诊断。

【治疗方案】

（一）治疗原则

膀胱破裂的早期治疗包括休克的防治、紧急外科手术和控制感染。晚期治疗主要是膀胱瘘修补和一般支持性的处理。

（二）非手术治疗

1. 休克的处理：休克的预防和治疗是最首要的急救措施，也是手术前必要的准备，包括输血、输液以及兴奋剂的应用等，迅速使伤员脱离休克状态。这种情况在伴有骨盆骨折时常有发生。

2. 控制感染：膀胱破裂产生的尿外渗和血肿可继发感染，严重者形成脓肿和脓毒血症，须及时应用抗生素，控制感染。

（三）手术治疗

紧急外科手术：处理的方法依损伤的位置、感染的情况和有无伴发损伤而定。手术的主要目的为尿液的引流、出血的控制、膀胱裂口的修补和外渗液的彻底引流。若腹腔内其他器官也有损伤，应同时给予适当的处理。

【临床经验】

（一）病情观察与诊断方面

膀胱损伤，病史加上 X 线检查，诊断并不困难。根据致伤的病因，膀胱损伤可分成三类：

1. 闭合性损伤：过度充盈或有病变（如肿瘤、溃疡、炎症、憩室）的膀胱易受外界暴力损伤而发生破裂。多见于猛击、踢伤、堕落或意外交通事故。当骨盆骨折时，骨折碎片亦可刺破膀胱。醉酒是引起膀胱破裂的因素之一。醉酒时膀胱常膨胀充盈，腹部肌肉松弛，故易受损伤。任何可以引起尿潴留的疾病，如尿道狭窄、膀胱结石或肿瘤、前列腺肥大，神经源性膀胱也都可成为膀胱破裂的诱因。醉酒或膀胱原已有病变时，膀胱破裂甚至可在无明显外界暴力作用时发生，称之为自发性破裂。自发性膀胱破裂几乎均为腹膜内型膀胱破裂。

2. 开放性损伤：主要见于战时，由火器和锐器所致，常合并其他脏器损伤，如直肠损伤和骨盆损伤。一般而论，从臀部、会阴或股部进入的弹片或刺伤所并发的膀胱损伤多见腹膜外形，经腹部的贯通性创伤所引起的则多为腹膜内型。

3. 医源性损伤：见于膀胱镜检、碎石、膀胱腔内 B 超检查，经尿道前列腺切除，膀胱颈部电切除，经尿道膀胱癌电切除，分娩，盆腔和阴道手术。甚至腹股沟疝（膀胱滑疝）修补时也可发生。主要原因是操作不当，而膀胱本身病变更增加了这类损伤的机会。

（二）治疗方面

膀胱破裂的早期治疗主要是防治休克、膀胱破裂修补和控制感染。晚期治疗主要是处理膀胱瘘，必须待伤员一般情况好转和局部急性炎症消退后才可进行。手术主要步骤是切除瘘管和瘘孔边缘的瘢痕组织，缝合瘘孔并作高位的耻骨上膀胱造瘘术。结肠造口应在膀胱直肠瘘完全修复愈合后才关闭。膀胱阴道瘘与膀胱子宫瘘应进行修补，在耻骨上膀胱另造瘘口，并引流膀胱前间隙。

（三）医患沟通方面

1. 医务人员应加强与患者及家属沟通，讲明膀胱破裂导致尿外渗、出血，可引起感染，严重者形成脓肿破溃致膀胱瘘。手术的目的为引流尿液、控制出血、修补膀胱裂口和外渗液的彻底引流。但合并休克者，应首先纠正休克、控制感染，病情平稳后方可进行手术治疗。若单纯膀胱破裂，则可行手术修补，需要向患者及家属交代清楚。

2. 医务人员应加强评估健康宣教，详细告诉患者治疗方法、效果及手术风险，使其有充分的思想准备积极配合治疗，促进病损愈合。

二、尿道损伤

尿道损伤在泌尿系损伤中较为常见，占泌尿系全部损伤 10%～18%，甚至更高，男性较多见，常伴有骨盆骨折或骑跨伤，少数为医源性损伤。按尿道解剖可分为前尿道（包括尿道球部及悬垂部）及后尿道损伤（包括尿道前列腺部及膜部)。

【诊断要点】

根据外伤史如骑跨伤或骨盆骨折等临床表现,尿道损伤的诊断并不困难。尿道损伤中前尿道损伤多由骑跨伤引起,后尿道损伤往往为骨盆骨折所致,并可伴有膀胱及直肠等脏器损伤,这些合并伤增加伤情的复杂性及严重程度,如忽视全面检查,后尿道损伤易被忽视,处理不当会增加并发症的发生。

(一)临床表现

1. 有37%～93%后尿道损伤和至少75%前尿道损伤的患者出现尿道外口出血。但尿道出血程度和尿道损伤严重程度不一定一致。

2. 受伤局部疼痛、血肿,伴有或不伴有排尿困难或尿潴留。

3. 尿道破裂或断裂可发生尿外渗,因损伤的部位不同而尿外渗的范围各异。

4. 严重骨盆骨折后尿道断裂或合并其他脏器损伤者,常发生休克,须注意患者生命体征变化。

5. 尿道部分断裂者诊断性导尿可成功,应留置并固定好;完全断裂者导尿则失败,不应重复,以免加重病情。

(二)影像学检查

在临床上,一旦怀疑有尿道损伤,就要进行逆行尿道造影,此检查被认为是评估尿道损伤较好的办法。如怀疑骨盆骨折,则摄骨盆平片,必要时行腹部及盆腔B超、CT、MRI等检查以防止漏诊重要脏器损伤而危及患者生命。

【鉴别诊断】

1. 腹膜外膀胱破裂:可合并于骨盆骨折,或与后尿道断裂同时发生。可发生耻骨后间隙、膀胱周围组织尿外渗和排尿障碍、无尿等症状。但腹膜外膀胱破裂往往无膀胱充盈,呈空虚状态;导尿管插入顺利,无尿液或仅有少许血尿引出;直肠指诊前列腺无移位。

2. 脊髓损伤:外伤后可出现排尿困难,发生急性尿潴留。但往往伴有神经系统症状和体征,如会阴部感觉减退、肛门括约肌松弛等表现。

【治疗方案】

治疗原则:治疗尿道损伤的基本原则是引流尿液和尿道断端的重新衔接。若患者病情严重,出现休克,首先应纠正休克,然后再处理尿道损伤。

1. 引流尿液:在严格无菌和满意麻醉下如能顺利插入导尿管,说明尿道的连续性尚完整,如血肿和尿外渗不严重,则保留导尿10～14天以引流尿液并支持尿道,等待损伤愈合。如导尿失败应立即手术探查。如病情严重不允许较大手术,可单纯作耻骨上膀胱造口术。膀胱造口术可防止尿液外渗,减少局部刺激、感染,促进炎症、血肿和纤维组织吸收,从而减轻可能发生的尿道狭窄和周围瘢痕的程度，为二期修复提供了方便。膀胱造口术也可用膀胱穿刺造瘘方法完成，由于方法简便，尤宜于基层医疗单位。

2. 手术治疗：

（1）经会阴尿道修补术：适用于骑跨伤等所致的球部尿道损伤。术后保留导尿管至少 3～4 周。拔管后，如排尿通畅可再拔除耻骨上膀胱造瘘管。为预防术后尿道狭窄，术后可作定期尿道扩张。

（2）经尿道会师术：后尿道损伤时，常由于合并其他脏器严重外伤，病情危重，患者不能耐受大手术，此时可经耻骨上切口经膀胱作尿道会师术。术后虽仍有尿道狭窄的可能，但由于两断端的距离凑近，轴心一致，给二期修复带来了方便。

【临床经验】

（一）病情观察与诊断方面

诊断尿道损伤时应注意以下问题：

1. 是否有尿道损伤。

2. 尿道损伤的部位。

3. 尿道损伤的程度。

4. 有无合并其他脏器损伤：

（1）尿道损伤者可出现尿道外口出血，但出血量与损伤程度不一定一致。尿道黏膜挫伤或尿道壁小部分撕裂可大量出血，而尿道完全断裂则可能仅有少量出血。

（2）女性发生严重骨盆骨折时，阴唇肿胀提示尿道损伤可能；尿道损伤可出现阴道口出血。

（3）尿道损伤部位不同，尿外渗范围不同。①阴茎部尿道损伤：局限于 Buck 筋膜内，表现为阴茎肿胀，合并出血时呈紫黑色。Buck 筋膜破裂时尿外渗的范围与球部尿道损伤尿外渗范围相同。②球部尿道损伤：尿外渗进入会阴浅筋膜与尿生殖膈形成的会阴浅袋，并可向下腹部蔓延，表现为阴茎、阴囊、会阴及下腹部肿胀。③膜部尿道损伤：尿外渗可聚积于尿生殖膈上下筋膜之间。若合并尿生殖膈下筋膜破裂，尿外渗至会阴浅袋，表现与球部尿道损伤相同；合并尿生殖膈上筋膜破裂，尿外渗至膀胱周围，向上沿腹膜外及腹膜后间隙蔓延，可表现为腹膜刺激症状，合并感染时可出现全身中毒症状。④前列腺部尿道损伤：尿外渗于膀胱周围，向上可沿腹膜外及腹膜后间隙蔓延。

（4）严重骨盆骨折合并尿道损伤者，亦可能合并其他脏器损伤，出现休克，一定要注意生命体征变化，及时纠正休克。

（二）治疗方面

1. 后尿道损伤的处理原则：防治休克、感染及并发症，引流外渗尿液，争取早期恢复尿道的连续性。

2. 前尿道损伤的处理原则：不完全性的尿道断裂可以采用耻骨上膀胱造瘘

或留置导尿的方法处理；完全性的尿道断裂可以采用耻骨上膀胱造瘘或一期手术修复的方法处理。

3. 开放性尿道损伤的处理原则：由于刀刺伤、枪伤和其他暴力导致的尿道损伤需要进行急诊的手术清创和探查，在手术中对尿道损伤情况进行评估并酌情进行修复。

（三）医患沟通方面

1. 医务人员应加强与患者及家属沟通，尿道损伤无论经哪一种方法修复，术后均有瘢痕收缩而致尿道狭窄之可能。此外，感染和尿瘘也是常见的并发症。

2. 医务人员应加强评估健康宣教，详细告诉患者治疗方法、效果及手术风险，使其有充分的思想准备积极配合治疗，促进损伤恢复。

（王建军）

第三十章 泌尿、男生殖系统先天畸形

第一节　多囊肾

多囊肾又名 Potter（Ⅰ）综合征、Perlmann 综合征、先天性肾囊肿瘤病、囊胞肾、双侧肾发育不全综合征、肾脏良性多房性囊瘤、多囊病。多囊肾有两种类型，常染色体隐性遗传型（婴儿型）多囊肾，发病于婴儿期，临床较罕见；常染色体显性遗传型（成年型）多囊肾，常于青中年时期被发现，也可在任何年龄发病。

【诊断要点】

多囊肾是一类具有遗传性的肾病，其发病和发展也有一定的规律，多囊肾的分期有如下规律：分为发生期、成长期、肿大期、破溃期、尿毒症期。

（一）临床表现

1. 泌尿系表现：大多数患者在 40 岁左右才出现症状。①腰背部或上腹部胀痛、钝痛或肾绞痛。②血尿。③上尿路感染。④合并肾结石。⑤头痛、恶心呕吐、软弱、体重下降等慢性肾衰竭症状。

2. 心血管系统表现：高血压，有时为首发症状；可伴发左心室肥大、二尖瓣脱垂、主动脉瓣闭锁不全、颅内动脉瘤等疾病。

3. 消化系统表现：30%～40%患者伴肝囊肿，10%患者有胰腺囊肿，5%左右有脾囊肿。

（二）体格检查

体格检查时可触及一侧或双侧肾脏呈结节状。伴感染时有压痛。50%患者腰围增大。

（三）辅助检查

1. 尿常规：早期无异常，中晚期时有镜下血尿，部分患者出现蛋白尿。伴结石和感染时有白细胞和脓细胞。

2. 尿渗透压测定：病变早期仅几个囊肿时，就可出现肾浓缩功能受损表现，提示该变化不完全与肾结构破坏相关，可能与肾脏对抗利尿激素反应不良有关。肾浓缩功能下降先于肾小球滤过率降低。

3. 血肌酐随肾代偿能力的丧失呈进行性升高。肌酐清除率为较敏感的指标。

4. KUB平片显示肾影增大，外形不规则。

5. IVP显示肾盂肾盏受压变形征象，肾盂肾盏形态奇特呈蜘蛛状，肾盏扁平而宽，盏颈拉长变细，常呈弯曲状。

6. B超显示双肾有为数众多之暗区。

7. CT显示双肾增大，外形呈分叶状，有多数充满液体的薄壁囊肿。

【鉴别诊断】

1. 双肾积水（由先天性疾患或后天性输尿管梗阻所致）：可出现双侧胁腹部包块并有肾功能受损的表现。但肾盂静脉造影及超声检查将显示这些表现与多囊肾有很明显的不同。

2. 双侧肾肿瘤：本病罕见，但在尿路造影片中可与多囊肾非常相似。当多囊肾中一侧肾较小或尿路造影未显示扭曲变形时，要与一侧肾肿瘤鉴别就有困难。但肿瘤常只局限于肾脏的某一部分，而多囊肾之囊肿则布满整个肾脏。单侧肾肿瘤其总肾功能可以是正常的，而多囊肾其总肾功能则往往已受损。CT或肾血管造影可用来鉴别这两种疾病。闪烁扫描或超声检查亦有助于鉴别诊断。

3. VonHippel-Lindau病（小脑血管瘤性囊肿、视网膜血管瘤病及胰腺肿瘤或囊肿）：此病双肾的多发囊肿或腺癌可进行性发展。尿路造影或肾断层X光摄术可显示多囊肾，据其他特征性表现可下此诊断。CT、血管造影、超声影像或闪烁摄影术则可确定诊断。

4. 结节性硬化（阵发性抽搐、智力发育迟滞及皮脂腺瘤）：皮脂腺瘤常累及皮肤、大脑、视网膜、骨骼、肝脏、心脏及肾脏。肾脏病损通常为多发性双侧性的，在显微镜下可见到血管脂肪瘤。尿毒症期行尿路造影易提示为囊肾，其他特征性表现及CT和超声影像可以作鉴别。

5. 单纯性肾囊肿：通常为单侧单发，肾功能正常。尿路造影可显示为单一病损，而多囊肾则是双侧且为多发的病损。

【治疗方案】

目前尚无任何方法可以阻止疾病的发展。早期发现，防止并发症的发生与发展，及时正确的治疗已出现的并发症至关重要。

（一）一般治疗

一般情况下，患者检查出多囊肾后，首先要保持乐观的心态，如果尚未对患者正常生活造成影响的，平时需注意不要或少吃过咸、辣等刺激性的食物，作息时间要规律，情绪要平稳乐观；如果对患者正常生活造成影响的，平时要注意以上几条，还要进行治疗，而且越早越好，否则任其发展到肾衰竭尿毒症，为时已晚。

（二）囊肿去顶减压术

此手术减轻了囊肿对肾实质的压迫，保护了大多数剩余肾单位免遭挤压和进一步损害，使肾缺血状况有所改善，部分肾功能单位得到恢复，延缓了疾病的发展。手术成功的关键是尽可能早的施行手术，囊肿减压必须彻底，不放弃小囊肿和深层囊肿的减压。双侧均应手术，一般双侧手术的间隔时间为半年以上。晚期病例如已有肾功能损害处于氮质血症、尿毒症期，不论是否合并有高血压，减压治疗已无意义，手术打击反可加重病情。

（三）中药治疗

目前中医在治疗多囊肾方面采取保守治疗（服用中药），效果甚好。中医采用整体观念和辨证论治，认为多囊肾是外因和内因共同作用的结果，通过梯级导流，逐步让囊肿液体排出，达到使囊肿逐步缩小的目的。虽然目前中医也不能攻克基因问题，但是保守治疗的效果是西医无法比拟的，并且基本无毒副作用，不易复发。

（四）透析与移植

进入终末期肾衰竭时，应立即予以透析治疗，首选血液透析。多囊肾的肾移植生存率与其他原因而施术者相仿，但因同时伴发的疾病，增加了术后处理的困难，影响移植效果。

（五）血尿的治疗

出现血尿时，除尽快明确原因给予治疗外，应减少活动或卧床休息。已透析或即将透析患者，如反复发生严重而无法控制的血尿，可考虑采用经导管肾动脉栓塞术。

（六）感染治疗

肾实质感染和囊肿内感染是本病主要并发症，一般以联合应用抗生素为原则。

（七）合并上尿路结石治疗

根据结石部位及大小按尿路结石处理原则进行治疗。

（八）高血压治疗

肾缺血和肾素-血管紧张素-醛固酮系统的激活，是发生高血压的主要原因，应依此选择降压药物。

【临床经验】

（一）治疗方面

无特殊治疗，预后极为不良。肾功能不全时常因肝脏病变而不能接受透析或移植。门静脉高压上消化道出血常危及生命。因肾衰竭和感染，不宜施行分流术。肾脏、肝脏同时损害增加了治疗难度。

（二）医患沟通方面

医务人员应加强与患者沟通，因该病预后不良，需要定期复查，且晚期外科治疗效果不理想，需加强和患者的交流，让患者做好最坏打算。

第二节 隐睾症

隐睾，为先天性阴囊内没有睾丸，它包括睾丸下降不全、睾丸异位和睾丸缺如。睾丸下降不全系指出生后睾丸未降至阴囊底部而停留在下降途中的某一部位，包括停留在腹腔内者。临床上常将睾丸下降不全称为隐睾。睾丸异位是睾丸离开正常下降途径、到达会阴部、股部、耻骨上、甚至对侧阴囊内。

【诊断要点】

（一）体格检查

通过体检可判断阴囊内睾丸是否正常，若阴囊空虚，由此可以推断出隐睾的存在。

（二）辅助检查

进一步行B超等检查多可发现隐睾。位于腹股沟的隐睾通过触诊可判断位置。

（三）不良后果

睾丸长期停留在不正常的位置可引起不良后果。

1. 睾丸萎缩：睾丸未下降至阴囊内，出生后2年内还只有轻度的组织改变，在2～5岁以后就会引起睾丸发育不全或萎缩。两侧隐睾可使90%的患者不育。

2. 恶性变：隐睾患者恶性变的危险较正常阴囊内睾丸大20～48倍；而腹腔内睾丸恶性变的危险较腹股沟睾丸大5倍。睾丸先天性缺陷以及睾丸处于不正常的位置、周围温度较高是隐睾发生恶性变的原因。

3. 易外伤：睾丸位于阴囊内，活动度较大，外伤的机会较小。位于腹股沟的睾丸，当腹肌收缩时腹股沟管也收缩，其中的睾丸即受到挤压。腹腔内睾丸也经常受腹压改变的挤压。

4. 睾丸扭转：隐睾之睾丸可能有睾丸引带、提睾肌附着异常或睾丸鞘膜的附着异常，易于发生睾丸扭转。

5. 其他：隐睾患者大约65%有疝气。

6. 空虚的阴囊可引起自卑感、精神苦闷、性情孤僻。

【鉴别诊断】

1. 无睾丸：阴囊发育不良，空虚无睾丸，无生殖能力，第二性征差，呈宦官型发育，皮下脂肪丰满，皮肤细，音调高，胡须、阴毛稀少，喉结不明显，腹部B超及手术探查均无睾丸存在。分为单侧睾丸缺如和双侧睾丸缺如。

（1）单侧睾丸缺如：称单睾症，较为少见，有资料报道，在男性中约占1/5 000，因性腺未发育或在妊娠早期胎儿睾丸发生扭转，血管栓塞而退化。如在手术探查中可以找到附睾、输精管及精索封闭呈盲端，不见睾丸。

（2）双侧睾丸缺如：称无睾症，较为罕见，有资料报道，在男性中约占1/2 0000，因睾丸发生退化消失所致。检查尿促卵泡素（FSH）及黄体生成素（LH）增高，注射绒毛膜促性腺激素（hCG）后，睾酮不增高。

2. 睾丸回缩：阴囊发育良好，以手沿腹股沟向下推送时，睾丸可被轻轻推入阴囊。亦可由于提睾肌反射或寒冷刺激，睾丸可回缩至腹股沟，阴囊内扪不到睾丸，但待腹部温暖或局部热熨，睾丸可复出。

3. 腹股沟淋巴结：常与位于腹股沟部的隐睾相似，但淋巴结为豆形，质地较硬，大小不一，且数目较多，不活动，阴囊内睾丸存在。

4. 男性假两性畸形：常合并有隐睾，且有尿道下裂，阴囊分裂似女性外阴等生殖器官的严重畸形。但性染色体检查为 XY，B超及手术探查可发现睾丸。

【治疗方案】

1. 1岁以内隐睾患者：睾丸有可能自行下降进入阴囊，因此在这个时期可采用内分泌治疗，对于10个月的小儿可采用促黄体生成激素释放激素（LHRH）制剂喷鼻 $0.2\mu g$，每天3次。若仍然不降可用绒毛膜促性腺激素（HCG）每次1 000U，每周肌内注射2次，共4～5周，若2岁仍未下降，则要采取手术治疗，施行睾丸下降固定术。

2. 青春期隐睾患者：一经发现及时行睾丸下降固定术，如果术中发现睾丸已萎缩或不能下降引入阴囊，必要时可施行睾丸切除术。单侧隐睾为了预防睾丸癌的发生也要及早手术治疗。

【临床经验】

（一）治疗方面

1. 凡是男性新生儿都必须检查有无隐睾。

2. 小儿屈腿坐位检查最为准确。

3. 如果隐睾小儿的智力有低下的迹象，还要检查是否患有相关遗传和内分泌异常的疾病。

4. 在1岁后可采用人绒毛膜促性腺激素治疗。

5. 如果内分泌治疗无效，2周岁时可靠手术治疗，游离松解精索，修复内存的疝囊，将睾丸固定于阴囊内。

6. 手术治疗后应随访，每年1次，直至青春期。

7. "生理性隐睾症"在小儿中是一种常见现象，不需要治疗。因为青春期前睾丸较小，加上精索中提睾肌的作用，在天冷、兴奋、运动时，睾丸会回缩到阴囊的上部或腹股沟内。在泡温水浴时，肌肉松弛，睾丸又会下降到阴囊中。这种情况，在青春期发育后会减少。

（二）医患沟通方面

1. 医务人员应加强与患者沟通，因涉及生育问题，所以隐睾必须重视，同时，必须向患者家属交代术后可能出现的问题：生育，癌变。

2. 隐睾应尽早治疗，临床上碰到过许多年龄较大的患者，发生睾丸癌，影响生活质量，非常可惜，所以需要加强医疗宣传，男孩子的父母应认真检查孩子的阴囊。

第三节 包皮过长与包茎

包皮过长是包皮覆盖于全部阴茎头和尿道口，但仍可上翻。包茎是包皮口狭窄或包皮与阴茎头粘连，使包皮不能上翻外露阴茎头。

【诊断要点】
1. 通过体检可以明确诊断。
2. 需要注意的是包皮过长有时合并局部包皮内板和龟头粘连。

【鉴别诊断】
主要是根据包皮上翻程度不同鉴别包皮过长和包茎。

【治疗方案】
1. 所有的包茎均需要手术。
2. 包皮过长出现以下情况需要手术：
（1）反复感染。
（2）包皮口狭窄，勃起后疼痛，嵌顿。
（3）病变可疑。

【临床经验】
（一）病情观察与诊断方面
诊断不难，通过临床体检，病史均可明确。
（二）治疗方面
1. 包皮环切术，袖套式包皮环切术，包皮环手术。
2. 包茎患者，通常需要同时行包皮内板龟头粘连松解术。
3. 系带延长术。
4. 包皮留得过长达不到效果，临床中就曾经出现间隔数年后再次行包皮环切术的个例；留的过短会影响勃起，勃起打弯。所以一定要根据实际情况确定留下的包皮长度，一般冠状沟 0.8～1cm，系带 1cm，当然也得因人而异。传统的包皮环切术会破坏浅层血管及淋巴管，这也是术后发生血肿、水肿的原因，所以术中需要仔细止血，特别注意，有些血管术中出血不明显，容易漏掉，而术后因患者勃起等原因造成较大的血肿，所以术中可以对局部适当挤压以确定出血的位置。
5. 对幼儿进行包皮环切手术应更加注意，因幼儿阴茎较短，多为包茎，粘连严重的常将整个龟头包住，稍不注意就会在剪切过程中损伤龟头，造成难以弥补的损失。因此在做小儿包皮环切手术时一定要做到渐进式，边做边观察，充分明确后再剪切。

（三）医患沟通方面

1. 医务人员应加强与患者沟通，包皮手术可大可小，严重的并发症会出现局部坏死，重度感染等；据统计，泌尿外科发生医疗纠纷的案例中包皮手术占据了较大的部分；从医疗纠纷角度上讲，包皮手术发生医疗纠纷的概率要大于做肾切除手术，所以一定要重视该手术。

2. 和患者术前谈话时，首先让患者知道包皮环切手术不是小手术，发生并发症的可能性较大，同时需让患者知道发生并发症时都有相应的处理。

（刘浩坤）

泌尿、男生殖系统感染

第一节　上尿路感染

一、肾盂肾炎

肾盂肾炎是一种常见的肾盂和肾间质的化脓性炎症。可发生于任何年龄，女性的发病率高于男性 9～10 倍。由于感染途径不同，因此炎症首发部位不一样，但肾实质和肾盂先后都发生炎性病变，所以临床上均称为肾盂肾炎。根据发病情况和病理变化可分为急性肾盂肾炎和慢性肾盂肾炎两种。急性肾盂肾炎是细菌侵入肾脏和肾实质引起的急性感染。感染途径：肾盂肾炎感染的致病菌多经膀胱上行感染肾盂，再经肾盂感染肾实质，所以上行性感染是肾盂肾炎的主要感染途径，血行性感染仅约占 30%，故肾盂肾炎的致病菌多为革兰阴性杆菌所引起，约占 70% 以上。

【诊断要点】

（一）病史采集

1. 全身症状：急性肾盂肾炎起病急剧，发热，体温可高至 39℃ 以上，伴有发冷、畏寒、寒战、全身筋骨酸痛、头胀头痛、恶心呕吐、腰部酸痛、食欲缺乏等。大汗后体温可下降，但又可上升，热型类似败血症，一般持续 1 周后可以消退。

2. 腰痛：急性肾盂肾炎起病时常有肾实质水肿，压迫肾包膜可引起一侧或双侧腰部胀痛。肾区压痛，肋脊角叩痛明显。

3. 膀胱刺激症状：经上行性途径引起的急性肾盂肾炎，开始即有尿频、尿急、尿痛等膀胱刺激症状和血尿。经血行途径感染者，尿路刺激症状有时不明显。

（二）辅助检查

1. 实验室检查：尿液检查，有白细胞、红细胞、蛋白和管型。尿沉渣涂片染色，可找到致病细菌≥1/HP，尿细菌培养菌落≥10^5/mL。但若患者提前已用抗生素治疗，尿细菌检查和培养可呈阴性。血液中白细胞总数和分叶核粒细胞升高，红细胞沉降率增快。

2. X线检查：腹部平片显示肾外形及腰大肌不清，可发现肾盂内有无尿结石阴影。静脉尿路造影可发现显影延迟和减弱。有时可见输尿管上段和肾盂轻度扩张。急性肾盂肾炎忌作上行性尿路造影，以免炎症扩散。

3. CT扫描：急性肾盂肾炎时，CT扫描可显示患侧肾脏外形肿大，同时可见尖端指向集合系统的楔形强化降低区。

4. B型超声检查：显示肾脏皮质髓质界限不清，并有比正常回声偏低的区域。

（三）病因诊断

在确定急性肾盂肾炎的同时，应检查有无原发病灶如扁桃体、齿龈、前列腺等的感染，在急性期消退后还应检查有无泌尿系梗阻，如结石、前列腺增生、输尿管反流等，便于进一步治疗。

【鉴别诊断】

1. 急性膀胱炎：急性膀胱炎患者以膀胱刺激症状为主，很少有发热等全身症状，疼痛不在腰部而在下腹部；或有耻骨上压痛。

2. 肾皮质化脓性感染和肾周围炎：此两种疾病虽都有全身症状和肾区肿胀或疼痛，但无膀胱刺激症状，尿中也不含脓细胞，B超和CT检查可以鉴别。

3. 急性胰腺炎：急性胰腺炎亦可致腰部疼痛，可与急性肾盂肾炎混淆，但胰腺炎患者血淀粉酶和尿淀粉酶升高，尿中不含脓细胞。

4. 肺底部炎症：肺底部炎症刺激胸膜引起肋缘下疼痛，有时与急性肾盂肾炎所致腰痛相似，胸部透视和尿常规化验可以鉴别。

5. 全身性感染疾病：当急性肾盂肾炎局部症状不明显时，易误诊为流行性感冒、疟疾、败血症、伤寒等发热疾病。但如详细询问病史，注意下尿路症状及肾区叩痛，并做尿沉渣和细菌学检查，不难鉴别。

【治疗方案】

（一）一般治疗

卧床休息，加强营养，补充液体，保持体内水、电解质平衡，多饮水、应维持每天尿量达 1500mL 以上，有利于炎性产物的排出。

（二）药物治疗

1. 收集尿液做尿沉渣涂片镜检，细菌培养和抗生素敏感试验。急性肾盂肾炎病情较急，需要及时处理，在细菌培养结果出来之前，可根据尿沉渣涂片结果，采用抗生素予以治疗。待尿液细菌培养结果和对抗生素敏感情况出来后，再选用有效抗菌药物。当全身症状消失后，可改用口服抗菌药物，治疗至少要维持 2 周。

2. 若治疗后，症状未好转，应排除并发肾内或肾周围脓肿，行 B 型超声或

CT 检查，以明确炎症发展情况。病情较重者，可以几种抗菌药物联合应用，对治疗时间较长的患者，需反复进行细菌培养及药物敏感试验，根据结果重新调整抗菌药物。

3. 抗菌药物的使用应持续到体温正常，全身症状消失，细菌培养阴性后 2 周，在停止抗菌药物后 1 周或 1 月如没有细菌尿，或虽有细菌尿但仅为重新感染，则认为已治愈。约有 50% 的患者，菌尿复发，又需进行 4～6 周治疗，方可治愈。尿路感染的复发大多数是由于治疗不彻底所致。

4. 伴有肾功能不良者，应使用对肾脏毒性小的抗生素，氨基苷类抗生素对肾脏有毒性反应，要慎重使用。

5. 对于原发病变如化脓性病灶、扁桃体炎、膀胱输尿管反流、泌尿系统结石等，待急性肾盂肾炎控制后要尽早治疗。

【临床经验】

（一）治疗方面

主要是内科治疗，卧床休息，加强营养，补充液体，保持体内水、电解质平衡，加强抗炎。

（二）医患沟通方面

向患者及家属交代病情尤为重要，每一步的治疗及对以后可能出现的情况都应该有个预计，给患者一个交代。及时的止痛，降体温对患者紧张情绪的缓解非常重要。逆行插管时须向患者及家属交代可能插管不成功，后续还需要经皮肾穿刺，或即使插管成功但会有体温不下降或感染继续加重，甚至脓毒血症可能。

二、肾积脓

肾积脓又叫脓肾，为肾实质全部破坏，形成的一个充满脓液的囊腔，是肾脏严重的化脓性感染。脓肾的病因：①尿路梗阻，尤其是上尿路结石引起的继发感染为最常见。②是肾盂肾炎严重的并发症。致病菌以大肠埃希菌多见。

【诊断要点】

（一）临床症状

1. 患者常有长期肾感染病史，或有上尿路结石病史。

2. 反复发作腰部疼痛，有膀胱刺激症状，但尿路完全梗阻时无明显膀胱刺激症状，急性发作时有高热、寒战、恶心、呕吐、食欲缺乏等全身中毒症状。

（二）体格检查

患侧腰部可扪及包块，有压痛及叩击痛。

（三）辅助检查

1. 实验室检查：血液中白细胞及中性粒细胞增多，患者均有不同程度贫血，如尿路不完全梗阻，尿中可有大量脓细胞，尿培养阳性。若尿路完全梗阻，尿液检查变化不显著。

2. X线检查：腹部平片肾脏显影不清，有时可发现上尿路结石，静脉尿路造影显示患侧肾脏显影差或不显影。

3. B型超声检查：显示肾皮髓质界限不清，肾实质变薄，形成低密度囊腔，若有尿路结石可显示强光团。

4. CT检查：可显示肾脏实质变薄，内有脓液聚积。

【鉴别诊断】

1. **肾结核**：肾结核早期常无明显症状及影像学改变，只是尿检查有少量红细胞、白细胞及蛋白，呈酸性，尿中可能发现结核分枝杆菌。随着病情的发展出现尿频、尿急、尿痛，是肾结核的典型症状之一。尿频往往最早出现，常是患者就诊时的主诉。最初是因含有结核分枝杆菌的脓尿刺激膀胱黏膜引起，以后当结核病变侵及膀胱壁，发生结核性膀胱炎及溃疡，尿频加剧，并伴有尿急、尿痛。晚期膀胱发生挛缩，容量显著缩小，尿频更加严重，每天排尿次数达数十次，甚至出现尿失禁现象。血尿是肾结核的重要症状，常为终末血尿。主因是结核性膀胱炎及溃疡，在排尿终末膀胱收缩时出血所致。根据病史，实验室检查，B超或CT检查可鉴别。

2. **肾积水**：肾积水是由于尿路阻塞而引起的肾盂肾盏扩大伴有肾组织萎缩。尿路阻塞可发生于泌尿道的任何部位，可为单侧或双侧。阻塞的程度可为完全性或不完全性，持续一定时间后都可引起肾积水。表现为原发病的症状，如结石有疼痛，肿瘤有血尿，尿道狭窄有排尿困难等，并发感染有畏寒、发热、脓尿。病史，实验室检查，B超或CT检查可鉴别。

3. **肾肿瘤**：肾癌临床表现多种多样，亦可全无症状，约半数患者无临床症状或体征，体检时由B超或CT偶然发现，称之为偶发肾癌或无症状肾癌。有的较早就出现转移症状，诊断较为困难。血尿、疼痛和肿块是肾癌的主要症状，出现上述任何一项症状，即应考虑肾癌的可能。肾癌术前诊断依赖于医学影像学检查结果，能提供最直接的诊断依据。根据病史，实验室检查，B超或CT检查可鉴别。

【治疗方案】

如对侧肾功能良好，应行患肾切除术，术中需密切注意脓肾与周围脏器和血管之间的粘连情况，防止损伤，必要时可行肾包膜内切除术。若脓肾与周围粘连较紧，体积过大，估计切除困难，可先行肾造瘘引流，以后再行肾切除术。

【临床经验】

（一）治疗方面

入院后先行尿培养，应用广谱抗生素或经验用药针对大肠埃希菌敏感的抗生素，待细菌培养结果回报后再调整抗生素，同时给予降温等对症支持治疗。B超提示肾皮质菲薄，考虑肾脏可能已经丧失功能，同时要考虑肾脏积脓可能，故行CT检查，经CT检查提示肾脏积脓肾皮质菲薄，肾脏无功能，在输液消炎至体温正常后，行患肾切除术。

（二）医患沟通方面

肾积脓患者，往往会牵涉到切除肾脏的可能，这时需要确认对侧的肾脏功能情况，另外切除肾脏时要量力而行，如果肾脏体积较大，或体温不能下降，应该先行肾脏穿刺造瘘引流，待肾脏缩小及体温下降后再手术。

三、肾皮质多发性脓肿

肾皮质多发性脓肿或称化脓性肾炎，为葡萄球菌经血运进入肾脏皮质引起的严重感染，形成肾皮质多发脓肿，几个小脓肿融合则形成肾痈。金黄色葡萄球菌是肾皮质多发脓肿最常见的致病菌，可由体内其他部位化脓性病灶，如疖、痈、脓肿，上呼吸道感染或肾邻近组织感染，经血液循环而侵入肾脏。偶可继发于尿路梗阻性疾病如尿路结石，或膀胱输尿管反流。

【诊断要点】

（一）病史采集

1. 全身症状：突然发病，高热、寒战、恶心、呕吐、食欲缺乏，犹如急性肾盂肾炎。

2. 患侧腰痛压痛及叩击痛，尤以多发小脓肿融合或大脓肿时最为剧烈，此因脓性病灶局限于肾皮质，使肾被膜张力骤增，即引起剧痛。有时可触及肿大的肾脏，腰部肌肉紧张，肾区皮肤水肿。

3. 患者初期无泌尿系刺激症状，因感染在皮质未侵入肾盂，病情继续发展，脓肿穿破肾盂后可有膀胱刺激症状。

4. 部分病例仅以亚急性或慢性炎症的表现开始，以致诊断困难，延误治疗，所以病程往往维持较长时期。

（二）辅助检查

1. 实验室检查：肾皮质多发脓肿在发病2～3天后，尿内可发现脓细胞，尿沉渣涂片可找到细菌，尿培养可有球菌生长，可同时行药物敏感试验。血液中白细胞增多，以分叶核粒细胞增多为主，血液细菌培养可呈阳性。

2. X线检查：腹部平片显示患侧的肾脏增大，周围水肿使肾影模糊，腰大肌阴影不清楚或消失。脓肿破裂到肾周围时，腰椎侧弯。静脉尿路造影可显示患侧肾功能减退或消失，肾皮质脓肿压迫肾盂肾盏，使之变形。

3. CT检查：CT肾扫描显示肾皮质低密度影，但难与肿瘤内坏死区域相区别。

4. B型超声：可见肾皮质内不规则低回声液性暗区，肾窦回声偏移，稍向肾野边缘凸出，但超声诊断难以与肿瘤内坏死区域相区别。

5. 放射性核素肾扫描：显示缺损区与肾囊肿相似的占位性病变，用^{67}Ga可提示为感染组织。

【鉴别诊断】

1. 急性肾盂肾炎：患者的临床表现相似，但急性肾盂肾炎在发病之初尿中即有白细胞，可检出细菌，尿路造影急性肾盂肾炎无肾盂肾盏受压和变形改变，CT和B超检查均有助于鉴别。

2. 急性胆囊炎：急性胆囊炎有高热、腹痛，有时易与肾皮质多发脓肿混淆，但急性胆囊炎患者尿常规正常，墨菲（Murphy's）征阳性，尿路造影和胆囊造影以及CT、B超检查均有助于鉴别。

3. 急性阑尾炎：肾区疼痛放射到右下腹时，有时会误认为阑尾炎，但肾皮质多发性脓肿有肾区压痛和叩击痛，尿中可有脓细胞。静脉尿路造影、B超、CT检查有助于鉴别。

【治疗方案】

（一）药物治疗

肾皮质多发脓肿一旦确诊为金黄色葡萄球菌引起，应立即应用耐青霉素酶及对β-乙内酰胺酶有抵抗力的抗生素治疗，如羧苄西林或头孢菌素，亦可用万古霉素或呋喃妥因，早期治疗常能治愈。

（二）手术治疗

如药物控制较差脓肿相互融合形成肾痈，或穿破肾皮质形成肾周脓肿，可行穿刺或切开引流，同时可行脓液细菌培养和抗生素敏感试验，选用合适的抗生素。若伴有尿路结石，则需行取石术。如脓肿引流不畅，肾脏破坏严重，必要时可行肾切除术。

【临床经验】

（一）治疗方面

入院后先行尿培养，应用广谱抗生素或经验用药针对葡萄球菌敏感的抗生素，待细菌培养结果回报后再调整抗生素，同时给予降温等对症支持治疗。

（二）医患沟通方面

肾皮质多发脓肿的患者，病情进一步发展，肾脏破坏严重，必要时可行肾切除术。

四、肾周围炎与肾周围脓肿

肾周围炎是肾周围组织的炎症，如感染未能及时控制，则可发展成为脓肿，称为肾周围脓肿。肾周组织脂肪丰富，且疏松，一旦感染则蔓延迅速。肾周围炎、肾周围脓肿少见，在住院患者中，发生率为0.1%～0.4%，占泌尿外科手术的0.2%，以单侧多见，右侧多于左侧，男性较多。病因：

1. 肾源性感染：肾周围炎多由肾源性包括肾皮质多发性脓肿，肾积脓，慢性或复发性肾盂肾炎和黄色肉芽肿性肾盂肾炎等穿破肾包膜而进入肾周围间隙。

2. 肾外来源：①血行感染。②经腹膜后淋巴系统侵入。③邻近组织的直接感染。④也可为肾外伤后血肿、尿外渗继发的感染及肾、肾上腺手术后引起的感染。

【诊断要点】

（一）病史采集

1. 原发病症状：如继发于肾盂肾炎、肾皮质脓肿，有相应的原发病症状，如为血行感染，可找到原发的感染灶。

2. 肾周围炎有腰部钝痛，患侧的肾区有压痛及叩击痛。

3. 肾周围脓肿形成后，患者有高热、寒战、恶心、呕吐、食欲缺乏等全身中毒症状。患侧腰部和上腹部疼痛，肾区压痛及叩击痛，腰部肌肉紧张和皮肤水肿，下肢屈曲，当患侧下肢屈伸及躯干向健侧弯曲时，均可引起剧痛。

（二）辅助检查

1. 实验室检查：①血常规可发现贫血，白细胞总数及分叶核粒细胞升高。②尿常规如为血行感染，尿中无白细胞或细菌，如继发于肾脏本身感染，尿中可找到脓细胞和细菌。③血培养有时可发现细菌生长。

2. X线检查：①腹部平片显示肾轮廓不清，肾区密度增加，腰椎弯曲，凹向患侧，腰大肌阴影模糊，静脉尿路造影患侧肾脏显影差或不显影。有时可见肾盂和输尿管移位，肾盏拉长，如有结石则伴有尿路梗阻、积水。②胸片有时可见患侧胸腔积液，膈肌抬高，肺下叶浸润，胸部透视可见发现膈肌活动受限。

3. B型超声检查：可显示肾脏周围有一低回声的肿块，壁不规则，如为产气杆菌引起的，肿块内可见强回声光团。并可在B超引导下行穿刺诊断，同时放置引流导管作为治疗手段。

4. CT检查：可见肾脏移位和肾脏周围有低密度肿块和密度稍高的炎性壁，患侧肾脏增大，肾周围筋膜增厚，有时低密度肿块内可见气液面。

【鉴别诊断】

1. 膈下脓肿：膈下脓肿绝大多数是由于腹腔内器官化脓性感染，空腹脏器穿孔所致的腹膜炎引起的并发症，膈下脓肿一旦形成，可出现明显的全身及局部症状。表现为腹膜炎或腹部手术后，病情曾一度好转，数日后又出现弛张热，伴寒战出汗，脉数等感染中毒症状。患侧上腹部持续性钝痛，伴肩部放射痛及呃逆。局部压痛和叩击痛，相应部位肋间皮肤水肿。根据病史，结合CT、B超等检查可以鉴别。

2. 腰椎结核所致腰大肌脓肿：腰椎结核所致的椎旁脓肿穿破骨膜后，积聚在腰大肌鞘内，形成腰大肌脓肿。表现为疼痛、活动受限等。根据病史、体征及B超和CT检查，可以鉴别。

【治疗方案】

1. 早期未形成脓肿时可加强抗菌药物治疗，局部热敷理疗，全身支持治疗，炎症常可消退。

2. 脓肿形成后，自行吸收而愈合的机会较少，应行切开引流术，或在B超引导下穿刺置管引流，同时行脓液细菌培养及抗生素敏感试验，选择更合适的抗生素。症状好转，体温和血液中白细胞数下降至正常范围，引流管内无分泌物，B超或CT复查证明脓肿消失，可作为拔除引流管的适应证。

3. 肾周围脓肿若是继发于尿路结石而引起脓肾，或是继发于感染的肾积水，肾功能严重损害，应考虑做肾切除术。

【临床经验】

（一）治疗方面

注意行尿培养，应用广谱抗生素或经验用药针对杆菌敏感的抗生素，待细菌培养结果回报后再调整抗生素，同时给予降温等对症支持治疗。

（二）医患沟通方面

肾周围炎与肾周围脓肿的患者，病情进一步发展，肾脏破坏严重会丧失功能，要向患者交代危险性。

第二节　下尿路感染

一、膀胱炎

膀胱炎是膀胱黏膜发生的感染，常伴有尿道炎，统称为下尿路感染。细菌多由尿道外口逆行进入膀胱，因此女性多发，病原菌以大肠埃希菌和葡萄球菌多见。

【诊断要点】

（一）病史采集

1. 急性膀胱炎可突发尿频，尿急，尿痛，可有终末血尿，膀胱区有压痛。慢性膀胱炎有轻度的膀胱刺激症状，但经常反复发作。

2. 尿内有白细胞和红细胞。

3. 尿培养可明确病原菌，并做药物敏感试验。

（二）辅助检查

膀胱镜检查：急性膀胱炎一般不行膀胱镜检查，膀胱镜下可见黏膜弥漫性充血水肿，呈深红色。黏膜下多发性点状出血或瘀血，偶见表浅溃疡，表面有脓液和坏死组织。慢性膀胱炎黏膜苍白，粗糙增厚。

【鉴别诊断】

1. 急性肾盂肾炎：除膀胱刺激征外，还有寒战高热和肾区叩痛。

2. 结核性膀胱炎：慢性病程，抗菌药物疗效不佳，尿液中可找到抗酸杆菌，尿路造影显示患侧肾脏有结核病变。

3. 间质性膀胱炎：尿液清晰，无白细胞，无细菌，膀胱充盈时有剧痛。

4. 腺性膀胱炎：靠膀胱镜检和活检鉴别。

【治疗方案】

1. 急性期应卧床休息，大量饮水。

2. 使用抗菌药物。急性膀胱炎可用单次剂量或 3 天疗程。慢性膀胱炎还需解除梗阻，控制原发病等治疗。

3. 碱化尿液，服用枸橼酸合剂。

4. 使用解痉药物，如特托罗定等。

【临床经验】

急性膀胱炎经及时和适当治疗后，都能迅速治愈。慢性膀胱炎如能清除原发病灶，解除梗阻，并对症治疗，大多能获得治愈，但需较长时间，且易复发。

二、前列腺炎

急性细菌性前列腺炎和前列腺脓肿

由细菌引起的前列腺组织的急性炎症称为急性细菌性前列腺炎，如炎症进一步发展形成脓肿则称为前列腺脓肿。常见致病菌株有：大肠埃希菌、变形杆菌、克雷白杆菌及肠杆菌等，感冒、疲劳、酗酒、性欲过度、会阴损伤及痔内注射药物均能诱发急性细菌性前列腺炎和前列腺脓肿。急性前列腺炎常与急性膀胱炎有关，并导致急性尿潴留。

【诊断要点】

1. 突然发热，寒战，后背及会阴痛，伴有尿频尿急，尿道灼痛和排尿困难。

2. 直肠指检：前列腺肿胀，触痛明显，腺体坚韧不规则。脓肿形成后，患侧前列腺增大，并有波动感。

3. 前列腺液有大量白细胞或脓细胞以及含脂肪的巨噬细胞，培养有大量细菌生长（但急性期不应作按摩，以免引起菌血症）。

4. 做尿培养可了解致病菌及药敏。

【鉴别诊断】

1. 急性肾盂肾炎：直肠指检时前列腺炎的特征性表现可资鉴别。

2. 急性非特异性肉芽肿性前列腺炎：好发于有严重过敏史或支气管哮喘者，是全身脉管炎的一种表现，血中嗜酸性粒细胞增多。

【治疗方案】

1. 采用有效的抗菌药物迅速控制炎症，并持续至症状消失后至少1周。

2. 全身支持疗法，补液利尿，退热止痛，卧床休息。

3. 前列腺脓肿时可在局麻下经会阴穿刺抽吸，但常需经尿道或经会阴切开引流。

4. 有急性尿潴留时应作耻骨上穿刺造瘘。

【临床经验】

1. 症状完全消失1周以上可认为已治愈。

2. 本病经及时诊断和正确治疗，预后较好。因此早期诊断正确尤为重要。

慢性前列腺炎

慢性前列腺炎包括慢性细菌性前列腺炎和无菌性前列腺炎。前者前列腺液内有大量脓细胞，培养有细菌生长，后者又称前列腺痛，培养无细菌生长。细菌性前列腺炎的致病菌以大肠埃希菌、变形杆菌、葡萄球菌、链球菌等多见。无菌性前列腺炎病因不明。

【诊断要点】

1. 排尿不适，轻度膀胱刺激征，腰骶部疼痛，排尿终末时尿道口有白色分泌物，有时出现血精。

2. 细菌性前列腺炎的前列腺液内有大量脓细胞，镜检每高倍视野超过10个以上，卵磷脂减少或消失。

3. 分段尿和前列腺按摩液细菌培养可区分细菌性和无菌性前列腺炎。

【鉴别诊断】

急性和慢性尿道炎、膀胱炎等可与前列腺炎同时存在或分别发生，分段尿和前列腺按摩液细菌培养可确定炎症部位。

【治疗方案】

（一）一般治疗

加强身体锻炼，禁忌刺激性食物。

（二）药物治疗

1. 使用前列腺液内浓度较高的药物，如磺胺甲噁唑1.0g，每天2次；氧氟沙星0.2g，每天2次；罗红霉素0.15g，每天2次等，必要时可联合用药。

2. 中药治疗。

（三）其他治疗

1. 前列腺按摩，每周1次，热水坐浴每晚1次。

2. 前列腺射频理疗。

3. 对症状严重，及伴有神经官能症和不育症病例应酌情对症处理。

【临床经验】

1. 细菌性前列腺炎迁延不愈，反复发作，可引起腺体纤维化和后尿道狭窄。医患沟通时应反复强调。

2. 一般慢性前列腺炎症患者以年轻办公室工作的男性居多，他们往往比较敏感，关注自己的身体变化，而慢性前列腺炎的特殊性，决定了慢性前列腺症治疗周期比较长，容易反复复发，因为病程较长的原因，患者往往有一定的精神症状。所以对于这种患者，在综合药物治疗的同时，应该同时给予精神的安慰，多和患者交流沟通，让患者在思想上有一个解放，同时让患者明白这虽然是一个小病，但治疗过程可能会反复，让其有一个预期，否则患者在长期疗程不见好转后容易产生纠纷。

三、睾丸附睾炎

急性附睾炎

急性附睾炎是致病菌侵入附睾所致的急性炎症。急性附睾炎的致病菌多经后尿道侵入，以大肠埃希菌和葡萄球菌多见。

【诊断要点】

（一）病史采集

1. 突发附睾肿胀疼痛，有时出现寒战发热。

2. 附睾触诊有肿大或硬结，压痛明显。

3. 常因并发前列腺炎和精囊炎而反复发作。

（二）辅助检查

1. 实验室检查：血常规白细胞计数升高。

2. 初段和中段尿细菌培养：可检出附睾炎的致病菌。

【鉴别诊断】

附睾结核：附睾结核很少有疼痛发热，输精管可有串珠样改变。尿液或前列腺液培养可找到结核分枝杆菌。

【治疗方案】

（一）一般治疗

托高阴囊可减轻疼痛，早期冰袋冷敷可防止肿胀，晚期热敷可加速炎症吸收。

（二）药物治疗

1. 应用抗菌药物，如喹诺酮类、头孢菌素类、大环内酯类等。

2. 反复发作，或硬结持续存在引起疼痛者可作附睾切除术。

【临床经验】

及时诊断和治疗，急性附睾炎可在两周内完全消退，附睾大小和硬度恢复正常需 4 周以上。炎症累及双侧可导致生育能力低下或不育。应对治疗效果及时向患者及家属沟通。

慢性附睾炎

慢性附睾炎指急性附睾炎在急性期后经常反复轻度发作，是急性附睾炎不可逆的终末阶段，同急性附睾炎。

【诊断要点】

除轻度发作期有局部不适外，一般无特殊症状，附睾内可触及肿块，有或无触痛，精索增粗。

【鉴别诊断】

同急性附睾炎。

【治疗方案】

1. 炎症活动期可用抗生素治疗。

2. 必要时可作附睾切除。

【临床经验】

慢性附睾炎除反复发作和引起不育外，很少有其他后遗症。对于生育年龄的患者应反复交代治疗效果及预后，以免不育造成医患纠纷。

睾 丸 炎

睾丸炎是各种致病因素引起的睾丸炎性病变。可分为特异性睾丸炎和非特异性睾丸炎两类。特异性睾丸炎主要是病毒引起（腮腺炎性睾丸炎）或螺旋体引起（梅毒性睾丸炎）。非特异性睾丸炎的致病菌主要有葡萄球菌、大肠埃希菌、肠球菌和变形杆菌等，多由附睾炎蔓延而来。

【诊断要点】

1. 局部有睾丸疼痛肿胀，可触及肿大的睾丸并有压痛。

2. 全身有畏寒发热及恶心呕吐。

3. 非特异性睾丸炎时附睾也有肿大触痛，睾丸附睾界限不清。腮腺炎睾丸炎时可触及肿大的腮腺。

【鉴别诊断】

1. 急性附睾炎：早期易与睾丸炎鉴别，后期因睾丸被动充血而易误诊。如有尿道分泌物，脓尿，尿液化验异常，前列腺液培养阳性可认为是急性附睾炎。

2. 精索扭转：发病急骤，附睾于睾丸前方被扪及，且局部疼痛显著，B超可协助诊断。

【治疗方案】

1. 腮腺炎性睾丸炎：抗菌药物是无效的，可用1%的利多卡因20mL作低位精索封闭，以缓解睾丸肿胀和疼痛，亦有改善睾丸血运，保护睾丸生精功能的作用。

2. 非特异性睾丸炎：用抗菌药物控制感染。

3. 一般治疗：卧床休息，抬高睾丸，早期冷敷，后期热敷，可减轻疼痛不适和肿胀。

【治疗经验】

腮腺炎性睾丸炎如为双侧病变，可引起生精功能不可逆损害，导致不育。急性期一般为1周，2个月后可观察到睾丸萎缩。要及时与患者沟通，尤其对儿童或青壮年患者反复交代预后极为重要。

（张　保）

第
三
十
二
章

泌尿系统梗阻

第一节　前列腺增生

良性前列腺增生（BPH）是引起中老年男性排尿障碍原因中最为常见的一种良性疾病。主要表现为组织学上的前列腺间质和腺体成分的增生、解剖学上的前列腺增大、下尿路症状为主的临床症状以及尿动力学上的膀胱出口梗阻。导致前列腺增生的两大因素是老年及有功能的睾丸。

【诊断要点】

凡 50 岁以上的男性有进行性排尿困难，须考虑有前列腺增生的可能。

（一）临床诊断

1. 早期尿频尿急，特别是夜晚起尿次数增多的 50 岁以上的男性，继而出现排尿困难，甚至出现充盈性尿失禁和/或急性尿潴留。

2. 直肠指诊前列腺横径增大，质地中等，肛门括约肌张力正常。

3. 血清 PSA 值<4ng/mL。

（二）辅助检查

超声检查可确定诊断，同时了解残余尿量和泌尿系统有无积水、扩张、结石或占位性病变，尿流率检查可了解梗阻程度。

【鉴别诊断】

前列腺增生引起排尿困难，应与下列疾病鉴别：

1. 膀胱颈挛缩：亦称膀胱颈纤维化。多为慢性炎症所致，发病年龄较轻，多在 40～50 岁出现排尿不畅症状，但前列腺体积不增大，膀胱镜检查可以确诊。

2. 前列腺癌：前列腺有结节，质地坚硬或血清 PSA 升高，鉴别需行 MRI 和系统前列腺穿刺活组织检查。

3. 尿道狭窄：多有尿道损伤及感染病史，行尿道膀胱造影与尿道镜检查，不难确诊。

4. 神经源性膀胱功能障碍：临床表现与前列腺增生相似，有排尿困难、残余尿量较多、肾积水和肾功能不全，前列腺不增大，为动力性梗阻。患者常有中枢或周围神经系统损害的病史和体征，如有下肢感觉和运动障碍，会阴皮肤感觉减退、肛门括约肌松弛或反射消失等。静脉尿路造影常显示上尿路有扩张积水，膀胱常呈"圣诞树"形。尿流动力学检查可以明确诊断。

【治疗方案】

前列腺的治疗包括观察等待、药物治疗和外科治疗。

（一）一般治疗

轻度下尿路症状（I-PSS 评分≤7）的患者，以及中度以上症状（I-PSS 评分≥8）同时生活质量尚未受到明显影响的患者可以采用观察等待。观察等待是一种非药物、非手术的治疗措施，包括患者教育、生活方式指导、随访等。

（二）药物治疗

药物治疗的目的是缓解患者的下尿路症状，延缓疾病的临床进展，预防合并症的发生。目前使用的有 α-受体阻滞剂、5-α还原酶抑制剂和植物制剂。α-受体阻滞剂适用于有下尿路症状的 BPH 患者；5-α还原酶抑制剂适用于有前列腺体积增大伴下尿路症状的 BPH 患者；二者亦可联合应用。

（三）外科治疗

当药物治疗效果不佳或 BPH 导致以下并发症时，采用外科治疗：①反复尿潴留。②反复血尿，5-α还原酶抑制剂治疗无效。③反复泌尿系感染。④继发膀胱结石。⑤继发性上尿路积水（伴或不伴肾功能损害）。手术包括经尿道前列腺电切术（TUR-P）、经尿道钬激光前列腺剜除术及开放性前列腺摘除术等，目前 TUR-P 仍是 BPH 治疗的"金标准"。

【临床经验】

（一）病情观察与诊断方面

1. 了解 BPH 症状对患者生活的影响，可通过国际前列腺症状评分（I-PSS 评分：总分 0～35 分，轻度症状 0～7 分；中度症状 8～19 分；重度症状 20～35 分）和生活质量评分（QOL：0～6 分），它们是 BPH 患者下尿路症状严重程度的主观反映和感受。

2. 50 岁以上男性出现尿频、夜尿增多及进行性排尿困难，辅以直肠指诊及超声检查，诊断并不困难。但应与其他膀胱颈梗阻性病变相鉴别。如前列腺癌、膀胱颈挛缩（膀胱颈纤维化增生）、神经源性膀胱、膀胱肿瘤、尿道狭窄。①膀胱颈挛缩（膀胱颈纤维化增生）：由于慢性炎症所引起，发病年龄较轻，40～50 岁出现症状，但前列腺不增大。②前列腺癌：直肠指诊前列腺质地坚硬，结节状或可扪及硬结。血 PSA 明显增高。前列腺穿刺活检可证实。③神经源性膀胱：常有明显的神经系统损害的病史和体征，同时存在下肢感觉和运动障碍，有时伴有肛门括约肌松弛和反射消失。尿流动力学检查可明确鉴别。

（二）治疗方面

1. BPH 患者发生急性尿潴留，首选留置导尿，导尿失败可行耻骨上膀胱造瘘。留置导尿一般 1 周，同时给予药物治疗。拔管成功后可继续 BPH 药物治疗，同时告知可能再次发生尿潴留，若再次尿潴留，则建议采取手术治疗。

2. 长期慢性尿潴留导致输尿管扩张、肾积水及肾功能损害，如肾功正常，可行手术治疗；如肾功不全，应先引流膀胱尿液，待肾功恢复正常或接近正常，全身情况明显改善后再择期手术。

（三）医患沟通方面

1. 医务人员应加强与患者及家属沟通，手术是解除前列腺增生造成下尿路梗阻的最好办法，如 TUR-P。但 BPH 患者为老年患者，合并症多，手术存在一定风险及并发症，若全身情况差，不适合手术，则选择保守治疗，如耻骨上膀胱造瘘、前列腺支架置入等。

2. 医务人员应加强评估健康宣教，详细告诉患者治疗方法、效果、药物副作用及手术风险，使其有充分的思想准备积极配合治疗，缓解症状，延缓疾病进展及解除下尿路梗阻。

第二节　肾积水

肾积水、肾盂积水是由于尿路阻塞而引起的肾盂肾盏扩大伴有肾组织萎缩。尿路阻塞可发生于泌尿道的任何部位，可为单侧或双侧。阻塞的程度可为完全性或不完全性，持续一定时间后都可引起肾盂积水。

【诊断要点】

（一）临床表现

由于梗阻原因（原发或继发）、部位和程度不同，表现不一，早期可无症状，积水严重时出现腰部不适、钝痛；继发感染时表现为畏寒、发热、脓尿、腰痛、血尿等症状，和/或继发性疾病症状。

（二）辅助检查

B超：肾脏体积增大，皮质变薄，实质内大小不等液性暗区。X线静脉尿路造影显示肾积水。同位素肾图显示梗阻型肾图。经输尿管逆行插管造影显示肾积水。

【鉴别诊断】

1. 多囊肾：发病年龄为 40～60 岁，半数以上患者合并有高血压。一侧或两侧上腹部可触及囊性肿块。但肿块表面呈多发囊性结节状，无波动感。IVU 示肾盂肾盏受压伸长或变形而无扩张。超声检查和放射性核素肾扫描示两侧肾体积增大，肾区有多发圆形囊肿影像。CT检查示双肾增大，肾实质内可见多数边缘光滑、大小不等的囊性肿块。

2. 单纯性肾囊肿：体积增大时常可触及囊性肿块。超声检查示肾区有单个边缘整齐的圆形透声暗区。IVU示肾盂肾盏受压、变形、移位，但无积水。CT检查示一圆形壁薄、界限清楚的低密度肿块，增强后肾实质密度增强而肿块无增强。

3. 肾周围囊肿：腰部可出现边界不清的囊性肿块，肿块活动度差，波动感不明显；但往往有外伤史。IVU示肾脏缩小、移位，但肾盂肾盏形态正常无扩张。超声检查示肾脏周围出现透声暗区。

4. 肾上腺囊肿：腰部可发现巨大囊性肿块。X线平片可见环状钙化；IVU示肾脏下移及肾轴受压移位，肾盂肾盏无变形、扩张。腹膜后充气造影、超声检查、CT检查均显示肾上腺区域囊性肿块影像。

5. 肠系膜囊肿：腹部可触及边缘清楚的囊性肿物。但肿块较表浅并向左右移动；有肠梗阻症状；胃肠道钡餐X线检查有受压征象。

6. 胰腺囊肿：左上腹可触及边缘不清的囊性肿块。但常伴有腹部外伤或急性胰腺炎史；多见于成人；无泌尿系统表现；尿糖试验阳性；胃肠道钡餐X线检查有受压征象。

7. 肝囊肿：右上腹部或剑突下可触及囊性肿块。但囊肿位置表浅，易于触及，压痛较明显；不伴有泌尿系统症状；超声检查及放射性核素肝扫描显示囊肿征象。

8. 马蹄肾：腹部脐区触及均匀实质性肿块。伴发积水时则可触及不规则的囊性肿块，但IVU示肾轴呈倒八字形，中间可见连接两肾的峡部的阴影，两侧肾盏位置较低并向中线靠拢，肾盏向内侧伸展。

【治疗方案】

1. 去除病因，解除梗阻。
2. 情况太差或病因复杂可先经皮穿刺肾造瘘引流肾脏。
3. 严重肾积水或脓肾，对侧肾功能好则行肾切除。
4. 不能手术切除者，放双"J"管或支架管。
5. 用药的目的主要是在手术前后预防、控制感染。

【临床经验】

（一）治疗方面

在针对病因消除的基础上解除梗阻，改善肾功能，缓解症状，消灭感染，尽可能修复其正常的解剖结构。

（二）医患沟通方面

如果感觉自己腰部发酸、胀痛，特别是一侧腰部胀痛时，要特别警惕，这可能是肾积水的早期表现。尤其是腰痛时，不要简单地以为是腰部受凉或劳累所致而未引起足够的重视。如果是因为受凉或者劳累过度引起的腰痛，一般表现为双侧腰部不适，而不仅发生在单侧。

（王建军）

第三十三章

尿石症

第一节 肾与输尿管结石

肾和输尿管结石称为上尿路结石，本病男性比女性多见，在中国男比女多3~9倍。多发生在中壮年。根据最近10年的统计，发生在21~50岁最多，占83.2%，左右侧发病相似，双侧结石占10%。肾结石可能长期存在而无症状，特别是较大的鹿角状结石。较小的结石活动范围大，小结石进入肾盂输尿管连接部或输尿管时，则引起输尿管剧烈的蠕动，以促使结石排出，于是出现绞痛和血尿。

【诊断要点】

上尿路结石症状较典型，加上X线检查，诊断并不困难。但应注意结石造成的梗阻，因其将来会造成肾功能损害，应及时发现结石梗阻，及时处理。

（一）临床表现

1. 患者可出现疼痛。疼痛常位于脊肋角、腰部和腹部，多数呈阵发性，亦可为持续性疼痛。疼痛时，可能仅表现为腰部酸胀或不适，活动或劳动可促使疼痛发作或加重。肾绞痛可呈严重刀割样痛，常突然发作，疼痛常放射至下腹部、腹股沟、股内侧，女性则放射至阴唇部位。肾绞痛发作时，患者呈急性病容，蜷曲在床，双手紧压腹部或腰部，甚至在床上翻滚，呻吟不已。发作常持续数小时，但亦可数分钟即行缓解。肾绞痛严重时，患者面色苍白，全身出冷汗，脉细而速，甚至血压下降，呈虚脱状态，同时多伴恶心呕吐，腹胀便秘。

2. 患者可出现与活动有关的血尿，多数为镜下血尿。血尿是上尿路结石另一主要症状，疼痛时，往往伴发肉眼血尿或镜下血尿，以后者居多。大量肉眼血尿并不多见。体力活动后血尿可加重。肾结石患者偶可因无痛血尿而就医。

（二）辅助检查

行B超、KUB、IVU或CTU检查，B超检查肾盏、肾盂或输尿管内见带声影的强光团，KUB和IVU片上肾区、输尿管走行区可见高密度影和造影剂遇其受阻图像，诊断即可明确。

319

【鉴别诊断】

1. 胆石症或胆道感染：发病急，多有类似发作史，进油腻食物后发作或加重，右上腹部及剑突下持续性疼痛，阵发性发作，向右肩部放散，墨菲征阳性，有时可扪及肿大的胆囊，白细胞计数升高，B超可见胆囊内结石。

2. 急性阑尾炎：转移性右下腹疼痛，右下腹部持续性疼痛，逐渐加重，右下腹阑尾点压痛，反跳痛，腹肌紧张，体温轻度升高，白细胞计数升高。

3. 胃十二指肠溃疡急性穿孔：突然发病，过去有溃疡病史，开始在上腹部，很快波及全腹，持续性刀割样疼，上腹部板样强直，全腹压痛，反跳痛，肝浊音界消失。X线腹部透视可见膈下游离气体。

4. 急性胰腺炎：突然发生，常在暴饮暴食之后，可有胆道疾病史，疼痛上腹偏左，可向全腹漫延，持续性剧痛，向腰背部放散，上腹压痛，可有腹肌紧张，血尿淀粉酶值升高，白细胞总数增高。

5. 卵巢囊肿扭转：突然发生一侧下腹剧痛，常伴有恶心、呕吐甚至休克，系腹膜牵引绞窄引起。盆腔检查时可触及包块，位于子宫旁，子宫与肿块连接处即蒂扭转处触痛明显。B型超声检查可发现盆腔包块，结合临床有助于诊断。

【治疗方案】

治疗原则：上尿路结石诊疗的主要目的是解除痛苦，保护肾脏功能，排出结石并防止其复发。根据患者临床表现和结石所处部位、大小、数目、形态、有无梗阻或感染、肾功能情况、结石成分及潜在病因，采取保守治疗、微创治疗和/或手术治疗。

（一）保守治疗

1. 肾绞痛的治疗：肾绞痛发作期，首先采取解痉止痛、抗菌消炎、补液支持治疗，然后详细检查。

2. 药物排石治疗：大多数直径小于 0.4cm 的结石常能自行排出，直径 0.4～0.6cm 或个别直径达 1.0cm 的结石，经采用中西医结合疗法，有可能排出。

（二）微创治疗

1. 肾结石的治疗：直径≤20mm 的应首选体外冲击波碎石术（ESWL）；直径≥20mm 的结石和鹿角形结石应选用经皮肾镜取石术（PNL）或联合应用 ESWL。

2. 输尿管结石的治疗：治疗方法有 ESWL、输尿管镜碎石术、腹腔镜切开取石术。

（三）开放手术治疗

1. 肾结石的治疗：只有少数复杂而非手术治疗失败的肾结石患者，选择开放手术治疗。

2. 输尿管结石的治疗：仅用在 ESWL 和输尿管镜碎石、取石治疗失败的情况下。此外，还可用于输尿管镜取石或 ESWL 存在着禁忌证的情况下。腹腔镜切开取石术可作为开放手术的一种选择。

【临床经验】

（一）病情观察与诊断方面

上尿路结石临床症状较典型，加上 B 超、X 线检查，诊断并不困难。

1. 不应满足于上尿路结石诊断，还应了解结石所处部位、大小、数目、形态、有无梗阻或感染、肾功能情况、结石成分及潜在病因，为治疗方案的选择提供充分的依据。

2. 右肾和输尿管上段的结石，可与胆石症、胆囊炎、胃和十二指肠溃疡相混淆；右侧输尿管下段结石，可能误诊为阑尾炎；生育期女性应注意卵巢破裂、宫外孕。

3. 上尿路结石患者偶可因腹痛或无痛血尿而就医，应全面检查，以防漏诊。

（二）治疗方面

1. 急诊处理首先解痉止痛、预防感染或加重。

2. 根据结石情况和患者身体条件选择合适的治疗方案。

（三）医患沟通方面

1. 医务人员应加强与患者沟通，告知患者疼痛解除并不代表治疗结束，有可能仅仅是开始。因为结石对人体的损害最严重的是结石梗阻造成肾积水，肾功能降低甚至肾衰竭，需要及时解除梗阻，保护肾功能。

2. 医务人员应加强评估健康宣教，详细告诉患者治疗方案及治疗效果、手术风险，使其有充分的思想准备积极配合治疗。同时告知患者目前预防结石最好的方法就是养成多饮水的习惯，日尿量保持在 2000～2500mL 以上，注意餐后 2～3 小时及夜间的饮水。根据结石和尿分析的结果调整饮食，少食或禁食高动物蛋白、高钙、高糖、高草酸饮食。

第二节　膀胱结石、尿道结石

膀胱结石可分为原发性和继发性两种，主要发生于男性。原发性膀胱结石多由营养不良所致，现在除了一些边远山区多发于婴幼儿外，已不多见。继发性膀胱结石主要继发于良性前列腺增生症，另外结石容易发生在有尿道狭窄、膀胱憩室、异物包括长期引流导管和神经源性膀胱功能障碍等。原发性膀胱结石多为单个性，呈卵圆形，继发性膀胱结石多为草酸钙、磷酸钙和尿酸的混合性，为多个较小结石，亦可为单个较大结石。尿道结石多为肾、输尿管或膀胱结石向下排出时堵塞于尿道而就诊。90％为男性，结石常嵌顿于尿道前列腺部、舟状窝或尿道外口。

【诊断要点】

膀胱、尿道结石症状较典型，加上 B 超、X 线及膀胱镜检查，诊断并不困难。

（一）病史采集

1. 儿童在排尿时突然发生排尿中断，随即用手握、揪阴茎，蹲坐哭叫，但变化体位后又可顺利排尿，应想到膀胱结石可能。

2. 患者平时有尿频、尿急、尿痛和终末血尿，并时常有排尿中断现象，应想到膀胱结石。

3. 结石嵌顿于尿道引起排尿困难、尿线变细或滴沥状，有时发生急性尿潴留，伴嵌顿部位明显疼痛和压痛。

（二）辅助检查

骨盆正位 X 线片、泌尿 B 超及尿道膀胱镜可确诊结石。

【鉴别诊断】

1. 膀胱异物：膀胱异物可以引起排尿困难，有尿频、尿急、尿痛和血尿，有膀胱异物置入的病史，但多掩盖，病史需仔细询问。膀胱镜检查是主要鉴别手段，可以直接看到异物的性质、形状和大小。膀胱区平片对不透光的异物有鉴别诊断价值。

2. 前列腺增生：前列腺增生有排尿困难、排尿疼痛。不同的是发生于老年人，排尿困难的病史长，逐渐加重。开始尿线细而无力，渐成滴沥，以致发生尿潴留，不似膀胱结石那样突然尿中断，排尿时剧痛。膀胱区平片没有不透光的阴影。膀胱造影见膀胱颈部有负影，向膀胱内突入，膀胱颈抬高。直肠指诊可触及增生的前列腺向直肠内突入，中间沟消失。

3. 后尿道瓣膜：常见于小儿，可有排尿困难。膀胱区平片无不透光阴影，但排尿期尿道造影见瓣膜以上尿道扩张增长，瓣膜以下尿道正常。尿道镜检查可在后尿道看到瓣膜呈活瓣样，隔膜多位于前壁。膀胱镜检查膀胱内无结石。

【治疗方案】

（一）非开放手术治疗

成人的膀胱结石直径在 3cm 以内者，多采用经尿道碎石钳碎石术，并将碎石块冲洗干净。现在使用经尿道腔内超声波、气压弹道、钬激光等碎石取石术。

靠近尿道口的小结石，可注入大量液状石蜡试行挤出，或用蚊式钳、尖镊将其夹出，亦可将探针的前段弯成钩状，试行将结石勾出。但结石较大者不宜勉强反复试挤结石，避免造成尿道黏膜广泛损伤。嵌于尿路外口的或舟状窝的结石，有时需切开尿道外口取出结石。

（二）开放手术治疗

对于有尿道狭窄和结石质硬直径超过 4cm 者或多发结石，以耻骨上膀胱切开取石为宜；如有前列腺增生，应同时摘除，以免结石复发。

后尿道的结石可用尿道探子将其推顶回膀胱，再用经尿道机械碎石钳将其夹碎或行耻骨上膀胱切开取石术。尿道憩室内有结石者，应将憩室与结石一并切除。结石紧嵌于前尿道不能取出或推回膀胱者，在阴茎侧边作直切口，将切口拉向中央，再切开尿道摘取结石，并用肠线分层缝合，防止术后尿瘘形成。

【临床经验】

（一）治疗方面

1. 急诊处理首先解痉止痛、预防感染或加重。

2. 根据结石情况和患者身体条件选择合适的治疗方案。

（二）医患沟通方面

医务人员应加强评估健康宣教，详细告诉患者治疗方案及治疗效果、手术风险，使其有充分的思想准备积极配合治疗。同时告知患者目前预防结石最好的方法就是养成多饮水的习惯，日尿量保持在 2000～2500mL 以上，注意餐后 2～3 小时及夜间的饮水。根据结石和尿分析的结果调整饮食，少食或禁食高动物蛋白、高钙、高糖、高草酸饮食。

（王建军）

第三十四章 泌尿、男生殖系统肿瘤

第一节 肾 癌

肾癌是起源于肾实质泌尿小管上皮系统的恶性肿瘤，又称肾细胞癌、肾腺癌，占肾脏恶性肿瘤的 80%～90%。包括起源于泌尿小管不同部位的各种肾癌亚型，但不包括来源于肾间质以及肾盂上皮系统的各种肿瘤。

【诊断要点】

肾癌的临床诊断主要依靠影像学检查；确诊则需依靠病理学检查。

（一）临床表现

肾癌的典型表现为血尿、疼痛、肿块。

1. 血尿：间歇、全程、无痛、肉眼血尿、条状血块（输尿管管型）。

2. 疼痛：钝（隐）痛、绞痛。

3. 肿块：常见于晚期肿瘤。

（二）辅助检查

腹部彩色多普勒超声、胸片（正侧位）、腹部 CT 平扫和增强，其中胸片（正侧位）、腹部 CT 平扫和增强扫描是术前临床分期的主要依据；核素肾图扫描或 IVU（无法行 CT 检查者）；核素骨扫描（碱性磷酸酶高或发生骨相关事件）；胸部 CT 扫描（胸片有可疑结节、临床分期≥Ⅲ期者）；腹部 MRI（提示下腔静脉瘤栓者）。

（三）临床分期

Ⅰ期：肿瘤局限于肾包膜内。

Ⅱ期：肿瘤穿破肾包膜侵犯肾周围脂肪，但局限在肾周围筋膜以内，肾静脉和局部淋巴结无浸润。

Ⅲ期：肿瘤侵犯肾静脉或局部淋巴结，有或无下腔静脉、肾周围脂肪受累。

Ⅳ期：远处转移或侵犯邻近脏器。

（四）病理分型

1. 肾透明细胞癌。

2. 乳头状肾细胞癌。

3. 肾嫌色细胞癌。

4. 肾集合管癌。

5. 未分类肾细胞癌。

【鉴别诊断】

1. 肾囊肿：超声检查可鉴别。复杂囊肿可考虑穿刺行病理诊断。

2. 肾血管平滑肌脂肪瘤（错构瘤）：因内部含脂肪，超声表现为中强或强回声，CT 为极低负值为其影像学特征。

3. 肾淋巴瘤：特点是多病灶、双肾、有淋巴结病变，可为结节状或弥散性分布。必要时为明确诊断可在 CT 或超声指引下活检。

4. 肾盂移行细胞癌：早期即有肉眼血尿，尿脱落细胞检查可能阳性，排泄性尿路造影或逆行造影肾盂有充盈缺损。肾癌多位于肾外周实质，突破肾盂后出现血尿。必要时可行输尿管镜活检。

【治疗方案】

外科手术治疗；晚期转移性肾癌目前还可考虑分子靶向治疗。

1. 局限性肾癌的治疗（临床分期 Ⅰ、Ⅱ 期/$T_{1\sim2}N_0M_0$）。外科手术是局限性肾癌首选治疗方法。行根治性肾切除术时，不推荐加区域或扩大淋巴结清扫术。

（1）根治性肾切除术：经典切除范围：患肾、肾周脂肪、肾周筋膜、同侧肾上腺肾门淋巴结及髂血管分叉以上部分输尿管。但现代观点可酌情保留肾上腺。

（2）保留肾单位手术（NSS）：

NSS 绝对适应证：肾癌发生于解剖性或功能性孤立肾。

NSS 相对适应证：肾癌对侧肾存在某些良性疾病（肾结石、慢性肾盂肾炎等）或其他可能导致肾功能恶化的疾病（糖尿病、肾动脉狭窄等）。

（3）手术方式选择：传统手术或腹腔镜手术（经腹腔或经腹膜后腔入路）。

2. 局部进展性肾癌的治疗（临床分期 Ⅲ 期）：首选治疗方法为根治性肾切除术，而对转移的淋巴结或血管瘤栓需根据病变程度选择是否切除。

3. 转移性肾癌的治疗（临床分期 Ⅳ 期/$T_4N_0M_0$）。

4. 转移性肾癌尚无标准治疗方案，应采用以内科治疗为主的综合治疗；外科手术主要为转移性肾癌的辅助治疗手段。另外，还可考虑分子靶向治疗。

（1）手术治疗：切除肾脏原发灶可提高免疫治疗疗效。

（2）内科治疗：目前 IFN-α 或/和 IL-2 为转移性肾癌的一线治疗方案，有效率为 15%。

（3）姑息性放疗：缓解疼痛，改善生存质量。

【临床经验】

（一）观察病情与诊断方面

1. 血尿疼痛肿物称为肾肿瘤三联征，但大多数肾癌患者就诊时具有其中一个或两个症状，三联征具全者仅占10%左右，且临床少有治愈可能。

2. 无症状肾癌发病率逐年升高（国内平均33%；国外报道高达50%），随着健康保健工作的推广，部分门诊患者因体检时发现就诊，而无明显临床症状或体征。

3. 副瘤综合征（10%～40%）：发热、红细胞沉降率增快、高血钙症、红细胞增多症、高血压及肝功异常，当出现上述症状而无法用现有疾病解释时，应除外本病可能。

（二）治疗方面

1. 肾上腺是否保留的问题：现代观点认为，如临床分期为Ⅰ或Ⅱ期，肿瘤位于肾中、下部分，肿瘤<8cm、术前CT显示肾上腺正常，可以选择保留同侧肾上腺的根治性肾切除术。

2. 对于不能耐受手术治疗的患者，肾动脉栓塞可作为缓解症状的一种姑息性治疗方法，但不推荐术前常规应用。

3. 肾癌术后尚无标准的辅助治疗方案，但目前针对于肾癌的分子靶向治疗获多项突破性进展。贝伐单抗（BEV）联合干扰素受到关注；多靶点酪氨酸激酶抑制剂仍是最大热点。多靶点酪氨酸激酶抑制剂具双重抗肿瘤作用：一方面通过抑制RAF/MEK/ERK信号传导通路直接抑制肿瘤生长，另一方面通过抑制VEGF（抗血管内皮生长因子）和血小板衍生生长因子（PDGF）受体阻断肿瘤新生血管的形成，间接抑制肿瘤细胞生长。目前已上市的有索拉非尼和舒尼替尼。

（三）医患沟通方面

影响肾癌预后的最主要因素是病理分期，其次为组织学分型。术后随诊的主要目的是检查是否复发、转移和新生肿瘤。出院时应向患者交代清楚：第一次随诊在术后4～6周进行，主要评估肾功能术后恢复情况及有无手术并发症。对行NSS的患者术后4～6周行CT扫描，了解肾脏形态变化，为今后复查作对比之用。各期肾癌随访时限：①T_1～T_2，每3～6个月随访一次连续3年，以后每年随访一次。②T_3～T_4，每3个月随访一次连续2年，第3年每6个月随访一次，以后每年随访一次。

第二节　膀胱肿瘤

膀胱肿瘤是指发生于膀胱组织的上皮性或非上皮性肿瘤，是泌尿生殖系统最常见的肿瘤。膀胱镜检查是其首选检查方法，确定诊断需依靠病理检查。

【诊断要点】

（一）病史采集

1. 血尿（典型症状为全程、无痛、间歇性肉眼血尿）。

2. 尿路刺激症状及包块。

（二）辅助检查

1. 膀胱镜或免疫荧光膀胱镜检查。

2. 泌尿系多普勒超声检查、膀胱 CT 平扫及加强扫描（有助于膀胱肿瘤精确临床分期）。

3. IVU 检查（排泄性泌尿系造影可明确上尿路情况）及尿细胞学检查。

（三）临床分期

根据肿瘤侵犯膀胱壁深度分类：

T_{is} 无浸润亦无乳头；

T_a 乳头状无浸润；

T_1 侵及黏膜固有层；

T_2 侵及浅肌层；

T_3 侵及深肌层（T_{3a}）或穿透膀胱壁（T_{3b}）；

T_4 浸润前列腺或膀胱邻近组织、器官。

（四）病理分型

上皮性肿瘤（移行上皮细胞癌、腺癌及鳞癌）或非上皮性肿瘤（肉瘤、平滑肌瘤）。

【鉴别诊断】

1. 非特异性膀胱炎：多数为已婚女性，血尿突然发生，可伴膀胱刺激症状。血尿往往在膀胱刺激症状以后或同时出现。非特异性膀胱炎偶可见到无痛全程血尿。尿培养可有细菌。

2. 肾结核：血尿在长期尿频以后出现，终末加重。可伴低热、盗汗、消瘦、红细胞沉降率增快，尿中可检到结核菌。

3. 尿石症：一般血尿比较轻，活动后加重。上尿路结石发作时疼痛剧烈，伴恶心、呕吐。

4. 腺性膀胱炎：临床表现和膀胱肿瘤十分相似，一般需经膀胱镜检查和组织活检鉴别。

5. 良性前列腺增生或前列腺癌：亦可出现肉眼血尿，一般经直肠指诊、血PSA、超声、MRI 及前列腺穿刺活检可确诊。

【治疗方案】

1. TUR-Bt 或电灼术（T_a、T_1 期肿瘤为主）。

2. 膀胱部分切除术、输尿管移植术。

3. 膀胱全切（含前列腺、精囊）＋尿流改道式术。

【临床经验】

（一）观察病情与诊断方面

1. 血尿症状与病变严重程度不成正比。

2. 膀胱颈部肿瘤可能以排尿不畅或尿潴留为首发症状。

3. 下腹部扪及包块多提示肿瘤较晚期或脐尿管肿瘤（腺癌）可能性。

4. 以膀胱肿瘤就诊患者需进一步明确上尿路有无合并肿瘤发生的情况。

（二）治疗方面

1. 膀胱肿瘤手术是首选治疗，根据不同分期选择适当的手术方法。

2. 近年来随着微创技术的发展，腹腔镜技术已普遍应用于膀胱肿瘤手术当中。

3. 对于丧失手术时机的晚期肿瘤患者，髂内动脉介入化疗或姑息性放疗（包括内放疗及外放疗）仍不失为一种缓解症状的治疗选择。

4. M-VAC 方案是值得注意的一个膀胱肿瘤新的化疗方案，但二氟脱氧胞苷（商品名 gemcitabine，健择）对晚期膀胱肿瘤的化疗效果近年逐渐受到关注，有望对其化疗方案带来新的选择。

（三）医患沟通方面

1. 膀胱肿瘤手术往往不是治疗的终结，而是治疗的开始；术后需要定期行膀胱局部灌注化疗和膀胱镜检查；这一点要向患者交代清楚。

2. 膀胱灌注治疗为 1 次/周，共 6～8 次；之后改为 1 次/月，共 6～8 次。

3. 膀胱镜检查：术后 1 次/3 个月，共 1 年或 1 年半时间；之后改为 1 次/6 个月，至术后 3 年。

4. 期间任何时间再次出现血尿症状应及时复诊。

第三节 肾盂、输尿管肿瘤

肾盂、输尿管肿瘤通常是指来源于肾盂、输尿管黏膜的肿瘤，但对于后者也可见来源于输尿管壁的间叶组织肿瘤。

【诊断要点】

基本与膀胱肿瘤相似。专科检查除膀胱镜检查外，还可行逆行性泌尿系造影、输尿管镜（包括硬镜及软镜）检查，必要时亦可取活检。

【鉴别诊断】

1. 输尿管结石：输尿管结石可引起上尿路梗阻，当为阴性结石时，尿路造影可发现输尿管内有充盈缺损，需要与输尿管肿瘤鉴别。输尿管结石多见于 40 岁以下的青壮年，特点为绞痛，肉眼血尿少见，多为间歇性镜下血尿，常与肾绞痛并存。逆行造影输尿管肿瘤局部扩张，呈杯口样改变，而结石无此变化。CT 平扫结石呈高密度影，肿瘤呈软组织影。

2. 输尿管息肉：多见于 40 岁以下的青壮年，病史长，血尿不明显，输尿管造影见充盈缺损，但表面光滑，呈长条形，范围较输尿管肿瘤大，多在 2cm 以上。部位多在近肾盂输尿管交界及输尿管膀胱交界处，反复从尿中找瘤细胞皆为阴性。

3. 输尿管狭窄：表现为腰部胀痛及肾积水，应与输尿癌鉴别。输尿管狭窄的原因多种多样，非肿瘤引起的输尿管狭窄无血尿史，尿路造影表现为单纯狭窄，而无充盈缺损。反复尿找瘤细胞均为阴性。

4. 输尿管内血块：血尿、输尿管内充盈缺损与输尿管瘤类似，但输尿管血块具有易变性，不同时间的两次造影检查，可发现其位置、大小及形态发生改变。

5. 膀胱癌：位于输尿管口周围的膀胱癌，将输尿管口遮盖，需与下段输尿管癌突入膀胱鉴别。输尿管癌突入膀胱有两种情况：一是肿瘤有蒂，蒂在输尿管；二是肿瘤没有蒂，肿瘤在输尿管和膀胱各一部分。鉴别主要靠膀胱镜检查及尿路造影。

【治疗方案】

1. 肾、输尿管及膀胱袖状切除术。

2. 输尿管局段切除、再吻合术（局限性、分化好的输尿管肿瘤）。

【临床经验】

（一）观察病情与诊断方面

与膀胱肿瘤临床表现相似的同时，亦存在尿路上皮肿瘤多中心性的特征，尤其输尿管下段肿瘤更易种植于膀胱黏膜。

（二）治疗方面

亦与膀胱肿瘤相似。除了腹腔镜技术外，输尿管镜下行激光肿瘤切除术亦可作为可选术式。

（三）医患沟通方面

与膀胱肿瘤相同。

■■■■■■■ 第四节　前列腺癌 ■■■■■■■

前列腺癌通常是指来源于前列腺腺泡或导管上皮的恶性肿瘤，但亦有移行细胞癌、鳞癌及肉瘤者。

【诊断要点】

（一）病史采集

1. 原发肿瘤：常无明显临床症状，直肠指检（DRE）发现前列腺结节；随着肿瘤进展亦可出现血尿及膀胱出口梗阻症状；血清前列腺特异性抗原（PSA）

监测、TRUS、前列腺穿刺活检为其主要辅助检查手段；前列腺 MRI 及盆腔 CT 扫描是其首选影像学检查方法。

2. 淋巴结转移：首先侵犯的是髂内淋巴结，是最重要的应清除的淋巴结。

3. 远处转移：骨转移常见，仅次于淋巴结，可行全身同位素骨扫描检查；其次为肺、脑转移。

（二）临床分期（Jewett 分期）

A 期：前列腺偶发癌。

B 期：B_1 结节小于 1.5cm 或一侧叶；B_2 结节大于 1.5cm。

C 期：肿瘤穿出前列腺包膜 C_1 包膜外小肿瘤；C_2 侵及膀胱颈、精囊。

D 期：远处转移 D_1 骨盆淋巴结转移；D_2 骨、远处淋巴结、器官转移。

（三）病理分级

Gleason 评分系统：2～4 分为高分化；5～6 分为中分化；7～10 分为低分化。

【鉴别诊断】

表现为尿路梗阻时可以与下列疾病鉴别。

1. 膀胱颈挛缩：亦称膀胱颈纤维化。多为慢性炎症所致，发病年龄较轻，多在 40～50 岁出现排尿不畅症状，但前列腺体积不增大，膀胱镜检查可以确诊。

2. 前列腺增生症：前列腺增大，质地韧，无明显结节，血清 PSA 不升高，鉴别需行 MRI 和系统前列腺穿刺活组织检查。

3. 尿道狭窄：多有尿道损伤及感染病史，行尿道膀胱造影与尿道镜检查，不难确诊。

4. 神经源性膀胱功能障碍：临床表现与前列腺增生相似，有排尿困难、残余尿量较多、肾积水和肾功能不全，前列腺不增大，为动力性梗阻。患者常有中枢或周围神经系统损害的病史和体征，如有下肢感觉和运动障碍、会阴皮肤感觉减退、肛门括约肌松弛或反射消失等。

【治疗方案】

前列腺癌的治疗可分为前列腺根治术、放射治疗、内分泌治疗和化学治疗。

1. 根治性前列腺切除术：适用于临床分期 T_1～T_{2c} 的局限性前列腺癌，预期寿命大于 10 年，无明显严重心肺疾患。

2. 放射治疗：适用于各期患者。包括外放疗（3D-CRT）和近距离治疗（^{125}I 粒子植入）

3. 内分泌治疗：包括去势；最大限度雄激素阻断；间歇性内分泌治疗；根治性手术前的新辅助内分泌治疗；辅助内分泌治疗。

4. 化疗：常在放射治疗、内分泌治疗失败情况下应用（雌二醇氮芥）。

【临床经验】

（一）病情观察与诊断方面

1. DRE联合PSA检查是目前公认的早期发现前列腺癌的初筛方法。

2. PSA检测：PSA大于4.0ng/mL为异常；PSA 4～10ng/mL为判定灰区，需依靠F/T、PSAD及PSAV辅助诊断。

3. 前列腺FNA检查：TRUS引导下系统穿刺活检（12～14针）、饱和穿刺（24针）等。

4. 前列腺癌危险因素分析：

（1）低危——PSA小于10；Gleason评分小于6；临床分期小于T_{2a}。

（2）中危——PSA10－20；Gleason评分7；临床分期小于T_{2b}。

（3）高危——PSA大于20；Gleason评分大于8；临床分期大于T_{2c}。

（二）治疗方面

1. 对于低危前列腺癌和预期寿命短的患者、晚期前列腺癌患者可以考虑等待观察治疗。

2. 前列腺根治术目前可以应用腹腔镜技术完成。

3. 如果病例选择合适，前列腺近距离治疗可以达到前列腺根治术的效果。

4. 去势分为手术去势（睾丸切除术双侧）和药物去势〔黄体生成素释放激素类似物LHRH-a、亮丙瑞林（抑那通）、戈舍瑞林（诺雷德）等〕。

5. 口服抗雄激素药物：氟他胺（福至尔）、比卡鲁胺（康士德）等。

6. 骨转移治疗：唑来磷酸等。

（三）医患沟通方面

1. 前列腺癌治愈性治疗后随访：①根治性切除术后3周应测不到PSA。②术后连续两次血清PSA水平大于0.2ng/mL提示前列腺癌生化复发。③放疗后腺体仍然存在，PSA水平下降缓慢。

2. PSA随访方案：1次/3月，共2年；1次/6月，共5年；之后1次/年。

3. 必要时复查前列腺MRI及全身骨骼核素扫描。

第五节　睾丸肿瘤

睾丸肿瘤起源于睾丸生殖细胞和非生殖细胞的恶性肿瘤。是泌尿生殖系统比较少见的恶性肿瘤，占3%～9%，占男性恶性肿瘤的1%～2%。

【诊断要点】

（一）临床特点

阴囊无痛性肿块，质地较硬；相应的转移部位症状；睾丸肿大，早期肿瘤表面光滑，晚期可有结节，与阴囊粘连；睾丸坚实沉重感，透光试验阴性。

（二）辅助检查

1. 胸片：肺是睾丸恶性肿瘤最常见的转移部位之一，常规胸部X线可以发现 85%～95%的肺转移。

2. 腹部超声：应列为常规检查，不同病理类型肿瘤有不同的超声表现。B超检查还能了解有无腹膜后淋巴结和腹腔脏器转移等，有助于肿瘤分期和疗效观察。

3. 腹部 CT 检查：腹膜后是睾丸恶性肿瘤另一最常见的转移。CT 能检出直径＜2cm 的转移淋巴结，成为了解肿瘤淋巴转移情况的主要手段。

4. 肿瘤标记物检查：

(1) 绒毛膜促性腺激素（hCG）和甲胎蛋白（AFP）。

(2) 乳酸脱氢酶（LDH）是睾丸生殖细胞瘤的重要预后因素。

(3) 碱性磷酸酶（PLAP）和谷酰转肽酶（GGT）在睾丸肿瘤的诊断上有一定的帮助。

(三) 临床分期

Ⅰ期：病变限于睾丸。

Ⅱ期：腹膜后淋巴结转移（ⅡA 为＜2cm，ⅡB 为＞2m）。

Ⅲ期：膈上淋巴结转移或脏器转移。

(四) 病理分型

1. 生殖细胞肿瘤：

(1) 精原细胞瘤。

(2) 非精原细胞瘤：①胚胎癌。②畸胎瘤。③绒毛膜上皮癌。④内胚窦癌。⑤混合型生殖细胞瘤。

2. 非生殖细胞肿瘤：性腺基质肿瘤、生殖细胞和基质瘤、附件和睾丸旁肿瘤及其他类癌等。

【鉴别诊断】

1. 鞘膜水囊肿：囊性、软而透光，抽出液体后可触到正常睾丸。丝虫病引起的睾丸鞘膜积液使阴囊皮肤与皮下组织浮肿，往往同时有象皮肿存在。

2. 阴囊血肿：有外伤史，对阴囊血肿机化者应注意与肿瘤区别。

3. 睾丸炎：有炎症症状，急性发作时有红肿热痛。

4. 附睾炎：有炎症症状，睾丸正常。

5. 附睾结核：附睾串珠状结节，睾丸正常。

【治疗方案】

治疗原则：首选经腹股沟的根治性睾丸切除术。根据其病理结果及临床分期采取进一步治疗。

1. 低分期精原细胞瘤（Ⅰ、ⅡA）：精原细胞瘤对放疗非常敏感。95%的Ⅰ期精原细胞瘤通过根治性睾丸切除术加放疗可以治愈。

2. 高分期精原细胞瘤（ⅡB、Ⅲ）：大块精原细胞瘤或精原细胞瘤伴 AFP 升高者需化疗。

3. 低分期非精原细胞瘤：睾丸切除外应同时行腹膜后淋巴结清扫术。

4. 高分期非精原细胞瘤：腹膜后大肿块者或有转移的 NSGCT 需睾丸切除后行铂剂为核心的联合化疗。

【临床经验】

（一）病情观察与诊断方面

1. 好发于青壮年；多发生于阴囊内睾丸，少发异位睾丸；隐睾发生睾丸肿瘤概率是正常男性 35 倍。

2. 鉴别诊断：与睾丸、附睾炎、睾丸及附睾结核、外伤后阴囊积血、鞘膜积液、精液囊肿、精索静脉曲张、表皮样囊肿相鉴别。

3. 癌标：

（1）绒毛膜促性腺激素（hCG）和甲胎蛋白（AFP）：在睾丸肿瘤的诊断、治疗、估计预后和随访中起着非常重要的作用。hCG 在生殖细胞瘤中常增高，其中绒癌中 100% 增高，胚胎癌中 40%～60% 增高，纯精原细胞瘤 5%～10% 增高；AFP 在精原细胞瘤和绒癌中均正常，在卵黄囊肿瘤和胚胎癌中升高者达 75%～90%。

（2）乳酸脱氢酶（LDH）是睾丸生殖细胞瘤的重要预后因素。血清乳酸脱氢酶浓度的增高反映了肿瘤负荷、生长率和细胞增殖能力。

（3）胎盘碱性磷酸酶（PLAP）和谷酰转肽酶（GGT）在睾丸肿瘤的诊断上有一定的帮助。

（二）治疗方面

1. 近年来，随着以顺铂为基础的联合化疗（PVB 或 PEB）和腹膜后淋巴结清扫的临床应用，原发性非精原细胞性生殖细胞肿瘤（NSGCT）获得了令人鼓舞的疗效。

2. 对于多数肿瘤而言，发生淋巴结受累已是全身性疾病，单纯切除受累淋巴结意义不大，但睾丸生殖细胞肿瘤淋巴结转移灶的治愈率可达 30%～75%。所以被认为是一种手术敏感性肿瘤，而 RPLND 则被看做低分期 NSGCT 或高分期 NSGCT 化疗后的推荐治疗方法。

3. PEB 成为治疗晚期睾丸癌的一线化疗方案。

（三）医患沟通方面

1. 出院后密切随访：1 次/3 月×2 年；1 次/6 月×3 年；1 次/年。

2. 一旦出现复发迹象，实施补救性化疗或放疗。

第六节　阴茎癌

阴茎癌通常是指来源于阴茎皮肤的恶性肿瘤。

【诊断要点】

1. 临床特点：阴茎头部乳头状或扁平状肿物；溃疡伴有恶臭分泌物；溃疡

2. 确诊需依靠病理诊断。

3. 临床分期（Jackson 分期）：

Ⅰ期：肿瘤局限于阴茎头和/或包皮。

Ⅱ期：肿瘤扩展至阴茎体。

Ⅲ期：肿瘤转移至腹股沟，但可切除。

Ⅳ期：肿瘤侵及邻近组织或不能切除的腹股沟或远处转移。

【鉴别诊断】

1. 阴茎乳头状瘤：发病部位与阴茎癌相同，肿瘤有蒂或无蒂，边界清楚，表面红色或淡红色，质软，亦可形成溃疡，感染后出血，生长缓慢，常不易与阴茎癌区别，必须靠活体组织检查才能确定。应该注意，乳头状瘤可在局部发生恶变。

2. 阴茎白斑：病变呈白色，大小不等、边界清楚、质硬、易发生在龟头及尿道口的黏膜处。阴茎白斑可以恶变。

3. 阴茎增殖性红斑：较少见，常发生于龟头。呈深红色的圆形斑病变，边界清楚，单发或多发，中心部呈乳头状，脱鳞状屑，可发生溃疡。也认为是一种癌前病变。

4. 阴茎结核：发生在龟头。初起为小脓疱，溃破后形成溃疡，周围较硬，基底为肉芽组织，可向深部侵犯，破坏龟头。应依靠病理检查区别。

5. 下疳：发生在冠状沟、龟头。初起粟米样大丘疹或硬结，四周肿胀，亮如水晶。溃破后形成溃疡，色呈紫红，无脓水，四周坚硬凸起，形如缸口，中间凹陷，基底平坦清洁，属性传播疾病。

【治疗方案】

阴茎部分切除术、阴茎全切术是治疗阴茎癌的金标准。

1. 包皮环切术。

2. 阴茎部分切除术。

3. 阴茎全切术尿道会阴部造瘘口术。

4. 放疗因尿道坏死、尿道狭窄等并发症，应用受到限制。

5. 激光或冷冻治疗：肿瘤表浅、较小时可考虑选择。

6. 化疗：缺乏经验。

【临床经验】

（一）病情观察与诊断方面

1. 阴茎癌容易延误诊断：患者害羞、恐惧情绪；包皮遮盖。

2. 阴茎癌与包皮过长、包茎导致包皮垢长期刺激有关。

3. 阴茎癌应与阴茎慢性溃疡（梅毒、软下疳等性病）相鉴别，必要时需活检。

（二）治疗方面

1. 目前不主张常规行腹股沟淋巴结清除术。

2. 若怀疑淋巴结转移，可以取活检。

（三）医患沟通方面

1. 出院后密切随访：1次/3月×2年；1次/6月×3年；1次/年。

2. 一旦出现淋巴结转移情况，应及时行清除术。

（王海涛）

第三十五章　泌尿、男生殖系统其他疾病

第一节　睾丸鞘膜积液

睾丸鞘膜积液是指睾丸固有鞘膜两层间积有过多液体。鞘膜积液多数均无明显的病因，称为原发性鞘膜积液；由于阴囊的外伤，睾丸和附睾的炎症或肿瘤以及丝虫病所引起的鞘膜积液，称为继发性鞘膜积液。它常具有原发病灶的症状。

【诊断要点】

（一）临床表现

原发性鞘膜积液初起时无症状，其发展又较缓慢，待长大到一定程度，患者才发现。过大的睾丸鞘膜积液由于重量大而有下坠感。有时将阴茎包埋于皮内而影响排尿。先天性鞘膜积液在平卧时，包块迅速消失，固然是其特点；但有时交通孔道很细，只在长时间卧床才略变小或稍变软，易于误诊为睾丸鞘膜积液。在询问病史时，要特别问清其包块大小的改变。精索鞘膜积液常在睾丸之上方出现包块。与睾丸大小相似，常被认为三个睾丸。睾丸鞘膜积液多为梨形，睾丸被包埋在内，不能触及。其囊肿的硬度相差很大，其中液体量多，可以很硬，与睾丸肿瘤相似。

（二）辅助检查

1. 各类鞘膜积液做透光试验时可为阳性（透光）。

2. 有一种睾丸鞘膜积液因时间较长，鞘膜壁层特厚。透光试验可以为阴性（不透光）。对鞘膜积液不能肯定诊断，只要时间较久，鞘膜壁层特厚。透光试验可以为阴性（不透光）。对鞘膜积液不能肯定诊断，只要能排除疝的可能性，可进行试验性穿刺。鞘膜积液抽出的液体为淡黄色透明液体。

【鉴别诊断】

1. 腹股沟斜疝：交通性鞘膜积液和腹股沟斜疝的形成和解剖关系是一样的。唯因疝囊内容物不同而诊断各异。患者站立时如见包块沿腹股沟管迅速突

出，有时可见肠型或有肠鸣，则为疝。检查时其中可触及肠管，外环处精索粗大。交通性鞘膜积液则阴囊逐渐增大，腹股沟管无明显包块突出，精索不粗大。做透光试验时，要注意婴儿的肠管菲薄，虽然是疝，其透光仍为阳性。要细致检查，不可贸然进行穿刺，以免误伤肠管。鉴别是否精索鞘膜积液应检查包块上端的精索是否粗大。若粗大则包块与腹腔相连，则为疝。不粗则可能为鞘膜积液。睾丸鞘膜积液时，包块占有一侧阴囊的全部。不能再摸到睾丸。而疝除疝内容物外尚可摸到睾丸。

2. 睾丸肿瘤：特点是重而硬。可以有少量的鞘膜积液。在检查时，除体会包块重硬外，若在包块之后外方摸到附睾，则为肿瘤。若无附睾则可能是睾丸鞘膜积液。透光试验肿瘤为阴性。但厚壁的鞘膜积液也可以不透光。可进行穿刺以明确诊断。

【治疗方案】

1. 初生婴儿的睾丸鞘膜积液常在两岁前自行消失，故不急于进行治疗。若两岁后尚不消失，则行穿刺抽液。多数经抽吸后，不再复发。此法不适用于成年人。成年人抽液后均在短期又长大如初。

2. 注射治疗：在抽液后向鞘膜腔内注射具有刺激性药物如硅宁、鱼肝油酸钠等，使发生炎性粘连，以消灭鞘膜腔。此法反应较大，粘连不完全，形成多房性鞘膜积液。给手术治疗带来更多的困难。目前使用较少。

3. 手术治疗：先天性鞘膜积液不能用上两法治疗，以手术治疗为主。手术的目的是在内环处将疝颈做高位结扎，阻断腹水下流，以下的疝囊可不处理。精索鞘膜积液手术可将积液的包囊完整剥除，如剥除困难，亦可剪开囊壁，做翻转缝合术。睾丸鞘膜积液的有效手术方法是鞘膜切除翻转缝合术。

术后复发问题：鞘膜积液经手术治疗很少有复发的。我们分析了睾丸鞘膜积液术后复发的病例，认为复发的原因主要是把先天鞘膜积液误诊为单纯的睾丸鞘膜积液，而做了睾丸鞘膜翻转手术，未做高位结扎，腹腔内液体不断外流，促使上皮细胞再生而复发。其他或由于多房性睾丸鞘膜积液未能切除干净而复发者属于少数。

【临床经验】

（一）诊断方面

注意与腹股沟疝等疾病鉴别，必要时行 B 超检查。

（二）治疗方面

根据不同的患者采取不同的治疗方式，先天性鞘膜积液以手术治疗为主。

第二节　精索静脉曲张

精索静脉曲张是指精索里的静脉因回流受阻，而出现的盘曲扩张。它 95%

发生于左侧，两侧较少。

【诊断要点】

（一）病史采集

1. 检查时，让患者站立。可见患侧阴囊明显下垂，皮肤表面有时有弯曲的静脉。

2. 扪诊时在睾丸以上精索内触及曲张又能压缩的软包块。偶可触及血栓形成的小结节。在睾丸的下后方亦可摸到同样性质的包块。

3. 在患者平卧后，包块很快消失。若平卧后不能消失，应考虑为继发性，需进行相应的检查。

（二）临床分型

临床上可将精索静脉曲张分为三度：

1度（轻度）：站立时看不到阴囊皮肤有曲张静脉突出，但可摸到阴囊内曲张的静脉，平卧时曲张的静脉很快消失。

2度（中度）：站立时可看到阴囊上有扩张的静脉突出，可摸到阴囊内有较明显的曲张之静脉，平卧时包块逐渐消失。

3度（重度）：阴囊表面有明显的粗大血管，阴囊内有明显的蚯蚓状扩张的静脉，静脉壁肥厚变硬；平卧时消失缓慢。

对继发性精索静脉曲张应注意检查腹部、应作静脉肾盂造影排除肾脏肿瘤。

【鉴别诊断】

1. 丝虫性精索淋巴管曲张：精索粗厚，迂曲，扩张，与精索静脉曲张相似，但有反复发作的丝虫性精索炎的病史。触诊于精索下部有较细小的索团状肿块，立位明显，卧位减轻，透光检查不呈现静脉的紫蓝色。入睡后外周血液中可找到微丝蚴。

2. 丝虫性精索炎：阴囊部坠胀不适，精索粗厚，但反复发作性局部剧痛或钝痛，并向下腹部放射，精索增粗，压痛明显，精索下端可出现小硬结。

3. 输精管附睾结核：阴囊部位坠胀不适，但输精管增粗呈串珠状硬节改变，附睾尾部有不规则肿大、变硬及硬结，可与阴囊粘连形成窦道。

【治疗方案】

较重的精索静脉曲张、精子数连续 3 次在 2 千万以下或有睾丸萎缩者；平卧时曲张之静脉可消失者，可行精索内静脉高位结扎术。现多行腹腔镜下手术。

【临床经验】

1. 经腹股沟管精索内静脉高位结扎术：与疝切口相同，显露精索，找出精索内静脉主干及其分支，将其结扎。此手术途径简便，常用。可同时结扎扩张的精索外静脉和睾丸引带静脉，如术中用手术显微镜，效果更好，复发率低，并发症少。

2. 经髂窝途径：左下腹斜切口，推开腹膜，于腹膜后、髂外动脉前找到精索内静脉予以结扎、其优点是若于此处误伤精索内动脉亦不会引起睾丸萎缩。缺点是不能同时处理交通支。

3. 最近有人将导管经下腔静脉、左肾静脉插至左精索内静脉，然后注入5％鱼肝油酸钠或吸收性明胶海绵与钢圈，栓塞此静脉，治疗精索静脉曲张。缺点是静脉有畸形，有侧支循环则不适于栓塞，而且需要特殊设备。

第三节　肾上腺疾病

一、嗜铬细胞瘤

嗜铬细胞瘤是起源于肾上腺髓质嗜铬细胞的肿瘤，病因不明，多见于40～50岁患者。由于其合成、储存和代谢儿茶酚胺，儿茶酚胺的释放可引起相应的临床表现。高血压是最常见的临床表现，发生率80％以上，典型表现可有阵发性的头痛、心悸、大汗"三联征"表现，发生率50％以上。少数患者肿瘤无任何症状。

【诊断要点】

嗜铬细胞瘤多以高血压就诊，对于伴有典型头痛、心悸、大汗"三联征"表现的高血压、顽固性高血压、血压波动较大者需进行肾上腺的相关检查。

（一）定性诊断

24小时尿儿茶酚胺敏感性及特异性较高，高血压发作时检查更有意义。尿VMA是儿茶酚胺代谢产物，特异性较高，但敏感性较尿儿茶酚胺低。由于肿瘤儿茶酚胺的释放为"间歇性"，血浆儿茶酚胺检测结果易受药物等影响，故检查结果不如尿儿茶酚胺准确。

（二）定位诊断

B超检查可作为初步筛选，CT平扫＋增强、MRI对肾上腺肿瘤敏感性及特异性较高。嗜铬细胞瘤多大于2cm，CT特点肿瘤内密度不均，增强后有显著强化。

【鉴别诊断】

1. 原发性高血压：某些原发性高血压患者呈现高交感神经兴奋性，表现为心悸、多汗、焦虑、心排血量增加。但患者的尿儿茶酚胺是正常的。尤其是在焦虑发作时留尿检测儿茶酚胺更有助于排除嗜铬细胞瘤。

2. 颅内疾病：在颅内疾病合并有高颅压时，可以出现类似嗜铬细胞瘤的剧烈头痛等症状，患者通常会有其他神经系统损害的体征来支持原发病。但也应警惕嗜铬细胞瘤并发脑出血等情况。

3. 神经精神障碍：在焦虑发作尤其是伴有过度通气时易与嗜铬细胞瘤发作相混淆；但是焦虑发作时通常血压是正常的，如果血压亦有上升，则有必要测定血、尿儿茶酚胺以助鉴别。癫痫发作时也类似嗜铬细胞瘤，有时血儿茶酚胺也可升高，但尿儿茶酚胺是正常的。癫痫发作前有先兆，脑电图异常，抗癫痫治疗有效等以助除外嗜铬细胞瘤。

4. 围绝经期综合征：处于绝经过渡期的妇女会出现多种雌激素缺乏导致的症状，如潮热、出汗、急躁、情绪波动难以控制等，类似于嗜铬细胞瘤发作，通过了解月经史，进行性激素及 CA 的测定可有助于鉴别。

5. 其他：甲亢时呈现高代谢症状，伴有高血压。但是舒张压正常，且儿茶酚胺不会增高。冠心病心绞痛发作、急性心肌梗死等均需与嗜铬细胞瘤鉴别。一般根据发作时心电图改变、改善心肌供血治疗有效等可以与之区别。最关键的还是尿儿茶酚胺的测定。

【治疗方案】

1. 手术切除是最有效的治疗，术前充分的准备是手术成功的关键。通过 2 周 α 受体阻滞剂的应用，阻断过量儿茶酚胺的作用，控制血压、心律，纠正有效血容量不足，防止手术、麻醉诱发儿茶酚胺的大量释放所致的血压剧烈波动。

2. 对于肿瘤小于 6cm 者可行腹腔镜嗜铬细胞瘤切除术，对于肿瘤较大者可考虑开放手术。

【临床经验】

（一）诊断方面

嗜铬细胞瘤多首次就诊在内科，临床对于高血压患者要考虑到继发高血压的可能，尤其对于高血压控制不佳、有阵发性加剧及"三联症"表现者，可先 B 超筛选，进一步 CT、MRI 等检查，定位明确后行定性检查。

（二）治疗方面

术前准备非常重要，对于临床症状及定位诊断均高度提示嗜铬细胞瘤，但定性诊断不支持者，术前也应按嗜铬细胞瘤准备。对于嗜铬细胞瘤本身或 α 受体阻滞剂治疗后引起的心动过速需加用 β 受体阻滞剂使心率控制在 90 次/min 以下。

（三）医患沟通方面

90% 嗜铬细胞瘤为良性病变，但由于其分泌儿茶酚胺，对心血管系统有恶性行为，需要外科治疗。在诊断明确后应向患者本人及家属说明治疗的必要性，同时也要说明围手术期的治疗风险。关于手术后血压恢复情况与患者年龄、治疗早晚有关，部分患者血压无改善。有些嗜铬细胞瘤术后病理也难以明确良恶性，恶性病变的诊断主要依据术后临床出现复发、转移来确诊，需向患者说明。

二、皮质醇症

皮质醇症即皮质醇增多症，是由于异常增高的糖皮质激素引起的一系列临床症状和体征，也称为库欣综合征。高发年龄为20~40岁，女性多见。由于垂体病变导致的促肾上腺皮质激素（ACTH）过量分泌致病者称为库欣病。皮质醇症按病因可分为：①ACTH依赖性，占80%~85%，如库欣病、异位ACTH综合征。②ACTH非依赖性，如肾上腺皮质腺瘤、肾上腺皮质癌、肾上腺皮质增生。

【诊断要点】

（一）病史采集

多伴有高血压、糖尿病。部分患者以月经紊乱为主诉就诊。

（二）体格检查

临床表现多样化，满月脸、水牛背、皮肤紫纹为典型表现，体重增加、向心性肥胖是常见体征。

（三）辅助检查

1. 实验室检查：了解下丘脑-垂体-肾上腺轴的功能；影像学检查：了解垂体和肾上腺形态的改变。

2. 尿游离皮质醇：升高超过正常5倍有意义。

3. 小剂量地塞米松试验：阴性可排除皮质醇症。

4. 血浆ACTH：用于ACTH依赖性和非依赖性分类鉴别。

5. 大剂量地塞米松试验：肾上腺皮质肿瘤不被抑制；异位ACTH综合征除支气管类癌外均不被抑制；库欣病多数被抑制。

6. 垂体MRI：适用于ACTH依赖性皮质醇症，库欣病中垂体微腺瘤（小于1cm）占90%以上，但要注意正常人也有垂体偶发腺瘤可能。

7. 肾上腺CT/MRI：适用于ACTH非依赖性，肾上腺皮质腺瘤多单侧发生，直径为2~4cm，双侧腺瘤罕见；肾上腺皮质增生多双侧发生；肾上腺皮质癌一般直径大于6cm，多伴有出血、坏死和钙化，可有邻近组织器官直接浸润、区域淋巴结转移、静脉癌栓等表现。

【鉴别诊断】

（一）病因鉴别

垂体性皮质醇症与皮质醇症的鉴别。

大剂量地塞米松抑制考查：逐日给予地塞米松8mg（分4次口服），80%~90%的垂体性皮质醇症连续两天后尿17-羟类固醇可抑制到对照值的50%以下提示增生，而肿瘤则不受抑制。

（二）症状鉴别

1. 纯正性肥胖：肥胖可伴有原发性高血压、糖耐量减低，月经稀疏或闭经，皮肤亦可展现紫纹、痤疮、多毛，24小时尿17-羟类固醇和17-酮类固醇解除量比平常增高。但纯正肥胖症其脂肪散布均匀，无皮肤微薄及多血质改革，紫纹大多为白色，偶然可为淡血色，但平常较细，血皮质醇浓度不高。小剂量地塞米松抑制考查大多能被抑制。X线检查蝶鞍无扩大，亦无骨质疏松。

2. 颅骨内板增生症：多见于女性，临床表示有肥胖、多毛症、高血压及神经精神症状，须与皮质醇增加症相鉴别。前者肥胖以躯干及四肢较明显，颅骨X线片表示额骨及其他颅骨内板增生，而无蝶鞍扩大与骨质疏松改革，亦无皮质醇分泌过多引起的代谢零乱表现。

【治疗方案】

病因不同治疗方案迥然，治疗原则包括：原发肿瘤的切除、高皮质醇血症及其并发症的治疗。

（一）ACTH 依赖性皮质醇症的治疗

1. 垂体肿瘤的手术切除，术后无效或复发者可考虑垂体放疗。

2. 肾上腺切除一般作为治疗 ACTH 依赖性皮质醇症的最后手段，适用于垂体治疗无效或复发者，或异位 ACTH 综合征原发肿瘤寻找或切除困难者。可行双肾上腺全切术，术后终身皮质激素替代；也可行一侧全切，一侧部分切除。但肾上腺保留多少尚有争议。

（二）ACTH 非依赖性皮质醇症的治疗

1. 肾上腺皮质腺瘤：腹腔镜腺瘤切除术。

2. 肾上腺皮质癌：多建议开放手术切除。

3. 肾上腺皮质增生：可行双肾上腺全切术，术后终身皮质激素替代；也可行一侧全切，一侧部分切除。

（三）术后肾上腺危象

术后患者可能出现肾上腺危象，表现为高热、血压下降、嗜睡、恶心呕吐、腹胀等，通过补充氢化可的松缓解。

【临床经验】

（一）诊断方面

皮质醇症病因复杂，临床表现多样化。典型病例定性诊断不难，病因诊断有时较困难，尤其异位 ACTH 依赖性皮质醇症的原发病灶难以明确，临床多通过胸腹部 CT/MRI 来寻找。

（二）治疗方面

患者抵抗力较差，易感染。术前准备要充分，将血压、血糖控制良好，改善心脏功能，术前给予广谱抗生素预防感染。注意少数患者合并有精神心理障碍。

（三）医患沟通方面

皮质醇症通过影响脂肪、蛋白质及糖代谢引起高血压、糖尿病、高脂血症和高凝状态，从而使心脑血管风险增加。要向患者及其家属交代清楚治疗的必要性及围手术期的风险。患者术后恢复情况术前有时很难预料，尤其对于肾上腺皮质增生患者，选择双肾上腺切除术一定要向患者及家属交代清楚终身皮质激素替代的必要性及可能出现的不良后果；如保留肾上腺可能需要激素替代疗法或术后高皮质醇症缓解不明显。

三、原发性醛固酮增多症

原发性醛固酮增多症是指肾上腺皮质分泌过量的醛固酮激素，引起以高血压、低血钾、低血浆肾素活性为主要表现的临床综合征。

【诊断要点】

原发性醛固酮增多症以醛固酮腺瘤多见，少见的皮质增生、皮质癌、糖皮质激素可抑制的原醛症等。主要临床表现是高血压和低血钾，可以表现为头痛、肌肉无力和抽搐、乏力、肢体麻木以及口渴、夜尿增多等。

（一）定性诊断

临床对于难治性高血压、不能解释的低血钾要考虑本病的可能，通过检测肾素-血管紧张素-醛固酮来初步筛选，多表现为低肾素、高醛固酮。血浆醛固酮肾素活性比值对诊断更有意义。需要注意多种药物可能影响测定结果，如螺内酯、β受体阻滞药、钙通道阻滞药、血管紧张素转换酶抑制剂等，建议停药6周后再进行相关检查。确诊诊断可行高盐饮食负荷试验，理论依据是原发性醛固酮增多症的过量醛固酮分泌不被钠盐负荷或肾素-血管紧张素系统的阻断而抑制。

（二）定位诊断

肾上腺CT平扫加增强可检出直径大于5mm的肿物，原发性醛固酮增多症病变多小于3cm，呈低密度或等密度，强化不明显，CT值低于分泌皮质醇的腺瘤和嗜铬细胞瘤。

【鉴别诊断】

（一）非醛固酮所致盐皮质激素过多综合征

患者呈高血压、低血钾性碱中毒，肾素-血管紧张素系统受抑制，但血、尿醛固酮不高，反而降低。按病因可再分为2组：

1. 真性盐皮质激素过多综合征：患者因合成肾上腺皮质激素酶系缺陷，导致产生大量具盐皮质激素活性的类固醇（去氧皮质酮DOC）。可由以下两种酶缺陷引起：

（1）17-羟化酶缺陷出现以下生化及临床异常：①性激素（雄激素及雌激素）的合成受阻，于女性（核型为46，XX者）引起性幼稚症，于男性（核型为46，XY者）引起假两性畸形，外生殖器类似女性，可作为女孩养育，但至青春期无性发育，两侧腹股沟可触及结节，如作活检则可发现为发育不良的睾丸。②糖皮质激素合成受阻，血、尿皮质醇低，血17-羟孕酮低，血ACTH升高。③盐皮质激素合成途径亢进，伴孕酮、DOC、皮质酮升高，引起潴钠、排钾、高血压、高血容量，抑制肾素-血管紧张素活性，导致醛固酮合成减少。

(2) 11β-羟化酶缺陷引起以下生化及临床症状：①血、尿皮质醇低，ACTH 高。②雄激素合成被兴奋，男性呈不完全性性早熟，伴生殖器增大，女性出现不同程度男性化，呈假两性畸形。③11β-羟化酶阻滞部位前的类固醇：DOC 产生增多，造成盐皮质激素过多综合征。

上述两种酶系缺陷皆伴有双侧肾上腺增大，可被误诊为增生型醛固酮增多症，甚至有误行肾上腺切除术者。

2. 表象性盐皮质激素过多综合征（AME）：其病因为先天性 11β-起类固醇脱氢酶（11β-HSD）缺陷。临床表现近似原醛症，包括严重高血压，明显的低血钾性碱中毒，多见于儿童和青年人。可发生抗维生素 D 的佝偻病，由于盐皮质激素活性所致高钙尿。此病用螺内酯治疗有效，但此药的抗雄激素及抗孕激素作用限制了其长期应用，尤其是儿童、少年患者。用地塞米松部分患者可奏效。发病机制为先天性 11β-羟类固醇脱氢酶缺陷。糖皮质激素受体（GR）与盐皮质激素受体（MR）的结构甚为相近，按理皮质醇可与 MR 结合，并使之激活，但在正常时，肾小管上表细胞处 11β-HSD 使皮质醇转变为皮质素，从而使皮质醇灭活，不能发挥盐皮质激素活性。而在 AME 中，11β-HSD 有缺陷，皮质醇得以作用于 MR，引起盐皮质激素过多的临床表现。患者尿 17-羟及游离皮质醇排出量远较正常为低，但血浆皮质醇正常，这是由于皮质醇的灭活、清除减慢，每天分归自少。此外，尿中皮质素代谢物/皮质醇代谢物比值降低。甘草的活性成分甘草次酸可抑制 11β-HSD 活性，长期大量使用可引起药源性 AME。

（二）Liddle 综合征

此为一常染色体显性遗传疾病，患者呈高血压、肾素受抑制，醛固酮低，并常伴低血钾，用螺内酯无效，表明病因非盐皮质激素过多。阻止肾小管上皮细胞重吸收钠并排泄钾的药物，如阿米洛利、氨苯蝶啶可纠正低血钾，降低血压。现知此症的病因为上皮细胞钠通道的异常，此通道由 α、β、γ 三个亚基组成，为肾单位远端钠重吸收的限速因素，已发现本症患者可发生 β 亚基或 γ 亚基突变，突变使通道处于激活状态，导致钠重吸收过多及体液容量扩张。治疗可用阿米洛利 10mg，每天 2～3 次，或氨苯蝶啶 100mg，每天 3 次，待血钾、血压恢复正常后，改用维持量，前者 2.5～5mg，每天 2～3 次，后者 50mg，每天 1～2 次，按血压，血钾水平调整剂量。

（三）伴高血压、低血钾的继发性醛固酮增多症

肾素活性过高所致继发性醛固酮增多症可伴高血压、低血钾，需与原发性症鉴别。肾素过多症又可分为原发性或继发性。原发者由分泌肾素的肿瘤所引起，继发者因肾缺血所致。

1. 分泌肾素的肿瘤：多见于青年人，高血压、低血钾皆甚为严重，血浆肾素活性特高，据以上特点可与原发症相鉴别。分泌肾素的肿瘤可分为两类：①肾小球旁细胞肿瘤。②肾外肿瘤，主要为 Wilms 瘤及卵巢肿瘤。肾小球旁细胞瘤可采用肾静脉插管取血测肾素活性以确定肿瘤在哪一侧，但肿瘤体积常很

小，难以定位，治疗可作选择性肿瘤切除或肾切除，药物治疗可用血管紧张素转换酶抑制剂。

2. 继发性肾素增高所致继发性醛固酮增多，主要包括以下疾病：①高血压病的恶性型，肾普遍缺血，可引起肾素增多，部分患者可呈低血钾。患者舒张压多高于 130～140mmHg，进展快，常有氮质血症或尿毒症，视网膜渗出，视神经盘水肿，视力减弱，伴头痛、发作性抽搐，一般无碱中毒，由于肾功能不良，可有酸中毒。②肾动脉狭窄所致高血压，进展较快，血压较高，部分患者在上腹中部或肋脊角区可闻及血管杂音。由全身性、多发性大动脉炎所致者可在颈部、腋部听到血管杂音或一侧桡动脉搏动减弱或不能触及，放射性核素肾图示患者功能异常。肾动脉造影可确诊。③一侧肾萎缩、结缔组织病（如结节性多动脉炎）也可引起严重高血压及低血钾。

【治疗方案】

治疗原则：手术切除是腺瘤最有效的治疗，术前纠正高血压、低血钾是手术成功的关键。醛固酮腺瘤多较小，多采用后腹腔镜腺瘤切除术。皮质增生可考虑一侧（一般为右侧）肾上腺切除或次全切除。糖皮质激素可抑制的原醛症可口服糖皮质激素来缓解症状。

【临床经验】

（一）诊断方面

原发性醛固酮增多症多首次就诊在内科，临床对于高血压合并低血钾患者要考虑到继发高血压的可能，可先 B 超筛选，进一步 CT、MRI 等检查，定位明确后行定性检查。

（二）治疗方面

术前准备非常重要，术前纠正高血压、低血钾是手术成功的关键。通过螺内酯改善低血钾，必要时口服或静脉补钾。血压控制不理想可联合其他降压药物治疗。

（三）医患沟通方面

术后患者血钾恢复正常，血压可有不同程度缓解。部分患者血压不缓解，需长期药物治疗，术前应与患者家属交代清楚。

（何　群　张继伟）

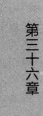

骨折与关节脱位

第一节　上肢骨折

一、锁骨骨折

锁骨骨折指锁骨的完整性与连续性中断，是常见骨折之一，多为间接暴力引起，以中 1/3 以及中 1/3 与外 1/3 连接处为最多见。

【诊断要点】

（一）临床诊断

1. 有外伤史，局部瘀斑、压痛、肿胀，可有明显的移位。

2. 典型体征是头偏向患侧，同时健侧手托住患侧前臂及手部。

3. 需注意有无锁骨下神经血管的损伤。

（二）影像学诊断

X 线片显示锁骨骨折，骨折近侧端因受胸锁乳突肌的牵拉而向上后方移位，远侧骨折端因肢体重量作用与胸大肌和胸小肌等的牵拉向前下方移位。

【鉴别诊断】

主要是注意有无合并伤，锁骨后下面存在着大血管和神经丛，必须注意有无神经、血管损伤，胸膜及肺损伤以及其他严重并发症。

【治疗方案】

（一）治疗原则

1. 非手术治疗：复位后八字绷带固定或双布圈固定。

2. 手术治疗：保守治疗无效或移位较重的骨折可行切开复位钢板螺丝钉固定或克氏针固定。

【临床经验】

（一）病情观察与诊断方面

锁骨是上肢与躯干的连接和支撑装置，呈"S"形。近端与胸骨柄形成胸锁关节，远端与肩峰形成肩锁关节。外侧有喙锁韧带固定锁骨。检查同时注意有无锁骨下动、静脉及臂丛神经损伤，有无合并气胸。

（二）治疗方面

八字绷带固定或双布圈固定，但常伴有畸形愈合。术后三角巾固定3～6周。术后至少半年才可去除接骨板。

（三）医患沟通方面

1. 医务人员应加强与患者沟通，骨折的愈合是一个长期的过程，应当与患者及家属耐心解释，如有压迫血管神经症状，应立即适当放松固定，直至症状完全解除为止。炎热夏季应注意保持腋下皮肤干燥、清洁，避免发生溃烂。

2. 医务人员应加强评估健康宣教，详细告诉患者治疗效果及术后功能锻炼方法，使其有充分的思想准备积极配合治疗，促进骨折愈合。

二、肱骨外科颈骨折

肱骨外科颈骨折为肱骨大结节、小结节移行为肱骨干的交界部位发生的骨折。

【诊断要点】

（一）临床诊断

1. 无移位骨折：无移位的肱骨外科颈骨折有两种情况，一是裂缝骨折，二是嵌插骨折。一般情况下，直接暴力常导致裂缝骨折，间接暴力由手掌向上传递，常导致嵌插骨折。临床表现和诊断受伤后肩部疼痛、肿胀、瘀斑，肩关节活动障碍，肱骨近端明显压痛，应怀疑骨折的存在。在肩部摄正位及腋位X线拍片，可明确诊断。

2. 外展型骨折：伤后肩部疼痛，肿胀、瘀斑，上肢活动障碍。检查可发现局部明显压痛。X线拍片可证实骨折的存在及移位情况。常见到骨折近端呈内收位，肱骨大结节与肩峰的间隙增宽，肱骨头旋转；远折端肱骨的外侧骨皮质插入近端髓腔，呈外展位成角畸形；也可能远折端向内、上移位而呈重叠移位。无论哪种移位，均可能合并向内、向前的侧方移位和成角畸形。

3. 内收型骨折：常为间接暴力所致。当跌倒时手掌或肘部着地，力沿上肢向上传导，撞击肩部，同时身体向前侧方倾倒，引起内收型骨折。受伤后肩部肿胀、疼痛、皮下瘀斑，上臂呈内收位畸形，活动障碍。检查可发现肱骨上端明显压痛，常可扪到骨折断端。X线拍片可见骨折远折端位于肱骨头的外侧，大结节与肩峰的间隙变小，肱骨头有旋转，可产生向前、外方的成角畸形或侧方移位。

4. 粉碎型骨折：与内收型和外展型骨折一样，损伤局部疼痛、肿胀、瘀

347

斑，其程度较内收型、外展型骨折更重，肢体不能活动。X线片可发现骨折块的数量、大小、位置等。可有以下几种情况：①外科颈骨折合并大结节或小结节骨折。②外科颈骨折合并肱骨头粉碎骨折。③外科颈骨折合并肱骨头脱位。④外科颈骨折端有碎裂骨片。

（二）辅助检查

X线片和CT可显示股骨外科颈骨折、类型以及移位情况。

【鉴别诊断】

诊断骨折的同时必须确定有无神经、血管损伤。肱骨上段骨折应注意检查肩胛骨、锁骨、胸部、肩袖损伤、注意与病理性骨折相鉴别。

【治疗方案】

1. 无移位骨折治疗不需要进行手法复位。用三角巾悬吊上肢3～4周即可开始进行功能锻炼。

2. 外展型骨折：肱骨外科颈外展型骨折主要采用手法复位、外固定方法治疗。

（1）复位方法：在麻醉后仰卧于骨科牵引床上。助手在伤侧肩外展45°、前屈30°、上臂中立位、屈肘90°位，沿肱骨纵轴向下牵引，由伤侧肩胸部绕过一条宽布带，向健侧锁骨方向作反牵引，待牵引取消重叠、成角畸形之后，术者根据X线片上骨折移位方向，进行手法复位，原则是沿着骨折移位方向的反方向进行手法复位，以骨折远端与近端相接，注意矫正成角畸形及侧方移位。待骨传导音恢复或X线证实骨折复位良好后，缓慢放松牵引，沿肱骨纵轴线轻轻叩击尺骨鹰嘴，使骨折端嵌入准确、牢固。再次X线证实复位正确可靠，即可进行外固定。

（2）固定"U"形石膏固定：在肘关节屈曲90°位，用有棉垫作衬垫的石膏板由腋窝绕过肘关节、上臂外侧达肩部，再用绷带环形缠绕，使石膏板紧贴肩及上臂。但因肩部固定常不牢固，容易松动，同时患者有不适感。

3. 内收型骨折治疗：内收型骨折仍以手法复位、外固定方法治疗为主，手法复位失败、陈旧骨折不愈合可行切开复位内固定术。

复位方法：麻醉、体位和牵引方法与外展型骨折复位方法相同。在牵引情况下纠正成角、重叠、旋转移位后，术者用手挤压远、近折端，同时助手将患肢外展超过90°，上举120°，矫正侧方移位及向外侧成角畸形。若为向前成角及侧前方移位，则先固定近端，由前向后推压远折端，助手使患肢逐渐前屈90°，即可复位。轻轻叩击鹰嘴，使折端嵌入紧密。X线证实复位成功后，进行外固定。

4. 粉碎型骨折：①严重粉碎型骨折，若患者年龄过大，全身情况很差，可用三角巾悬吊，任其自然愈合。此类骨折手法复位难以成功，即便复位也不容易使骨折端稳定，可采用手术方法治疗。经肩前外侧切口暴露骨折端，先用松质骨螺钉固定近折端骨折块，使外科颈骨折复位，再以锁定钢板固定，或用张力带钢丝固定。术中注意修复肩袖。术后4～6周开始肩关节活动。②对青壮年的严重粉碎骨折，估计切开复位难以内固定时，可作尺骨鹰嘴外展位牵引，辅以手法复位，小夹板固定。避免过度牵引。6～8周后去除牵引，继续用小夹板固定，并开始关节活动。

【临床经验】

（一）病情观察与诊断方面

肱骨外科颈是松质骨和密质骨的交接处，位于解剖颈下2～3cm，有臂丛神经、腋血管在内侧经过，因此骨折可合并神经血管损伤。根据X光片和CT明确骨折的类型，例如肱骨外科颈骨折分为外展型：骨折远侧端呈外展，近侧端相应内收，两骨折端向外成角移位，且常有骨折端相互嵌插；内收型：骨折远侧端呈内收，近侧端相应外展，两骨折端向内成角移位，且常有骨折端内侧相互嵌插。

（二）治疗方面

此种骨折易导致肩关节活动受限甚至僵硬，因此准确的整复，牢靠的固定和功能锻炼是关重要的。

（三）医患沟通方面

1. 医务人员应加强与患者沟通。

2. 医务人员应加强评估健康宣教，患者合作程度与术后功能恢复效果密切相关，使他们充分认识康复治疗的重要性。

三、肩关节脱位

肩关节运动的关节包括肱盂关节、肩锁关节、胸锁关节及肩胸（肩胛骨与胸壁形成）关节，但以肱盂关节的活动最为重要。习惯上将肱盂关节脱位称为肩关节脱位。

【诊断要点】

（一）临床表现

1. 好发于20～50岁的成年男性，多数为前脱位，约占95％。

2. 间接暴力或者直接暴力均可以引起肩关节脱位，但是以间接暴力引起者多见。均有明显的外伤病史。

3. 肩部疼痛，肿胀，功能障碍。上臂弹性固定于外展内旋位。

4. 因为肱骨头向前脱位，肩峰突出明显，呈方肩畸形。

5. 可以触及肩峰下有空虚感，从腋下可以摸到前脱位的肱骨头。

6. Dugas征阳性。

7. 腋丛和臂丛有时被牵拉或者被肱骨头压迫，可以引起不同程度的腋神经损伤，少有血管损伤。

8. 肩关节后脱位少，发病率不到 5%，肩后肩峰下压痛明显，上臂固定于中立位或者内收内旋位，不能外展外旋。喙突异常突起，在肩峰下可以触及肱骨头。

（二）辅助检查

1. X 线片可以确诊肩关节前脱位，检查有无合并骨折，并确定脱位整复后的情况。

2. 必要时可以行 MRI 检查，明确诊断及软组织损伤情况。

（三）专科检查

肩关节检查，分胸锁关节、肩锁关节、盂肱关节和肩胛胸壁关节四部分。

1. 望诊：

（1）外观：观察整个肩关节外形，正常为圆弧形。两侧肩关节对比，观察是否对称、有无肿胀或肌萎缩。

（2）"方肩"畸形：肩关节脱位、肩部肌肉萎缩、腋神经使肩关节成直角即为"方肩"畸形。

（3）"翼状肩胛"：副神经损伤引起前锯肌瘫痪，上肢前伸并推墙时肩胛内缘向后突起，形成"翼状肩胛"。

（4）Sprengel's 畸形：一侧肩胛骨较高，见于先天性高肩胛症。

2. 触诊：

（1）肱骨大结节压痛点：冈上肌劳损或撕裂。

（2）肱骨结节间沟压痛点：肱二头肌腱腱鞘炎。

（3）肩关节后方关节间隙压痛点：骨关节炎。

（4）肩胛骨内缘压痛点：斜方肌或菱形肌劳损；肩峰下方偏内侧压痛点—肩峰下滑囊炎。

3. 动诊：

（1）将肩胛骨下角固定时，关节活动只发生在盂肱关节。

（2）肩关节中立位：上肢下垂、肘窝向前，为 0°。

（3）盂肱关节活动度：前屈：70°～90°；后伸：40°；外展：80°～90°；内收 20°～40°；上举（此时有肩胛骨的活动）：170°～180°；外旋：45°～60°；内旋：45°～70°。

4. 量诊：

（1）上肢总长度：肩峰至桡骨茎突尖（或中指指尖）的距离。

（2）上臂长度：肩峰至肱骨外上髁（或鹰嘴突）的距离。

（3）上臂周径：于肱二头肌中部测量。

5. 特殊检查：

（1）杜加征（Dugas 征）：患肢肘关节屈曲，手放在对侧肩关节前方，如肘关节不能与胸壁贴紧为阳性，表示肩关节脱位。

（2）直尺试验（Hamilton 征）：以直尺置于上臂外侧，一端贴紧肱骨外上髁，另一端如能贴及肩峰，则为阳性，表示肩关节脱位。

（3）肱二头肌长头紧张试验（Yergason 征）：患者屈肘，前臂旋后，检查者给以阻力，当有肱二头肌长头腱炎时，结节间沟区有疼痛感。

（4）Dawbarr 征：患肢上臂贴在胸壁侧面，肩峰前缘下方触痛，上臂外展，触痛消失，表示急性肩峰下滑囊炎。

（5）痛弧：肩关节主动外展并上举时，在 60°～120° 弧度内出现疼痛，表示肩峰下滑囊炎、冈上肌腱炎、冈上肌腱钙化、肩袖断裂、肱二头肌长头腱鞘炎及肱二头肌长头断裂。

（6）耸肩：冈上肌腱断裂时，不能主动外展 0°～15° 区间的肩关节，如用力外展，肩关节不能外展而出现耸肩，被动外展肩关节 15° 以后即可主动外展。

【鉴别诊断】

X 线片可以确诊肩关节脱位，检查有无合并骨折。

【治疗方案】

（一）保守治疗

1. 手法复位：一般采用局部浸润麻醉，用 Hip-pocrates 法复位。患者仰卧，术者站在患侧床边，腋窝处垫棉垫，以同侧足跟置于患者腋下靠胸壁处，双手握住患肢于外展位作徒手牵引，以足跟顶住腋部作为反牵引力。左肩脱位时术者用左足，右肩脱位时则用右足。牵引须持续，用力须均匀，牵引一段时间后肩部肌逐渐松弛，此时内收、内旋上肢，肱骨头便会经前方关节囊的破口滑入肩胛盂内，可感到有弹跳及听到响声，提示复位成功，再作 Dugas 征检查，应由阳性转为阴性。

2. 固定方法：单纯性肩关节脱位复位后可用三角巾悬吊上肢，肘关节屈曲 90°，腋窝处垫棉垫固定 3 周，合并大结节骨折者应延长 1～2 周。部分病例关节囊破损明显，或肩带肌肌力不足者，术后摄片会有肩关节半脱位，此类病例宜用搭肩位胸肱绷带固定，即将患肢手掌搭在对侧肩部，肘部贴近胸壁，用绷带将上臂固定在胸壁，并托住肘部，这种体位可以纠正肩关节半脱位。

3. 康复治疗：固定期间须活动腕部与手指，解除固定后，鼓励患者主动锻炼肩关节各个方向活动。配合作物理治疗按摩，效果更好。锻炼须循序渐进，不可冒进。

（二）手术治疗

适应证：新鲜的肩关节脱位手法整复困难或者复位失败者；肩关节前脱位伴有肱骨大结节骨折，肱二头肌长头腱向后外移位，被夹于盂头间影响复位者；肩关节前脱位伴有肱骨外科颈骨折手法复位失败者；肩关节前脱位伴有肩胛盂前下缘骨折或者盂唇被撕脱的范围比较广泛，脱位整复后不能维持复位者。

【临床经验】

（一）病情观察与诊断方面

肱盂关节由肱骨头与肩胛盂构成。肩胛盂浅，由周围的纤维软骨及盂唇加深其凹度，再加上肩峰在肱骨头及肩胛盂的上方形成的臼窝样结构（有学者称为第二关节），在一定程度上增加了肩关节的稳定性，并使肩关节有最大范围的活动。参与肩关节运动的关节包括肱盂关节、肩锁关节、胸锁关节及肩胸（肩胛骨与胸壁形成）关节，但以肱盂关节的活动最为重要。习惯上将肱盂关节脱位称为肩关节脱位。

（二）治疗方面

根据肱骨头脱位的方向可分为前脱位、后脱位、上脱位及下脱位四型，以前脱位最多见。由于暴力的大小、力作用的方向以及肌肉的牵拉，前脱位时，肱骨头可能位于锁骨下、喙突下、肩前方及关节盂下，根据不同的脱位方向选择不同的治疗方法。

（三）医患沟通方面

医务人员应加强与患者沟通，若判断为神经血管断裂伤应手术修复。解除固定后，鼓励患者主动锻炼肩关节各个方向活动，配合作物理治疗按摩，效果更好，锻炼须循序渐进，不可冒进。

四、肱骨干骨折

肱骨外科颈下 1～2cm 至肱骨髁上 2cm 段内的骨折称为肱骨干骨折。

【诊断要点】

（一）临床诊断

1. 有外伤史，肱骨干骨折好发于骨干中部，其次为下部，上部最少。中下 1/3 骨折可合并桡神经损伤，下 1/3 骨折可发生骨不连接。

2. 局部疼痛，伤肢有环形压痛。

3. 可有上臂短缩，成角畸形，触摸有异常活动和骨擦音。

4. 可合并桡神经损伤，出现垂腕和伸拇及伸掌指功能丧失，虎口区皮肤感觉丧失。

（二）影像学诊断

X线可显示骨折部位、类型和移位情况：

1. 骨折于三角肌止点以上者，近侧骨折端向内侧移位，远侧骨折端向外上侧移位。

2. 骨折于三角肌止点以下者，近侧骨折端向外向前移位，远侧骨折端向上发生重叠移位。

3. 骨折于下 1/3 时，远侧骨折端可有内旋移位。

以上诊断以供手法整复参考。

【鉴别诊断】

肱骨干骨折是否合并桡神经损伤，注意远端血运情况，包括对比两侧桡动脉搏动、甲床充盈、皮肤温度等，以确定有无肱动脉损伤。

【治疗方案】

（一）非手术治疗

闭合复位：手法复位后石膏外固定或外展支架固定。

（二）手术治疗

手术切开复位，髓内针内固定；加压骨板内固定。

1. 骨折端嵌入软组织手法复位失败。

2. 开放性骨折。

3. 同一肢体有多处骨和关节损伤者。

4. 骨折合并血管或桡神经损伤者。

【临床经验】

（一）病情观察与诊断方面

肱骨干骨折好发于骨干中部，在肱骨干中下 1/3 段后外侧有桡神经沟，有由臂丛神经后束发出的桡神经经内后方紧贴骨面斜向外前方进入前臂，此处骨折容易发生桡神经损伤。致伤因素可能是骨折端直接撞击，也可能由于外侧肌间隔的卡压所致。其次为下部，上部最少。中下 1/3 骨折可合并桡神经损伤，下 1/3 骨折可发生骨不连接。观察是否合并有血管、神经损伤。固定后注意观察患肢末端循环。

（二）治疗方面

中上段主张髓内针固定，因其极少损伤桡神经，下段多主张用加压接骨板内固定。

（三）医患沟通方面

1. 医务人员应加强与患者沟通，需向患者及家属交代清楚。

2. 医务人员应加强评估健康宣教，详细告诉患者治疗效果及术后功能锻炼方法，使其有充分的思想准备积极配合治疗，促进骨折愈合。

五、肱骨髁上骨折

肱骨髁上骨折指肱骨远端内外髁上方的骨折，以小儿最为多见，成人少见。

【诊断要点】

（一）临床诊断

1. 有外伤史。

2. 局部疼痛，伤肢有环形压痛。

3. 可见靴型肘，肘后三角关系不变。

4. 可合并正中神经或尺神经损伤。

5. 可合并血管损伤。

（二）影像学诊断

X 线片可显示骨折的类型及移位情况，但应与肱骨远端全骨骺分离相区别。

【鉴别诊断】

1. 肘关节脱位：肘后三角关系发生改变，而低位肱骨髁上骨折肘后三角关系正常。

2. 肱骨小头骨骺分离：肱桡关系发生改变，桡骨纵轴线不通过肱骨小头中心，而肱骨远端骨骺分离，肱桡关系不变。

【治疗方案】

（一）非手术治疗

手法复位石膏外固定，或尺骨鹰嘴骨牵引。

（二）手术治疗

保守治疗无效或移位较重的骨折及合并血管神经损伤者应手术治疗。

【临床经验】

（一）病情观察方面

注意有无肱动脉、正中神经、桡神经、尺神经的损伤。骨折分型 A 伸展型：骨折近端向前移位，远端向后侧移位，骨折线方向由后上至前下方斜形经过，可同时伴有尺偏或桡偏。B 屈曲型：骨折远端向前移位，近侧向后移位，骨折线方向由前上方斜向后下方。

（二）诊断方面

肱骨髁上骨折是指肱骨干与肱骨髁的交界处发生的骨折。肱骨干轴线与肱骨髁轴线之间有 30°～50°的前倾角，这是容易发生肱骨髁上骨折的解剖因素。在肱骨髁内、前方，有肱动脉、正中神经经过。在神经血管束的浅面有坚韧的肱二头肌腱膜，后方为肱骨，一旦发生骨折，神经血管容易受到损伤。在肱骨髁的内侧有尺神经，外侧有桡神经，均可因肱骨髁上骨折的侧方移位而受到损伤。

（三）治疗方面

骨折处理不当可引起 Volkmann 缺血性肌挛缩或肘内翻畸形，如果已出现 5P 征（painlessness 无痛，pulselessness 脉搏消失，pallor 皮肤苍白，paresthesia 感觉异常，paralysis 肌麻痹）则为时已晚，即便手术减压也难以避免缺血性挛缩。

（四）医患沟通方面

肱骨髁上骨折容易发生血管神经的损伤，所以需向患者及其家属交代清楚，并积极配合治疗。

六、肘关节脱位

肘关节脱位依据尺骨鹰嘴与肱骨远端的关系分为：①后脱位，绝大多数属于此类型。②前脱位，少见。③侧方脱位，一般同时合并有后脱位，前脱位，骨折脱位。

【诊断要点】

（一）肘关节后脱位

1. 临床表现：

（1）有外伤病史，多数为间接暴力引起。

（2）伤后患肢疼痛、肿胀、活动完全受限制。

（3）肘关节弹性固定于屈肘45°位。

（4）肘关节呈靴样畸形。

（5）肘后Huter三角关系异常。

（6）可以合并尺神经，正中神经，肱血管损伤，尺骨冠状突或者肱骨内髁骨折。

2. 辅助检查：拍摄正、侧位X线片易于诊断。

3. 肘关节检查：

（1）望诊：观察有无肿胀，有无内、外翻畸形。肘关节轻微肿胀，即可致肘后肱三头肌肌腱两侧与肱骨内外髁之间的凹陷区消失，成饱满状。正常的肘关节的提携角为5°～15°，大于此15°为肘外翻，小于5°为肘内翻。

（2）触诊：

压痛点：肱骨外上髁压痛点－肱骨外上髁炎；桡骨小头压痛点－提示桡骨小头骨折。

桡骨小头触诊：患者屈肘90°，检查者一手的中指置于肱骨外上髁，食指并列于中指的远侧，另一只手旋转前臂，食指下可感到桡骨小头在旋转。

尺神经触诊：于肱骨内上髁后方的尺神经沟内可触及神经干，注意其粗细、柔韧性、有无异常触电感。

（3）动诊：

中立位：肘关节以完全伸直为中立位（0°）。

肘关节活动度：屈曲：135°～150°；后伸：0°～10°。

前臂旋转：桡骨以尺骨为轴，借上、下尺桡关节的联合动作使前臂旋前80°～90°、旋后80°～90°。

（4）量诊：

前臂长度：鹰嘴至尺骨茎突的距离。

前臂周径：于肱骨内上髁下约6cm处测量。

（5）特殊检查：

1）腕伸肌紧张试验（Mill征）患者伸直患侧肘关节，前臂旋前，检查者将患侧腕关节屈曲，若患者肱骨外上髁区疼痛，则为阳性，提示肱骨外上髁炎。

2）Huter三角：正常情况下，肘关节伸直时，肱骨外上髁、肱骨内上髁和鹰嘴突在一条直线上；肘关节屈曲时，三者成一等腰三角形。肱骨髁上骨折时，三者关系不变；肘关节后脱位时，三者关系改变。

3）肘外翻挤压试验：肘关节伸直位，检查者一手握腕，一手扶患肘，并使其外翻，若有疼痛，则为阳性，提示桡骨小头骨折。

（二）肘关节前脱位

1. 临床表现：

（1）有外伤病史，多数为直接暴力引起。

（2）单纯的肘关节前脱位少见，大多数合并尺骨鹰嘴骨折。

（3）伤后患肢疼痛、肿胀、活动完全受限制。

（4）关节不稳定摇摆，上下臂均增长，前臂明显，肘后可以触及肱骨下端。

（5）肘后 Huter 三角关系异常。

（6）可以合并尺神经，正中神经，肱血管或者肱三头肌损伤。

2. 辅助检查：拍摄正、侧位 X 线片可以明确诊断。

【鉴别诊断】

1. 肱骨远端全骺分离：在未出现肱骨小头骨化中心时，两者不易区别，仔细的临床检查可发现肱骨远端骺分离时，肘后三点关系正常，而在脱位时则有改变。有时可在整复过程中手感到软骨间相碰的声响，这有助于骺分离的诊断。如已出现肱骨小头骨化中心，则可根据其与桡骨的关系鉴别，如关系失常，则为脱位。

2. 肱骨髁上骨折：好发于 10 岁左右儿童；肘后三角关系不变；肘关系可部分活动；可有骨擦音及异常活动。肘关系脱位多见于青壮年；肘后三角关系异常；有弹性固定。

【治疗方案】

（一）肘关节后脱位

1. 保守治疗：新鲜的肘关节脱位主要的治疗方法为手法复位，外固定。顺畸形方向，握住患侧上肢上臂和腕部作对抗牵引，在患侧前臂上端向背侧加压，逐渐屈曲肘关节即可复位。屈肘 90°石膏托固定，2～3 周后拆除石膏托，开始功能锻炼。

2. 手术治疗：

适应证：①肘关节脱位合并肱骨内上髁骨折或者软组织嵌入手法复位失败者。②较大的尺骨冠状突骨折移位，骨折块未能随关节脱位复位而复位者。③肘关节脱位合并桡骨头粉碎性骨折需要手术治疗。

（二）肘关节前脱位

1. 保守治疗：新鲜的肘关节前脱位主要的治疗方法为手法复位，外固定。顺畸形方向，握住患侧上肢上臂和腕部作对抗牵引，向背侧向近端推挤前臂，即可复位。屈肘 90°石膏托固定，2～3 周后拆除石膏托，开始功能锻炼。

2. 手术治疗：手法复位失败或者合并尺骨鹰嘴骨折或者血管神经损伤均应行手术治疗。

【临床经验】

（一）病情观察与诊断方面

解剖概要肘关节由肱骨下端、尺骨鹰嘴窝、桡骨头及关节囊、韧带构成。主要完成屈伸活动及很少的尺偏、桡偏活动。在肩、肘、髋、膝四大关节中发生脱位的概率最高。

（二）治疗方面

当肘关节处于半伸直位时跌倒，手掌着地，暴力沿尺、桡骨向近端传导，尺骨鹰嘴处产生杠杆作用，前方关节囊撕裂，使尺、桡骨向肱骨后方脱出，发生肘关节后脱位。当肘关节处于内翻或外翻位时遭受暴力，可发生尺侧或桡侧侧方脱位。当肘关节处于屈曲位时，肘后方遭受暴力可使尺、桡骨向肱骨前方移位，发生肘关节前脱位。根据不同的脱位方向选择不同的治疗方法。

（三）医患沟通方面

医务人员应加强与患者沟通，进行宣教。外伤是导致肘关节脱位的主要原因。肘部正、侧位 X 线摄片可发现肘关节脱位的移位情况、有无合并骨折，侧方脱位可合并神经损伤，应注意观察手部感觉、运动功能。若判断为神经血管断裂伤可行手术修复。

七、小儿桡骨小头半脱位

小儿桡骨小头半脱位是婴幼儿常见的肘部损伤之一。发病年龄一般为 1～4 岁，其中 2～3 岁发病率最高，男孩比女孩多，左侧比右侧多。当肘关节伸直，前臂旋前位忽然受到纵向牵拉时容易引起桡骨小头半脱位。常见的是大人领患儿上台阶时，牵拉胳膊时出现。

【诊断要点】

（一）临床表现

1. 本病多数发生于 5 岁以下的幼儿，1～3 岁发病率最高，男孩多于女孩，左侧多于右侧。

2. 有典型的牵拉损伤史，幼儿在肘关节伸直位时腕部受到牵拉。

3. 伤后患儿肘部疼痛，啼哭，拒绝使用患侧肢体。

4. 桡骨头部压痛明显。

5. 患侧前臂旋转活动受限制，不敢旋后。不能抬举取物，不能屈曲肘关节。

（二）辅助检查

X 线片检查无异常表现，主要排除桡骨颈骨折，肱骨髁上骨折等肘部损伤。

【鉴别诊断】

注意是否合并桡骨颈骨折、肱骨髁上骨折等疾病。

【治疗方案】

（一）保守治疗

桡骨小头半脱位采用手法复位很容易成功。复位时，一手屈曲肘关节90°，前臂旋后，另一手在移位的桡骨头部直接加压即可复位。复位后颈腕吊带悬吊3天。

（二）手术治疗

习惯性桡骨小头半脱位可以采用手术治疗，修复或者重建受损的环状韧带、关节囊。

【临床经验】

（一）病情观察与诊断方面

桡骨头呈椭圆形，最近端为浅凹状关节面，与肱骨小头凸面形成关节，与肱尺关节一起完成屈伸活动。桡骨头的尺侧与尺骨鹰嘴半月切迹形成上尺桡关节，有环状带包绕，与下尺桡关节一同完成前臂旋转活动。桡骨头及颈位于肘关节囊内，没有韧带、肌腱附着，因此稳定性较差。

（二）治疗方面

桡骨头半脱位多发生在5岁以下的儿童，由于桡骨头发育尚不完全，环状韧带薄弱，当腕手被向上提拉、旋转时，肘关节囊内负压增加，使薄弱的环状韧带或部分关节囊嵌入肱骨小头与桡骨头之间，取消牵拉力以后，桡骨头不能回到正常解剖位置，而是向桡侧移位，形成桡骨头半脱位。复位成功的标志是可有轻微的弹响声，肘关节旋转、屈伸活动正常。

（三）医患沟通方面

医务人员应告诫家长不可再暴力牵拉，以免复发。

八、尺桡骨干双骨折

尺桡骨干的完整性和连续性中断称之为尺桡骨干双骨折。

【诊断要点】

（一）临床诊断

1. 有明显外伤史，前臂骨折单纯维持骨长度是不够的，维持正常的对线和旋转是极为重要的。

2. 前臂疼痛、肿胀及活动障碍，特别是旋转功能。

3. 骨折处环形压痛，局部有明显畸形，可触及骨擦音。

（二）影像学诊断

X线片可明确骨折类型、移位情况等，有助于手法复位的参考。摄片应包括上下尺桡关节，以免遗漏关节脱位。

【鉴别诊断】

前臂骨折必须拍摄前臂正侧位X线片，包括上、下尺桡关节、以明确骨折类型，主要注意有无脱位，并对手部血运、神经功能检查。

【治疗方案】

（一）治疗原则

1. 非手术治疗：可行手法复位石膏或夹板固定，但必须严密观察手的血运、感觉及手指活动情况。

2. 手术治疗：

（1）开放性骨折在伤后 8 小时以内，或软组织损伤严重者。

（2）多发骨折。

（3）多段骨折或不稳定骨折手法复位不满意者。

（4）对位不良的陈旧性骨折。

（5）火器伤伤口愈合而骨折端移位未整复者。

可选择切开复位内固定，动力加压接骨板内固定，髓内针固定。

（二）小夹板固定技术

小夹板固定是应用木制（如柳木、椴木及杉木）、竹制、铝制或石膏制成的与肢体外形相适应的夹板固定骨折的一种方法。根据骨折部位、形状及长度的不同制成各种不同规格、长度并与伤肢相适应的夹板，厚度一般为 3～4cm，肢体面衬垫，外套纱套，辅助应用纸垫或棉垫进行固定。一般应用 4 条布带绑扎夹板。

1. 适应证：

（1）对肱骨、尺桡骨、胫腓骨、桡骨远端及踝关节部位的骨折行治疗性或临时性固定。

（2）肢体骨折内固定术后辅助性外固定。

（3）纠正某些畸形，如足内翻畸形等。

2. 禁忌证：

（1）关节内或关节附近的骨折。

（2）股骨骨折不宜应用小夹板固定。

（3）开放性骨折。

（4）固定部位的皮肤广泛擦伤。

（5）肢体肿胀，末梢循环有障碍者。

（6）骨折明显移位且复位不佳者。

（7）伤肢有神经损伤，局部加垫会加重神经损伤者。

（8）肢体肥胖，估计固定不牢易发生骨不连接者。

3. 小夹板固定操作步骤：

（1）手法整复骨折后，肢体外套纱套或包 1～2 层棉垫。

（2）利用纸垫或棉垫充填夹板与肢体皮肤间的空隙，使夹板与肢体更相适应。

（3）选择 4 块型号合适的夹板，按前、后、内、外顺序贴附于肢体表面。

（4）于夹板上等距捆扎4条布带，松紧度以布带能横向上下移动各1cm为准。

4. 小夹板固定的注意事项：

（1）用以充填夹板与肢体间隙的纸垫或棉垫大小要合适，放置要准确，并用胶布固定。

（2）捆扎布带长度要合适，先扎骨折处的一条，然后向两端捆扎。

（3）布带捆扎后要检查肢端循环及感觉情况，情况良好，再行X线检查骨折对位情况。

（4）术后3天内，密切观察肢体末梢循环及感觉情况，随时调整松紧度。

（5）每周行X线检查骨折对位情况并调整布带松紧度，直至骨折愈合。

（6）小夹板固定期间注意行伤肢功能锻炼。

【临床经验】

（一）病情观察与诊断方面

固定后注意观察患肢末端循环，必要时手术减压。

（二）治疗方面

由于解剖的复杂关系，复位要求较高，手法复位外固定时，必须纠正骨折端的各种移位，特别是旋转移位，并保持复位后的对位。前臂骨由尺骨及桡骨组成。尺骨近端的鹰嘴窝与肱骨滑车构成肱尺关节。桡骨小头与肱骨小头构成肱桡关节。尺桡骨近端相互构成尺桡上关节。尺骨下端为尺骨小头，借助三角软骨与腕近侧列形成关节。桡骨下端膨大，与尺骨小头一起，与近侧列腕骨形成桡腕关节。桡尺骨下端又相互构成下尺桡关节。尺桡骨之间由坚韧的骨间膜相连。由于尺骨和桡骨均有一定的弯曲幅度，使尺、桡骨之间的宽度不一致，最宽处为1.5～2.0cm。前臂处于中立位时，骨间膜最紧张，处于旋转位时较松弛。骨间膜的纤维方向呈由尺侧下方斜向桡侧上方，当单一尺骨或桡骨骨折时，暴力可由骨间膜传导到另一骨干，引起不同平面的双骨折，或发生一侧骨干骨折，另一骨的上端或下端脱位。尺、桡骨干有多个肌肉附着，起、止部位分布分散。当骨折时，由于肌肉牵拉，常导致复杂的移位，使复位时十分困难。

（三）医患沟通方面

愈合是长期的过程，积极与患者交流，尺桡骨之间容易形成骨桥，旋转受限，也可能发生骨不连，需向患者及其家属解释清楚，取得理解。

医务人员应加强评估健康宣教，鼓励患者行掌指关节、肩肘关节的功能锻炼，使其有充分的思想准备积极配合治疗，促进骨折愈合。

九、桡骨远端骨折

桡骨远端骨折包括Colle's骨折、Smith骨折、Barton骨折、桡骨茎突骨折和儿童桡骨下端骨折。①Colle's骨折：受伤时手掌着地，骨折远端向掌侧成角、背侧移位，典型体征可有银叉状畸形和枪刺状畸形。②Smith骨折：也称反 Colle's 骨折。骨折远端向背侧成角、掌侧移位，体征与 Colle's 骨折相反。③Barton 骨折：为桡骨下端涉及桡骨关节面的骨折，同时有桡腕关节脱位，骨折线为斜达桡骨腕关节面，掌侧骨折块向近侧移位，手部也向近侧移位。④桡骨茎突骨折：受伤时手部着地，腕部极力桡偏所致，有时为直接打击所致。骨折线为横行通过关节面，很少有移位。⑤儿童桡骨下端骨折：桡骨下端骨折及骺线分离，骨骺移位同时，常有一三角形骨块一同移位。

【诊断要点】

（一）临床诊断

1. 有外伤史。

2. 桡骨远端肿胀、压痛、可触及骨擦感。

3. 腕关节活动受限。

4. 可合并有神经功能障碍表现。

（二）影像学诊断

X 线片可明确骨折诊断、移位情况和骨折分型，有利于手法复位。

【鉴别诊断】

需明确各种桡骨远端骨折的类型，注意检查肩、肘及腕骨，避免遗漏可能发生的骨折和脱位，特别是舟骨骨折极易漏诊。

【治疗方案】

（一）治疗原则

1. 非手术治疗首先选择手法复位，石膏外固定。

2. 手术治疗：对手法复位失败、桡骨骨折不愈合或畸形愈合者应手术治疗。

（二）固定技术

由于桡骨远端骨折经常需要手法复位、石膏固定或外固定架固定，本节来复习石膏固定和外固定架固定技术。

石膏绷带是将熟石膏粉撒在经淀粉液浆制过的大网眼纱布上，并用木板刮匀，卷成卷而形成。石膏绷带的应用分为有衬垫石膏（固定部位衬软垫，骨隆突部位加厚垫）和无衬垫石膏（只在骨隆突部位加垫）两种。前者多用于术后及骨折手法复位后，估计肢体有严重肿胀者；后者多用于骨折早期手法复位后，估计肢体不发生严重肿胀者。

1. 常用石膏绷带类型：

（1）石膏托：将石膏绷带卷浸入冷水中，完全浸透后取出并轻挤两端，然后根据需要折叠成不同长度及厚度的石膏条带。石膏托的宽度一般以能包围肢体周径的 2/3 为宜。前臂石膏托宽度为 10cm 左右，厚度为 10～12 层；小腿石膏托宽度为 15cm，厚度为 12 层左右。

（2）石膏夹板：制作同石膏托，石膏夹板需两条石膏条带分别固定在肢体的伸、屈侧。多用于已有肿胀或可能发生肿胀的肢体。

（3）石膏管型：指用石膏绷带和条带相结合包缠固定肢体的方法，适用于上肢及下肢。

（4）躯干石膏：指用石膏绷带和石膏条带相结合包缠固定躯干的方法。

（5）特殊类型石膏：根据病情需要，制作出不同的石膏进行固定。如蛙式石膏用于治疗先天性髋关节脱位；U型石膏夹板治疗无移位的肱骨或胫腓骨骨折等。

2. 石膏固定技术操作步骤：

（1）准备：

1）预先估计出所需石膏绷带的宽度、长度并准备好。

2）准备盆或桶并盛好冷水。

3）准备好石膏剪、石膏刀、剪刀、棉卷及绷带等。

4）清洁固定肢体的皮肤，有伤口者更换敷料。

（2）操作步骤：

1）放衬垫：在固定部位套上纱套或缠两层棉垫，骨隆突部位加厚垫。如为无衬垫石膏固定，只在骨隆突部位加垫即可。

2）浸泡石膏绷带：将石膏绷带浸泡在水中，浸透（不再冒气泡）后取出，于两端向中央轻轻对挤以除去多余水分。

3）包扎：①管型石膏固定：先于固定肢体部位环形包缠2层石膏绷带以固定衬垫。次层要求平整无皱褶。然后根据需要应用石膏条带（石膏托或石膏夹板），再继续石膏绷带环形包扎。包缠石膏绷带每圈可重叠 1/2 或 1/3。②石膏条带固定：将浸透好的石膏挤出多余水分后，在平板上摊开，根据所需长度和厚度来回折叠，抹平后即可使用。

（3）注意事项：

1）管型石膏固定的注意事项：①下肢石膏管型应注意足弓的塑形，以免发生医源性平足。②上肢石膏管型远端应在掌横纹近 0.5～1.0cm 处，以利掌指关节完全屈曲；手背侧石膏可与指蹼平齐，以防肿胀。③若在石膏管型部位皮肤有伤口需继续更换敷料或拆线者，可在石膏管型包扎后、石膏未干时开窗，方便操作。

2）躯干及特殊部位石膏固定后应注意患者的呼吸、饮食及为固定部位的活动不应受到影响。

3）石膏固定的注意事项：①在石膏绷带操作过程中。肢体应始终保持在复位后的位置，直至石膏硬固后。②应用手掌托住石膏，而不能用手指按压，以防肢体皮肤受压。③包扎及搬运时应注意避免石膏折断。④石膏固定后应抬高患肢，防止肿胀。⑤石膏固定后应密切观察肢体末梢血运、感觉和运动状况，如有异常（疼痛、麻木及血循环障碍），可将石膏全层纵行剖开，继续观察，必要时拆除石膏，完全松解。⑥肢体肿胀消退后，石膏松动应及时更换石膏。

⑦寒冷天气时应注意石膏固定部位肢体的保暖。

4）石膏固定的并发症：①坏疽及缺血性挛缩：由于石膏固定过紧，影响静脉回流及动脉供血造成。因而石膏固定时松紧要适当，术后严密观察，如有异常，及时处理。②压疮：多因石膏不平整或塑型不好，造成石膏压力不均匀所致。患者有持续性局部疼痛，石膏有异味，应及时开窗处理。③化脓性皮炎：因固定部位皮肤不清洁，未处理皮肤擦伤等所致。及时开窗处理。④坠积性肺炎：多发生在大型躯干石膏固定或老年伴有上呼吸道感染者，因未定期翻身活动所致。出现坠积性肺炎应积极抗感染和体位引流。⑤失用性骨质疏松：石膏固定的肢体未能功能锻炼，易发生失用性骨质疏松。

3. 外固定架的应用：

（1）骨外固定架的种类：

1）单边式半针外固定架：钢钉仅穿过皮肤一侧及两侧的骨皮质，而不从对侧肌肉及皮肤穿出，留在皮外的只有皮肤进口处的钉尾，皮肤外的钉部用螺杆固定。

2）双边式外固定架：钢钉贯穿于骨干，从肢体的另一侧穿出，针的两端分别固定在肢体两侧之连杆上。

3）四边式外固定架。

4）半环、全环与三角式外固定架：属多平面固定形，较稳定，不会发生旋转与成角畸形，但结构复杂，安装繁琐，连接杆与钉数较多，产生较大的应力遮挡，可能影响骨愈合。

（2）骨外固定架的适应证：

1）开放性骨折。

2）开放性骨折的运送。

3）骨折不连。

4）肢体延长。

5）多段骨折。

6）不稳定的粉碎性骨折。

7）关节融合术。

（3）骨外固定架的使用方法：

1）操作步骤：①消毒、铺无菌巾。②进钉处局麻，并作 0.5cm 纵形切口深达筋膜下。③在骨的中部进钉。④透视下复位。⑤安装螺杆并拧紧各关节。⑥各钉孔处纱布包扎。

2）操作要求：①熟悉局部解剖，避开大血管和神经。②严格无菌操作。③穿钉部位要与骨折端有适当的距离。④应在骨干中部进钉并与骨干垂直。⑤穿钉不能用锤击，应用慢速电钻匀速钻入。⑥钉过粗（4～6mm），不易钻入时，可先用 3.2mm 钻头钻孔。

（4）骨外固定架固定术后注意事项：

1）定期检查钢钉有无松动。

2）每天用乙醇蘸点各个钉孔，预防感染。

3）早日下地活动。

4）若有感染，先不要拔钉，应先扩大钉孔引流，加大抗生素剂量。

【临床经验】

（一）病情观察与诊断方面

桡骨下端骨折是指距桡骨下端关节面 3cm 以内的骨折。这个部位是松质骨与密质骨的交界处，为解剖薄弱处，一旦遭受外力，容易骨折。桡骨下端关节面呈由背侧向掌侧、由桡侧向尺侧的凹面，分别形成掌倾角（10°～15°）和尺倾角（20°～25°）。桡骨茎突尺侧与尺骨小头桡侧构成桡尺下关节，与尺桡上关节一起，构成前臂旋转活动的解剖学基础。桡骨茎突位于尺骨茎突平面以远1～1.5cm。尺、桡骨下端共同与腕骨近侧列形成腕关节。

（二）治疗方面

根据骨折类型的不同可以采取不同的治疗方法，多发生于老年人，有些患者需要植骨。

（三）医患沟通方面

老年人要注意肩部活动，以防止关节僵直，去除外固定后，应及时行腕、肘关节各方向的功能锻炼，以恢复肌力及协调动作。同时桡骨远端骨折后往往造成腕关节活动不良，容易引起痛性营养不良。

十、腕舟状骨骨折

腕舟状骨的完整性和连续性中断称为腕舟状骨骨折。

【诊断要点】

（一）临床表现

1. 有外伤史，占腕骨骨折的 70% 以上，多见于成年人，儿童少见。当合并有其他腕骨骨折及脱位时，预后不佳。

2. 鼻咽窝处肿胀并有明显压痛，不能用力握拳。

3. 腕背伸时疼痛加重，握拳叩 2、3 掌骨远侧时患处疼痛。

（二）辅助检查

部分骨折X线正斜位片即可显示骨折线，如疑有骨折，可在 2～3 周后再拍X线片，以免漏诊。CT扫描可显示骨折线，同时可以看出有无腕骨不稳现象。

【鉴别诊断】

X线片见有骨折，还需判断是新鲜的还是陈旧的，治疗方法有很大不同。

【治疗方案】

可用桡偏掌屈位长臂石膏固定 12～16 周，保守治疗 3～4 月无愈合迹象，有症状或伤后 3～4 个月仍有明显症状的，均应手术治疗。

【临床经验】

（一）病情观察与诊断方面

鼻烟窝处肿胀并有明显压痛，不能用力握拳。腕背伸时疼痛加重，握拳叩 2、3 掌骨远侧时患处疼痛。

（二）治疗方面

保守治疗 3～4 个月仍有明显症状的，均应手术治疗。

（三）医患沟通方面

医务人员应加强与患者沟通，并告知患者舟骨骨折容易发生坏死，需定期复查。

十一、掌骨骨折

掌骨的完整性和连续性中断称为掌骨骨折。单纯掌骨骨折对手部的功能影响较小，但如果骨折累及掌指及掌腕关节，未能及时处理，则影响较大。第 1 掌骨基底部骨折：系指第 1 掌骨基底部 1cm 处的骨折，骨折近端向桡背侧移位骨折，远端向掌侧尺侧移位，骨折呈向背桡侧成角畸形。第 1 掌骨基底部骨折脱位（Bennett 骨折）：系指第 1 腕掌关节骨折脱位。骨折线通过腕掌关节，尺侧骨折块呈三角形，因其附丽与掌骨间韧带而保持原位。骨折远端向桡侧、背侧与近侧移位。不稳定，严重影响拇指对掌和外展功能。第 2～5 掌骨骨折：多为直接暴力所致。由于骨间肌、蚓状肌及屈指肌腱的牵拉，骨折端向背侧成角。

【诊断要点】

（一）临床表现

1. 有外伤史。

2. 局部肿胀、疼痛、压痛。

3. 骨折部位可向背侧桡侧成角畸形。

（二）辅助检查

X 线片可明确骨折诊断、移位情况，有利于手法复位。

【鉴别诊断】

需明确各部位骨折类型，选定治疗方案。

【治疗方案】

应先试行手法复位，不稳定的骨折可行克氏针皮下穿针或开放固定，也可采用牵引固定。

【临床经验】

（一）病情观察与诊断方面

掌骨骨折常为开放性外伤，注意血管、神经、肌腱的损伤程度。

（二）治疗方面

合并开放性外伤应该严格清创，并注射破伤风抗毒素。

（三）医患沟通方面

医务人员应加强与患者沟通，并叮嘱其及时换药，注意末梢血运的变化。

十二、指骨骨折

指骨骨折为指骨的完整性和连续性中断，因指骨为肌腱的止点，如不复位将阻碍肌腱的滑动并形成粘连。

【诊断要点】

（一）临床表现

1. 有外伤史。

2. 骨折处向掌侧成角畸形。

3. 末节指骨背侧撕脱骨折可有锤状指畸形。

（二）辅助检查

X线片可明确骨折诊断、移位情况，有利于手法复位。

【鉴别诊断】

是否合并甲床损伤，是否并发有关节掌侧脱位或半脱位。

【治疗方案】

手法复位后固定患指于屈曲位 4～6 周，不稳定骨折或手法复位失败者，可行克氏针皮下穿针或开放固定，也可采用牵引固定。

【临床经验】

（一）病情观察与诊断方面

指骨骨折常为开放性外伤，注意血管、神经、肌腱的损伤程度。

（二）治疗方面

合并开放性外伤应该严格清创，并注射破伤风抗毒素。

（三）医患沟通方面

医务人员应加强与患者沟通，并叮嘱其及时换药，注意末梢血运的变化。

第二节　下肢骨折

一、股骨颈骨折

股骨颈骨折为自股骨头下至股骨颈基底部之间的骨折。

【诊断要点】

（一）外伤史

老年人多为跌倒摔伤，而青壮年多见于强大外力，如车祸或高处坠落。

（二）临床表现

1. 骨折有移位时症状明显，髋部疼痛，活动受限，关节屈曲内收，下肢短缩，髋部有叩击痛。

2. 有时可以表现为膝部疼痛，应仔细鉴别。

3. 肢体测量可发现患肢短缩。在平卧位，由髂前上棘向水平画垂线，再由大转子与髂前上棘的垂线画水平线，构成 Bryant 三角，股骨颈骨折时，此三角底边较健侧缩短。在平卧位，由髂前上棘与坐骨结节之间画线，为 Nelaton 线，正常情况下，大转子在此线上，若大转子超过此线之上，表明大转子有向上移位。

（三）辅助检查

1. X 线片可以明确诊断。

2. CT、MRI 对诊断也有帮助。

【鉴别诊断】

根据病史、体检及 X 线片可明确诊断，如无外伤史，应考虑是否为病理性骨折。

【治疗方案】

股骨颈骨折按部位可以分为头下型、头颈型、经颈型和基底型。按骨折断端的关系可以分为外展型和内收型。还有按骨折移位程度的 Garden 分型。治疗方式也与其分型有关。

（一）外展型无移位

可以行皮肤或骨牵引，中立位持续 4 周，然后扶拐行走，直至骨折愈合。

（二）移位骨折

1. 使用加压螺纹钉内固定。

2. 闭合复位失败者，选择切开复位内固定。方式同上。

3. 人工股骨头置换术。主要适用于高龄患者。

（三）陈旧性股骨头骨折

对于移位不明显患者，可以闭合复位内固定。或者切开复位骨瓣移植术，截骨术，人工股骨头或全髋关节置换术。

（四）牵引技术

股骨颈骨折经常需要用牵引，临床常用的牵引技术有手法牵引、皮肤牵引、骨牵引及特殊牵引。

1. 手法牵引：手法牵引主要用于骨折或关节脱位的整复。

2. 皮肤牵引：皮肤牵引适用于小儿股骨骨折、肱骨不稳定性骨折及成人下肢骨牵引的辅助牵引等。

（1）牵引方法：①牵引处皮肤清洁处理（剃毛、涂复方苯甲酸）。②剪适当长度的胶布条宽6～8cm（儿童3cm）。③放置扩张板（8cm见方、中央带孔）于胶布条中央，将牵引绳穿出扩张板孔并打结固定。④骨突处垫棉垫或纱垫。⑤胶布条纵向平整地贴于肢体内外两侧，外缠绷带。⑥将患肢放置于牵引架上进行牵引。在下肢也可将小腿下垫枕头，膝关节微屈位牵引。

（2）行皮肤牵引的注意事项：①牵引处皮肤完好，特别是小儿或年老体弱者。②牵引重量不超过5kg。③牵引时间一般为2～3周。④牵引期间定时检查伤肢长度，及时调整重量和体位，防止过度牵引。⑤应随时注意粘贴胶布部位，胶布不能贴于踝上，包缠的绷带不能压迫腓骨头颈部，以免压迫腓总神经。

3. 骨牵引：

适应证：①成人长骨不稳定性骨折。②骨折部皮肤伤（如擦伤、损伤或烧伤）。③开放骨折感染或战伤骨折。④合并有胸、腹或骨盆损伤，肢体不宜作其他固定者。⑤肢体合并血循环障碍，不宜作其他固定者。⑥颈椎骨折、脱位，术前临时牵引。⑦严重关节挛缩松解术后。

（1）尺骨鹰嘴牵引：①适用于肱骨颈、干、肱骨髁上及髁间粉碎骨折移位和陈旧性肩关节脱位者。②在尺骨鹰嘴下3cm处画尺骨背侧缘的垂线；在尺骨背侧缘两侧各2cm处，各画一条尺骨背侧缘的平行线，两平行线与垂线之交点即为牵引针的入点与出点。③由内向外穿针，避免损伤尺神经，不能穿入关节腔。④保持肘关节屈曲90°；牵引重量2～4kg。

（2）股骨髁上牵引：①适用于股骨骨折、骨盆骨折、髋关节中心脱位和陈旧性髋关节后脱位。②在髌骨上缘近侧1cm内画与股骨干纵轴垂直的横线，再沿腓骨小头前缘和股骨内髁最高点向该横线作垂线并相交，两交点即为穿针出入点。③由内向外穿针，安装牵引弓，在牵引架上牵引。④床脚抬高20～25cm，以作对抗牵引。⑤牵引重量为体重的1/8～1/7。

（3）胫骨结节牵引：①与股骨髁上牵引适用范围相同。②自胫骨结节向下1cm内画与胫骨结节纵轴垂直的横线，在纵轴两侧各3cm处，各画一条胫骨结节纵轴的平行线，两平行线与横线之交点即为穿针出入点。③由外向内穿针，避免损伤腓总神经。④其他牵引步骤与牵引重量和股骨髁上牵引相同。

（4）跟骨牵引：①适用于胫腓骨不稳定骨折、某些跟骨骨折及髋、膝关节轻度挛缩畸形。②自内踝下端到足跟后下缘连线的中点，即为穿针入点。③由内向外水平并与跟骨垂直穿针。④安装牵引弓，在布朗架上进行牵引。⑤牵引重量为 4～6kg。

（5）颅骨牵引：①适用于颈椎骨折和脱位者。②剃头、仰卧位。③画连接两侧乳突的冠状线，再画连接鼻尖到枕外粗隆的矢状线。④颅骨牵引弓交叉部支点对准两线交点。⑤牵引弓在冠状线上充分撑开，两端钩尖在该线上的落点即为切口点。⑥在切口点处切开头皮，颅骨钻钻孔到穿透颅骨外板。⑦安装固定牵引弓。⑧床头抬高 20cm 作对抗牵引。⑨牵引重量：颈椎骨折、脱位为 6～8kg，如有小关节交锁者为 12.5～15kg。

4. 特殊牵引：

（1）头颅带牵引：①适用于轻度颈椎骨折或脱位、颈椎间盘突出症及根性颈椎病。②卧床持续牵引，重量为 2.5～3kg。

（2）坐位牵引，每天 1 次，每次 20～30 分钟，重量自 6kg 开始，可逐渐增加到 15kg。

（3）骨盆带牵引：①适用于腰椎间盘突出症及腰神经根刺激症状者。②骨盆牵引带包托骨盆，牵引重量 9～10kg，床脚抬高 20～25cm，利用体重作对抗。

【临床经验】

（一）病情观察方面

骨折有移位时症状明显，髋部疼痛，活动受限，关节屈曲内收，下肢短缩，髋部有叩击痛，有时可以表现为膝部疼痛，应仔细鉴别。

（二）诊断方面

股骨头、颈与髋臼共同构成髋关节，是躯干与下肢的重要连接装置及承重结构。股骨颈的长轴线与股骨干纵轴线之间形成颈干角，在重力传导时，力线并不沿股骨颈中心线传导，而是沿股骨小转子、股骨颈内缘传导，颈干角改变，力的传导也发生改变，容易导致骨折和关节软骨退变，发生创伤性关节炎。成人股骨头的血液供应有多种来源：髋外侧动脉供应股骨头 2/3～4/5 区域的血液循环，是股骨头最主要的供血来源。按骨折部位可以分为头下型、头颈型、经颈型和基底型。按骨折断端的关系可以分为外展型和内收型。

（三）治疗方面

以早期复位内固定为主，对部分骨折移位明显的老年患者可以行人工关节置换手术，股骨颈骨折的主要并发症是骨折不愈合和股骨头缺血性坏死，也是影响疗效的主要原因。

（四）医患沟通方面

1. 股骨颈骨折容易导致股骨头坏死，医患沟通要重点讲明，取得患者的理解，避免日后的纠纷。

2. 医务人员应加强评估健康宣教，详细告诉患者治疗效果及术后功能方法，使其有充分的思想准备积极配合治疗，促进骨折愈合。

二、髋关节脱位

股骨头与髋臼构成的关节发生脱移位。

【诊断要点】

（一）髋关节后脱位

1. 临床表现：

（1）有明显的外伤史，多数由间接暴力引起，通常是下肢屈髋、屈膝90°，外力作用于膝部，或者外力作用于骨盆由后向前。

（2）髋部疼痛、肿胀、功能障碍。

（3）典型的畸形，患侧肢体缩短，髋关节处于屈曲、内收、内旋畸形。

（4）大转子向上脱位达到Nelation线上，患侧臀部隆起可以触及向后脱位的股骨头。

（5）可以合并坐骨神经损伤，约占15%。

（6）可以合并髋臼或者股骨头骨折。

2. 辅助检查：

（1）髋关节正、侧位X线片检查可以明确诊断，可见股骨头位于髋臼的外上方，斜位片有助于观察有无合并髋臼后缘骨折。

（2）必要时行CT，MRI检查，可以明确诊断有无骨折块及移位情况。

（二）髋关节前脱位

1. 临床表现：

（1）有明显的外伤史，多数以外力杠杆为主，通常是股骨突然遭受到强烈的外展外旋伤力。

（2）髋部疼痛、肿胀、髋关节完全丧失主动活动能力。

（3）典型的畸形，患侧肢体延长，闭孔型者髋关节处于外展、外旋、屈曲畸形。耻骨型，髂骨型者髋关节处于外展、外旋、伸直畸形。

（4）在闭孔或者腹股沟附近可以触及股骨头。

（5）可以合并股动脉或者静脉的压迫症状。

（6）很少合并髋臼或者股骨头骨折。

2. 辅助检查：

（1）髋关节正、侧位X线片检查可以明确诊断，可见股骨头位于闭孔内或者耻骨上支附近。

（2）必要时行CT，MRI检查，可以明确诊断有无骨折块及移位情况。

3. 髋关节检查方法：

（1）望诊：

1）外观：注意有无畸形、肿胀、窦道、瘢痕，臀肌有无挛缩等。

2）步态：有无跛行，步态是否均匀、稳定，有无摇摆、鸭步式蹒跚等。

①剪刀步态：见于脊髓伤病伴痉挛性截瘫，脑性瘫痪。②摇摆步态：见于双侧

髋关节先天性脱位、大骨节病。③跨阈步态：见于腓总神经损伤或麻痹、迟缓性截瘫。④跛行步态：见于一侧臀中肌麻痹、一侧先天性髋关节脱位，下肢骨关节疼痛或短缩。⑤间歇性跛行：见于腰椎管狭窄、短暂性脊髓缺血、下肢动脉慢性闭塞性病变。

（2）触诊：

1）压痛：腹股沟中点或臀部压痛-髋关节的病变；外侧大转子浅压痛-大转子滑囊炎。

2）包块：①臀部的骨性包块提示髋关节后脱位。②耻骨或闭孔部的异常骨性包块提示髋关节前脱位。③髂窝部，髋关节周围的软性包块可能提示脊柱结核、髋关节或大粗隆结核。④腹股沟区及股三角区软性包块提示疝或结核。

3）大粗隆部弹跳感：多见于弹响髋。

（3）动诊：

1）髋关节中立位：髋、膝伸直，髌骨向上，即为髋的中立位。

2）髋关节的活动度：屈曲：130°～140°；后伸：10°；伸髋位内旋：40°～50°；伸髋位外旋：30°～40°；屈髋位内旋：30°～40°；屈髋位外旋：40°～50°；外展：30°～45°；内收：20°～30°。

（4）量诊：

1）下肢相对长度：脐至内踝尖的距离。

2）下肢绝对长度：髂前上棘至内踝尖的距离。

3）正常下肢力线：由髂前上棘经髌骨中点止于踇趾与第二趾之间。

4）大腿周径：于髌骨上缘 10cm 处测量。

（5）特殊检查：

1）足跟叩击试验：直腿抬高，用拳叩击足跟，髋部疼痛为阳性。提示髋关节负重部位关节面的破坏，且为晚期。

2）屈氏（Trendelenburg）试验：裸露臀部，两下肢交替持重和抬高，抬腿侧骨盆不上升反而下降，为阳性。提示：①持重侧不稳，臀中肌，臀小肌麻痹和松弛。②骨盆与股骨之间的支持性不稳，如先天性髋脱位，股骨颈骨折。

3）Thomas 征：患者仰卧，大腿伸直，则腰部前凸；屈曲健侧髋关节，迫使脊椎代偿性前凸消失，则患侧大腿被迫抬起，不能接触床面。提示：①腰椎疾病，如结核、腰大肌流注脓肿等。②髋关节疾病：如髋关节结核、增生性关节炎、骨性强直等。

4）Allis 征：患者仰卧，屈髋屈膝，两足平行置于床面，比较两膝高度。不等高为阳性，提示较低一侧股骨或胫骨短缩，或髋关节后脱位。

5）Dupuytren（望远镜）征：患者仰卧，检查者一手握膝，一手固定骨盆，上下推动股骨干，若觉察有抽动和音响即为阳性，提示小儿先天性髋脱位。

6）髂胫束试验（Ober 征）：患者健侧卧位，健侧屈髋屈膝。检查者一手固定骨盆，一手握踝，屈患髋膝达 90°后，外展大腿并伸直患膝，大腿不能自然下落，并可于大腿外侧触及条索样物；或患侧主动内收，足尖不能触及床面，则为阳性，提示髂胫束挛缩。

7）Ortolani 征：仰卧，双髋外展，两腿分开，患侧膝关节不能接触床面；如能，则先有一滑动声响，提示小儿先天性髋脱位。

8）髂坐线（Nelaton）线：患者侧卧，髂前上棘到坐骨结节的连线通过大转子的最高点；否则为阳性，提示髋关节脱位或股骨颈骨折。

9）大粗隆髂前上棘连线（Shoemaker 线）：左右大转子的顶点与同侧的髂前上棘作连线，其延长线相交于腹正中线上。若患侧大转子上移，则两线交于中线旁的健侧。

10）髂股三角（Bryant 三角）：患者仰卧位，自髂前上棘向床面作垂线，测大转子与此垂线的最短距离。连接大转子与髂前上棘，构成直角三角形。

【鉴别诊断】

因髋关节的解剖结构稳定，脱位常需强大外力，因此脱位时多合并其他部位损伤，出因此易被漏诊、误诊。而单纯髋关节脱位漏诊、误诊者虽少有报告，临床上常需与股骨颈骨折鉴别，前者髋关节弹性固定，往往可触及脱位的股骨头；后者髋关节可部分活动，X 线片可以明确诊断。

【治疗方案】

（一）髋关节后脱位

1. 保守治疗：新鲜髋关节后脱位，应该立即行手法复位，即使合并髋臼或者股骨头骨折，也应该立即整复。Allis 法一般不需要麻醉，如果复位困难也可以在麻醉下进行。复位时患者仰卧于低平板床上或者地上，助手固定骨盆，术者一手握住患侧踝部，另一前臂屈曲肘关节套住腘窝，徐徐屈髋屈膝 90°，在腘窝部沿股骨长轴牵引，同时用力下压小腿，并且向内外轻轻旋转股骨，即可复位。复位成功后用皮肤牵引下肢于髋关节伸直、轻度外展位，3~4 周后扶拐下地，2~3 个月后开始负重。合并小骨折片，复位良好，牵引可以延长至 4~6 周。

2. 手术治疗：

适应证：①手法复位失败，或者复位不稳定。②伴有髋臼后唇大块移位或者不稳定骨折，尤其位于髋臼顶部负重区者。

（二）髋关节前脱位

1. 保守治疗：新鲜髋关节前脱位，应该尽快行手法复位。一般不需要麻醉，如果复位困难也可以在麻醉下进行。复位时患者仰卧于低平板床上或者地上，助手固定骨盆，另一助手握住小腿，屈膝 90°，徐徐增加髋部外展、外旋及屈曲，并且向外方引，术者站在对侧，一手把住大腿上部向外下按压，另一手用力将股骨头向髋臼内推进，同时牵引下内收患肢，当感到股骨头进入髋臼的弹响时表明已经复位。复位成功后用皮肤牵引下肢于髋关节伸直、轻度外展位，3~4 周后扶拐下地，2~3 个月后开始负重。合并小骨折片，复位良好，牵引可以延长至 4~6 周。

2. 手术治疗：

适应证：①手法复位失败，或者复位不稳定。②脱位时间在 3~12 个月者。

【临床经验】

（一）病情观察与诊断方面

构成髋关节的髋臼与股骨头两者形态上紧密配合，是一种典型的杵臼关节，周围又有坚强的韧带与强壮的肌群，因此只有强大的暴力才会引起髋关节脱位（dislocation of the hip joint）。在车祸中，暴力往往是高速和高能量的，为此多发性创伤并不少见。

（二）治疗方面

髋关节脱位复位时需肌肉松弛，必须在全身麻醉或椎管内麻醉下行手法复位。复位宜早，最初 24~48 小时是复位的黄金时期，应尽可能在 24 小时内复位完毕，48~72 小时后再行复位十分困难，并发症增多，关节功能亦明显减退。

（三）医患沟通方面

医师应做好健康宣教，在固定期间即应开始肌锻炼，嘱患者第一周时：作股回头肌收缩动作，并活动踝关节。解除固定后作髋关节直腿抬高和外旋运动活动。可用中药熏洗浸泡作为辅助治疗；物理治疗也有很大好处。强力的手法按摩或过度的被动活动可以加重关节周围软组织损伤，形成血肿，演变为骨化性肌炎，使关节丧失功能。

二、股骨粗隆间骨折

股骨粗隆间骨折是指股骨颈基底部至小粗隆水平间的骨折。

【诊断要点】

（一）临床诊断

外伤史多见于老年人。骨折极少不愈合，但是容易发生畸形。

（二）临床表现

1. 髋部疼痛，不能行走，下肢短缩。

2. 患侧大粗隆升高，局部肿胀，压痛明显。

（三）辅助检查

X 线片可以明确诊断。

【鉴别诊断】

根据 X 线片和临床症状需与股骨颈骨折相鉴别。

【治疗方案】

治疗应该根据骨折类型、移位情况、年龄与全身情况而定。

（一）非手术治疗

皮肤或骨牵引治疗，适用无移位患者，牵引 8 周。

（二）手术治疗

髓内针内固定术。

（三）髓内针的应用

由于髓内针应用日益普及，所以本节介绍髓内针的相关知识。

1. 常用髓内针的种类：

（1）梅花形髓内针：断面呈梅花形，固定牢靠，可早期进行功能锻炼。

（2）带锁髓内针：指行髓内针固定骨折后，通过髓内针近端和/或远端的孔用螺钉固定。当髓内针两端同时用螺钉固定时，可阻止两端顺针滑动，获得旋转稳定性，称为静力性固定；骨折行髓内针静力性固定 6～12 周，骨愈合充分，达到暂时性稳定时，可将一端的螺钉去除，使骨者端加压，促进骨愈合，称为动力性固定。

（3）弹性髓内针：包括 Rush 针和 Ender 针，插入直髓腔后，对骨折断端起到三点固定，并通过肌肉收缩和早期负重，使骨折断端相互嵌插，稳定骨折。

2. 髓内针固定的适应证：

（1）长管状骨髓腔峡部的横行、短斜形或螺旋形骨折。

（2）一骨的多处骨折。

（3）骨折延迟愈合、不愈合或畸形愈合。

（4）病理性骨折。

（5）Paget 病、骨发育不全等疾病所致的长骨畸形。

（6）长管状骨良性肿瘤或骨折伴有大量骨缺损须植骨者。

3. 髓内针固定的注意事项：

（1）选择合适的髓内针：髓内针的长度和宽度应与所要固定的长骨骨髓腔的长度和峡部的宽度相匹配。不同的骨所选髓内针的长度和宽度计算如下：①股骨：为测量健侧大粗隆至股骨外髁的长度，减去 4～5cm。②肱骨：为肩峰至尺骨鹰嘴的距离减去 4～5cm。③胫骨：为胫骨结节至内踝的长度，减去 2～4cm。④桡骨：为桡骨小头至桡骨茎突的距离，减去 4～5cm。⑤尺骨：为尺骨鹰嘴至尺骨茎突的距离，减去 2～4cm。⑥髓内针的宽度一般要比 X 线片的髓腔宽度窄 2mm 或按 10：8 的比例计算。

（2）尽可能地选用粗针和带锁针，以增加强度和抗旋转能力。

（3）尽可能采用闭合穿针。

（4）留在骨外的针尾的长度在不影响拔针的情况下越短越好，一般留置 1cm 左右。

（5）年老、严重的骨质疏松和年幼的患者不宜使用髓内针固定。

（6）开放性骨折不应选用髓内针固定。

【临床经验】

（一）病情观察方面

下肢呈外旋畸形，肢体短缩比股骨颈骨折明显。

（二）诊断方面

首先应当明确股骨粗隆间的解剖，股骨上端上外侧为大转子，下内侧为小转子。在大转子、小转子及转子间均为松质骨。转子间处于股骨干与股骨颈的交界处，是承受剪式应力最大的部位。由于力线分布的特殊性，在股骨颈、干连接的内后方，形成致密的纵形骨板，称为股骨矩。板状面稍呈弧形，沿小转子的前外侧垂直向上，上极与股骨颈后侧骨皮质融合，下极与小转子下方的股骨干后内侧骨皮质融合，前缘与股骨上端前内侧骨皮质相连，后缘在股骨上端外后侧相连。股骨矩的存在决定了转子间骨折的稳定性。结合 X 光片容易得出诊断。

（三）治疗方面

持续的骨牵引治疗的死亡率和髋内翻发生率较高，应尽量避免使用。明确骨折的分型有助于判断预后，骨折后股骨矩的完整性未受到破坏，为稳定性骨折；股骨矩不完整，为不稳定型骨折。转子间骨折有多种分类方法。参照 Tronz 和 Evans 的分类方法，可将转子间骨折分为五型：Ⅰ型：为单纯转子间骨折，骨折线由外上斜向下内，无移位；Ⅱ型：在Ⅰ型的基础上发生移位，合并小转子撕脱骨折，但股骨矩完整；Ⅲ型：合并小转子骨折，骨折累及股骨矩，有移位，常伴有转子间后部骨折；Ⅳ型：伴有大、小转子粉碎骨折，可出现股骨颈和大转子冠状面的爆裂骨折；Ⅴ型：为反转子间骨折，骨折线由内上斜向下外，可伴有小转子骨折，股骨矩破坏。

（四）医患沟通方面

1. 医务人员应加强与患者沟通，需要与患者及家属交代清楚。粗隆间骨折往往为高龄患者，容易引起褥疮、肺炎等并发症，致死率和致残率很高。

2. 医务人员应加强评估健康宣教，详细告诉患者治疗效果及术后功能方法，使其有充分的思想准备积极配合治疗，并积极抗骨质疏松治疗，促进骨折愈合，防止发生再骨折。

四、股骨干骨折

股骨干骨折是指转子下、股骨髁上这一段骨干的骨折。

【诊断要点】

（一）临床诊断

有明确外伤史，多为暴力所致，出血量较大，按骨折线不同可以分为横行、斜行、螺旋、粉碎和青枝骨折。

（二）临床表现

1. 患肢疼痛，肿胀，畸形，股骨有异常活动。

2. 患侧大粗隆升高，局部肿胀，压痛明显。

（三）辅助检查

X线片可以明确骨折部位和类型。可以分为上、中、下 1/3 骨折。

【鉴别诊断】

注意检查髋关节及膝关节情况，以免漏诊这些部位同时存在的损伤，如髋关节脱位、股骨颈骨折，股骨髁骨折及韧带损伤。

【治疗方案】

治疗应该根据骨折类型、移位情况、年龄与全身情况而定。

（一）急救处理

治疗合并伤和防治休克。

（二）儿童股骨干骨折

儿童股骨干骨折以非手术治疗为主，可以行夹板固定或牵引。

（三）成人股骨干骨折

1. 非手术治疗：可以行骨牵引或闭合复位外固定。

2. 手术治疗：切开复位，髓内钉或钢板内固定。

3. 股骨干骨折患者常发生脂肪栓塞综合征，其特点：

（1）脂肪栓塞综合征（FES）临床表现差异很大，可分为三种类型，即暴发型、完全型（典型症群）和不完全型（部分症状群，亚临床型）。不完全型又可分为纯肺型、纯脑型、兼有肺型和脑型两种症者。发病时间可自伤后数小时至 1 周。①暴发型：伤后短暂清醒，后又很快发生昏迷，谵妄等脑部症状，于 1～3 天内死亡。②完全型（典型症群）：伤后经过 12～24 小时清醒期后，出现发热、脉快、呼吸道症状（呼吸快、啰音和咳脂痰）和脑部症状（意识障碍、嗜睡、朦胧或昏迷），症状迅速加重，皮肤可见出血斑。③不完全型（部分症状群）：缺乏典型症状或无症状，不注意时易被忽略。其又可分为四型：无呼吸道症状者：脑部症状轻微，仅有发热、心动过速及皮肤出血点。无脑部症状者：主要为呼吸困难、低氧血症、发热、心动过速及皮肤出血点等。无明显脑及呼吸道症状者：主要为皮肤出血点、发热及心动过速等。无皮肤出血点者：最不易确诊。

（2）诊断标准：

主要标准：①皮下出血：伤后 2～3 天，于双肩部、锁骨上、前胸及腹部可见皮下出血斑。成批出现，迅速消失，反复发生。②呼吸道症状：表现为呼吸困难、咳嗽、咳痰（痰中带血）。典型 X 线可见全肺出现暴风雪状阴影，并常有右心负荷量增加的影像。③脑部症状：表现为头痛、不安、失眠、兴奋、谵妄、错乱、嗜睡、昏迷、痉挛及尿失禁等症状。

次要标准：①动脉血氧分压降低：一般在 8.0kPa（60mmHg）以下则表示有低血氧，有诊断意义。②血红蛋白下降（100g/L 以下）。

参考标准：①心动过速：脉搏大于 120 次/min。②高热：体温超过 38℃以上。③尿少及尿中出现脂肪滴。④血小板减少。⑤红细胞沉降率快：红细胞沉降率超过 70mm/h 有诊断意义。⑥血脂肪酶上升：自伤后 3～4 天开始，7～8天达到高峰。⑦血中游离脂肪。

诊断：凡是临床症状有主要标准两项以上或主要标准只有一项，而次要标准或参考标准在四项以上者，可以确诊。

【临床经验】

（一）病情观察

骨折后出血较多，肢体肿胀明显，开放性骨折液体量丢失多，常导致低血容量休克。X 线检查应包括其近端的髋关节和远端的膝关节。

（二）诊断方面

明确解剖的相关知识有助于股骨骨折的诊断，股骨干是人体最粗、最长、承受应力最大的管状骨。全股骨的抗弯强度与铸铁相近似，弹性比铸铁更好。由于股骨的解剖及生物力学特点，需遭受强大暴力才能发生股骨干骨折，同时也使骨折后的愈合与重塑时间延长。股骨干有轻度向前外的弧度。股骨干后面有股骨嵴，为股后部肌附着处。股骨干骨折可分为上 1/3、中 1/3 和下 1/3 骨折。各部位由于所附着的肌起止点的牵拉而出现典型的移位。在上 1/3 骨折，由于髂腰肌、臀中、小肌和外旋肌的牵拉，使近折端向前、外及外旋方向移位；远折端则由于内收肌的牵拉而向内、后方向移位；由于股四头肌、阔筋膜张肌及内收肌的共同作用而向近端移位。股骨干中 1/3 骨折后，由于内收肌群的牵拉，使骨折向外成角。下 1/3 骨折后，远折端由于腓肠肌的牵拉以及肢体的重力作用而向后方移位，又由于股前、外、内的肌牵拉的合力，使近折端向前上移位，形成短缩畸形。股骨干骨折移位的方向除受肌牵拉的影响外，与暴力作用的方向、大小、肢体所处的位置、急救搬运过程等诸多因素有关。

（三）治疗方面

儿童愈合及塑性能力强可采用牵引治疗。成人多采用骨外固定器或手术内固定，髓内固定或钢板内固定。切开复位时，常以股骨嵴作为复位的标志。股骨干血运丰富，一旦骨折，不仅营养血管破裂出血，周围肌肉肌支也常被撕破出血，常因失血量大而出现休克前期甚至休克期的临床表现。股四头肌是膝关节屈伸活动的重要结构。导致股骨干骨折的暴力同时也使周围肌、筋膜损伤，再加上出血后血肿机化、粘连，骨折的固定等，使肌功能发生障碍，从而导致膝关节活动受限。

（四）医患沟通方面

医务人员应加强与患者沟通，需要向患者及家属交代清楚。医务人员应加强评估健康宣教，详细告诉患者治疗效果及术后功能方法，使其有充分的思想准备积极配合治疗，促进骨折愈合。

五、股骨髁部骨折

股骨髁部发生的骨折通常为直接外力或间接外力所致，分为单髁和双髁骨折。

【诊断要点】

（一）临床诊断

有明确外伤史。

（二）临床表现

1. 膝部疼痛，肿胀，活动障碍。

2. 有时合并半月板和韧带损伤。

（三）辅助检查

X 线片可以明确骨折部位和类型。

【鉴别诊断】

应注意伴发的髋部骨折和脱位，膝关节韧带损伤和胫骨平台骨折。

【治疗方案】

无移位或者轻度移位患者可以行骨牵引或石膏固定 4～6 周。明显移位的单髁骨折首先手法复位，如困难可以切开复位，内固定。而对于移位的髁间骨折常需要切开复位内固定。

【临床经验】

（一）病情观察方面

严重的股骨远端骨折特别是合并血管损伤者，须严密观察病情变化。

（二）诊断方面

结合 X 光片和 CT 对于诊断并不困难。

（三）治疗方面

股骨髁部骨折的治疗历来是个难题，这些骨折通常是不稳定的粉碎性骨折，多发生于老年人或多发伤者，治疗相对复杂。

（四）医患沟通方面

为了膝关节获得好的治疗效果，早期活动至关重要。

六、髌骨骨折

髌骨骨折是指髌骨的完整性和连续性中断，通常为直接外力或间接外力所致。

【诊断要点】

（一）临床诊断

有外伤史或剧烈运动史。

（二）临床表现

1. 膝部疼痛，肿胀，不能主动伸膝。

2. 有时可以触及髌骨断端。

（三）辅助检查

正侧位 X 线片可以明确骨折类型。

【鉴别诊断】

1. 临床上怀疑有髌骨骨折而 X 线片阴性者。还应考虑有股四头肌骨附着部或髌韧带的髌骨附着部损伤的可能。这两类损伤可以不带有骨折片。但局部应有显著的压痛，伸膝困难。

2. 在鉴别诊断中应注意除外二分髌骨。它多位于髌骨外上极，位于外缘及下缘者少见。副髌骨与主髌骨之间的间隙较整齐，临床上局部无压痛。但如有髌骨的应力骨折则与副髌骨或其损伤较难区别。

【治疗方案】

无移位或者轻度移位患者可以行石膏固定 4 周。明显移位（大于 10mm）的骨折可以切开复位，钢丝或张力带内固定。而对于严重的粉碎骨折可以行髌骨部分或全切除术。髌骨骨折手术时经常应用止血带。

（一）适应证

1. 四肢大血管出血，经局部加压包扎仍不能控制出血者。

2. 四肢手术，为使术野清晰，减少出血，缩短手术时间者。

（二）禁忌证

1. 有血管疾病者，如动脉硬化、血栓性闭塞性脉管炎、淋巴管炎等。

2. 患肢有骨筋膜室综合征等血循环障碍者。

3. 患肢为恶性肿瘤、感染或坏疽者，不宜应用；若必须用时，可以抬高患肢 5 分钟代替驱血，再上止血带。

4. 婴幼儿和明显消瘦者慎用。

（三）止血带的种类

1. 气囊止血带：骨科手术最常应用。

2. 弹性橡皮管、橡皮筋止血带：一般在紧急情况下应用。

3. 三角巾、宽布带或毛巾在院外抢救时应用。

（四）止血带的使用方法和注意事项

1. 安放部位：上臂为上 1/3，前臂为肘下三横指处，手指根部，大腿为上 1/3 段，小腿应在腓骨头下等。首先应在绑扎止血带的部位垫衬垫，以免造成局部压迫坏死。

2. 驱血：四肢手术在止血带充气前驱血，抬高患肢，用消毒橡皮胶带驱血，从指（趾）端向近心端紧紧绑绕肢体，直至距止血带1～2cm为止。

3. 止血带充气：压力：在成人，上肢为33.25～39.9kPa（250～300mmHg），下肢为66.5～79.8kPa（500～600mmHg）。在儿童，上肢为19.99～26.66kPa（150～200mmHg），下肢为26.66～33.25kPa（200～250mmHg）。

4. 记录：详细记录止血带的时间和压力，一般止血带不应超过1小时，若手术时间长，则在1小时应彻底放松止血带5～10分钟后再行止血带充气加压。

5. 放松止血带时应缓慢放气。

（五）应用止血带的并发症

1. 局部压迫性坏死，因止血带压力过大、止血带过窄造成。

2. 肢体循环障碍及缺血性肌挛缩，因止血带时间过长所致。

3. 主要神经损伤，因止血带时间过长引起。

4. 止血带反应：包括血压升高、躁动不定等，因止血带时间过长所致。

【临床经验】

（一）病情观察方面

需注意是否合并开放性外伤。

（二）诊断方面

诊断相对容易，髌骨是人体最大的籽骨。前方有股四头肌腱膜覆盖，并向下延伸形成髌韧带，止于胫骨结节。两侧为髌旁腱膜。后面为关节软骨面，与股骨髌面形成髌股关节。髌骨与其周围的韧带、腱膜共同形成伸膝装置，是下肢活动中十分重要的结构。髌前肿胀明显，关节腔积液，伸膝障碍，结合X线诊断明确。

（三）治疗方面

尽可能保留髌骨，做到解剖复位，保持关节面的平整。髌骨在膝关节活动中有重要的生物力学功能。若髌骨被切除，髌韧带更贴近膝的活动中心，使伸膝的杠杆臂缩短，这样，股四头肌需要比正常多30%的肌力才能伸膝，在多数患者，尤其是老年人不能承受这种力，因此，髌骨骨折后，应尽可能恢复其完整性。

（四）医患沟通方面

医务人员应加强评估健康宣教，详细告诉患者治疗效果及术后功能方法，使其有充分的思想准备积极配合治疗，促进骨折愈合。

七、胫骨平台骨折

胫骨平台部位发生的骨折，多见于外翻应力导致的外侧平台骨折，常伴有韧带和半月板损伤。

【诊断要点】

（一）临床诊断

有外伤史。

（二）临床表现

1. 膝部疼痛，肿胀，活动受限，关节内积液。

2. 有时可以伴有韧带和半月板损伤。

（三）辅助检查

X线片可以明确骨折类型和部位。

【鉴别诊断】

CT或MRI检查将可详细了解各骨折块的相互关系和移位情况，是否合并半月板损伤和交叉韧带断裂。

【治疗方案】

治疗主要是恢复胫骨平台关节面的平整，纠正关节内、外翻畸形。

（一）非手术治疗

无移位或者轻度移位（小于5mm）患者可以行长腿石膏或夹板固定4～6周。也可以行牵引治疗。

（二）手术治疗

明显移位（大于5mm）的骨折可以切开撬拨复位，钢板螺丝钉内固定。同时处理韧带和半月板损伤，纠正畸形。

【临床经验】

（一）病情观察方面

应了解完整的病史，包括确切的受伤机制、患者的全身健康状况、年龄及对身体和经济方面的要求等，发现有无伴发的韧带损伤、血管神经伤、骨筋膜综合征等其他损伤。

（二）诊断方面

为评估骨折情况，需正侧位X线片及CT检查，熟悉解剖，胫骨上端与股骨下端形成膝关节。与股骨下端接触的面为胫骨平台，有两个微凹的凹面，并有内侧或外侧半月板增强凹面，与股骨髁的相对面形成运动轨迹，并增加膝关节的稳定性。胫骨平台是膝的重要负荷结构，一旦发生骨折，使内、外平台受力不均，将产生骨关节炎改变。由于胫骨平台内外侧分别有内、外侧副韧带，平台中央有胫骨粗隆，其上有交叉韧带附着，当胫骨平台骨折时，常发生韧带及半月板的损伤。

（三）治疗方面

胫骨近端关节骨折的治疗目的包括恢复关节的外形轮廓、轴向对线、稳定性及其活动功能等。

（四）医患沟通方面

医务人员应加强评估健康宣教，详细告诉患者治疗效果及术后功能方法，使其有充分的思想准备积极配合治疗，促进骨折愈合。

八、胫腓骨骨折

胫腓骨的骨折为胫腓骨完整性和连续性中断，在全身骨折中最为常见。

【诊断要点】

胫腓骨位置表浅，局部症状明显，加上 X 线检查，诊断并不困难。但应注意骨折的合并症，仔细检查软组织损伤程度，及时发现症状，及时处理。

（一）临床诊断

1. 胫腓骨骨折局部疼痛，肿胀，畸形较显著，表现成角和重叠移位。10 岁以下儿童尤为多见。其中以胫骨干单骨折最多，胫腓骨干双骨折次之，腓骨干单骨折最少，多为直接暴力或间接暴力损伤。

2. 注意是否伴有腓总神经损伤，胫前、胫后动脉损伤，胫前区和腓肠肌区张力是否增加。往往骨折引起的并发症所产生的后果更严重。

（二）影像学诊断

在临床上，一旦怀疑有胫腓骨骨折，就要拍摄小腿正侧位的 X 线片，X 线片应包括膝、踝两个关节，防止漏诊。

【鉴别诊断】

诊断骨折同时，重视软组织损伤的程度，更要注意有无神经血管损伤，尤其注意有无胫前动脉、胫后动脉以及腓总神经的损伤；还要注意小腿软组织的肿胀程度，有无小腿筋膜室的变化。

【治疗方案】

（一）治疗原则

小腿骨折治疗的主要目的是恢复小腿长度，对线和持重功能。

1. 非手术治疗：无移位或者轻度移位的稳定型患者可以行长腿石膏或夹板固定 4 周，膝关节维持在 15°～20°屈曲。

2. 手术治疗：不稳定明显移位的骨折可以切开复位，钢板螺丝钉或髓内针内固定。严重开放性外伤行外固定架治疗。

3. 胫腓骨骨折容易发生骨筋膜室综合征和挤压综合征，尤其在地震伤或大型灾难现场。

（二）骨筋膜室综合征

骨筋膜室综合征是指肢体创伤后发生在四肢特定的骨筋膜室内的进行性病变，即由于间隙内容物的增加，压力增高，致间隙内容物主要是肌肉与神经干发生进行性缺血坏死。

1. 病因：

(1) 肢体挤压伤。

(2) 肢体血管损伤。

(3) 肢体骨折内出血。

(4) 石膏或夹板固定不当。

(5) 髂腰肌出血。

2. 临床表现：

(1) 骨筋膜室综合征在上肢最好发于前臂掌侧及背侧筋膜室；下肢好发于胫后深筋膜室及胫前筋膜室，其次为胫后浅筋膜室。

(2) 疼痛及活动障碍，为最早出现的症状，疼痛呈进行性加重。

(3) 肿胀、压痛及肌肉被动牵拉痛，肢体肿胀是最早出现的体征。

(4) 筋膜室内神经传导功能障碍，表现为所支配的肢体末端的感觉减退、肌力减弱。

(5) 晚期体征主要有肢体挛缩畸形及神经干损伤。

(6) Whiteside 法测定筋膜室内压力超过 1.3kPa（10mmHg），甚至达到并超过 4.0kPa（30mmHg），此时已具备切开减压之指征。

3. 诊断依据：

(1) 患肢挤压伤史。

(2) 骨筋膜室触之张力增高，明显压痛。

(3) 肌肉活动障碍，前臂表现为手指伸屈障碍，小腿表现为足趾背屈及跖屈障碍

(4) 骨筋膜室内的肌肉被动牵拉痛。

(5) 骨筋膜室内的神经干功能障碍，感觉障碍早于运动障碍。

(6) 具备上述第2、第3、第4三项，即可确定诊断。

4. 治疗方法：

(1) 非手术治疗：

1) 适应证：①肢体明显肿胀、压痛。②皮肤有张力性水疱。③肌肉被动牵拉痛。④Whiteside 法测定筋膜室内压力＜4.0kPa（30mmHg）。

2) 制动，抬高患肢。

3) 先以 20%甘露醇注射液 250mL 静脉快速输入。2 小时后再次输入一次，两次之间及通道以缓慢输液维持。

(2) 手术治疗：

适应证：①肢体明显肿胀与疼痛。②该筋膜室张力大、压痛。③该组肌肉被动牵拉疼痛。④有或无神经功能障碍体征。⑤Whiteside 法测定筋膜室内压力＞4.0kPa（30mmHg）。

手术方法：要求手术切开筋膜应达到肿胀肌组的全长，切开不彻底，减压不充分是疗效不好的主要原因。①上臂前侧沿肱二头肌长轴，背侧沿肱三头肌长轴作纵行或 S 型切口。②前臂掌侧或背侧均取正中纵行或 S 型切口。③大腿

383

前侧于股四头肌上，后侧于股二头肌内侧，内侧于内收肌上，也可沿外侧纵切开。④小腿前侧沿胫前肌群，外侧在腓骨肌，后侧浅层经内侧切口于腓肠肌上，深层将腓肠肌与比目鱼肌向后牵开后做胫骨后内侧缘切开。

术后处理：①术后 3～4 天之内，如敷料未湿透，则不需更换；如已湿透，则应在无菌条件下更换敷料。②术后 4 天，如已消肿，可自切口两端开始沿其中间缝合伤口。③或待到 10～12 天再次缝合或植皮消灭创面。

【临床经验】

（一）病情观察与诊断方面

胫骨位置表浅，局部症状明显，加上 X 线检查，诊断并不困难。

1. 有些应力骨折会造成诊断上的错误，应力骨折有时应有骨膜反应，在骨折处有很细的透亮区。

2. 胫腓骨骨折的直接合并神经损伤很少见，只是腓骨颈骨折容易合并腓总神经损伤。

3. 胫骨上端骨折发生血管损伤可能性较大，无论什么部位的胫腓骨骨折的患者，必须检查足背动脉和胫后动脉有无搏动，此外还要检查其他有关血运的体征。

（二）治疗方面

1. 必须对骨折断端的成角畸形与旋转移位及肢体缩短应予完全纠正，从而避免影响膝踝关节的负重功能。

2. 固定后，应指导其作踝关节的背屈活动及股四头肌收缩锻炼。

（三）医患沟通方面

1. 医务人员应加强与患者沟通，应值得提出的是因为胫骨干下 1/3 外侧穿入有营养血管，如果此处骨折伤及营养血管，可能造成骨折延迟愈合、不愈合，而且，开放性胫腓骨骨折，由于污染较重等原因，可造成感染引起骨髓炎，治疗周期较长，需要与患者及家属交代清楚。

2. 医务人员应加强评估健康宣教，详细告诉患者治疗效果及术后功能方法，使其有充分的思想准备积极配合治疗，促进骨折愈合。

九、腓骨疲劳骨折

腓骨骨折是指腓骨的完整性和连续性中断。

【诊断要点】

（一）临床表现

1. 有运动或长途行走史，多见于运动员，战士和长途行走者，多见踝关节上部。

2. 小腿酸疼，休息后可好转，运动后加剧。

3. 局部肿胀，压痛，有时出现硬性隆起。

（二）辅助检查

X线片出现改变较晚，一般在2周后出现。

【鉴别诊断】

注意是否为病理性骨折。

【治疗方案】

多无移位，确诊后停止运动，患肢休息。症状明显时，可用石膏托固定。

【临床经验】

在临床工作中，需早期发现并诊断腓骨疲劳骨折并作出正确的治疗。

十、踝关节骨折

踝关节部位发生的骨折。可分为单踝骨折、双踝骨折或三踝骨折。

【诊断要点】

（一）临床表现

1. 有外伤史，青壮年易发生，可合并韧带损伤和脱位。

2. 踝部疼痛，肿胀，有时可有畸形，功能障碍。

3. 压痛或有时有脱位临床表现。

4. 踝部骨折的分类方法很多，但从临床应用角度，将Davls-Weber和Lange-Hanson分类法结合的分类方法更为实用。

（1）Ⅰ型内翻内收型：当踝关节在极度内翻位受伤时（旋后）。暴力作用通过外侧副韧带传导至外踝，引起胫腓下韧带平面以下的外踝骨折。若暴力作用并未因外踝骨折而衰减，继续传导至距骨，使其撞击内踝，引起内踝自下而上的斜形骨折。

（2）Ⅱ型分为两个亚型：①外翻外展型：踝关节遭受间接暴力，在极度外翻位受伤，或重物打击外踝，使踝关节极度外翻，暴力经内侧副韧带传导，牵拉内踝而发生骨折。若暴力作用继续传导，距骨极度外翻撞击外踝和后踝，使外踝发生由下而斜向上外的斜形骨折，并同时发生后踝骨折，骨折多在胫腓下韧带平面。②内翻外旋型：暴力作用于外踝，首先导致外踝粉碎性骨折和后踝骨折，但胫腓下韧带完整。暴力继续传导，踝外旋力量使内侧副韧带牵拉内踝，导致内踝撕脱骨折。Ⅱ型骨折均为三踝骨折。胫腓下韧带完整，不发生踝关节脱位是此型骨折的特征。

（3）Ⅲ型外翻外旋型：踝关节遭受外翻（旋前）暴力时，使内侧副韧带紧张，导致内踝撕脱骨折。若暴力作用不衰减，使距骨撞击外踝，导致胫腓下韧带断裂，发生胫腓下关节分离。若暴力继续作用，经胫腓骨间膜传导，引起胫腓下韧带平面以上腓骨的斜形或粉碎形骨折，有时暴力传导可达腓骨上端，发生高位腓骨骨折，临床上常因对这种损伤机制认识不足而漏诊。

（4）垂直压缩型（Pilon 骨折）：常为高处跌落时胫骨下端受距骨垂直方向的压力，导致塌陷型骨折。根据受伤时踝及足所处的位置不同，压缩重点部位可在胫骨下端的前缘、中部及后缘。中心部位压缩常同时伴有腓骨下端的粉碎性骨折或斜形骨折。

（二）辅助检查

X 线片可以明确骨折类型。

【鉴别诊断】

注意是否合并骨折脱位、韧带损伤。

【治疗方案】

（一）非手术治疗

1. 无移位的患者可以行小腿石膏或"U"形石膏固定 2 周，肿胀消退后更换石膏，4 周后锻炼关节活动。

2. 有移位骨折可以闭合复位，石膏固定，若后踝骨折片超过关节面的 1/3，可以首先牵引复位，石膏固定 6～8 周。

（二）手术治疗

闭合复位失败或不稳定明显移位以及关节内有游离骨折块者，切开复位内固定，要求解剖复位。

1. Ⅰ型骨折为双踝骨折，为恢复韧带的张力，一般均应行切开复位，松质骨螺钉内固定 8～12 周，或用高分子材料制成的可吸收螺钉固定。

2. Ⅱ型骨折为三踝骨折，内踝骨折采用松质骨螺钉或可吸收螺钉内固定，外踝骨折常需用钢板固定。影响胫骨 1/4～1/3 关节面的后踝骨折也需用松质骨螺钉或可吸收螺钉内固定。

3. Ⅲ型骨折除需对内踝行切开复位、内固定外，外踝或腓骨骨折也应行钢板螺钉内固定，固定腓骨是保证胫腓下端稳定性的重要方法。

4. 垂直压缩性骨折多需切开复位内固定或外固定架固定，并应将压缩塌陷部位复位后遗留之空隙用松质骨或人工骨充填，以恢复其承重强度。

【临床经验】

（一）病情观察方面

应了解完整的病史，包括确切的受伤机制、患者的全身健康状况、年龄及对身体和经济方面的要求等，发现有无伴发的韧带损伤、血管神经伤。

（二）诊断方面

为评估骨折情况，需正侧位、斜位 X 线片及 CT 检查，熟悉解剖，踝关节由胫骨远端、腓骨远端和距骨体构成。胫骨远端内侧突出部分为内踝，后缘呈唇状突起为后踝，腓骨远端突出部分为外踝。外踝与内踝不在同一冠状面上，较内踝略偏后，外踝远端较内踝远端和后方低 1cm 左右。由内踝、外踝和胫骨下端关节面构成踝穴，包容距骨体。距骨体前方较宽，后方略窄，使踝关节背屈时，距骨体与踝穴适应性好，踝关节较稳定；在跖屈时，使距骨体与踝穴的间隙增大，因而活动度亦增大，使踝关节相对不稳定，这是踝关节在跖屈位容易发生骨折的解剖因素。与踝穴共同构成关节的距骨滑车其关节面约有 2/3 与胫骨下端关节面接触，是人体负重的主要关节之一。

（三）治疗方面

治疗目的包括恢复关节的外形轮廓、轴向对线、稳定性及其活动功能等。在负重中期，关节面承受的压应力约为体重的 2 倍；在负重后期则可达 5 倍，这也是踝关节容易受伤、发生退变性关节炎的原因之一。

（四）医患沟通方面

医务人员应加强评估健康宣教，详细告诉患者治疗效果及术后功能方法，使其有充分的思想准备积极配合治疗，促进骨折愈合。

十一、跟骨骨折

跟骨发生骨折，主要为压缩力量导致，少数因为撕脱或扭转外力引起。

【诊断要点】

（一）临床表现

1. 有外伤史。足跟部疼痛，肿胀，不能站立、行走。

2. 压痛明显。

（二）辅助检查

正侧位和斜位以及轴位 X 线片可以明确骨折类型。

【鉴别诊断】

跟骨骨折患者中 10％合并脊柱损伤，多发生于腰椎，约 10％患者发生足筋膜间隙综合征需注意鉴别诊断。

【治疗方案】

1. 未波及跟距关节的骨折，患者可以行加压包扎或跟骨结节骨牵引，手法整复，长腿石膏固定 6 周。

2. 波及跟距关节的骨折，闭合复位失败，切开复位，将塌陷关节面撬起，自体松质骨填塞，钢钉内固定。石膏固定 4～6 周。

【临床经验】

（一）病情观察与诊断方面

跟骨是足骨中最大的骨，以松质骨为主，呈长而略有弓形。跟骨后端为足弓的着力点之一。跟骨与距骨形成距跟关节。跟骨的载距突与距骨颈接触，支持距骨头并承担体重。跟骨上关节面与距骨远端形成距骨下关节，跟骨与骰骨形成跟骰关节。由跟骨结节与跟骨后关节突的连线与跟骨前-后关节突连接形成的夹角称为跟骨结节关节角（Bohler 角），正常时约为 40°。X 线检查包括跟骨正、侧、斜位及轴位。CT 检查也作为常规。

（二）治疗方面

恢复关节面和外形，注意跟骨结节关节角的维持，力争解剖复位。跟骨结节与第 1 跖骨头和第 5 跖骨头形成足的 3 点负重，并形成足弓。若跟骨骨折，塌陷，使足底 3 点负重关系发生改变，足弓塌陷将引起步态的改变和足的弹性、减震功能降低。

（三）医患沟通方面

跟骨骨折经常发生足跟痛，治疗不及时可能发生足底扁平或足跟增宽及外翻，需向患者及其家属交代清楚。

十二、跖骨骨折

在足部最为常见，多为重物砸伤。也可以因为间接暴力所致。

【诊断要点】

（一）临床表现

1. 有外伤史，局部疼痛，肿胀。

2. 压痛明显，瘀血，有时有皮肤损伤。

（二）辅助检查

X 线片可以明确骨折。

【鉴别诊断】

需明确各部位骨折类型，选定治疗方案。

【治疗方案】

无移位的患者可以行石膏固定 4～6 周。闭合复位失败或不稳定明显移位者，切开复位克氏针内固定。

【临床经验】

（一）病情观察与诊断方面

结合 X 光片和临床表现诊断容易。

（二）治疗方面

无移位的患者可以行石膏固定 4～6 周。闭合复位失败或不稳定明显移位者，切开复位克氏针内固定。

（三）医患沟通方面

告诉患者治疗效果及术后功能方法，使其有充分的思想准备积极配合治疗，促进骨折愈合。

十三、趾骨骨折

趾骨骨折多为重物砸伤而导致的骨折。

【诊断要点】

（一）临床表现

1. 有外伤史，局部疼痛，肿胀。

2. 压痛明显，瘀血，有时有皮肤和甲床损伤。

（二）辅助检查

X 线片可以明确骨折。

【鉴别诊断】

是否合并甲床损伤，是否并发有关节掌侧脱位或半脱位。

【治疗方案】

移位的患者可以闭合复位，石膏固定 3 周。闭合复位失败，切开复位，克氏针内固定。

【临床经验】

（一）病情观察与诊断方面

结合 X 光片和临床表现诊断容易。

（二）治疗方面

移位的患者可以闭合复位，石膏固定 3 周。闭合复位失败，切开复位，克氏针内固定。

（三）医患沟通方面

告诉患者治疗效果及术后功能方法，使其有充分的思想准备积极配合治疗，促进骨折愈合。

第三节　骨盆骨折

任何直接冲击骨盆的外力均可以导致骨盆骨折。如车祸或高处坠落。

【诊断要点】

（一）临床表现

除骨盆边缘撕脱骨折与骶尾骨骨折外，都有强大暴力外伤史，主要是车祸、高空坠落和工业意外。

骨盆骨折是一种严重多发伤，低血压和休克常见；如为开放性损伤，病情更为严重，可发现下列体征。

1. 骨盆分离试验与挤压试验阳性：医师双手交叉撑开两髂嵴，此时两骶髂关节的关节面凑合得更紧贴，而骨折的骨盆前环产生分离，如出现疼痛即为骨盆分离试验阳性。医师用双手挤压患者的两髂嵴，伤处出现疼痛为骨盆挤压试验阳性。有时在作上两项检查时偶然会感到骨擦音。

2. 肢体长度不对称：有移位的骨盆骨折，可用测量来度衡。用皮尺测量胸骨剑突与两髂前上棘之间的距离。向上移位的一侧长度较短。也可测量脐孔与两侧内踝尖端之间的距离。

3. 会阴部的瘀斑是耻骨和坐骨骨折的特有体征。

4. 常合并全身多发伤，如血管、神经以及泌尿生殖系统和肠管损伤。

（二）辅助检查

1. X 线片可以明确骨折的部位、范围和移位情况。

2. CT 对诊断也有帮助。骶髂关节情况以 CT 检查更为清晰。只要情况许可，骨盆骨折病例都应该做 CT 检查。

3. 常规检查有无大血管损伤、休克和神经损伤以及泌尿生殖系统和肠管损伤。常见的有：

（1）腹膜后血肿：骨盆各骨主要为松质骨，邻近又有许多动脉、静脉丛，血液供应丰富。骨折可引起广泛出血，巨大血肿可沿腹膜后疏松结缔组织间隙蔓延至肠系膜根部、肾区与膈下，还可向前至侧腹壁。如为腹膜后主要大动、静脉断裂，患者可以迅速致死。

（2）腹腔内脏损伤：分实质性脏器损伤与空腔脏器损伤。实质脏器损伤为肝、肾与脾破裂，表现为腹痛与失血性休克；空腔脏器损伤指充气的肠曲在暴力与脊柱的夹击下可以爆破穿孔或断裂，表现为急性弥漫性腹膜炎。

（3）膀胱或后尿道损伤：尿道的损伤远比膀胱损伤多见，坐骨支骨折容易并发后尿道损伤。

（4）直肠损伤较少见，是会阴部撕裂的后果，女性伤员常伴有阴道壁的撕裂。直肠破裂如发生在腹膜反折以上可引起弥漫性腹膜炎；如在反折以下，则可发生直肠周围感染。

（5）神经损伤主要是腰骶神经丛与坐骨神经损伤。腰骶神经丛损伤大都为节前性撕脱，预后差；骶骨Ⅱ区与Ⅲ区的骨折则容易发生骶$_1$及骶$_2$神经根损伤。骶神经损伤会发生括约肌功能障碍。

（三）分型

1. 按骨折位置与数量分类：

（1）骨盆边缘撕脱性骨折发生于肌肉猛烈收缩而造成骨盆边缘肌附着点撕脱性骨折，骨盆环不受影响。最常见的有：①髂前上棘撕脱骨折，缝匠肌猛烈收缩的结果。②髂前下棘撕脱骨折，股直肌猛烈收缩的结果。③坐骨结节撕脱骨折，腘绳肌猛烈收缩的结果。上述各种骨折多见于青少年足球运动员所致的创伤。另有一种髂翼骨折，多因侧方挤压的直接暴力所致，骨折块一般较大，移位不明显，有时为粉碎性，不影响骨盆环。

（2）骶尾骨骨折：①骶骨骨折，往往是复合性骨盆骨折的一部分。按骶骨可以分成三个区：Ⅰ区，在骶骨翼部；Ⅱ区，在骶孔处；Ⅲ区为正中骶管区。Ⅱ区与Ⅲ区损伤分别会引起骶神经根与马尾神经终端的损伤。②尾骨骨折，往往连带骶骨末端一起有骨折，通常于滑跌坐地时发生，一般移位不明显。

（3）骨盆环单处骨折：骨盆环单处骨折不至于会引起骨盆环的变形，属于该类的骨折有：①髂骨骨折。②闭孔环处有1~3处出现骨折。③轻度耻骨联合分离。④轻度骶髂关节分离。

（4）骨盆环双处骨折伴骨盆变形：属于此类骨折的有：①双侧耻骨上、下支骨折。②一侧耻骨上、下支骨折合并耻骨联合分离。③耻骨上、下支骨折合并骶髂关节脱位。④耻骨上、下支骨折合并髂骨骨折。⑤髂骨骨折合并骶髂关节脱位。⑥耻骨联合分离合并骶髂关节脱位。产生这类骨折的暴力通常较大，例如交通事故、往往并发症也多见。

2. 按暴力的方向分类：

（1）暴力来自侧方的骨折（LC骨折）侧方的挤压力量可以使骨盆的前后部结构及骨盆底部韧带发生一系列损伤，它可分成：

1）LC-Ⅰ型：耻骨支横形骨折，同侧骶骨翼部压缩骨折，骶骨骨折在常规X线片上通常难以发现，必须作CT或MRI检查才能发现。

2）LC-Ⅱ型：耻骨支横形骨折，同侧骶骨翼部压缩性骨折及髂骨骨折。

3）LC-Ⅲ型：耻骨支横形骨折，同侧骶骨翼部压缩性骨折；髂骨骨折，对侧耻骨骨折，骶结节和骶棘韧带断裂以及对侧骶髂关节轻度分离。

（2）暴力来自前方（APC骨折）它又可分成三型：

1）APC-Ⅰ型：耻骨联合分离。

2）APC-Ⅱ型：耻骨联合分离，骶结节和骶棘韧带断裂，骶髂关节间隙增宽，前方韧带已断，后方韧带仍保持完整，提示骶髂关节有轻度分离，这种情况只能在CT检查时发现。

3）APC-Ⅲ型：耻骨联合分离，骶结节和骶棘韧带断裂，骶髂关节前、后方韧带都断裂，骶髂关节分离，但半个骨盆很少向上回缩。

（3）暴力来自垂直方向的剪力（VS骨折）通常暴力很大，在前方会发生耻骨联合分离或耻骨支垂直形骨折，骶结节和骶棘韧带都断裂，后方的骶髂关节完全性脱位，一般还带骶骨或髂骨的骨折块，半个骨盆可以向前上方或后上方移位。

（4）暴力来自混合方向（CM骨折）通常是混合性骨折，如LC/VS，或LC/APC。各类骨折中自然以Ⅲ型骨折与VS骨折最为严重，并发症也多见。

【鉴别诊断】

根据X线片及CT诊断明确，往往有内脏损伤，需注意诊断。

【治疗方案】

（一）一般处理

应根据全身情况决定治疗步骤，有腹内脏器损伤及泌尿道损伤者应与相关科室协同处理。在进行腹腔手术时，应注意切勿打开后腹膜血肿。

（二）骨盆骨折处理

1. 重度骨盆骨折送入外科监控室治疗。有休克时应积极抢救，各种危及生命的合并症应首先处理。撕裂会阴与直肠必须及时修补，必要时可用阴道纱布填塞，行阴道止血和作横结肠造瘘术。对腹膜后出血，应密切观察，进行输血、补液。若低血压经大量输血补液仍未好转，血压不能维持时，有条件的医院可作急症动脉造影，还可在 X 线电视监控下作单侧或双侧髂内动脉栓塞。发现有大出血部位的应手术止血。腹膜后间隙是一个疏松的间隙，可以容纳多量的血液，因此输血量是巨大的，死亡率也高。

2. 骨盆骨折本身的处理：

（1）骨盆边缘性骨折：无移位者不必特殊处理。髂前上、下棘撕脱骨折可于髋、膝屈曲位卧床休息 3～4 周；坐骨结节撕脱骨折，则在卧床休息时采用大腿伸直、外旋位。只有极少数骨折片翻转移位明显者才需手术处理。髂骨翼部骨折只需卧床休息 3～4 周，即可下床活动；但也有主张对移位者采用长螺钉或钢板螺钉内固定。

（2）骶尾骨骨折：都采用非手术治疗，以卧床休息为主，骶部垫气圈或软垫。3～4 周疼痛症状逐渐消失。有移位的骶骨骨折，可将手指插入肛门内，将骨折片向后推挤复位；但再移位者很多。陈旧性尾骨骨折疼痛严重者，可在尾骨周围局部注射皮质激素。

（3）骨盆环单处骨折：由于这一类骨折无明显移位，只需卧床休息。症状缓解后即可下床活动。用多头带作骨盆环形固定可以减轻疼痛。

（4）单纯性耻骨联合分离且较轻者，可用骨盆兜悬吊固定。骨盆兜用厚帆布制成，其宽度上抵髂骨翼，下达股骨大转子，悬吊重量以将臀部抬离床面为宜，依靠骨盆挤压合拢的力量，使耻骨联合分离复位。注意此法不宜用于来自侧方挤压力量所致的耻骨支横形骨折。骨盆悬吊治疗耻骨联合分离时间长，愈合差，目前大都主张手术治疗，在耻骨弓上缘用钢板螺钉作内固定。

（5）骨盆环双处骨折伴骨盆环断裂：大都主张手术复位及内固定，再加上外固定支架。以 LC-Ⅲ、APC-Ⅲ 和 VS 型骨折为例。如果患者有低血压伴有腹腔内出血或有尿道损伤需作剖腹术者，则于剖腹术结束后立即作骨盆前半部骨折或脱位的切开复位内固定术。间隔 7～9 天待情况稳定后作外固定支架固定，在髂嵴上钉骨针，安装上三角形支架，视暴力方向决定撑开骨盆，还是合拢骨盆。如果患者不需伤日作剖腹术的，一般延迟至 7～9 天后再作切开复位内固定与外固定支架安装手术。

（6）VS 型骨折部分病例可用同侧股骨髁上骨牵引法纠正移位，但目前多数偏向于手术治疗。

【临床经验】

（一）治疗方面

骨盆环是一个骨性环，它是由髂、耻、坐骨组成的髋骨连同骶尾骨构成的坚固骨环，后方有骶髂关节，前方有耻骨联合。躯干的重量经骨盆传递至下肢，它还起着支持脊柱的作用。在直立位时，重力线经骶髂关节、髂骨体至两侧髋关节，为骶股弓；坐位时，重力线经骶髂关节、髂骨体、坐骨支至两侧坐骨结节，为骶坐弓。另有两个联结副弓，一个副弓经耻骨上支与耻骨联合至双侧髋关节，以连接股弓和另一个副弓；另一个副弓经坐骨升支与耻骨联合至双侧坐骨结节连接骶坐弓。骨盆骨折时，往往先折断副弓；主弓断弓时，往往副弓已先期折断。骨盆边缘有许多肌肉和韧带附着，特别是韧带结构对维护骨盆起着重要作用，在骨盆的底部，更有坚强的骶结节韧带和骶棘韧带。骨盆保护着盆腔内脏器，骨盆骨折后对盆腔内脏器也会产生重度损伤。

（二）医患沟通方面

骨盆骨折患者的死亡率非常高，需及时向患者家属说明病情，取得理解。

第四节　开放性骨折

开放性骨折即骨折部位皮肤或黏膜破裂，骨折与外界相通。它可由直接暴力作用，使骨折部软组织破裂，肌肉挫伤所致；亦可由间接暴力，由骨折端自内向外刺破肌肉和皮肤引起。前者骨折所伴软组织损伤远比后者严重。

【诊断要点】

（一）临床表现

1. 有外伤史，骨折部位皮肤或黏膜破裂，骨折与外界相通。

2. 开放性骨折的分类：开放性骨折根据软组织损伤的轻重，可分为三度。

第一度：皮肤由骨折端自内向外刺破，软组织损伤轻。

第二度：皮肤破裂或压碎，皮下组织与肌组织中度损伤。

第三度：广泛的皮肤、皮下组织与肌肉严重损伤，常合并血管、神经损伤。Gustilo-Anderson 又将第三度分为 3 个亚型，即 III_A 型，软组织严重挤压伤，但仍可覆盖骨质；III_B 型，软组织严重缺损伴骨外露；III_C 型，软组织严重缺损，合并重要血管损伤伴骨外露。

（二）辅助检查

X 线片可以明确骨折。

【鉴别诊断】

是否有神经、血管损伤。

【治疗方案】

（一）治疗原则

1. 所有开放性骨折都应当作急症来处理。

2. 进行全面的初期检查，以确定有无其他威胁生命的损伤。

3. 在急救室或手术室（最晚时）即开始恰当的抗生素治疗，并仅继续治疗2～3天。

4. 立即采用大量冲洗进行伤口清创，并在24～72小时内骨折进行清创。

5. 固定骨折。

6. 敞开伤口5～7天。

7. 进行早期自体松质骨植骨。

8. 患肢进行康复治疗。

（二）具体步骤

1. 清创 清创即将污染的创口，经过清洗、消毒，然后切除创缘、清除异物，切除坏死和失去活力的组织，使之变成清洁的创口。手术可在臂丛麻醉或硬膜外麻醉下进行。为了减少出血，特别是伴有血管损伤时，可在使用止血带下手术。由于止血带下不易确定组织的血液供应状况，初步清创止血后，放开止血带，应再一次清创切除无血液供应的组织。

（1）清洗：无菌敷料覆盖创口，用无菌刷及肥皂液刷洗患肢2～3次，范围包括创口上、下关节，刷洗后用无菌生理盐水冲洗，创口内部一般不刷洗，如污染严重，可用无菌纱布轻柔清洗，用生理盐水冲洗。然后可用0.1%活力碘（聚吡咯酮碘）冲洗创口或用纱布浸湿0.1%活力碘敷于创口，再用生理盐水冲洗。常规消毒铺巾后行清创术。

（2）切除创缘皮肤1～2mm，皮肤挫伤者，应切除失去活力的皮肤。从浅至深，清除异物，切除污染和失去活力的皮下组织、筋膜、肌肉。对于肌腱、神经和血管，应在尽量切除其污染部分的情况下，保留组织的完整性，以便予以修复。清创应彻底，避免遗漏无效腔和死角。

（3）关节韧带和关节囊严重挫伤者，应予切除。若仅污染，则应在彻底切除污染物的情况下，尽量予以保留，对关节的稳定和以后的功能恢复十分重要。

（4）骨外膜应尽量保留，以保证骨愈合。若已污染，可仔细将其表面切除。

（5）骨折端的处理：既要彻底清理干净，又要尽量保持骨的完整性，以利骨折愈合。骨端的污染程度在密质骨一般不超过0.5～1.0mm，松质骨则可深达1cm。密质骨的污染可用骨凿凿除或用咬骨钳咬除，污染的松质骨可以刮除，污染的骨髓腔应注意将其彻底清除干净。粉碎性骨折的骨片应仔细加以处理。游离的小骨片可以去除，与周围组织尚有联系的小骨片应予保留，并应复位，有助于骨折愈合。大块的骨片，即使已完全游离也不能摘除，以免造成骨缺损，影响骨折愈合，甚至导致骨不连接。应将其用0.1%活力碘浸泡5分钟，然后用生理盐水冲洗后，重新放回原骨折处，以保持骨的连续性。

（6）再次清洗：彻底清创后，用无菌生理盐水再次冲洗创口及其周围2～3

次。然后用 0.1%活力碘浸泡或湿敷创口 3～5 分钟,该溶液对组织无不良反应。若创口污染较重,且距伤后时间较长,可加用 3%过氧化氢溶液清洗,然后用生理盐水冲洗,以减少厌氧菌感染的机会。再清洗后应更换手套、敷单及手术器械,继续进行组织修复手术。

2. 组织修复:

(1) 骨折固定:清创后,应在直视下将骨折复位,并根据骨折的类型选择适当的内固定方法将骨折固定。固定方法应以最简单、最快捷为宜,必要时术后可适当加用外固定。若骨折稳定,复位后不易再移位者,亦可不作内固定,而单纯选用外固定。第三度开放性骨折及第二度开放性骨折清创时间超过伤后 6～8 小时者,不宜应用内固定,可选用外固定器固定。因为超过 6～8 小时,创口处污染的细菌已渡过潜伏期,进入按对数增殖的时期,内固定物作为无生命的异物,机体局部抵抗力低下,且抗菌药物难以发挥作用,容易导致感染。一旦发生感染,则内固定物必须取出,否则感染不止,创口不愈。

(2) 重要软组织修复:肌腱、神经、血管等重要组织损伤,应争取在清创时采用合适的方法予以修复,以便早日恢复肢体功能。

(3) 创口引流:用硅胶管,置于创口内最深处,从正常皮肤处穿出体外,并接以负压引流瓶,于 24～48 小时后拔除。必要时,在创口闭合前可将抗生素或抗生素缓释剂置人创口内。

3. 闭合创口:完全闭合创口,争取一期愈合,是达到将开放性骨折转化为闭合性骨折的关键,也是清创术争取达到的主要目的。对于第一、二度开放性骨折,清创后,大多数创口能一期闭合。第三度开放性骨折,亦应争取在彻底清创后,采用各种不同的方法,尽可能地一期闭合创口。显微外科的发展,为这类损伤的治疗提供了更好的方法和更多的机会。

(1) 直接缝合:皮肤无明显缺损者,多能直接缝合。垂直越过关节的创口,虽然没有皮肤缺损,也不宜直接缝合,以免创口瘢痕挛缩,影响关节的活动。应采用 Z 字成形术予以闭合。

(2) 减张缝合和植皮术:皮肤缺损,创口张力较大,不能直接缝合,如周围皮肤及软组织损伤较轻,可在创口一侧或两侧作与创口平行的减张切口。缝合创口后,如减张切口可以缝合者则直接缝合,否则于减张切口处植皮。如创口处皮肤缺损,而局部软组织床良好,无骨和神经、血管等重要组织外露,亦可在创口处直接植皮。

(3) 延迟闭合:第三度开放性骨折,软组织损伤严重,一时无法完全确定组织坏死情况,感染的机会较大。清创后,可将周围软组织覆盖骨折处,敞开创口,用无菌敷料湿敷,观察 3～5 天,可再次清创,彻底切除失活组织,进行游离植皮。如植皮困难,可用皮瓣移植覆盖。

(4) 皮瓣移植:伴有广泛软组织损伤的第三度开放性骨折,骨折处外露,缺乏软组织覆盖,极易导致感染。应设法将创口用各种不同的皮瓣加以覆盖,如局部转移皮瓣,带血管蒂岛状皮瓣或吻合血管的游离皮瓣移植等。

清创过程完成后，根据伤情选择适当的固定方法固定患肢。应使用抗生素预防感染，并应用破伤风抗毒素。

【临床经验】

（一）病情观察与诊断方面

在入院后的初期治疗中，首先要考虑患者的全身情况。急症处理必须控制疼痛、出血和休克，然后再着重检查伤口。从受伤时起直到给患者伤口进行手术准备时为止，伤口都应当用无菌敷料加以保护，同时肢体应当用夹板制动，以防止由于锐骨片的活动而使软组织受到另外损伤。询问病史应包括何时何地发生的损伤，检查应包括确定软组织损伤的程度和类型以及确定有无任何血管或神经的损伤。应摄 X 线片以显示骨损伤的程度和类型。软组织损伤的程度有时需在外科手术探查时才能确定。

（二）治疗方面

开放性骨折是外科急症。外科处理应当在患者全身情况允许时即刻开始。随着时间的推移，感染的可能性会迅速增加，超过 12 小时的污染伤口应看作是感染伤口。对于广泛且污染严重的伤口，此时限还要缩短。

（三）医患沟通方面

如果开放性骨折创伤严重，需及时告诉患者治疗效果及术后功能方法，使其有充分的思想准备积极配合治疗。

（姚　琦）

第三十七章

周围神经损伤

第一节　上肢神经损伤

一、臂丛神经损伤

臂丛神经损伤多由牵拉所致，如汽车或摩托车事故或从高处跌下，肩部和头部着地，重物压伤颈肩部以及胎儿难产等，暴力使头部与肩部向相反方向分离，常引起臂丛上干损伤，重者可累及中干。如患肢被皮带或传送带卷入，肢体向上被牵拉，造成臂丛下干损伤，水平方向牵拉则可造成全臂丛损伤，甚至神经根从脊髓发出处撕脱。

【诊断要点】

（一）临床诊断

臂丛神经损伤主要分为上臂丛、下臂丛和全臂丛神经损伤。

1. 上臂丛包括 $C_{5,6,7}$，由于颈神经单独支配的肌肉功能障碍不明显，主要临床表现与上干神经损伤相似，即腋神经支配的三角肌麻痹致肩外展障碍和肌皮神经支配的肱二头肌麻痹所致的屈肘功能障碍。

2. 下臂丛为颈、胸神经，其与下干神经相同，主要临床表现为尺神经及部分正中神经和桡神经麻痹，即手指不能伸屈，并有手内部肌麻痹表现，而肩、肘、腕关节活动基本正常。

3. 全臂丛损伤表现为整个上肢肌呈弛缓性麻痹，全部关节主动活动功能丧失。臂丛神经如为根性撕脱伤，则其特征性的表现为 $C_{5\sim7}$——肩胛提肌、菱形肌麻痹及前锯肌麻痹；C_8 及 T_1——出现 Horner 征，即患侧眼裂变窄，眼球轻度下陷，瞳孔缩小，面颈部不出汗。臂丛神经根的感觉支配为 C_5——上臂外侧；C_6——前臂外侧及拇、示指；C_7——中指；C_8——环、小指及前臂内侧；T_1——上臂内侧中、下部。

（1）臂丛神经完全损伤：运动障碍表现为手、前臂和上臂全瘫。感觉改变为手、前臂和上臂的一部分感觉消失。有时可出现霍纳综合征。

（2）臂丛神经上部损伤：三角肌、小圆肌、冈上肌、冈下肌与胸大肌的锁骨头瘫痪。上肢呈内旋位，前臂旋前。

（3）臂丛神经下部损伤：主要为手内在肌瘫痪，有爪状畸形。在臂丛上干损伤时，手指屈肌和伸肌瘫痪。手和前臂尺侧麻木，上臂内侧有一小条麻木区。可出现霍纳综合征。

（二）辅助检查

1. 肌电图检查：臂丛神经的脊神经后支支配颈后深部肌肉。肌电图应检查颈后最深部肌肉是脊横肌和横突间肌。凡肌电图显示去神经性纤维颤动电位，表示脊神经后支的运动神经纤维损伤，为椎间孔内臂丛损伤；凡显示无正常电位表示椎间孔外臂丛神经损伤；凡显示神经根支配的任何肌肉存在主动运动，即显示肌肉主动收缩电位，表示不完全性神经根损伤。肌电图检查应在损伤 3 周进行。

2. 组胺潮红试验：可区分神经节前和神经节后损伤。方法：用 1：1000 磷酸组胺作皮内注射，出现系列三联反应为正常：①立即出现直径 10mm 的红斑。②半分钟后，在红斑周围出现 20～40mm 的红斑。③注射部位出现风团。周围神经损伤后，只有皮肤潮红而不出现系列三联反应。此法诊断臂丛神经损伤，阳性为节前伤，阴性为节后伤。

3. MRI 或碘油造影可明确撕脱部位。

【鉴别诊断】

1. 颈椎病：见第三十九章第一节相关内容。

2. 前斜角肌综合征：见本章相关内容。

【治疗方案】

（一）非手术治疗

营养神经等治疗。

（二）手术治疗

1. 锐器切割伤：应早期手术探查，争取一期缝合。

2. 牵拉伤：早期可密切观察，6 个月后无任何恢复迹象者应手术探查，争取缝合或神经移植。

3. 高位根性损伤：神经松解常常无效，可考虑采用神经转移术，如膈神经代肌皮神经，副神经代腋神经，肋间神经代正中神经、健侧颈 7 转移术等。

4. 伤后 1～1.5 年神经功能未恢复，考虑做肌腱移位术或关节固定术改善功能。

【临床经验】

（一）病情观察与诊断方面

患者往往会有明确的外伤史及上肢运动障碍，肩关节，腕关节功能评分有助于诊断损伤程度。

（二）医患沟通方面

1. 医务人员应加强与患者沟通，应值得提出的是神经转位或肌腱移位术后需较长时间功能锻炼恢复，治疗周期较长，需要向患者及家属交代清楚。

2. 医务人员应加强评估健康宣教，详细告诉患者治疗效果及术后功能方法，使其有充分的思想准备积极配合治疗，促进愈合。

二、正中神经损伤

正中神经由臂丛内、外侧束的正中神经内、外侧头组成，其主干至前臂远端于桡侧腕屈肌腱与掌长肌腱之间，发出掌皮支，分布于掌心和鱼际部皮肤。然后经过腕管至手掌部发出分支，支配拇短展肌、拇短屈肌外侧头、拇指对掌肌和1、2蚓状肌，3条指掌侧总神经支配桡侧3个半手指掌面和近侧指关节以远背侧的皮肤。正中神经在腕部表浅，易被锐器伤及。肱骨髁上骨折与肱骨脱位，常合并正中神经伤。

【诊断要点】

（一）临床诊断

1. 腕部正中神经完全断裂：表现为拇对掌肌、拇短展肌及拇短屈肌浅头瘫痪，故拇指不能对掌，不能与手掌平面形成90°，不能用拇指指腹接触其他指尖。大鱼际肌萎缩形成猿手畸形。拇短屈肌有时为异常的尺神经供给。正中神经损伤后，拇、示、中指桡侧半感觉障碍；示、中指远节背侧丧失感觉。手部皮肤、指甲均有显著的营养改变。

2. 肘部正中神经损伤：除上述改变外，尚有拇指和示指不能屈曲，握拳时拇指和示指仍伸直。有的中指能部分屈曲。

（二）辅助检查

肌电图检查可帮助确定完全性神经损伤和不完全性神经损伤，以及确定损伤的平面。

【鉴别诊断】

多有腕部肌腱损伤，血管损伤，注意探查。

【治疗方案】

（一）非手术治疗

服用马栗树籽提取物（迈之灵），冰敷。局部用1%利多卡因封闭治疗，也可进行理疗。

（二）手术治疗

1. 早期切割伤或开放性损伤：手术缝合效果一般较好，但手内在肌恢复较差。神经功能恢复不佳者，可采用对掌肌成形术及其他肌腱转移术，以改善屈拇、屈指、拇对掌功能。

2. 正中神经挤压所致闭合性损伤，应予短期观察，如无恢复表现则应手术探查。如为开放性损伤应争取行一期修复，错过一期修复机会者，伤口愈合后亦应尽早手术修复。神经修复后感觉功能一般都能恢复，拇指和示、中指屈曲及拇指对掌功能不能恢复者可行肌腱移位修复。

【临床经验】

（一）病情观察与诊断方面

往往需手术探查方能明确神经损伤程度。

（二）治疗方面

尽可能一期修复。

（三）医患沟通方面

1. 医务人员应加强与患者沟通，应值得提出的是需固定腕关节，需要向患者及家属交代清楚。

2. 医务人员应加强评估健康宣教，详细告诉患者治疗效果及术后功能方法，使其有充分的思想准备积极配合治疗，促进愈合。

三、尺神经损伤

尺神经来自臂丛内侧束，沿肱动脉内侧下行，主干通过豌豆骨与钩骨之间的腕尺管（Guyon管）即分为深、浅支，深支穿小鱼际肌进入手掌深部，支配小鱼际肌，全部骨间肌和3、4蚓状肌及拇收肌和拇短屈肌内侧头。浅支至手掌尺侧及尺侧一个半手指的皮肤。尺神经易在腕部和肘部损伤，腕部损伤主要表现为骨间肌、蚓状肌、拇收肌麻痹所致环、小指爪形手畸形及手指内收、外展障碍和Froment征以及手部尺侧半和尺侧一个半手指觉障碍，特别是小指感觉消失。

【诊断要点】

（一）临床诊断

1. 尺神经肘上损伤：前臂尺侧屈腕和指深屈肌尺侧半瘫痪、萎缩，不能向尺侧屈腕及屈环小指远侧指间关节。手内在肌广泛瘫痪，小鱼际萎缩，掌骨间明显凹陷。环指和小指呈爪状畸形。在肘上部损伤者爪状畸形较轻。夹纸试验阳性，Froment试验阳性。手掌尺侧半与一指半手指掌侧皮肤感觉消失，并有手掌手背的尺侧半皮肤感觉消失。

2. 尺神经腕部平面损伤：与尺神经肘上损伤相比，症状相似。区别在于前臂尺侧屈腕和指深屈肌尺侧半肌肉无瘫痪，只有手内在肌瘫痪，小鱼际萎缩，掌骨间明显凹陷。环指和小指爪状畸形较肘上部损伤者明显。仅有手掌尺侧半及一指半手指掌侧皮肤感觉消失，手掌手背的尺侧半皮肤感觉正常。

（二）辅助检查

肌电图检查可帮助确定损伤的平面的高度。

多有腕部肌腱损伤，血管损伤，注意探查。

【治疗方案】
（一）非手术治疗
营养神经等治疗。
（二）手术治疗
根据尺神经损伤情况可作神经松解、减压或吻合术。为了获得足够的长度，可将尺神经移向肘前。尺神经如无恢复，可转移示指、小指固有伸肌及指浅屈肌代替手内在肌，改善手的功能。

【临床经验】
（一）病情观察与诊断方面
往往需手术探查方能明确神经损伤程度。
（二）治疗方面
尽可能一期修复。
（三）医患沟通方面
1. 医务人员应加强与患者沟通，应值得提出的是往往出现爪形手畸形，需要向患者及家属交代清楚。
2. 医务人员应加强评估健康宣教，详细告诉患者治疗效果及术后功能方法，使其有充分的思想准备积极配合治疗，促进愈合。

四、桡神经损伤

桡神经来自后束，桡神经在肱骨中、下 1/3 交界处紧贴肱骨，该处骨折所致的桡神经损伤最为常见，主要表现为伸腕、伸拇、伸指、前臂旋后障碍及手背桡侧和桡侧 3 个半手指背面皮肤，主要是手背虎口处皮肤麻木区。典型的畸形是垂腕。如为桡骨小头脱位或前臂背侧近端所致骨间背侧神经损伤，则桡侧腕长伸肌功能完好，伸腕功能基本正常，而仅有伸拇、伸指障碍，而无手部感觉障碍。桡神经在肱骨中 1/3 处贴近骨干，此处肱骨骨折时桡神经易受损伤。

【诊断要点】
（一）临床诊断
1. 感觉：损伤后在手背桡侧、上臂下半桡侧的后部及前臂后部感觉减退或消失。
2. 运动：桡神经在上臂损伤后，各伸肌广泛瘫痪，出现腕下垂，拇指及各手指均下垂，不能伸掌指关节；前臂不能旋后，有旋前畸形，拇指内收畸形。桡神经支配区感觉丧失。桡神经在前臂损伤，出现"三垂"畸形，皮肤感觉障碍可有可无。

（二）辅助检查

肌电图检查可确定完全性神经损伤和不完全性神经损伤，并可确定损伤发生在肘上或前臂，但需结合临床检查。

【鉴别诊断】

注意有无肌腱、血管的损伤。

【治疗方案】

（一）非手术治疗

不完全性损伤或闭合性损伤　可应用神经营养药物、理疗等保守治疗，3个月无任何恢复应考虑手术探查。

（二）手术治疗

1. 桡神经断端肌肉内埋置术：临床上对桡神经在近肌肉处断裂，找不到完整的远侧断端时，或远段损坏不能吻合时，将神经近断端埋入瘫痪的肌肉，已取得了良好疗效。注意不能将神经断端埋入瘢痕中。

2. 开放性损伤或伴肱骨骨折需要切开复位者，应手术探查或缝合。

3. 后期患者功能重建、肌腱移位术效果良好。术后注意用长臂石膏固定4周。

【临床经验】

（一）病情观察与诊断方面

避免医源性损伤。

（二）治疗方面

尽可能一期修复。

（三）医患沟通方面

1. 医务人员应加强与患者沟通，需要向患者及家属交代清楚。

2. 医务人员应加强评估健康宣教，详细告诉患者治疗效果及术后功能方法，使其有充分的思想准备积极配合治疗，促进愈合。

第二节　下肢神经损伤

一、坐骨神经损伤

坐骨神经由胫神经和腓总神经组成，分别起自 $L_{4,5}$ 和 $S_{1\sim3}$ 的前、后股，包围在一个结缔组织鞘中。损伤后表现依损伤平面而定。髋关节后脱位、臀部刀伤、臀肌挛缩手术伤以及臀部肌注药物均可致其高位损伤，引起股后部肌肉及小腿和足部所有肌肉全部瘫痪，导致膝关节不能屈、踝关节与足趾运动功能完全丧失，呈足下垂。小腿后外侧和足部感觉丧失，足部出现神经营养性改变。

由于股四头肌健全，膝关节呈伸直状态，行走时呈跨越步态。如在股后中、下部损伤，则腘绳肌正常，膝关节屈曲功能保存。高位损伤预后较差，应尽早手术探查，根据情况行神经松解或修复手术。

【诊断要点】

（一）临床诊断

1. 坐骨大孔处或坐骨结节以上损伤：股后肌群，小腿前、外、后肌群及足部肌肉全部瘫痪。膝以下除小腿内侧及内踝处隐神经支配区外，感觉均消失。下肢往往有严重的营养障碍，足底常有较深的溃疡。坐骨神经引起的灼性神经痛者较多。

2. 股骨中下段损伤：只表现为膝以下肌肉全部瘫痪。感觉及营养障碍同上述。

（二）辅助检查

肌电图检查可帮助确定损伤的平面的高度，并确定完全性神经损伤和不完全性神经损伤。

【鉴别诊断】

注意有无肌腱、血管的损伤。

【治疗方案】

（一）非手术治疗

营养神经、理疗等。

（二）手术治疗

1. 髋关节脱位或骨盆骨折所致的坐骨神经损伤：多系压迫性损伤，早期应行复位，解除压迫，观察2～3个月后，根据恢复情况，再决定是否探查神经。

2. 坐骨神经切割伤：应早期修复，术后固定于伸髋屈膝位6～8周。

3. 药物注射性损伤：应早期切开减压，生理盐水反复冲洗或后期做松解减压术。

【临床经验】

（一）病情观察与诊断方面

避免医源性损伤。

（二）医患沟通方面

1. 医务人员应加强与患者沟通，需要向患者及家属交代清楚。

2. 医务人员应加强评估健康宣教，详细告诉患者治疗效果及术后功能方法，使其有充分的思想准备积极配合治疗，促进愈合。

二、胫神经损伤

胫神经位于股部及小腿深部，发生损伤的机会较少。贯通伤时可伤及胫神

403

经及其主要分支，常在内踝和跟腱之间受损。

【诊断要点】

（一）临床诊断

1. 胫神经支配小腿后部及足底肌肉，瘫痪后足不能跖屈和内翻，出现仰趾外翻畸形；行走时足跟不能跖屈和内翻，出现仰趾外翻畸形；行走时足跟离地困难，不能走快。足内肌瘫痪引起弓状足和爪状趾畸形。

2. 感觉丧失区为小腿后外侧、足外侧缘、足跟及各趾的跖侧和背侧，故称为拖鞋式麻痹区。足底常有溃疡，足部易受外伤、冻伤和烫伤，严重影响功能，常因溃疡不能走路。

（二）辅助检查

肌电图检查可帮助确定神经损伤的程度。

【鉴别诊断】

注意有无肌腱、血管的损伤。

【治疗方案】

（一）非手术治疗

闭合性胫神经损伤：可保守治疗，观察 2～3 个月后，根据恢复情况，再决定是否探查神经。可作神经松解、减压或缝合术。

（二）手术治疗

开放性胫神经损伤或挤压伤：在处理骨折或血管损伤时可同时探查神经，作相应处理。足底感觉很重要，即使有部分恢复亦有助于改进足的功能和防治溃疡。

【临床经验】

（一）病情观察与诊断方面

避免医源性损伤。

（二）医患沟通方面

1. 医务人员应加强与患者沟通，需要向患者及家属交代清楚。

2. 医务人员应加强评估健康宣教，详细告诉患者治疗效果及术后功能方法，使其有充分的思想准备积极配合治疗，促进愈合。

三、腓总神经损伤

腓总神经在腓骨颈平面分成腓深神经和腓浅神经。

【诊断要点】

（一）临床诊断

1. 腓深神经损伤：伸踇、伸趾、背伸踝关节无力，呈垂足畸形，第 1～2 趾间皮蹼皮肤感觉消失。

2. 腓浅神经损伤：足外展外翻无力，足背和小腿外侧皮肤感觉消失。

3. 腓总神经损伤：包括上述两项的全部表现。

（二）辅助检查

肌电图检查可帮助确定神经损伤的位置和程度。

【鉴别诊断】

注意有无肌腱、血管的损伤。

【治疗方案】

（一）非手术治疗

闭合性损伤：多可保守治疗，应用支具防止足下垂。

（二）手术治疗

1. 腓总神经断裂：需要作手术修复，可作神经吻合术。

2. 神经断裂后期：需作肌腱移位或足三关节融合术改善足部功能。不愿手术者，可穿矫形鞋。

【临床经验】

（一）病情观察与诊断方面

避免医源性损伤。

（二）医患沟通方面

1. 医务人员应加强与患者沟通，需要向患者及家属交代清楚。

2. 医务人员应加强评估健康宣教，详细告诉患者治疗效果及术后功能方法，使其有充分的思想准备积极配合治疗，促进愈合。

第三节　周围神经卡压综合征

一、腕管综合征

腕管综合征是正中神经在腕管内受压而表现出的一组症状和体征。是周围神经卡压综合征中最常见的一种。

【诊断要点】

（一）临床诊断

1. 拇、食、中指麻木、疼痛，为常见症状，夜间加重，活动手腕后缓解。

2. 感觉异常表现为腕部远端的正中神经分布区。

3. 运动障碍表现为大鱼际肌萎缩、瘫痪，对掌受限。

4. 轻叩腕掌侧有过电感，压迫腕横韧带可加重症状。

5. Phalen 试验阳性，即极度屈腕并用力握拳 1～2 分钟，手部麻木感加重。

6. Tinel 征阳性，轻叩腕部正中神经部位，拇、示、中指出现放射性疼痛。

（二）辅助检查

1. 肌电图检查：正常传导时间<5ms，此患者可达 20ms。

2. X 线检查：了解有无骨质异常。

【鉴别诊断】

1. 末梢神经炎：末梢神经炎以手指麻木为主，疼痛较轻，多为双手，呈对称性感觉障碍，鉴别时困难不大。

2. 颈椎病：二者均可有手指麻木、疼痛，但治疗完全不同。同时，二者有可能同时存在，即同一个患者同时患颈椎病及腕管综合征，需要仔细区分，分别治疗才能取得良好疗效。

神经根型颈椎病的特点是疼痛呈放射性，从颈部、肩部向远端放射。患者同时有颈部、肩部、上肢及手的症状。疼痛与颈部活动有一定关系。颈椎 X 线片及 CT 可显示颈椎退行性变，相应神经根孔狭窄。疼痛及感觉障碍范围广。肌电图可提供鉴别诊断依据。腕管综合征表现为夜间手指疼痛，压指试验阳性，肌电图检查从近侧腕横纹到大鱼际的正中神经传导速度延长。

【治疗方案】

（一）非手术治疗

1. 制动：可行石膏托或夹板固定腕部于轻度背伸位。

2. 抗炎：可口服吲哚美辛，25mg，每天 3 次。

3. 局封：2％利多卡因 2mL 加泼尼松龙 25mg 腕管封闭，每周 1 次，3～4次为一疗程。

4. 理疗、热敷：可用红外线、超短波、离子导入等。

（二）手术治疗

保守治疗无效或症状加重，行腕管切开探查，神经减压松解术。

【临床经验】

（一）病情观察与诊断方面

注意与末梢神经炎、颈椎病的鉴别。

（二）医患沟通方面

1. 医务人员应加强与患者沟通，需要向患者及家属交代清楚。

2. 医务人员应加强评估健康宣教，详细告诉患者治疗效果及术后功能方法，使其有充分的思想准备积极配合治疗，促进愈合。

二、尺管综合征

尺管综合征是尺神经在腕尺管内受压而表现出的一组症状和体征。是周围神经卡压综合征中常见的一种。

【诊断要点】

（一）临床诊断

1. 腕部疼痛，并向环、小指及前臂放射，腕部尺侧有压痛及放射痛，强力屈腕疼痛加重。

2. 感觉障碍：主要表现为手掌尺侧及尺侧一个半手指掌侧皮肤感觉障碍。

3. 运动障碍：小鱼际肌及骨间肌萎缩、瘫痪，分指并指及对掌功能受限。

4. 重者出现爪形手畸形。

（二）辅助检查

1. 肌电图检查：可见第一背侧骨间肌终末潜伏期延长。

2. X线检查：了解有无骨质异常，如骨折或创伤性关节炎。

【鉴别诊断】

1. 肘部尺神经卡压：即尺神经在肘部的受压，因此手背的感觉通常也累及，并可有尺侧腕屈肌和环小指屈指深肌的肌力减退。Tinel 征在肘后可为阳性，爪形手畸形程度较轻，屈肘试验可为阳性，而屈腕试验一般为阴性。

2. 臂丛神经血管受压症（即胸廓出口综合征）：臂丛下干受压时，可表现为手和前臂尺侧的感觉改变、手内肌肌力减退；锁骨上叩击时 Tinel 征可为阳性；可同时有血管受压的表现；Adson 等特殊试验可为阳性。

3. 颈椎病：颈椎病大多累及 $C_{5,6}$ 神经根，偶尔可累及 C_8 和 T_1 神经根，可以出现手和前臂的感觉改变，大、小鱼际肌肌力减退。常有颈部的疼痛不适，神经根牵拉试验阳性。

【治疗方案】

（一）非手术治疗

症状轻微，可行局部制动、休息，常有效果。

（二）手术治疗

症状较重，尤其有骨间肌瘫痪者，应采取手术治疗，行尺神经探查，松解减压术。

【临床经验】

（一）病情观察与诊断方面

注意该疾病与肘部尺神经卡压、颈椎病等的鉴别。

（二）医患沟通方面

1. 医务人员应加强与患者沟通，需要向患者及家属交代清楚。

2. 医务人员应加强评估健康宣教，详细告诉患者治疗效果及术后功能方法，使其有充分的思想准备积极配合治疗，促进愈合。

三、肘管综合征

肘管综合征是指尺神经在肘部尺神经沟内的一种慢性损伤，过去又称为迟发性尺神经炎。

【诊断要点】

（一）临床诊断

1. 尺侧一个半指麻木、疼痛。手和前臂尺侧疼痛，并可牵涉到上臂内侧。

2. 严重者表现为小鱼际肌和骨间肌萎缩，甚至爪形手畸形。

3. 分指并指及对掌功能受限。

（二）辅助检查

1. 肌电图检查：可见尺神经传导速度减慢。

2. X线检查：可观察局部骨质是否有改变。

【鉴别诊断】

1. 颈椎病神经根型：下颈段之颈椎病可因椎间孔狭窄而发生 C_8 神经刺激症状，手尺侧麻木、乏力为主要表现，这与肘管综合征有相似之处。主要在于颈椎病时肘管区无异常发现。

2. 神经鞘膜瘤：肘部尺神经鞘膜瘤与肘管综合征有同样表现，检查时多可扪及节段性增粗的尺神经，Tinel征阳性，而无肘部骨关节病变。有时鉴别困难需要在手术中或经病理检查来确诊。

【治疗方案】

（一）非手术治疗

1. 原因不明，症状轻微者，改变习惯，避免肘部尺侧受压，可望恢复。

2. 疼痛明显者，可口服吲哚美辛（消炎痛），25mg，每天3次。

3. 局部封闭：2%利多卡因2mL加泼尼松龙25mg肘管封闭，每周1次，3～4次为一疗程。

4. 肘管局部可热敷、理疗。

（二）手术治疗

如有肘外翻畸形，症状严重者，应手术治疗，行尺神经松解前置术。

【临床经验】

（一）诊断方面

注意该疾病与颈椎病神经根型、神经鞘膜瘤的鉴别。

（二）医患沟通方面

1. 医务人员应加强与患者沟通，需要向患者及家属交代清楚。

2. 医务人员应加强评估健康宣教，详细告诉患者治疗效果及术后功能方法，使其有充分的思想准备积极配合治疗，促进愈合。

四、旋前圆肌综合征

旋前圆肌综合征是正中神经在旋前圆肌附近被卡压，使手部肌肉功能障碍为主要表现的一种综合征。临床上不时可见到。

【诊断要点】

（一）临床诊断

1. 肘窝偏尺侧疼痛，活动后加重。

2. 正中神经支配区感觉减退，肌力广泛减弱，包括手外在肌及手内在肌。

3. 肘关节伸直抗阻力旋前时可加重症状。

（二）辅助检查

肌电图检查：正中神经感觉和运动神经传导速度均减慢，波幅减低。

【鉴别诊断】

1. 腕管综合征：详见本节相关内容。

2. 胸廓出口综合征、臂丛神经炎、神经根型颈椎病等鉴别：旋前圆肌综合征与腕管综合征的临床表现相似。两者的主要相同点为：腕部和前臂痛；大鱼际肌肌力减弱；桡侧3个半手指麻木或感觉异常。不同点为：旋前圆肌综合征无夜间痛，腕部 Tind 征阴性，腕部神经传导速度正常，掌皮支区感觉减退。

【治疗方案】

（一）非手术治疗

保守治疗可采用抗炎、局封、理疗。

（二）手术治疗

症状严重者，应手术治疗解除压迫因素，切断旋前圆肌浅头或异常纤维及指浅屈肌腱。

【临床经验】

（一）病情观察与诊断方面

注意与相关疾病的鉴别。

（二）医患沟通方面

1. 医务人员应加强与患者沟通，需要向患者及家属交代清楚。

2. 医务人员应加强评估健康宣教，详细告诉患者治疗效果及术后功能方法，使其有充分的思想准备积极配合治疗，促进愈合。

五、旋后肌综合征

旋后肌综合征是桡神经深支（骨间背神经）在旋后肌腱弓附近被卡压，使　409

前臂伸肌功能障碍为主要表现的一种综合征。临床上不时可见到。

【诊断要点】

（一）临床诊断

1. 前臂掌侧疼痛，拇、示、中指屈曲对捏无力。

2. 无感觉障碍，手内在肌肌力基本正常。

3. 拇长屈肌、示指指深屈肌及旋前方肌肌力减弱或瘫痪。

4. 拇指与食指对捏时指间关节过伸，呈捏-握征阳性，书写时拇、示指无力。

（二）辅助检查

肌电图检查：旋前方肌的终末潜伏期或潜伏期速率减慢或延长。

【鉴别诊断】

1. 桡神经高位损伤：详见本章第一节相关内容。

2. 肱骨外上髁炎：以肘关节外侧疼痛，用力握拳及前臂作旋前伸肘动作（如绞毛巾、扫地等）时可加重，局部有多处压痛，而外观无异常为主要临床表现。

【治疗方案】

（一）非手术治疗

营养神经等治疗。

（二）手术治疗

诊断明确，需手术治疗。探查骨间前神经，解除各种压迫因素，并行神经松解术。

【临床经验】

（一）诊断方面

注意与桡神经损伤、慢性炎症的鉴别。

（二）医患沟通方面

1. 医务人员应加强与患者沟通，需要与患者及家属交代清楚。

2. 医务人员应加强评估健康宣教，详细告诉患者治疗效果及术后功能方法，使其有充分的思想准备积极配合治疗，促进愈合。

六、腓总神经压迫征

腓总神经受压出现的一系列症状。

【诊断要点】

（一）临床诊断

1. 小腿发酸，肌力减弱。

2. 小腿外侧、足背部发麻，伸𧿹及伸趾肌力减弱，足外翻肌力减弱。

3. 严重者表现为马蹄内翻足。

（二）辅助检查

肌电图检查：可见腓总神经损伤表现。

X线检查：了解骨质有无异常。

【鉴别诊断】

1. 儿麻痹后遗症足下垂：此病为脊髓灰质炎病毒侵犯脊髓前角细胞引起支配的肌肉不同程度的瘫痪。胫骨前肌瘫痪在临床上最为常见因而亦可引起足下垂跨越步态，但此病患者很小就发病，病史长，感觉功能正常。

2. 腰椎间盘突出症：中年人好发，主要表现为腰痛伴下肢放射性痛。此病亦可表现为小腿外侧及足背感觉障碍，但足下垂少见，腰椎 CT 或椎管造影检查可鉴别。

【治疗方案】

（一）非手术治疗

如有外部压迫因素，去除后观察病情恢复情况。可口服维生素 B_1、维生素 B_{12}。

（二）手术治疗

病情严重者，应手术治疗，解除压迫因素，行神经松解术。

【临床经验】

（一）诊断方面

注意与相关疾病的鉴别。

（二）医患沟通方面

1. 医务人员应加强与患者沟通，需要向患者及家属交代清楚。

2. 医务人员应加强评估健康宣教，详细告诉患者治疗效果及术后功能方法，使其有充分的思想准备积极配合治疗，促进愈合。

七、梨状肌综合征

梨状肌综合征是坐骨神经在臀部受到卡压的一种综合征，在下肢神经慢性损伤中最为多见。由于易与腰椎间盘突出症所致坐骨神经痛混淆，故值得注意。

【诊断要点】

（一）临床诊断

1. 坐骨神经痛为主要表现，疼痛从臀部经大腿后方向小腿和足部放射。由于疼痛较剧且影响行走，故患者就诊时间也较早，肌力的下降多不太严重。

411

2. 检查时患者有疼痛性跛行，轻度小腿肌萎缩，小腿以下皮肤感觉异常。有时臀部（环跳穴附近）可扪及索状（纤维瘢痕）或块状物（骨痂）。

3.4 字试验时予以外力拮抗可加重或诱发坐骨神经痛，臀部压痛处 Tinel 征可阳性。

4. 有髋臼骨折病史者 X 线片上可显示移位之骨块或骨痂。

（二）辅助检查

B 型超声与高位坐骨神经鞘膜瘤鉴别。

【鉴别诊断】

梨状肌综合征的主要表现为臀部疼痛并向患侧放射，即坐骨神经压迫症状。在临床中造成坐骨神经压迫症状的疾病有多种，因此确诊梨状肌综合征时需要除外其他疾病造成的坐骨神经疼痛。主要有坐骨神经炎和根性坐骨神经痛。坐骨神经炎起病较急，疼痛沿坐骨神经的通路由臀部经大腿后部、窝向小腿外侧放散至远端，其疼痛为持续性钝痛，并可发作性加剧或呈烧灼样刺痛，站立时疼痛减轻。根性坐骨神经痛多由于椎间盘突出症、脊柱骨关节炎、脊柱骨肿瘤及黄韧带增厚等椎管内及脊柱的病变造成。发病较缓慢，有慢性腰背疼痛病史，坐位时较行走疼痛明显，卧位疼痛缓解或消失，症状可反复发作，小腿外侧、足背的皮肤感觉减退或消失，足及趾背屈时屈肌力减弱，踝反射减弱或消失，这类病变可做 X 光片检查以协助诊断。此外，梨状肌综合征还应该和其他造成干性坐骨神经痛的疾病相鉴别，如臀部脓肿、坐骨神经鞘膜瘤等病。

【治疗方案】

（一）非手术治疗

早期梨状肌综合征可经保守治疗而得到缓解。

（二）手术治疗

如病因不能解决，已形成较重瘢痕粘连或有骨痂压迫、神经行径变异则需手术治疗。手术效果与病程长短关系很大。

【临床经验】

（一）诊断方面

注意与腰椎病引发的坐骨神经疾病鉴别。

（二）医患沟通方面

1. 医务人员应加强与患者沟通，需要向患者及家属交代清楚。

2. 医务人员应加强评估健康宣教，详细告诉患者治疗效果及术后功能方法，使其有充分的思想准备积极配合治疗，促进愈合。

八、踝管综合征

412　　踝管受压出现的一系列症状。

【诊断要点】

（一）临床诊断

1. 内踝酸痛，足底烧灼样疼痛或麻木，久站、劳累后加重。

2. 踝内侧常有压痛及放射痛。肌力一般不受影响。

3. 病重者，足底可出现自主神经功能紊乱表现。

（二）辅助检查

X线检查及肌电图有助于诊断。

【鉴别诊断】

1. 踝关节内侧韧带损伤：有典型的足外翻扭伤史，局部肿胀、疼痛剧烈。压痛点多见于内踝前下方。踝关节活动受限较重。但无神经受压症状，一般不难鉴别。

2. 内踝部的腱鞘炎：多是由于劳损或反复轻微的扭伤而造成内踝部的腱鞘发生无菌性炎症。内踝后下方疼痛、肿胀、行走不便，但症状均较轻且无足部麻木和自主神经功能紊乱的表现。

【治疗方案】

（一）非手术治疗

早期治疗采取局部理疗、封闭，注意休息。

（二）手术治疗

病情严重者手术治疗。行踝管切开，去除病因，胫后神经松解术。

【临床经验】

（一）诊断方面

注意与相关疾病的鉴别。

（二）医患沟通方面

1. 医务人员应加强与患者沟通，需要向患者及家属交代清楚。

2. 医务人员应加强评估健康宣教，详细告诉患者治疗效果及术后功能方法，使其有充分的思想准备积极配合治疗，促进愈合。

九、胸廓出口综合征

【诊断要点】

（一）临床诊断

1. 神经受压表现：肩部疼痛、酸困无力、刺痛，或有烧灼感和麻木感，疼痛和麻木向肘部、前臂及手的尺侧放射。前臂及手部尺侧感觉障碍。骨间肌、小鱼际肌瘫痪，并有不同程度的肌肉萎缩。前斜角肌紧张试验阳性，检查方法：头转向健侧，颈部过伸，同时将患手臂向下牵拉，患肢麻木感加重并向远处放射，即为阳性。

2. 血管受压表现：部分病例感觉患手发凉。高举两手时，患手变白，温度下降，桡动脉搏动细弱或摸不到；患手放下时，明显充血。Adson 试验：患者端坐，两手置于膝上，头转向患侧，下颌抬起使颈伸直。嘱患者深吸气后屏气，此时查患侧桡动脉的搏动，如搏动减弱或消失，则为阳性。

3. 局部表现：患侧锁骨上区饱满，可触及前斜角肌肥厚，有颈肋者可触及骨性隆起，并有局部压痛和放射痛。

（二）辅助检查

X 线检查：颈椎正位 X 线片，可显示有无颈肋，为一侧或两侧、完全或不完全颈肋；是否有第 7 颈椎横突过长。

【鉴别诊断】

1. 颈椎病：可出现上肢疼痛，无力，感觉异常，但颈椎病患者颈部常有压痛，压头试验及臂丛神经牵拉试验常为阳性。X 线片有颈椎骨刺增生，椎间隙变窄，钩椎关节改变等退行性变的表现，CT 及 MRI 可显示椎间盘变性及神经根、脊髓受压。

2. 肘管综合征：详见本章第三节相关内容。

3. 腕管综合征：详见本章第三节相关内容。

【治疗方案】

（一）非手术治疗

症状轻微者，可适当休息，悬吊患肢，不提重物。局部热敷理疗，按摩。消炎止痛药物治疗。

（二）手术治疗

如非手术治疗无效，症状加重，尤其肌萎缩者，应尽早手术治疗，解除对神经血管的压迫。

【临床经验】

（一）病情观察与诊断方面

注意与肘管综合征、腕管综合征鉴别。

（二）医患沟通方面

1. 医务人员应加强与患者沟通，需要向患者及家属交代清楚。

2. 医务人员应加强评估健康宣教，详细告诉患者治疗效果及术后功能方法，使其有充分的思想准备积极配合治疗，促进愈合。

十、肩胛上神经卡压征

【诊断要点】

（一）临床诊断

1. 早期，肩部酸胀不适，无力。

2. 而后发展出现肩部肌肉萎缩，外展不能。

3. 冈上肌、冈下肌萎缩，出现肩外旋及外展明显受限。

（二）辅助检查

1. X线检查：了解骨质有无异常。

2. 肌电图检查：肩胛上神经损伤征象有助于诊断。

【鉴别诊断】

本病应与肩关节疾病如肩袖损伤、肩周炎、肩部撞击综合征，以及臂丛神经炎、颈椎间盘疾病、盂肱关节炎、肩锁关节疾病等相鉴别。超声、CT、MRI检查有助于鉴别诊断。

【治疗方案】

（一）非手术治疗

非手术疗法：包括理疗、注意休息、不负重。

（二）手术治疗

如出现肌肉萎缩，应施行肩胛骨切迹扩大，神经松解术。

【临床经验】

（一）病情观察与诊断方面

注意与颈椎病等疾病鉴别。

（二）医患沟通方面

1. 医务人员应加强与患者沟通，需要向患者及家属交代清楚。

2. 医务人员应加强评估健康宣教，详细告诉患者治疗效果及术后功能方法，使其有充分的思想准备积极配合治疗，促进愈合。

（侯　宇）

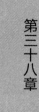

第三十八章 运动系统慢性损伤

第一节　骨软骨病

发生缺血出现骨骺无菌性坏死者称骨骺炎或骨突炎，通称骨软骨病或骨软骨。

【诊断要点】

（一）临床诊断

1. 多数病例无症状，偶有腰部酸痛或僵硬感。

2. 约半数可见胸椎变平，胸腰段轻微后凸，可出现圆背畸形。腹部触诊病部有压痛（刺痛）。

（二）影像学诊断

X线：多个相邻椎体前缘变窄，密度增高、椎间隙狭窄，有时可见椎体前方横行的血管沟影。多数患者伴有椎间盘经软骨板突入椎体的征象。分为吸收期，修复期，静止期。

【鉴别诊断】

椎体骨骺炎：儿童椎体骨骺炎表现为单个椎体形态改变，此时需与儿童脊柱结核常为单发椎体结核鉴别。椎体骨骺炎全身状况良好，无明显疼痛常以脊柱后凸就诊，X线摄片示椎体变扁椎体骨密度增加，椎旁无软组织增大显示脓肿影。

【治疗方案】

（一）病变发展期

休息、脊柱支架等方法可减小畸形程度。

（二）畸形形成

大多无特殊治疗，个别后凸严重者，影响心肺功能的需要手术治疗。

【临床经验】

（一）病情观察与诊断方面

根据长期弯腰病史，局部症状明显，加上X线检查，诊断并不困难。

（二）治疗方面

早期诊断早期治疗，预防畸形形成。

（三）医患沟通方面

详细告诉患者治疗效果及功能锻炼方法，预防畸形形成。使其有充分的思想准备积极配合治疗。

第二节 关节软骨损伤

关节软骨损伤是运动系统的常见伤病，常不能自行修复，治疗困难，往往长期持续症状，影响体力劳动及体育训练，最终将发展成骨关节炎。

【诊断要点】

关节软骨损伤多有明显外伤史，症状与损伤程度有关。常见于膝关节（髌骨软骨软化症）、踝关节（踝关节骨关节病）和肘关节（肱骨小头剥脱性骨软骨炎）。

（一）临床诊断

1. 疼痛：关节负重或超范围活动时加重。

2. 关节肿胀积液。

3. 关节周围肌肉废用性萎缩。

4. 关节交锁：剥脱性骨软骨炎形成的游离体出现交锁，或滑膜增生嵌入关节间隙发生假交锁。

（二）影像学诊断

X线、CT及MRI检查：X线可见骨增生，关节间隙变窄，骨硬化和脱钙囊性变等。早期软骨损伤X线诊断率低，可行CT及MRI检查。

【鉴别诊断】

诊断髌骨软化症的主要依据是髌骨后的疼痛，髌骨压磨试验和单腿下蹲试验引起髌骨后疼痛。应该注意检查有无合并半月板损伤和创伤性关节炎等。

【治疗方案】

关节软骨损伤治疗的主要目的是缓解症状，延缓骨性关节炎病程进展。

（一）非手术治疗

慢性关节软骨损伤以保守治疗为主，调节活动，减少引起关节软骨损伤的动作。配合理疗、外用中药、按摩，可行关节内注射泼尼松龙类药物消除炎症或玻璃酸钠润滑关节。

（二）手术治疗

一次急性暴力损伤引起软骨骨折剥脱或保守治疗无效，症状严重。目前多行关节镜手术治疗。

【临床经验】

（一）病情观察与诊断方面

关节软骨损伤多有外伤史或长期关节超负荷运动，局部症状明显。

1. 急性损伤：早期可能症状不明显，往往 2 周后出现症状。

2. 慢性损伤：逐渐出现症状进行性加重。

3. 早期软骨损伤 X 线诊断率低，可行 CT 及 MRI 检查。

（二）治疗方面

1. 早期症状轻的患者，一般先采用非手术疗法，主要是避免能引起疼痛的各种活动。

2. 加强关节周围的肌力练习稳定关节。

（三）医患沟通方面

1. 关节软骨损伤病程常呈波浪状，时重时轻，并最终发展成骨性关节炎，治疗周期较长，需要向患者及家属交代清楚。

2. 详细告诉患者功能锻炼方法，避免病程进一步发展，减轻症状。

第三节 踝关节韧带损伤

踝关节韧带损伤多见，发生率在关节韧带损伤中占第一位。篮球、足球、田径等运动中常见。

【诊断要点】

（一）临床诊断

1. 损伤史，肿胀，皮下瘀血。韧带断端嵌入关节时走路疼痛加重。

2. 压痛，被动重复损伤动作时伤部痛。

3. 可有关节间隙挤压痛及双踝横行挤压痛。

4. 韧带张力实验。

5. 踝关节松弛实验。

（二）影像学诊断

核磁共振可确诊，X 线可判断是否伴有撕脱骨折。

【鉴别诊断】

注意与外踝骨折、距骨软骨损伤、跟骨前突骨折、腓骨肌腱断裂或脱位相鉴别。

【治疗方案】

（一）非手术治疗

较轻损伤：黏膏支持带固定，局部用药，可早期活动。

（二）手术治疗

1. 踝外侧韧带断裂（撕脱或伴撕脱的小骨片）合并暂时性脱位或半脱位：单纯距腓前韧带全断裂可外固定保守治疗，距腓前韧带和跟腓韧带同时断裂，手术修补。

2. 踝关节不稳或再发性脱位：训练时护具保护，加强踝周围肌肉力量的锻炼，保守无效可手术治疗。

3. 下胫腓关节分离（韧带断裂）及骨折的治疗：手法复位失败的新鲜及陈旧病例，可切开复位内固定。

【临床经验】

（一）病情观察与诊断方面

根据运动损伤及临床表现，诊断不困难。

（二）治疗方面

1. 根据损伤程度，选择相应治疗方案。

2. 固定后，应指导其作踝关节的功能锻炼。

（三）医患沟通方面

1. 外伤后可再发加重。

2. 可发生踝关节不稳或再发性脱位，运动时需要保护护具。

第四节　肌腱断裂

肌腱断裂是重要的运动损伤，一旦发生则丧失运动能力，不能完成体育动作。

一、跟腱断裂

【诊断要点】

（一）临床诊断

1. 新鲜损伤表现为跟部疼痛。患足不能以足趾站立。检查局部肿胀，触痛，并能摸到跟腱连续性中断及凹陷，跖屈力弱、Thompson 征阳性（俯卧位，捏患者小腿三头肌时，踝不能跖屈）。

2. 陈旧损伤多为跛行，平足行走，不能提踵，触及跟腱有凹陷，小腿肌肉萎缩，但因瘢痕粘连连续，Thompson 征往往为阴性，踝背屈角度比对侧小，足跟较突出。

（二）像学诊断

X 线片检查有时可见软组织钙化或增厚影像，超声检查可显示腱纤维断裂或囊肿样变。磁共振检查更明确。

（三）病情分型

1. 横断型：系割伤或砍断所致的开放损伤，断面齐整，向近端回缩。

2. 撕脱型：系指跟腱部直接遭受砸、碰伤所致，跟腱的止点撕脱或于止点上 1.5cm 处完全断裂，断面呈斜行，尚整齐。

3. 撕裂型：多为演员及体育爱好者，跟腱止点上 3～4cm 处完全断裂，断端呈马尾状，粗细不等，长度参差不齐。

【鉴别诊断】

1. 肌腱扭伤：肌腱是软组织的一种。软组织是指人体的皮肤，皮下组织，肌肉，肌腱，韧带，关节囊，滑膜囊，神经，血管等。扭伤指四肢关节或躯体的软组织损伤，如肌肉、肌腱、韧带、血管等扭伤，而无骨折、脱臼、皮肉破损的证候。

2. 肌腱拉伤：肌肉拉伤是指一般肌肉或者肌腱活动过度受到损伤。这些损伤一般发生在你的身体疲劳或超过它所负担的强度时。最容易受拉伤的两处是：大腿后面（腘绳肌）、大腿内侧（内收肌）。腘绳肌拉伤的主要症状是当你伸直腿的时候，腿部和背部会有尖锐的疼痛。内收肌拉伤的主要症状是当你想向外侧抬腿时，大腿内侧会有尖锐的疼痛。肌肉拉伤之后在头两天之内应该冷敷，两天之后可以按摩和热敷，并慢慢开始恢复运动和拉伸。在运动和拉伸之前一定要热身。

【治疗方案】

跟腱断裂治疗的主要目的是恢复提踵功能。

（一）非手术治疗

多适宜撕裂型：垂足位固定 6～12 周，每周更换外固定并逐渐增加背屈，石膏拆除后，使足跟抬高，继续在中立位用直立踝足支具固定 4～14 周。

（二）手术治疗

适于横断、撕脱型的跟腱损伤及陈旧跟腱断裂，可行手术缝合。跟腱手术治疗目的是修复肌腱，保持其生理长度。术后踝跖屈 30°，膝屈 30°位长腿石膏固定，3 周后改用高跟短腿石膏固定，6 周拆除，穿高跟鞋练习踝关节屈伸及小腿肌力，保护 3 个月，半年内不做剧烈运动。

【临床经验】

（一）病情观察与诊断方面

1. 跟腱位置表浅，局部症状明显，加上 X 线、超声及 MRI 检查，诊断并不困难。

2. 当跟腱断裂而其腱膜完整时，加之胫后肌、腓骨肌及屈趾、屈拇肌收缩，足能跖屈，仅为跖屈力减弱。认为跟腱断裂后足跖屈活动必然丧失的观点，是造成误诊的主要原因。

（二）治疗方面

1. 对运动员来说讲，最好的治疗方案是手术缝合。

2. 石膏外固定的重要性。

3. 固定后，应指导其踝关节及小腿功能锻炼。

（三）医患沟通方面

1. 手术并发症：伤口瘘管、皮肤和肌腱坏死、再断裂及深部感染，需要向患者及家属交代清楚。

2. 详细告诉患者治疗效果及术后石膏固定及功能锻炼方法。

二、肱三头肌肌腱断裂

【诊断要点】

（一）临床诊断

支撑伤史，肘半屈支撑无力。局部压痛，可触到两端的断端。三头肌抗阻力下正常腱的轮廓消失，张力消失，下凹，伸肘重力实验阳性。

（二）影像学诊断

超声检查可显示腱纤维断裂，磁共振检查更明确。如果有撕脱骨折，X线侧位片可见线状影。

【鉴别诊断】

鹰嘴皮下滑囊炎：肘部因经常受外力撞击使尺骨鹰嘴皮下的滑囊受挤轧损伤、发炎肿胀，产生病变，成滑囊炎。如足球守门员因肘着地扑救球动作以及体操、投掷等动作因肘部受力碰撞多而易伤。表现为肘后肿胀、压痛及波动感。

【治疗方案】

治疗原则：保守治疗无效，需要手术拉回回缩的三头肌腱缝合于尺骨鹰嘴。

【临床经验】

（一）病情观察与诊断方面

肱三头肌腱位置表浅，局部症状明显，加上X线、超声及MRI检查，诊断并不困难。

（二）治疗方面

1. 最好的治疗方案是手术缝合。

2. 外固定支架。

3. 固定后，应指导其功能锻炼。

（三）医患沟通方面

1. 医务人员应加强与患者沟通，应值得提出的是并发症：伤口瘘管、皮肤和肌腱坏死、再断裂及深部感染，需要向患者及家属交代清楚。

2. 医务人员应加强评估健康宣教，详细告诉患者治疗效果及术后功能方法，使其有充分的思想准备积极配合治疗，促进肌腱愈合。

三、肱二头肌肌腱断裂

【诊断要点】

（一）临床诊断

急性外伤性断裂者，均有明显外伤史，且可听到或感觉到断裂响声，肩部前侧剧痛，并由上臂前侧放射至肘部，如肌腱联合部不完全断裂，可摸到裂隙；如结节间沟部及肌腱联合部完全断裂，在上臂内侧下 1/3 处可见隆起的肌腹肿块，特别在屈肘时肿块更明显，屈肘无力，急性断裂者肌腱断端处多有明显压痛，慢性断裂者多无压痛。

（二）影像学诊断

超声检查可显示腱纤维断裂，磁共振检查更明确。

【鉴别诊断】

肱二头肌长头肌腱腱鞘炎：肱二头肌长头腱起自肩胛盂上缘，向下通过肩关节腔，行于结节间沟，再穿出关节囊。主要功能是屈肘及稳定肩关节。因超常范围的转肩用力活动，肌腱在沟内不断摩擦受伤。

【治疗方案】

（一）非手术治疗

老年人的陈旧性肱二头肌腱断裂多无明显功能障碍，可保守治疗。

（二）手术治疗

1. 严重功能障碍的青壮年行早期手术治疗。

2. 术后外展架固定 3～4 周。

【临床经验】

（一）病情观察与诊断方面

肱二头肌腱位置表浅，局部症状明显，加上超声及 MRI 检查，诊断并不困难。

（二）治疗方面

1. 根据断裂是否急性期选择治疗方式。

2. 固定后，应指导其功能锻炼。

（三）医患沟通方面

1. 医务人员应加强与患者沟通，应值得提出的是并发症：伤口瘘管、皮肤和肌腱坏死、再断裂及深部感染，需要向患者及家属交代清楚。

2. 医务人员应加强评估健康宣教，详细告诉患者治疗效果及术后功能方法，使其有充分的思想准备积极配合治疗，促进肌腱愈合。

第五节　肩袖损伤

运动员肩袖损伤又称肩撞击综合征，系指肩袖肌腱炎，部分断裂及肩峰下滑膜炎。体操、投掷、排球、乒乓球、游泳运动员多见。

【诊断要点】

大多数患者有明显外伤，由于当时症状较轻，常被忽略而延误治疗，而逐渐造成疼痛及功能障碍。受伤当时症状较重，肩关节顶部有局限性疼痛肿胀及压痛，个别伤员于受伤当时还可有撕裂声的感觉。主要症状是肩痛，其次是肩活动受限，肌肉痉挛和肌肉萎缩。

1. 临床诊断：

(1) 部分撕裂：可无明显疼痛，外展肩关节 70°～120°范围时，肩袖撕裂部分与肩峰下接触而产生疼痛，主动外展时不能对抗阻力，影响肩关节活动功能。

(2) 完全断裂：肱骨头的前外方可触及凹陷沟；肱骨大结节及肩袖破裂处有明显压痛；于肩关节外展 60°～120°时，可有响声及疼痛加重，如肩关节外展超过 120°时，则疼痛反而减轻；主动外展活动明显受限，一般不超过 90°，被动活动不受限制，在被动外展＞90°时可维持上肢升举位置，但如上肢升举位下降至水平位时可突然落于体侧。

2. 影像学诊断：X线照片检查，显示肱骨头与肩峰的距离变小，肩关节造影可显示关节腔与三角肌下滑囊阴影相通，示为肩袖完全破裂口。

【鉴别诊断】

1. 肩袖钙化性肌炎：急性疼痛发作，局部红肿热痛。X线：大结节部有钙沉着影。

2. 陈旧肩胛盂唇撕裂：反弓痛，MRI 可鉴别。

3. 冻结肩：表现为被动运动受限，普通 X 光检查正常。部分肩袖撕裂患者表现为类似的活动受限，全层撕裂的患者通常被动运动范围正常，而表现为肌力减退和主动运动的范围受限。

4. 盂肱关节炎：也可以产生疼痛、乏力和卡锁感。与肩袖疾患鉴别依靠病史、体格检查和 X 线检查。肩锁关节炎，特点类似于肩袖疾病。肩部疼痛在上肢搭向对侧肩时加重，压痛局限于肩锁关节。利多卡因局部注射可以暂时缓解疼痛，头足位 X 光片可以帮助确诊。

5. 肩胛上神经病变和颈神经病变：类似于肩袖疾病，肩胛上神经由 C_5 和 C_6 神经根组成，支配两个重要肌肉——冈上肌和冈下肌。因此以上疾病可表现出肩痛和上举外展肌力下降。

6. 其他：①颈椎病（C_5 C_6 节段）。②臂丛神经病（肩胛上神经）。③牵拉伤（如 Erb 瘫机制）。④肩胛上神经卡压症（肩胛上窝）。⑤创伤导致神经断裂。

⑥肩胛上神经下支受压。⑦医源性损伤。

【治疗方案】

（一）部分断裂

可用非手术疗法，预后较好。一般用外展架或肩人字石膏将肩关节外展90°，前屈30°～45°，外旋30°～40°。固定4～6周除去固定。加强功能活动锻炼，并给以理疗和体疗。

（二）完全断裂

一般无自愈的机会，应及时手术治疗。如早期不易确定肩袖是否是完全断裂者，可先行非手术治疗4～6个月，以观察治疗情况，以判断是否为完全断裂，如检查仍为完全断裂者，再行肩峰成形术治疗。术后用外展架或人字石膏将上肢上臂固定于外展、前屈及外旋位，6～8周解除固定。加强伤肢功能活动锻炼，并辅以理疗和体疗。

【临床经验】

（一）病情观察与诊断方面

主要症状是肩痛，其次是肩活动受限，肌肉痉挛和肌肉萎缩。

1. 大多数患者有明显外伤，由于当时症状较轻，常被忽略而延误治疗。

2. 重点判断肩袖肌腱是否完全断裂，治疗方案不同，必要时可行肩关节造影。

3. 手术可在关节镜下进行，恢复快，创伤小。

（二）治疗方面

1. 部分断裂：可用非手术疗法，预后较好。完全断裂：一般无自愈的机会，应及时手术治疗。

2. 解除外固定后，加强伤肢功能活动锻炼，并辅以理疗和体疗。

（三）医患沟通方面

1. 强调根据不同的损伤类型，选择保守治疗或手术治疗，需要向患者及家属交代清楚。

2. 外固定支架及功能锻炼的重要性。

第六节　疲劳骨折

疲劳骨折又称应力骨折，在体育训练及军事训练，演员练功中时有发生。这是一种训练安排不当，局部过劳引起的骨损伤。局部疼痛肿胀影响活动。

【诊断要点】

（一）临床诊断

1. 长期重复同一动作的运动史。

2. 局部肿胀，压痛。骨病变处可触到隆凸或有不平感（骨膜和骨增生）。

（二）影像学诊断

疲劳骨折与骨膜炎需影像学确诊。

1. X线检查：早期无变化，一般 4 周后才见有横行增白带。

2. 锝骨扫描和骨局部显影（核素检查）：较 X线出现阳性早 1～4 个月。

3. 磁共振：早期诊断。

【鉴别诊断】

疲劳性骨折与外伤暴力相鉴别；跖骨骨折与跟骨骨折、趾骨骨折相鉴别。

【治疗方案】

由于发病后治疗困难，疗程长，因此预防更重要。一旦出现症状，早期及时治疗。

（一）非手术治疗

包括去除病因及引发因素，局部使用支持带，理疗，必要时石膏或夹板固定 4～6 周。

（二）手术治疗

少数需手术治疗，但康复期长，对运动员的运动生涯不利。

【临床经验】

（一）病情观察与诊断方面

根据运动史，临床表现及影像学，诊断并不困难。

（二）治疗方面

1. 预防更重要。

2. 科学训练，早期治疗。

（三）医患沟通方面

1. 大多数患者有慢性损伤史，由于当时症状较轻，常被忽略而延误治疗。X线检查：早期无变化。建议患者 4 周后复查 X线。

2. 去除诱因在治疗中的重要性。

第七节　运动员末端病

肌腱或韧带在效应骨上的止点部分称为腱或韧带末端，由于劳损等诸因素导致末端结构的退行性病变称为末端病。运动员末端病的发病率很高，多由于运动量过大或慢性小损伤积累而成。发病率高的有肱骨外上髁炎（网球肘），髌韧带在髌骨下级的止点（跳跃膝），棘上韧带和棘间韧带在棘突上的附着点（棘突骨膜炎），肩袖在大结节上的止点（肩袖损伤），跖腱膜在跟骨的附着点（跟痛症）。

【诊断要点】

（一）临床诊断

主要症状是疼痛，尤其是发力时和训练后。局部压痛，抗阻痛。有时可局部肿胀。诊断并不困难。

（二）影像学诊断

X线片可以发现有局部软组织肿胀，有时有骨刺。

【鉴别诊断】

肱桡滑膜囊炎：本病除局部压痛外，肘部旋前、旋后受限。前臂旋前引起剧烈疼痛，其疼痛点的位置比肱骨外上髁炎略高，压痛比肱骨外上髁炎为轻。局部可有肿胀和触痛，穿刺针吸可见有积液。

【治疗方案】

运动员末端病的治疗往往需要很长时间，因此预防比治疗更具实际意义。

（一）预防

科学的训练方法。

（二）保守治疗

包括按摩，针灸，中药外处理，局部外用药等。

（三）手术治疗

包括末端主要结构的切开减压；坏死组织切除；腱外纤维化的结缔组织切除；以及一些严重变性的附属结构组织的切除。

【临床经验】

（一）病情观察与诊断方面

患者一般有局部过劳史或慢性小损伤史，疼痛明显。诊断不困难。

（二）治疗方面

1. 强调预防的重要性。

2. 治疗后多可以恢复，但如果处理不当，也可导致局部功能严重受损。

（三）医患沟通方面

1. 提出预防的重要性，治疗周期较长，需要向患者及家属交代清楚。

2. 详细告诉患者治疗效果及功能方法。

（艾　笛）

常见脊柱疾病

第一节　脊髓损伤

脊髓损伤是脊柱骨折的严重并发症，由于椎体的移位或碎骨片突出于椎管内，使脊髓或马尾神经产生不同程度的损伤。胸腰段损伤使下肢的感觉与运动产生障碍，称为截瘫；而颈段脊髓损伤后，双上肢也有神经功能障碍，为四肢瘫痪，简称"四瘫"。

【诊断要点】

（一）临床诊断

1. 脊髓损伤：在脊髓休克期间表现为受伤平面以下出现弛缓性瘫痪，运动、反射及括约肌功能丧失，有感觉丧失平面及大小便不能控制。2～4周后逐渐演变成痉挛性瘫痪，表现为肌张力增高，腱反射亢进，并出现病理性锥体束征。胸段脊髓损伤表现为截瘫，颈段脊髓损伤则表现为四肢瘫。上颈椎损伤的四肢瘫均为痉挛性瘫痪，下颈椎损伤的四肢瘫由于脊髓颈膨大部位和神经根的毁损，上肢表现为弛缓性瘫痪，下肢仍为痉挛性瘫痪。

（1）脊髓半切征：又名 Brown-Sequard 征。损伤平面以下同侧肢体的运动及深感觉消失，对侧肢体痛觉和温觉消失。

（2）脊髓前综合征：颈脊髓前方受压严重，有时可引起脊髓前中央动脉闭塞，出现四肢瘫痪，下肢瘫痪重于上肢瘫痪，但下肢和会阴部仍保持位置觉和深感觉，有时甚至还保留有浅感觉。

（3）脊髓中央管周围综合征：多数发生于颈椎过伸性损伤。颈椎管因颈椎过伸而发生急剧容积变化，脊髓受皱褶黄韧带、椎间盘或骨刺的前后挤压，使脊髓中央管周围的传导束受到损伤，表现为损伤平面以下的四肢瘫，上肢重于下肢，没有感觉分离，预后差。

2. 脊髓圆锥损伤：正常人脊髓终止于第1腰椎体的下缘，因此第1腰椎骨折可发生脊髓圆锥损伤，表现为会阴部皮肤鞍状感觉缺失，括约肌功能丧失致大小便不能控制和性功能障碍，两下肢的感觉和运动仍保留正常。注意是否伴并发症如呼吸道感染与呼吸衰竭，泌尿生殖道的感染和结石，褥疮及体温失调。往往脊髓损伤引起的并发症所产生的后果更严重。

3. 马尾神经损伤：马尾神经起自第 2 腰椎的骶脊髓，一般终止于第 1 骶椎下缘。马尾神经损伤很少为完全性的。表现为损伤平面以下弛缓性瘫痪，有感觉及运动功能障碍及括约肌功能丧失，肌张力降低，腱反射消失，没有病理性锥体束征。

（二）辅助检查

1. X 线检查常规摄脊柱正侧位、必要时照斜位。阅片时测量椎体前部和后部的高度与上下邻椎相比较；测量椎弓根间距和椎体宽度；测量棘突间距及椎间盘间隙宽度并与上下邻近椎间隙相比较。测量正侧位上椎弓根高度。X 片基本可确定骨折部位及类型。

2. CT 检查有利于判定移位骨折块侵犯椎管程度和发现突入椎管的骨块或椎间盘。

3. MRI（磁共振）检查对判定脊髓损伤状况极有价值。MRI 可显示脊髓损伤早期的水肿、出血，并可显示脊髓损伤的各种病理变化，脊髓受压、脊髓横断、脊髓不完全性损伤、脊髓萎缩或囊性变等。

4. SEP（体感诱发电位）是测定躯体感觉系统（以脊髓后索为主）的传导功能的检测法。对判定脊髓损伤程度有一定帮助。现在已有 MEP（运动诱导电位）。

5. 颈静脉加压试验和脊髓造影颈静脉加压试验，对判定脊髓受伤和受压有一定参考意义。脊髓造影对陈旧性外伤性椎管狭窄诊断有意义。

（三）病情分型

按脊髓损伤的部位和程度，可分为：

1. 脊髓震荡：与脑震荡相似，脊髓震荡是最轻微的脊髓损伤。脊髓遭受强烈震荡后立即发生弛缓性瘫痪，损伤平面以下感觉、运动、反射及括约肌功能全部丧失。因在组织形态学上并无病理变化发生，只是暂时性功能抑制，在数分钟或数小时内即可完全恢复。

2. 脊髓挫伤与出血：为脊髓的实质性破坏，外观虽完整，但脊髓内部可有出血、水肿、神经细胞破坏和神经传导纤维束的中断。脊髓挫伤的程度有很大的差别，轻的为少量的水肿和点状出血；重者则有成片挫伤、出血，可有脊髓软化及瘢痕的形成，因此预后极不相同。

3. 脊髓断裂：脊髓的连续性中断，可为完全性或不完全性，不完全性常伴有挫伤，又称挫裂伤。脊髓断裂后恢复无望，预后恶劣。

4. 脊髓受压：骨折移位，碎骨片与破碎的椎间盘挤入椎管内可以直接压迫脊髓，而皱褶的黄韧带与急速形成的血肿亦可以压迫脊髓，使脊髓产生一系列脊髓损伤的病理变化。及时去除压迫物后脊髓的功能可望部分或全部恢复；如果压迫时间过久，脊髓因血液循环障碍而发生软化、萎缩或瘢痕形成，则瘫痪难以恢复。

5. 马尾神经损伤：第2腰椎以下骨折脱位可产生马尾神经损伤，表现为受伤平面以下出现弛缓性瘫痪。马尾神经完全断裂者少见。

此外，各种较重的脊髓损伤后均可立即发生损伤平面以下弛缓性瘫痪，这是失去高级中枢控制的一种病理生理现象，称之为脊髓休克。2～4周后这一现象可根据脊髓实质性损害程度的不同而发生损伤平面以下不同程度的痉挛性瘫痪。因此，脊髓休克与脊髓震荡是两个完全不同的概念。

【鉴别诊断】

由于本病腹膜后血肿对自主神经刺激，肠蠕动减慢，常出现腹胀、腹痛等症状，有时需与腹腔脏器损伤相鉴别。另外还需注意，脊柱骨折脱位、爆裂骨折，发生脊髓水肿、出血和断裂的概率较高，单纯性压缩骨折发生脊髓损伤概率较低，但仍有并发脊髓损伤，甚至有的脊柱没有发现骨折却有脊髓损伤。因此当临床症状严重但与X线、CT检查不相符时，应及时作MRI检查，以观察了解脊髓情况。

【治疗方案】

（一）非手术治疗

1. 合适的固定，防止因损伤部位的移位而产生脊髓的再损伤。一般先采用颌枕带牵引或持续的颅骨牵引。

2. 减轻脊髓水肿和继发性损害的方法。①地塞米松10～20mg，静脉滴注，连续应用5～7天后，改为口服，每天3次，每次0.75mg，维持2周左右。②20%甘露醇250mL，静脉滴注，每天2次，连续5～7天。③甲泼尼龙冲击疗法：每千克体重30mg剂量一次给药，15分钟静脉注射完毕，休息45分钟，在以后23小时内以5.4mg/(kg·h)剂量持续静脉滴注，本法只适用于受伤后8小时以内者。④高压氧治疗。据动物实验，伤后2小时内进行高压氧治疗效果最好，这显然不适合于临床病例。根据实践经验，一般伤后4～6小时内应用也可收到良好的效果。

（二）手术治疗

1. 手术治疗手术只能解除对脊髓的压迫和恢复脊柱的稳定性，目前还无法使损伤的脊髓恢复功能。手术的途径和方式视骨折的类型和致压物的部位而定。

2. 手术的指征是：①脊柱骨折—脱位有关节突交锁者。②脊柱骨折复位不满意，或仍有脊柱不稳定因素存在者。③影像学显示有碎骨片凸出至椎管内压迫脊髓者。④截瘫平面不断上升，提示椎管内有活动性出血者。

MRI显示脊髓内有出血者可在脊髓背侧正中切开脊髓至中央沟，清除血块与积液，有利于水肿的消退。

手术后的效果术前难以预料，一般而言，手术后截瘫指数可望至少提高一级，对于完全性瘫痪而言，提高一级并不能解决多少问题，对于不完全性瘫痪而言，提高一级意味着可能改善生活质量。为此，对于不完全性瘫痪者更应持积极态度。这一原则更适用于陈旧性病例。只能解除对脊髓的压迫和恢复脊柱的稳定性。

【临床经验】

（一）病情观察与诊断方面

1. 最初检查诊断后，必须二次检查仔细评估肢体的感觉、运动功能和脊柱的完整性。

2. 神经系统检查包括上下肢的 5 个关键肌群肌力的检查（C_5 屈肘 C_6 伸腕 C_7 伸肘 C_8 屈中指 T_1 小指外展 L_2 屈髋 L_3 伸膝 L_4 踝背伸 L_5 蹬趾背伸 S_1 踝跖屈）。

3. 不完全脊髓损伤分型：

（1）脊髓半切征：损伤平面以下同侧肢体的运动及深感觉消失，对侧肢体的痛觉和温觉消失。

（2）脊髓圆锥损伤：会阴部皮肤鞍状感觉消失，大小便不能控制和性功能障碍，两下肢感觉和运动仍保留正常。

（3）马尾神经损伤：损伤平面以下弛缓性瘫痪，有感觉及运动障碍及大小便不能控制和性功能障碍，肌张力降低，腱反射消失，无病理性锥体束征。

（二）治疗方面

脊髓损伤 8 小时之内的病例在 24 小时之内大剂量甲泼尼龙静脉注射的治疗方案已成为常规。

（三）医患沟通方面

1. 非手术治疗需要患者的积极配合，所以要向患者讲清治疗要点及治疗过程中的注意事项。

2. 医务人员应加强评估健康宣教，详细告诉患者治疗效果及术后功能方法，使其有充分的思想准备积极配合治疗。

第二节　颈肩痛

颈肩痛是指颈、肩、肩胛等处疼痛，有时伴有一侧或两侧上肢痛、颈脊髓损害症状。颈肩痛的病因复杂，疾病较多，以颈椎病为代表。颈椎病从词义看应是泛指颈段脊柱病变后所表现的临床症状和体征。目前国际上较一致的看法是指颈椎间盘退行性变，及其继发性椎间关节退行性变所致脊髓、神经、血管损害而表现的相应症状和体征。

【诊断要点】

（一）临床表现

1. 颈肩痛的临床表现为颈向一侧倾斜，常为颈痛所致。手托肘部怕肩部被碰，常为肩痛所致。肩部肿胀应考虑肩部有炎症（化脓性）或肿瘤。肩关节结核时，局部多半不肿，仅有肌萎缩现象。检查压痛点是鉴别颈肩痛的一个重要方法。

2. 有颈椎疾病时，常在颈椎棘突、棘突旁、肩胛骨内缘或内上方找到局限压痛点区；而肩关节疾病则在肱二头肌长头腱鞘、喙突附近，前关节囊处有明显局限压痛点。前斜角肌综合征及颈肋时，在锁骨窝中央有明显压痛区。注意患部活动受限，也是鉴别颈或肩部疾病的重要依据之一。

3. 肩关节有代偿活动，检查时务必仔细。肩关节周围炎早期有时只有肩下垂时外旋活动受限，冈上肌腱断裂时，外展上举到一定范围内才出现疼痛。有时颈椎病的颈椎活动受限不很明显。

（二）病理分型

1. 神经根型颈椎病：颈椎病中神经根型发病率最高（50%～60%），是由于颈椎间盘侧后方突出、钩椎关节或关节突关节增生、肥大，刺激或压迫神经根所致。临床上开始多为颈肩痛，短期内加重，并向上肢放射。放射痛范围根据受压神经根不同而表现在相应皮节。皮肤可有麻木、过敏等感觉异常。同时可有上肢肌力下降、手指动作不灵活。当头部或上肢姿势不当，或突然牵撞患肢即可发生剧烈的闪电样锐痛。

检查可见患侧颈部肌痉挛，故头喜偏向患侧，且肩部上耸。病程长者上肢肌可有萎缩。在横突、斜方肌，肱二头肌长、短头腱，肩袖及三角肌等处有压痛。患肢上举、外展和后伸有不同程度受限。上肢牵拉试验阳性：术者一手扶患侧颈部，一手握患腕，向相反方向牵拉。此时臂丛神经被牵张，刺激已受压之神经根而出现放射痛。压头试验阳性：患者端坐，头后仰并偏向患侧，术者用手掌在其头顶加压，出现颈痛并向患手放射。神经系统检查有较明确的定位体征。

X线平片显示颈椎生理前凸消失，椎间隙变窄，椎体前、后缘骨质增生，钩椎关节、关节突关节增生及椎间孔狭窄等退行性改变征象。CT或MRI可见椎间盘突出、椎管及神经根管狭窄及脊神经受压情况。

2. 脊髓型颈椎病：占颈椎病的10%～15%。脊髓受压的主要原因是中央后突之髓核、椎体后缘骨赘、增生肥厚的黄韧带及钙化的后纵韧带等。由于下颈段椎管相对较小（脊髓颈膨大处），且活动度大，故退行性变亦发生较早、较重，脊髓受压也易发生在下颈段。脊髓受压早期，由于压迫物多来自脊髓前方，故临床上以侧束、锥体束损害表现突出。此时颈痛不明显，而以四肢乏力，行走、持物不稳为最先出现的症状。随病情加重发生自下而上的上运动神经元性瘫痪。有时压迫物也可来自侧方（关节突关节增生）或后方（黄韧带肥厚），而出现不同类型的脊髓损害。有关各种脊髓外源性压迫的特点，可参阅神经病学教材。

X线平片表现与神经根型相似。CT、MRI可显示脊髓受压情况。脑脊液动力学测定、核医学检查及生化分析可反映椎管通畅程度。

3. 交感神经型颈椎病：本型的发病机制尚不太清楚。颈脊神经没有白交通支，但灰交通支与颈交感神经及第1、2胸交感神经节的白交通支相连。故颈椎各种结构病变的刺激通过脊髓反射或脑-脊髓反射而发生一系列交感神经症状：

（1）交感神经兴奋症状：如头痛或偏头痛，头晕特别在头转动时加重，有时伴恶心、呕吐；视物模糊、视力下降，瞳孔扩大或缩小，眼后部胀痛；心跳加速、心律失常，心前区痛和血压升高；头颈及上肢出汗异常以及耳鸣、听力下降，发音障碍等。

（2）交感神经抑制症状：主要表现为头昏，眼花，流泪，鼻塞，心动过缓，血压下降及胃肠胀气等。

X线、CT、MRI等检查结果与神经型颈椎病相似。

4. 椎动脉型颈椎病：颈椎横突孔增生狭窄、上关节突明显增生肥大可直接刺激或压迫椎动脉；颈椎退变后稳定性降低，在颈部活动时椎间关节产生过度移动而牵拉椎动脉；或颈交感神经兴奋，反射性地引起椎动脉痉挛等均是本型病因。当患者原有动脉硬化等血管疾病时则更易发生本病。临床表现有：

（1）眩晕：为本型的主要症状，可表现为旋转性、浮动性或摇晃性眩晕。头部活动时可诱发或加重。

（2）头痛：是椎-基底动脉供血不足而侧支循环血管代偿性扩张引起。主要表现为枕部、顶枕部痛，也可放射到颞部。多为发作性胀痛，常伴自主神经功能紊乱症状。

（3）视觉障碍：为突发性弱视或失明、复视，短期内自动恢复。是大脑后动脉及脑干内3、4、6脑神经核缺血所致。

（4）猝倒：是椎动脉受到刺激突然痉挛引起。多在头部突然旋转或屈伸时发生，倒地后再站起即可继续正常活动。

（5）其他：还可有不同程度运动及感觉障碍，以及精神症状。

椎-基底动脉供血不足的临床表现常为突发性，并有反复发作倾向。在复发中其表现可不完全相同，神经检查可正常。

颈椎病除上述四种类型外，尚可同时有两种或多种类型的症状同时出现，有人将此称为"复合型"。但在这类患者中，仍是以某型为主，伴有其他类型的部分表现，故命名时以"××型伴××型"较"复合型"更明确。少数颈椎病患者，在椎体前方有较大而尖锐的骨赘增生，从而压迫食管产生吞咽不适，称为"食管型颈椎病"，因其少见，这里从略。

【鉴别诊断】

（一）神经根型颈椎病的鉴别诊断

1. 粘连性肩关节囊炎：不仅需与颈型颈椎病鉴别，亦应与神经根型颈椎病相区别。本病不具有脊神经的根性症状，故易鉴别。但应注意，在临床上可遇到某些颈椎病病例同时伴有肩关节周围炎症状者在治疗后（例如牵引或手术疗法），其肩部症状可随颈椎病的其他症状一并消失，此主要是由于 $C_{5\sim7}$ 脊神经受累后通过腋神经波及肩部所致。

2. 腕管综合征：主要系正中神经通过腕管时受压所致，尤以中、老年人及腕部外伤后者多发。鉴别要点：

（1）手腕中部加压试验：即检查者用手压迫或用中指叩击患者手腕（掌侧）中部，相当于腕横韧带的近侧端处，如出现拇指、示指、中指麻木或刺痛时，即属阳性，具有诊断意义。

（2）腕背伸试验：即让患者将患侧腕关节向背侧伸展，持续 0.5～1 分钟，如出现拇、示、中指麻木或刺痛症状即属阳性亦具有诊断意义。

（3）封闭试验：用 1% 普鲁卡因 1～2mL 对腕部痛点局部封闭，如有效，则属阳性。

（4）其他：本病时具有远位正中神经末梢的感觉障碍症状（表现为拇指、示指、中指指端麻木、感觉过敏或刺痛），颈部 X 线片无相应的改变，神经根型颈椎病诸试验均属阴性，必要时可参考 MRI 检查结果等。

3. 胸廓出口综合征：包括前斜角肌综合征、肩锁综合征及肋锁综合征等。是由先天性畸形、外伤瘢痕、骨痂或肿瘤等在上述解剖部位压迫臂丛神经或锁骨下血管而表现的神经、血管症状。在使斜角肌收缩、增大胸腔压力（挺胸深吸气）及改变患侧上肢位置（过度外展肩部或向下牵引上肢）时，可诱发或加重症状。X 线片可发现颈肋、锁骨与第 1 肋骨间隙狭窄等。锁骨下血管造影有助于诊断。

4. 肌萎缩型侧索硬化症：是一种原因不明的运动神经元疾病。表现为进行性肌萎缩，从手向近端发展，最后可侵及舌肌和咽部。与颈椎病不同点为：①对称性发病。②感觉正常，感觉神经传导速度亦正常。③无神经根性疼痛。

5. 颈神经根肿瘤：临床表现为进行性根性疼痛，有典型节段性损害体征。可借助 MRI 进行诊断。

（二）椎动脉型和交感神经型颈椎病的鉴别诊断

此二型颈椎病在临床表现方面有较多相似之处，且可同时存在，故放在一起讨论。本型的主要特点之一是可能发生眩晕，与颈椎不稳定和椎动脉旁骨质增生，在活动头颈部时牵拉、刺激椎动脉，使其痉挛、导致一过性脑缺血有关。故应注意与各类眩晕鉴别。

1. 能引起眩晕的疾病：眩晕可分为脑源性、耳源性、眼源性、外伤性及神经官能性等。颈椎病所致眩晕属脑源性。常见耳源性眩晕有：

（1）梅尼埃病（美尼尔病）：眩晕发作多与情绪变化有关，前庭功能减退，发作时有水平性眼震颤，神经系统无异常。

（2）链霉素致内耳前庭损害：常在用药后 2～4 周出现眩晕，伴平衡失调、口唇及肢端发麻。无眼震。眼源性眩晕多由眼肌麻痹或屈光不正引起，当遮蔽病眼时眩晕可消失。头部外伤所致眩晕常伴有大脑皮质功能障碍及头痛等症状。神经症性眩晕者，常有多样临床表现，但检查时却无明显客观体征。其发作也无一定规律性，易受情绪影响。

2. 冠状动脉供血不足：与交感神经型颈椎病有相同的心前区痛、心律失常等表现，但前者没有上肢节段性疼痛和感觉异常。心电图检查有病理性改变，用血管扩张剂可缓解症状。

3. 锁骨下动脉缺血综合征：有椎-基底动脉供血不足表现，患侧上肢乏力、沉重、疼痛及麻木。检查可发现患侧上肢血压低于健侧，桡动脉搏动减弱及患侧锁骨处可闻及血管杂音。此病与椎动脉型颈椎病的鉴别方法主要是行椎动脉造影。如发现锁骨下动脉起始段狭窄或闭塞，伴患侧椎动脉血液向锁骨下动脉远端逆流，则诊断肯定。

（三）其他

1. 与颈椎骨折、脱位，结核和肿瘤所致脊髓压迫症的鉴别可参阅相关章节。

2. 后纵韧带骨化症病因不明，可能与劳损、韧带退行变有关。东方人发病率较白种人明显高。骨化的后纵韧带可为节段性或连续性，当骨化的后纵韧带厚度超过颈椎椎管的 30% 时，即可出现脊髓压迫症状。在 X 线片的侧位及 CT 片上可明确显示此种病变，诊断较容易。MRI 可反映脊髓受压的情况及有无变性。

【治疗方案】

（一）治疗原则

治疗原则简单来说，就是 6 个字：有效、无伤、简便。

1. 颈肩痛的治疗方法很多，究竟怎样才能选择合适的治疗方法呢？不同的疾病，选择治疗的原则是不相同的。在治疗中也应该考虑年龄、性别、体质等因素。颈肩痛的治疗可分为两大类，一类是非手术治疗，如理疗、针灸、推拿、牵引、封闭，等等；另一类是手术治疗。绝大多数患者采用非手术疗法是可以康复的。非手术疗法基本上是无伤，应予首选。

2. 在非手术的治疗中，我们又应当尽量选择有效、简便、经济的治疗方法。因为颈肩痛多为慢性病，治疗的时间较长，如果用较少的费用就能治愈疾病，那何乐而不为呢！而且简便的治疗方法，安全性较高。

（二）非手术治疗

1. 颌枕带牵引：适用于脊髓型以外的各型颈椎病。可解除肌痉挛、增大椎间隙、减少椎间盘压力，从而减轻对神经根的压力和对椎动脉的刺激，并使嵌顿于小关节内的滑膜皱襞复位。坐、卧位均可进行牵引，头前屈 15°左右，牵引重量 2～6kg。牵引时间以项、背部肌能耐受为限，每天数次，每次 1 小时。如无不适者，可行持续牵引，每天 6～8 小时，2 周为一疗程。

2. 颈托和围领：主要用以限制颈椎过度活动，而患者行动不受影响。目前应用的种类较多，其中充气型颈托，除固定颈椎外，还有一定撑开牵张作用。

3. 推拿按摩：对脊髓型以外的早期颈椎病有减轻肌痉挛，改善局部血循环的作用。应注意手法需轻柔，不宜次数过多，否则反而会增加损伤。由非专业人员进行颈部拔伸、推扳而产生颈椎脱位并发四肢瘫痪的病例不时可见。

新编临床医师丛书

外科住院医师手册

［第三十九章］ 常见脊柱疾病

4. 理疗：有加速炎性水肿消退和松弛肌的作用。

5. 自我保健疗法：在工作中定时改变姿势，作颈部轻柔活动及上肢运动，有利于颈、肩肌肉弛张的调节和改善血循环。在睡眠时，宜用平板床，枕头高度适当，不让头部过伸或过屈。

6. 药物治疗：目前尚无颈椎病的特效药物，所用非甾体抗炎药、肌松弛剂及镇静剂均属对症治疗。颈椎病系慢性疾病，如长期使用上述药物，可产生一定副作用，故宜在症状剧烈、严重影响生活及睡眠时才短期、交替使用。当局部有固定而范围较小的痛点时，可局部注射皮质类固醇制剂。如有典型神经根痛可行颈硬膜外注射，通常用醋酸泼尼龙 1.7mL，加 2% 利多卡因 4mL，7～10 天 1 次，3～4 次为 1 疗程，一般间隔 1 个月可重复 1 疗程。如注射 3 次无效，则无需继续注射。本方法有一定危险性，应请麻醉科医师执行。

（三）手术治疗

诊断明确的颈椎病经非手术治疗无效，或反复发作者，或脊髓型颈椎病诊断确立后适于手术治疗。根据手术途径不同，可分为前路手术、前外侧手术及后路手术 3 种。

1. 前路及前外侧手术：适合于切除突出之椎间盘、椎体后方骨赘及钩椎关节骨赘，以解除对脊髓、神经根和椎动脉的压迫。同时需进行椎体间植骨融合术，以稳定脊柱。

2. 后路手术：主要是通过椎板切除或椎板成形术达到对脊髓的减压。减压后应辅以后方脊柱融合术。

【临床经验】

（一）病情观察与诊断方面

1. 颈椎病的鉴别诊断：

（1）神经根型：颈肩痛短期内加重，并向上肢放射。

（2）脊髓型：颈痛不明显，而以四肢乏力，行走、持物不稳为最先出现的症状。

（3）交感神经型：主要变现为交感神经兴奋或抑制症状。

（4）椎动脉型：主要症状为眩晕，头胀痛，视觉障碍，猝倒等症状。

2. 肩颈痛的鉴别：

（1）肩周炎和腕管综合征。

（2）胸廓出口综合征：主要表现为神经、血管症状。改变患侧上肢位置可诱发或加重症状。

（3）肌萎缩型侧索硬化症：进行性肌萎缩，从手向近端发展，最后可侵及舌肌和咽部。

（4）颈神经根肿瘤：进行性根性疼痛，有典型阶段性损害体征。

（二）治疗方面

1. 牵引时患者的头处于疼痛可明显缓解的位置，牵引的重量不超过 4.5kg，如果牵引反而加重，则应放弃牵引。

2. 综合治疗优于单一治疗。在颈肩痛的治疗中，对于一些轻症或疾病早期的患者，也许应用单一的治疗方法即可见效。对于那些病情重、患病时间长者，应用2～3种治疗方法效果优于单一治疗。这些治疗共用，可起到相辅相成的作用，可提高疗效，弥补不足。如颈肩痛的急性期，可应用镇痛药以减轻疼痛，用理疗、封闭来消炎消肿，用推拿手法以缓解肌痉挛。

3. 颈肩痛具有慢性、长期性、易复发的特点，尤其是反复发作的患者，更应该重视自我治疗，学习和掌握自我治疗的方法，以减少痛苦，减少复发。在治疗中要提倡主动性，不要总是被动地接受治疗，依赖治疗。有医学文献报道，对于慢性颈痛，最有效的治疗方法是自我疗法。人说"久病成良医"，对于一些慢性患者，家中最好配备一些简单的家用医疗仪器，掌握一些简便易行的治疗方法。一旦出现病痛，即可应用。有些病痛通过家庭治疗就可缓解和减轻，减少了往返医院的时间，减少了花费和不必要的折腾。

4. 不要过度治疗：颈肩痛大多数是退行性疾病，有些是可以自行缓解和自愈的。任何治疗都是一种外因，必须通过我们自己的内因，也就是我们自己的机体才能起作用。我们必须调动自己的主观能动性，不能过分依赖于各种治疗。一般来说，颈肩痛的治疗有了七八成疗效，就可以停止，我们自己的机体就可以自行调理至痊愈。人的机体本来就具有一种自然修复和恢复能力。俗话说，慢性病靠的是"三分治七分养"。

5. 有人认为，颈肩痛消失后，应再继续巩固治疗一段时间，这样做更保险一些，免得复发。其实，这种做法不一定可取，也许仅是一种自我心理安慰。其一，病痛消失后继续治疗，与是否复发无关，也不能阻止复发；其二，过度的治疗使机体产生了适应性，机体对这些治疗已不敏感，此时再刺激，对机体的作用很弱，或者根本不起作用，一旦旧病复发，再治疗效果不佳；其三，容易使人产生一种依赖性，而缺乏一种积极主动的精神；其四，浪费医疗资源和时间。

（三）医患沟通方面

1. 医务人员应加强与患者沟通，治疗周期较长，需要向患者及家属交代清楚。

2. 医务人员应加强评估健康宣教，详细告诉患者治疗效果及术后功能方法，使其有充分的思想准备积极配合治疗。

第三节　腰椎间盘突出症

腰椎间盘突出症是因椎间盘变性，纤维环破裂，髓核突出刺激或压迫神经根、马尾神经所表现的一种综合征，是腰腿痛最常见的原因之一。腰椎间盘突出症中以 $L_4L_5 \sim L_5S_1$ 间隙发病率最高，占 $90\% \sim 96\%$，多个椎间隙同时发病者占 $5\% \sim 22\%$。

【诊断要点】

(一) 临床表现

腰椎间盘突出症常见于20～50岁患者，男女之比为4～6：1。20岁以内占6%左右，老人发病率最低。患者多有弯腰劳动或长期坐位工作史，首次发病常是半弯腰持重或突然作扭腰动作过程中。根据国内1327例腰椎间盘突出症分析，有关症状、体征及出现率如下。

1. 症状：

(1) 腰痛：是大多数本症患者最先出现的症状，发生率约91%。由于纤维环外层及后纵韧带受到突出髓核刺激，经窦椎神经而产生的下腰部感应痛，有时亦影响到臀部。

(2) 坐骨神经痛：虽然高位腰椎间盘突出 ($L_{2～3,3～4}$) 可引起股神经痛，但其发病率不足5%。绝大多数患者是 L_4L_5～L_5S_1 间隙突出，典型坐骨神经痛是从下腰部向臀部、大腿后方、小腿外侧直到足部的放射痛。引起坐骨神经痛的原因有三：①破裂的椎间盘组织产生化学性物质的刺激及自身免疫反应使神经根发生炎症。②突出的髓核压迫或牵张已有炎症的神经根，使其静脉回流受阻，进一步增加水肿，从而对疼痛的敏感性增高。③受压的神经根缺血。

(3) 马尾神经受压：向正后方突出的髓核或脱垂、游离椎间盘组织可压迫马尾神经，出现大、小便障碍，鞍区感觉异常。发生率占0.8%～24.4%。

2. 体征：

(1) 腰椎侧凸：是一种为减轻疼痛的姿势性代偿畸形，具有辅助诊断价值。

(2) 腰部活动受限：几乎全部患者都有不同程度的腰部活动受限。其中以前屈受限最明显，是由于前屈位时进一步促使髓核向后移位并增加对受压神经根的牵张之故。

(3) 压痛及骶棘肌痉挛：89%患者在病变间隙的棘突间有压痛，其旁侧1cm处压之有沿坐骨神经的放射痛。约1/3患者有腰部骶棘肌痉挛，使腰部固定于强迫体位。

(4) 直腿抬高试验及加强试验：患者仰卧，伸膝，被动抬高患肢。正常人神经根有4mm滑动度，下肢抬高到60°～70°始感腘窝不适。本症患者神经根受压或粘连使滑动度减少或消失，抬高在60°以内即可出现坐骨神经痛，称为直腿抬高试验阳性。其阳性率约90%。在直腿抬高试验阳性时，缓慢降低患肢高度，待放射痛消失，这时再被动背屈患肢踝关节以牵拉坐骨神经，如又出现放射痛称为加强试验阳性。

(5) 神经系统表现：

1) 感觉异常：80%患者有感觉异常。L_5 神经根受累者，小腿前外侧和足内侧的痛、触觉减退；S_1 神经根受压时，外踝附近及足外侧痛、触觉减退。

2) 肌力下降：有70%～75%患者肌力下降。L_5 神经根受累时，踝及趾背伸力下降；S_1 神经根受累者，趾及足跖屈力减弱。

3) 反射异常：约71%患者出现反射异常。踝反射减弱或消失表示 S_1 神经根受压；如马尾神经受压，则为肛门括约肌张力下降及肛门反射减弱或消失。

（二）辅助检查

1. X线平片：单纯X线平片不能直接反映是否存在椎间盘突出。片上所见脊柱侧凸，椎体边缘增生及椎间隙变窄等均提示退行性改变。

2. CT和MRI：CT可显示骨性椎管形态，黄韧带是否增厚及椎间盘突出的大小、方向等，对本病有较大诊断价值，目前已普遍采用。MRI可全面地观察各腰椎间盘是否病变，也可在矢状面上了解髓核突出的程度和位置，并鉴别是否存在椎管内其他占位性病变。

3. B超检查：B超诊断椎间盘突出症是一种简单的无损伤方法，近年来发展较快。因受到患者体型影响，定位诊断较困难以及操作者局部解剖知识的水平、临床经验等影响，尚需进一步研究，总结经验。

4. 其他：电生理检查（肌电图、神经传导速度及诱发电位）可协助确定神经损害的范围及程度，观察治疗效果。实验室检查对本症帮助不大，但在鉴别诊断中有其价值。

（三）病因

1. 椎间盘退行性变是基本因素 随年龄增长，纤维环和髓核含水量逐渐减少，使髓核张力下降，椎间盘变薄。同时，透明质酸及角化硫酸盐减少，低分子量糖蛋白增加，原纤维变性及胶原纤维沉积增加，髓核失去弹性，椎间盘结构松弛、软骨板囊性变。在没有后纵韧带支持的纤维环后外侧，这些变化更明显，出现向心性小裂隙。MRI证实，15岁青少年已可发生椎间盘退行性变。无退变的椎间盘可承受6865kPa压力，但已退变的椎间盘仅需294kPa压力即可破裂。

2. 损伤：积累伤力是椎间盘变性的主要原因，也是椎间盘突出的诱因。积累伤力中，反复弯腰、扭转动作最易引起椎间盘损伤，故本症与某些职业、工种有密切关系。一次性暴力（高处坠落或重物击中背部）多引起椎骨骨折，甚或压碎椎间盘，但少见单纯纤维环破裂、髓核突出者。

3. 遗传因素：有色人种本症发病率较低；小于20岁的青少年患者约32%有阳性家族史。

4. 妊娠：妊娠期盆腔、下腰部组织充血明显，各种结构相对松弛，而腰骶部又承受较平时更大的重力，这样就增加了椎间盘损害的机会。

上腰段椎间盘突出症少见，其发生多存在下列因素：①脊柱滑脱症。②病变间隙原有异常，如终板缺损、Scheuermann病等。③过去有脊柱骨折或脊柱融合术病史。

（四）病理分型

1. 膨隆型：纤维环有部分破裂，而表层完整，此时髓核因压力而向椎管局限性隆起，但表面光滑。这一类型经保守治疗大多可缓解或治愈。

2. 突出型：纤维环完全破裂，髓核突向椎管，仅有后纵韧带或一层纤维膜覆盖，表面高低不平或呈菜花状。常需手术治疗。

3. 脱垂游离型：破裂突出的椎间盘组织或碎块脱入椎管内或完全游离。此型不单可引起神经根症状，还易压迫马尾神经，非手术治疗往往无效。

4. Schmorl结节及经骨突出型：前者是指髓核经上、下软骨终板的发育性或后天性裂隙突入椎体松质骨内；后者是髓核沿椎体软骨终板和椎体之间的血管通道向前纵韧带方向突出，形成椎体前缘的游离骨块。这两型临床上仅出现腰痛，而无神经根症状，无需手术治疗。

（五）诊断

典型腰椎间盘突出症患者，根据病史、症状、体征，以及X线平片上相应神经节段有椎盘退行性表现者即可作出初步诊断。结合X线、CT、MRI等方法，能准确地作出病变间隙、突出方向、突出物大小、神经受压情况及主要引起症状部位的诊断。如仅有CT、MRI表现而无临床表现，不应诊断本病。

【鉴别诊断】

由于腰椎间盘突出症早期可仅表现为腰痛，后期又有腰腿痛，这与多数可引起腰痛、腿痛及少数可同时有腰腿痛的其他疾病混淆。故其鉴别诊断既重要，又复杂。以下择要予以介绍。

（一）与腰痛为主要表现疾病的鉴别

1. 腰肌劳损和棘上、棘间韧带损伤：这是一类最常见的腰痛原因。

2. 第3腰椎横突综合征：第3腰椎横突通常较第2、4腰椎横突长，又居于腰椎中部，故成为腰部活动的力学杠杆的支点，容易受到损伤。本症疼痛主要在腰部，少数可沿骶棘肌向下放射。检查可见骶棘肌痉挛，第3腰椎横突尖压痛，无坐骨神经损害征象。局部封闭治疗有很好的近期效果。

3. 椎弓根峡部不连与脊椎滑脱症：椎弓根先天性薄弱而发生的疲劳骨折或外伤骨折常不易连接，有可能在这一基础上发生脊椎向前滑脱。这两者均可能出现下腰痛，脊椎滑脱程度较重时，还可发生神经根症状，且常诱发椎间盘退变、突出。腰骶部X线斜位片可证实椎弓根骨折；侧位片可了解有无椎体向前滑脱及其程度。

4. 腰椎结核或肿瘤：腰椎骨、关节结核和肿瘤均是腰痛的重要原因。相应章节已有介绍。这里应指出的是，这两种疾病后果严重，不容延误，故对可疑的腰痛患者应常规行X线摄片，必要时作核素骨显像，以协助诊断。

（二）与腰痛伴坐骨神经痛的疾病的鉴别

1. 神经根及马尾肿瘤：神经根鞘膜瘤与椎间盘侧后方突出、马尾肿瘤与椎间盘正后方突出的临床表现相似。神经肿瘤发病较缓慢，呈进行性损害，通常无椎间盘突出症那样因动作而诱发的病史。X线平片不一定有椎间盘退行性表现，而椎弓根距离及椎间孔的孔径均多增大。脊髓造影、MRI及脑脊液检查是主要鉴别诊断依据。

2. 椎管狭窄症：是指多种原因所致椎管、神经根管、椎间孔的狭窄，并使相应部位的脊髓、马尾神经或脊神经根受压的病变。腰椎椎管狭窄症临床上以下腰痛、马尾神经或腰神经根受压，以及神经源性间歇性跛行为主要特点。过去认为有无间歇性跛行是椎管狭窄症与椎间盘突出症的重要区别，实际上大约1/3椎间盘突出症患者也发生间歇性跛行。两者主要鉴别需用 X 线摄片、CT、MRI 来确立。

（三）与坐骨神经痛为主要表现的疾病鉴别

1. 梨状肌综合征：坐骨神经从梨状肌下缘（84.2%）或穿过梨状肌（15.8%）下行。如梨状肌因外伤、先天异常或炎症而增生、肥大、粘连，均可在肌收缩过程中刺激或压迫坐骨神经而出现症状。患者以臀部和下肢痛为主要表现，症状出现或加重常与活动有关，休息即明显缓解。体检时可见臀肌萎缩，臀部深压痛及直腿抬高试验阳性，但神经的定位体征多不太明确。髋关节外展、外旋位抗阻力时（梨状肌强直性收缩）可诱发症状，此点在椎间盘突出症时较少见。

2. 盆腔疾病：早期盆腔后壁的炎症、肿瘤等，当其本身症状尚未充分表现出时，即可因刺激腰、骶神经根而出现骶部痛，或伴单侧或双侧下肢痛，这时鉴别较为困难。故对不典型之腰腿痛患者，应想到盆腔疾病的可能，常规进行直肠、阴道检查及骨盆平片、B 型超声检查。即使未发现异常，仍应严密随访，直到确诊为某一疾病为止。

【治疗方案】

（一）非手术治疗

腰椎间盘突出症中多数患者可经非手术疗法缓解或治愈。其目的是使椎间盘突出部分和受到刺激的神经根的炎性水肿加速消退，从而减轻或解除对神经根的刺激或压迫。非手术治疗主要适应于：①年轻、初次发作或病程较短者。②休息后症状可自行缓解者。③X 线检查无椎管狭窄。

1. 绝对卧床休息：当症状初次发作时，立即卧床休息。绝对一词虽然不太科学，但为的是强调大、小便均不应下床或坐起，这样才能收到良好效果。卧床 3 周后带腰围起床活动，3 个月内不作弯腰持物动作。此方法简单有效，但难以坚持。

2. 持续牵引：采用骨盆牵引可使椎间隙略为增宽，减少椎间盘内压，扩大椎管容量从而减轻对神经根的刺激或压迫。牵引重量根据个体差异在 7～15kg 之间，抬高床足作反牵引，共 2 周。孕妇、高血压和心脏病患者禁用。也可使用间断牵引法，每天 2 次，每次 1～2 小时。但效果不如前者。目前有多种电脑控制的牵引床问世，可控制牵引重量、改变力线、操作简便，适应不同情况的患者。

3. 理疗和推拿、按摩：可使痉挛的肌松弛，进一步减轻椎间盘压力。具体方法繁多，国内这方面从业人员甚多，水平参差不齐，故疗效差别较大。应注意的是，暴力推拿按摩往往弊多于利。

4. 皮质激素硬膜外注射：皮质激素是一种长效抗炎剂，可减轻神经根周围的炎症、粘连。常用长效皮质类固醇制剂加2%利多卡因行硬膜外注射，每7～10天1次，3次为一疗程。间隔2～4周后可再用一疗程，如无效则无需再用此法。如无根据不宜任意加入其他药物共同注射，以免产生不良反应。

5. 髓核化学溶解法：本方法是将胶原蛋白酶注入椎间盘内或硬脊膜与突出的髓核之间，利用这种酶选择性溶解髓核和纤维环，而基本不损害神经根的特点，使椎间盘内压力降低或突出髓核缩小达到缓解症状的目的。由于这种酶是一种生物制剂，故有产生过敏反应可能、或局部刺激出血、粘连再次影响神经根的功能，值得重视。

（二）经皮髓核切吸术

经皮髓核切吸术是通过椎间盘镜或特殊器械在X线监视下直接进入椎间隙，将部分髓核绞碎吸出，从而减轻了椎间盘内压力达到缓解症状的目的。主要适合于膨出或轻度突出型的患者，且不合并侧隐窝狭窄者。对明显突出或髓核已脱入椎管者仍不能回纳。与本方法原理和适应证类似的尚有髓核激光气化术。

（三）手术治疗

已确诊的腰椎间盘突出症患者，经严格非手术治疗无效，或马尾神经受压者可考虑行髓核摘除术。手术治疗有可能发生椎间盘感染、血管或神经根损伤，以及术后粘连症状复发等并发症，故应严格掌握手术指征及提高手术技巧。

近年来采用微创外科技术使手术损伤减小，取得良好效果。

（四）预防

由于腰椎间盘突出症是在退行性变基础上受到积累伤力所致，而积累伤又是加速退变的重要因素，故减少积累伤就显得非常重要。长期坐位工作者需注意桌、椅高度，定时改变姿势。职业工作中常弯腰劳动者，应定时伸腰、挺胸活动，并使用宽腰带。治疗后患者在一定时期内佩戴腰围，但应同时加强背肌训练，增加脊柱的内在稳定性。长期使用腰围而不锻炼腰背肌，反可因失用性肌萎缩带来不良后果。如需弯腰取物，最好采用屈髋、屈膝下蹲方式，减少对椎间盘后方的压力。

【临床经验】

（一）病情观察与诊断方面

腰腿痛的主要鉴别诊断：

1. 腰肌劳损和棘上、棘间韧带损伤：长期弯腰劳动工作者，主要症状腰部酸痛，劳累后加重，卧床休息好转，但卧床久后，又感腰部不适，稍事活动后好转，有固定的压痛点。

2. 第3腰椎横突综合征：横突处压痛，无坐骨神经痛。

3. 椎弓根峡部不连和腰椎滑脱症：X线可鉴别。

4. 腰部结核和肿瘤：腰部结核和肿瘤也会引起腰部疼痛。

5. 腰椎管狭窄：腰痛伴有马尾神经或神经根症状，特别是间歇性跛行。鉴别主要是靠脊髓造影、CT 和 MRI。

6. 神经根及马尾肿瘤：呈进行性加重，无因动作而诱发的病史，鉴别主要靠脊髓造影、MRI。

7. 梨状肌综合征：髋关节外展、外旋位抗阻力可诱发坐骨神经放射性痛。

8. 盆腔疾病：早期骨盆后壁的炎症、肿瘤，当其本身症状还不明显时，主要表现为腰骶部和坐骨神经放射痛。

（二）治疗方面

1. 注意卧床休息：非手术患者术后必须绝对卧床 4～6 周。卧硬板床休息是最基本的治疗措施。尤其是在发病初期和治疗期间，关节韧带松弛，炎症较重，如果休息不好可能加重病情。

2. 先选择保守治疗，保守治疗是腰椎间盘突出症的首选治疗法，真正需要手术治疗的腰椎间盘突出患者约占总数的 5%，绝大多数患者经保守治疗可以治愈。

3. 严格把握手术适应证，再配合正确的康复治疗，经典的单纯开窗髓核摘除术能够取得良好的疗效。

4. 不要单纯依赖内服药或外用药，还需要加以适当的运动来调节和巩固治疗。

5. 注意腰部保暖，腰部受凉所致的腰肌纤维炎、痉挛常引起腰椎关节的僵硬，椎间盘突出复发，神经根水肿。由于腰部肌肉损伤，血液循环较差，腰部比其他部位更容易受凉。

6. 注意腰部活动姿势，为预防腰椎间盘突出复发，不要做既弯腰又转腰的动作，如扫地和拖地、弯腰搬重物等，避免长时间腰部一个姿势工作。

（三）医患沟通方面

1. 腰痛或坐骨神经痛越严重，患者在术后的轻松感越明显，越能体现手术成效。

2. 医务人员应加强评估健康宣教，详细告诉患者治疗效果及术后功能方法，使其有充分的思想准备积极配合治疗。

（方秀统）

骨与关节感染

第一节　急性血源性骨髓炎

急性血源性骨髓炎以骨质吸收、破坏为主。慢性骨髓炎以死骨形成和新生骨形成为主。急性化脓性骨髓炎如脓液早期穿入骨膜下，再穿破皮肤，则骨质破坏较少；但脓肿常在髓腔蔓延，张力大，使骨营养血管闭塞或栓塞。如穿出骨皮质形成骨膜下脓肿后使大片骨膜剥离，使该部骨皮质失去来自骨膜的血液供应，严重影响骨的循环，造成骨坏死。

【诊断要点】

（一）临床表现

1. 多见于 10 岁以下儿童，常见于四肢长骨干骺端，以胫骨上段和股骨下段最多见。

2. 全身症状：最典型的全身症状是：恶寒、高热、呕吐，呈败血病样发作。起病急骤，寒战、高热可达 39℃～40℃，脉搏快，口干，全身不适、食欲减退。可伴头疼，呕吐，烦躁，昏迷，惊厥等表现。追溯病史，多先有身体其他部位的感染性病灶。新生儿及乳儿易兴奋、拒乳，换尿布时哭闹，有发热及呕吐时常就诊于小儿科。最近，虽然呈现急性发作的患者有大幅减少，但仍能看到，即使在国际大城市北京仍能见到，要警惕本病。

3. 局部表现：按感染部位、范围、年龄等，表现不同的病象。首先是疼痛，细菌在骨干部骨髓内繁殖，局部炎性充血，因炎症性渗出物引起骨内压增高而出现自发痛，新生儿及乳儿因不会讲话，疼痛表现为患肢不动（假性麻痹），换尿布时哭闹也是疼痛的表现。局限在骨干骺部的压痛最重要，是最早出现的局部表现。发热、发红是典型的急性炎症表现。因反应性炎症引起关节肿胀、关节液的潴留是无菌的，以后随病期的进行症状不断出现。骨髓内的脓疡向骨外排出，骨髓腔内内压下降而疼痛减轻，但肿胀、发红、发热持续，在骨包壳尚未形成的亚急性期，可出现可不出现骨膜增殖，死骨存在，甚至大段骨完全坏死、病理骨折、畸形、假关节、多发窦道形成。股骨近远干骺端、肱

443

骨近端均包括在关节内脓液直接波及关节内形成化脓性关节炎。化脓性关节炎也可直接波及干骺端，引起干骺端及骨骺的骨髓炎。这一点在小儿特别重要。

4. 有明显的全身中毒症状，如全身不适、食欲减退、高热（39°以上）伴寒战等。

5. 肢体局部持续性剧烈疼痛。附近肌肉痉挛、不愿活动患肢、称之"假性瘫"。

6. 干骺端明显压痛。

7. 患肢活动功能受限：由于疼痛而引起保护性肌痉挛肢体活动受限。

8. 浅表部位病源、出现皮肤温度增高。早期局部软组织肿胀，以后发展整段肢体肿胀。

（二）辅助检查

1. X线表现：

（1）早期，时刻牢记X线完全没有骨的变化；最早出现的是软组织肿胀及深层肌层的异常阴影，从发病2～4天后，这种发现决定于拍片的条件，骨最早的变化决定于拍片的条件。骨最早的变化出现在发病后4～5天（乳儿）致10天前后（学龄期），由骨髓内的渗出物引起骨髓模糊，摄影条件必须良好，且要与对侧对比。其次局部的充血和坏死引起骨小梁的吸收。随病变发展，骨皮质可见新骨生成，多半这时才在X线上诊断为骨髓炎，如在"病理"节内所述，此时病期已从初期进行到中期，再发展下去坏死骨形成，骨包壳形成进入到慢性期。这些X线上的变化不是仅局限在干骺端，而是整个髓腔内及骨干部；严重时骨干全部均被侵犯。以上是定型的X线变化。有时，因初发部位及治疗的有无，也呈现非定型的X线所见。初期X线无变化时，由于应用大量有效的抗生素会得到良好的转机，有时最后X线不发生改变，这就是骨髓炎的原发病灶治愈。

（2）2周后可见骨质疏松，干骺端骨皮质有散在虫蛀样破坏，伴有骨膜反应及层状新骨形成。4周后出现死骨，骨壳形成。有时出现病理骨折。

2. 骨扫描：与单纯X线拍片相比，骨扫描的优势在发病后24～28小时内做出诊断，常用如 ^{99m}Tc核素骨扫描。

3. CT：进入中期以后或原发性骨髓炎，不是真正早期的骨髓炎，CT表现骨髓的模糊骨皮质吸收变薄等，单纯X线片还不明确时，能进行详细的描写，在骨髓炎的各个时期病灶的范围与通常断层X线拍片相比，能正确的描绘骨皮质及髓质的破坏。骨皮质的变化，CT比MRI清楚。

4. 骨关节感染性疾病的诊断，MRI在X线拍片、骨扫描之上，作为特别影像学诊断，有十分肯定的价值，由于炎症性渗出物及缺血部过敏反应，MRI能确切掌握病变的广度，特别在炎症充血期，无骨破坏时及椎间盘、椎管内感染，更有独特的诊断价值，应广泛应用。临床观察，X线变化出现前，CT诊断不能确定时，MRI能准确地描写。即使发病48小时内，X线、CT没变化时，MRI

都能显示明确的变化。笔者曾治疗一位 16 岁女性患者，典型的坐骨神经剧痛，但有高热，MRI 像见腰段 T1、T2 像改变，在腰椎管硬膜外感染的诊断下切开椎板，见硬膜外有混浊积液，放置冲洗管冲洗，术后当夜安静熟睡，且无疼痛。这是最早期的 MRI 的表现，很有意义。

5. ComputedRadiography（CR）：本法具有种种优点，其特别处，在骨科领域里，软组织能够作详细的了解。在骨变化出现前从软组织，即从前所述肿胀、浮肿及深层的异常影像，是早期诊断的方法。病变进入中期后与 X 线相比没什么优点。

6. 血生化检查：白细胞总数增高，可达（20～40）$\times 10^9$/L，中性白细胞数增高。血培养为阳性。

【鉴别诊断】

1. 蜂窝织炎和深部脓肿：早期急性血源性骨髓炎与蜂窝织炎和深部脓肿不易鉴别。全身症状不一样：①急性骨髓炎毒血症症状重。②部位不一样：急性骨髓炎好发于干骺端，而蜂窝织炎与脓肿则不常见于此处。③体征不一样：急性骨髓炎疼痛剧烈，但压痛部位深，表面红肿不明显，出现症状与体征分离现象。而软组织感染则局部炎性表现明显，如果鉴别困难，可作 MRI 检查。

2. 风湿病与化脓性关节炎：特别是儿童类风湿关节炎，也可以有高热。儿童类风湿关节炎发热常与一过性斑丘疹和多形红斑同时发生和消退，且肝、脾、淋巴结多肿大。

3. 骨肉瘤和尤文肉瘤：部分恶性骨肿瘤也可以有肿瘤性发热。但起病不会急骤，部位以骨干居多数，特别是尤文肉瘤，早期不会妨碍邻近关节活动，表面有曲张的血管并可摸到肿块。

【治疗方案】

（一）治疗原则

治疗的目的应该是中断骨髓炎由急性期向慢性阶段的演变，早期诊断与治疗是主要的关键。

（二）全身治疗

1. 加强全身支持疗法。高热时降温、补液，纠正酸中毒。

2. 必要时少量多次输血，以增强患者抵抗力。

3. 给予易消化富含蛋白质和维生素的饮食。

（三）药物治疗

1. 应及早采用足量而有效的药物。

2. 应根据培养和药敏试验结果有针对性地使用。

3. 抗生素的使用至少应持续至体温下降、症状消失后 2 周左右。

（四）局部治疗

1. 早期应用夹板、石膏托或皮肤牵引，抬高患肢并保持功能位，防止畸形和病理骨折。

2. 诊断一经明确，应尽早行钻孔减压、开窗引流术。术后抗生素液体持续灌注冲洗。

【临床经验】

（一）病情观察与诊断方面

1. 儿童多见，发病前往往有外伤病史，但找到原发感染灶，或在病史中询问出原发感染灶者却不多见。

2. 急性骨髓炎的自然病程可以维持3～4星期。脓肿穿破后疼痛即刻缓解，体温逐渐下降，脓肿穿破后形成窦道，病变转入慢性阶段。

3. 部分病例致病菌毒性较低，（如特别是白色葡萄球菌）所致的骨髓炎，表现很不典型，缺乏高热与中毒性症状，体征也较轻，诊断比较困难。

4. 注意与蜂窝织炎、深部脓肿、风湿病（特别是儿童类风湿关节炎）、化脓性关节炎、恶性肿瘤等疾病进行鉴别。

（二）治疗方面

1. 早期足量应用抗生素，要联合应用抗生素，选用的抗生素一种针对革兰阳性球菌，而另一种则为广谱抗生素，待检出致病菌后再予以调整。

2. 手术治疗宜早，最好在抗生素治疗后48～72小时仍不能控制局部症状时进行手术，也有主张提前为36小时的。

3. 术中不论有无骨内脓肿，不要用探针去探髓腔，亦不要用刮匙刮入髓腔内。

（三）医患沟通方面

1. 急性骨髓炎往往有可能演变为慢性骨髓炎，使治疗周期延长、医疗费用明显增加。需要与患者及家属交代清楚。

2. 患者多为儿童，且多伴有高热，患者家长在治疗过程中可能会较焦急且情绪不稳定，可多与其沟通并告知病情可能的进展情况，获得理解。

3. 医务人员应加强评估健康宣教，详细告诉患者治疗效果及术后功能方法，使其有充分的思想准备积极配合治疗。

第二节　血源性化脓性关节炎

化脓性关节炎为关节内化脓性感染。是一种由化脓性细菌直接感染，并引起关节破坏及功能丧失的关节炎，又称细菌性关节炎或败血症性关节炎。其中血源性化脓性关节炎在病理过程和临床表现两方面都具有代表性。最常见的致病菌为金黄色葡萄球菌，可占85％左右；其次为白色葡萄球菌，淋病奈瑟菌、肺炎球菌和肠道杆菌等。

【诊断要点】

(一) 临床表现

1. 儿童多见：最常受累的部位为膝、髋关节，其次为肘、肩和踝关节。

2. 全身症状：急骤发病，有寒战、高热全身不适等菌血症表现。

3. 局部表现：受累关节剧痛，并可有红肿、热、及压痛。由于肌肉痉挛，关节常处于屈曲位畸形，久之可发生关节挛缩，甚至有半脱位或脱位。

(二) 影像学诊断

1. X线表现：早期可见关节肿胀、积液，关节间隙增宽。以后关节间隙变窄，软骨下骨质疏松破坏，晚期可有骨质增生、硬化。以至关节间隙消失，发生纤维性或骨性强直，有时可见骨骺滑脱或病理性关节脱位。

2. MRI和FDG显影有助于早期诊断，一般在发病24～48小时内，已可有明确表现。

(三) 实验室检查

1. 关节穿刺：关节液行涂片检查可发现大量白细胞、脓细胞和细菌。

2. 关节液细菌培养：可鉴别菌种并找到敏感抗生素。

【鉴别诊断】

1. 急性风湿性关节炎：起病急，伴高热，多为大关节对称性游走，X线无明确表现，穿刺液清亮，可见少量白细胞。

2. 关节结核：起病缓慢伴低热，单发多见，但急性炎症表现不明显，X线早期变化不明显，关节穿刺液可找到抗酸杆菌。

【治疗方案】

(一) 治疗原则

早期诊断，及时正确处理，保全生命，尽量保留关节功能。

(二) 一般治疗

1. 全身治疗：加强全身支持疗法。给予易消化富于蛋白质和维生素的饮食。

2. 局部治疗：用持续皮肤牵引或石膏托固定，能局限炎症，并可减轻对关节软骨的破坏。

(三) 药物治疗

1. 早期足量全身性使用抗生素，原则同急性血源性骨髓炎。

2. 根据关节液培养、药物敏感试验，及时调整抗生素。

3. 关节腔内注射抗生素每天做一次关节穿刺，抽出关节液后，注入抗生素。

(四) 手术治疗

1. 关节穿刺：关节穿刺后置入塑料管或硅胶管，缝合固定于皮缘，持续行带抗生素的无菌生理盐水冲洗引流。

2. 关节切开引流术：经积极治疗仍不好转，或关节液为稠厚的脓液，应及时切开引流。

【临床经验】

（一）观察病情方面

1. 关节肿痛、活动障碍，多同时出现。病情进展愈快，症状愈重。

2. 当脓肿穿破关节囊时，患者疼痛症状可有所减轻，要注意关节局部情况，区别是病情好转，还是感染加重。

（二）诊断方面

根据患者的临床表现、敏感的影像学检查、化验及关节液检查，对血源性化脓性关节炎在 48 小时内多可做出早期诊断。但应注意与关节结核、风湿性关节炎、类风湿性关节炎、痛风及创伤性关节炎鉴别。

（三）治疗方面

1. 早期使用抗生素，根据关节液培养、药物敏感试验，及时调整抗生素。

2. 加强营养，全身支持治疗。

3. 髋关节化脓性关节炎，一经确诊并证实关节内有渗液，应立即进行切开引流，置管冲洗术。

4. 严重的化脓性关节炎，治愈后遗留畸形，根据受累关节部位和关节强直位置的不同，选择不同的治疗方法。①对关节强直于功能位无明显疼痛者，无须特殊处理；双侧髋关节强直时，可作一侧或双侧髋关节置换术。②肘关节强直于功能位者，在炎症治愈一年后可行肘关节成行术；关节强直于非功能位者，可行关节置换术、截骨矫形术、或关节融合于功能位。③陈旧性病理性脱位多发生于髋关节，对疼痛轻微、关节活动度尚可者，可不作手术；疼痛严重影响日常生活工作可行关节融合术。

（四）医患沟通方面

化脓性关节炎起病急、症状重，关节疼痛明显，患者及家属情绪多不稳定，应多向患者及家属告知病情，并积极治疗。

第三节　骨关节炎

骨关节炎（OA）是一种以关节软骨退行性变和继发性骨质增生为特征的慢性关节疾病。原发性骨关节炎的发病原因迄今尚未完全明了。它的发生发展是一种长期、慢性、渐进的病理过程。一般认为是多种致病因素包括机械性和生物性因素的相互作用所致。其中年龄是主要高危因素，其他因素包括外伤、肥胖、遗传、炎症、代谢等。

【诊断要点】

（一）临床表现

1. 主要的症状是疼痛，初期为轻微钝痛，以后逐步加剧。活动多时疼痛加剧，休息后好转。

2. 疼痛可与天气变化、潮湿受凉等因素有关。

（二）局部表现

1. 关节肿胀，关节积液、活动受限，僵直。

2. 关节周围肌肉萎缩，主动或被动活动时，关节可有响声。

3. 严重者出现关节畸形，如膝内翻。手指远侧指间关节侧方增粗，形成Heberden 结节。

（三）影像学检查

X 线检查：软组织肿胀，关节间隙不同程度变窄，关节边缘有骨赘形成。晚期骨端变形，关节表面不平整，边缘骨质增生明显。软骨下骨有硬化和囊腔形成，伴滑膜炎时髌下脂肪垫模糊或消失。

（四）实验室检查

多无特异性。关节液检查可见白细胞增高，偶见红细胞。

【鉴别诊断】

根据患者病史、体征、临床表现及 X 线检查多可明确骨关节炎诊断。但对于关节疼痛的患者应考虑与类风湿性关节炎、创伤性关节炎、脊柱关节病变感染性关节炎等引起骨关节疼痛的疾病鉴别。

【治疗方案】

（一）一般治疗

非药物治疗开展多种形式的宣传教育，让患者了解疾病的性质和治疗的目的；适度关节功能锻炼，减轻体重，避免关节过度负重或活动；可配合局部物理疗法以缓解疼痛。

（二）药物治疗

1. 活血化瘀中草药内服或外部热敷、熏洗、浸泡等可缓解症状，延缓病程。

2. 非甾体抗炎镇痛药物可以缓解疼痛。

3. 部分药物如维骨力、硫酸软骨素可参与软骨代谢，延缓软骨退变。

4. 关节内注射透明质酸钠，可起到润滑关节，保护关节软骨和缓解疼痛的作用。

（三）手术治疗

1. 对于早期患者，保守治疗无效可行关节清理术，在关节镜下清除关节内的炎性因子、游离体和增生滑膜。

2. 出现畸形和持续性疼痛，可行截骨矫形，以减轻症状，如膝内翻畸形可行胫骨上端高位截骨术。

3. 骨关节炎晚期依年龄、职业及生活习惯等可选用人工关节置换术。

【临床经验】

（一）病情观察与诊断方面

1. 疼痛：是早期症状，活动多时发生，休息后好转。可受寒冷、潮湿的影响而加重。

2. 僵硬：多在清晨起床后或是一段时间关节不活动后发生，而活动后疼痛减轻。特点是持续时间短。

3. 畸形：病情进一步发展，关节出现内外翻（或旋转）畸形，严重者呈屈曲挛缩畸形。关节周围肌肉萎缩。

4. 关节活动范围逐步减少，关节疼痛可变为持续性疼痛。关节韧带松弛出现关节不稳感。

（二）治疗方面

1. 一般治疗：适当休息很重要。除非疼痛十分严重，一般不需卧床休息，仅限制关节活动，这样可减轻症状及延缓疾病进程。减轻关节负重是另一重要措施。理疗和体疗应配合进行，以便减轻关节疼痛和肌肉痉挛，增强肌肉力量。

2. 药物治疗：适当药物治疗可减轻症状。可口服非甾体类抗炎药物治疗。

3. 手术治疗：

（1）膝关节：

1）关节清理术：可在关节镜下操作，手术损伤小，术后恢复快。

2）截骨术：可分为膝内侧间隙骨性关节炎胫骨截骨术，和膝外侧间隙骨性关节炎截骨术。一定要严格掌握适应证。

3）膝关节融合术：适用于单发的膝关节严重骨性关节炎从事体力劳动活动的年轻患者。

4）人工膝关节置换术：适用于骨关节破坏较多，疼痛严重的老年患者。

（2）髋关节：手术可分为两类，一类是保留患者自己的髋关节的手术；另一类是髋关节重建手术，包括关节固定术。但近年来，全髋关节置换术得到了较为广泛的开展。具体手术方法有：

1）髋臼骨赘切除术：目前基本已放弃。

2）股骨近端截骨术：此手术对减轻髋关节的疼痛、稳定关节和改善畸形有肯定作用。

3）髋关节松解术：适用于不太严重的髋关节骨性关节炎，股骨头与髋臼无严重畸形、髋关节至少有 50° 的屈曲活动度、关节囊钙化者。

4）髋关节固定术：适用于病变仅限于一侧髋关节、关节面破坏严重、活动明显受限、疼痛严重、患者愿意接受术后髋关节的强直状态；或者其他手术未能解除症状者。

5）人工股骨头置换术：因随诊效果不佳，故目前不用人工股骨头置换术来治疗骨性关节炎。

6）全髋关节置换术：对于 50 岁以上的患者，药物及其他非手术治疗措施不能解除患者疼痛及活动受限者，应考虑行全髋关节置换术。

（三）医患沟通方面

1. 骨关节炎晚期，行关节置换手术后关节功能锻炼十分重要，部分患者因功能锻炼不佳，致手术后效果不理想。故置换手术后，应仔细向患者交代功能锻炼的重要性，以及锻炼不佳的后果。

2. 骨关节炎患者病程长，进展缓慢，但药物治疗效果随时间的延长效果渐差，应向患者告知与关节退行性变有关，减少患者心理负担。

第四节 类风湿关节炎

类风湿关节炎（RA）是一种以关节病变为主的非特异性炎症，表现为全身多发性和对称性慢性关节炎，其特点是关节痛和肿胀反复发作进行性发展，最终导致关节破坏、强直和畸形。病因尚不清，可能与下列因素有关：①自身免疫反应。②感染。③遗传因素。

【诊断要点】

（一）临床表现

1. 多发生在 20～45 岁，女性多见。发病缓慢。

2. 症状和体征：

（1）关节疼痛、肿胀：初起关节酸痛、肿胀，随病变发展，疼痛日益明显，反复发作后受累关节附近肌肉萎缩，关节呈梭形肿胀。

（2）晨僵。

（3）多关节受累。

（4）关节活动受限或畸形。

（5）关节外表现：①全身症状，表现为低热、乏力，全身肌肉酸痛，食欲不振等。②皮下结节，常见于尺骨鹰嘴，手背、耳郭等。③眼部病变，如干性结膜角膜炎，巩膜炎等。④血管炎，如手指小动脉炎等。⑤肺部病变，如胸膜炎、肺炎等。

（二）实验室检查

血红蛋白减少，白细胞计数正常或降低，但淋巴细胞计数增加。有 70%～80% 的病例类风湿因子阳性，但其他结缔组织疾病也可为阳性。红细胞沉降率加快，C 反应蛋白增高，血清 IgG、IgA、IgM 增高。关节液混浊，黏稠度降低，黏蛋白凝固力差，糖含量降低，细菌培养阴性。

（三）X 线表现

早期关节周围软组织肿大，关节间隙增宽，关节周围骨质疏松，随病变发展关节周围骨质疏松更明显，关节面边缘模糊不清，关节间隙逐渐狭窄。晚期关节间隙消失，最终出现骨性强直。

（四）诊断标准

目前国际上通用的仍是 1987 年美国风湿病协会修订的诊断标准：①晨起关节僵硬至少 1 小时（≥6 周）。②3 个或 3 个以上关节肿胀（≥6 周）。③腕、掌指关节或近侧指间关节肿胀（≥6 周）。④对称性关节肿胀（≥6 周）。⑤皮下结节。⑥手、腕关节 X 线片有明确的骨质疏松或骨侵蚀。⑦类风湿因子阳性（滴度＞1∶32）。确认本病需具备 4 条或 4 条以上标准。

【鉴别诊断】

1. 强直性脊柱炎：青年男性多见；主要侵犯骶髂关节及脊柱，外周关节受累者多以下肢不对称关节为主，常有肌腱端炎；90%～95%患者 HLA-B$_{27}$ 阳性；类风湿因子阴性；骶髂关节及脊柱的 X 线改变对诊断极有帮助。

2. 银屑病关节炎：以手指或足趾远端关节受累为主，也可出现关节畸形，但类风湿因子阴性，且伴有银屑病的皮肤或指甲病变。

3. 结缔组织病所致的关节炎：干燥综合征、系统性红斑狼疮均可有关节症状，且部分患者类风湿因子阳性，但有相应的特征性临床表现和自身抗体。

4. 骨关节炎：退行性骨关节病，40 岁以上，主要累及膝、脊柱等负重关节。活动时关节痛加重，可有关节肿胀、积液。手指骨关节炎在远端指间关节骨刺，赫伯登结节和近端指关节骨刺，布夏尔结节及第 1 掌骨头部增生（方形手）。红细胞沉降率正常，类风湿因子阴性或低滴度阳性。X 线示关节间隙狭窄、关节边缘呈唇样增生或骨疣形成。

5. 痛风性关节炎：多见于中老年男性，反复发作，好发于单侧第一跖趾关节或跗关节，也可侵犯膝、踝、肘、腕及手关节。急性发作时，通常血尿酸水平增高，慢性痛风性关节炎可在关节和耳郭等部位出现痛风石。

6. 其他：对不典型的以单个或小关节起病的类风湿关节炎要与感染性关节炎（包括结核感染）、反应性关节炎和风湿热相鉴别。

【治疗方案】

（一）治疗原则

治疗类风湿关节炎目前尚无特效疗法。治疗目的在于控制炎症，减轻症状，延缓病情进展，保持关节功能和防止畸形。应强调根据不同患者、不同病情制定综合治疗方案。

（二）一般治疗

非药物治疗：加强营养、注意休息，对于关节肿痛明显者可行牵引或间断固定，鼓励患者系统地康复锻炼，预防关节僵硬和畸形。

（三）药物治疗

目前没有任何药物可以完全阻止病变发展，常用的药物分为三线。

1. 第一线的药物主要是非甾体类药物；第二线药物有抗疟药，金盐制剂，柳氮磺胺吡啶，免疫抑制剂；第三线药物主要是激素。

2. 对于病情较轻，进展较慢的患者，多主张先应用一线药物，必要时联合二线药物。而对病情严重，进展较快的患者，在一、二线药物联合运用同时，早期给予小剂量激素，以迅速控制症状，见效后逐渐减轻药物。

（四）手术治疗

早期可作受累关节滑膜切除术；晚期，可根据病情行关节成形术或人工关节置换术。

【临床经验】

（一）观察病情与诊断方面

1. 类风湿关节炎以女性患者多见。多由1～2个关节开始发病。女性多由手及腕小关节开始；而男性多先由膝、踝、髋等单关节起病。

2. 关节疼痛和肿胀：最先出现关节疼痛，开始可为酸痛，随着关节肿胀逐步明显，疼痛日趋加重。患者常诉开始活动关节时疼痛加重，活动一段时间后疼痛及活动障碍明显好转。关节痛与气候、气压、气温变化有关联。

3. 晨僵现象：晨醒后出现关节僵硬或全身发紧感，起床活动一段时间后症状即缓解或消失。与其他关节病的晨僵现象区别在于类风湿的晨僵是典型、经常、而持久的。

4. 多个关节受累：常由掌指关节或指间关节发病，其次为膝关节。发病时受累关节常为1～3个。受累关节常为对称性。多个关节疼痛、肿胀，反复交替发作和缓解。

5. 关节活动受限或畸形：晚期关节活动受限并呈现不同程度的畸形，手指及掌指关节常呈现鹅颈畸形或尺偏畸形，腕关节常强直于尺偏位，腕关节融合。肘关节半屈曲固定和前臂旋转功能消失。膝关节呈内、外翻畸形，髋关节则多强直在屈曲内收位。

（二）治疗方面

以综合治疗为宜。包括药物治疗、物理疗法以及外科疗法。应根据患者情况分期治疗。在急性期及亚急性期以药物治疗为主辅以物理疗法。慢性期可选用药物治疗，康复及外科疗法。

1. 全身治疗：急性炎症期要注意休息；平日适当的功能锻炼有助于防止和纠正畸形，维持肌肉力量，保持关节活动范围。要有良好的休养环境，避免湿冷。

2. 药物治疗：主要是非甾体类抗炎镇痛药；免疫抑制剂；中药；激素。注意激素治疗过程中病情控制后，可减量维持或间断给药。

3. 手术治疗：

（1）滑膜切除术：早期进行滑膜切除术可减轻患者疼痛，减轻或延缓关节面破坏。适应证：①经有效药物治疗急性炎症已基本控制，患者全身情况比较稳定。②亚急性反复发作滑膜炎，病情持续1年以上，经多种非手术疗法，效果不显著者。③关节内有大量渗出液，保守治疗无效达 3 个月，且开始骨质破坏，关节活动受限者。

（2）关节清理术：多用于慢性期病，除慢性滑膜炎外，同时有软骨及骨组织改变。除将滑膜切除外，还将损坏的软骨全层切除，清除增生的骨质。术后应行被动活动练习，辅助关节锻炼。

（3）关节成形术：

1）关节成形术：最佳适应证为肘关节强直的病例，不但能切除病骨组织，还能恢复肘关节活动。

2）人工假体置换术：如果髋关节或膝关节功能严重受损，疼痛明显，严重影响日常生活，可选择人工假体置换术。

（三）医患沟通方面

1. 本病为自身免疫系统疾病，故常需要长期服药治疗，且部分患者需要长期口服激素治疗，服用激素治疗前，应向患者明确交代激素治疗的副作用。

2. 滑膜切除术与关节清理术等手术后，患者病情仍有进一步进展的可能性，应向患者交代，并应术后指导患者进行关节功能锻炼。

第五节　高尿酸血症与痛风性关节炎

高尿酸血症又称痛风，是一组嘌呤代谢紊乱和/或尿酸排泄减少所致的疾病，其临床特点为高尿酸血症及由此而引起的痛风性急性关节炎反复发作、痛风石沉积，痛风石性慢性关节炎和关节畸形，常累及肾脏引起慢性间质性肾炎和尿酸肾结石形成。遗传因素：原发性痛风患者中，有 10%～25% 有痛风的阳性家族史。

ATP 代谢和高尿酸血症：除特发性外，饮食过丰或服用影响尿酸代谢的药物（如利尿药）是造成日益增多的继发性高尿酸血症的主因。

【诊断要点】

（一）临床表现

痛风的临床表现包括四类：

1. 无症状高尿酸血症。

2. 急性痛风性关节炎。

3. 痛风石及慢性关节炎。

4. 肾病变。

（二）实验室检查

关节穿刺液光镜下检查发现有尿酸盐结晶可诊断为痛风。

（三）影像学检查

X 线片：初发时关节与骨无变化，软组织肿胀。以后关节软骨缘破坏，骨质凿蚀样缺损，骨髓内痛风石沉积。

【鉴别诊断】

由于本病表现多样化，有时症状不够典型，需与下列疾病进行鉴别。

1. 类风湿关节炎：本病常呈慢性经过，约 10% 病例在关节附近有皮下结节，易与不典型痛风混淆。但本病：①指趾小关节常呈对称性棱形肿胀，与单侧不对称的痛风关节炎截然不同。②X 线摄片显示关节面粗糙、关节间隙变窄，有时部分关节面融合，骨质普遍疏松，但无骨皮质缺损性改变。③活动期类风湿因子阳性，关节液无尿酸盐结晶查见。

2. 化脓性关节炎：主要为金黄色葡萄球菌所致。鉴别要点为：①可发现原发感染或化脓病灶。②多发生在重大关节如髋、膝关节，并伴有高热、寒战等症状。③关节腔穿刺液为脓性渗出液，涂片镜检可见革兰阳性葡萄球菌和培养出金黄色葡萄球菌。④滑液中无尿酸盐结晶。⑤抗痛风药物治疗无效。

3. 创伤性关节炎：①有关节外伤史。②受累关节固定，无游走性。③滑液中无尿酸盐结晶。④血清尿酸不高。

4. 假性痛风：由焦磷酸钙沉积于关节软骨引起，尤以 A 型急性发作时，表现与痛风酷似。但有下述特点：①老年人多见。②病变主要侵犯膝、肩、髋等大关节。③X 线摄片见关节间隙变窄和软骨钙化灶呈密点状或线状，无骨质破坏改变。④血清尿酸含量往往正常。⑤滑液中可查见焦磷酸钙单斜或三斜晶体。⑥秋水仙碱治疗效果较差。

5. 银屑病性关节炎：本病亦以男性多见，常非对称性地侵犯远端指趾关节，且 0.5% 患者血清尿酸含量升高，故需与痛风鉴别。其要点为：①多数患者关节病变发生于银屑病之后。②病变多侵犯指趾关节远端，半数以上患者伴有指甲增厚凹陷成脊形隆起。③X 线像可见严重的关节破坏，关节间隙增宽、指趾末节骨端骨质吸收缩短为刀削状。④关节症状随皮损好转而减轻或随皮损恶化而加重。

【治疗方案】

（一）一般治疗

1. 避免进食高嘌呤的食物，如动物内脏、海鲜，戒酒。

2. 多饮水促进尿酸排泄。

（二）药物治疗

1. 秋水仙碱：通过秋水仙碱与微管蛋白结合阻止微管蛋白构成微管，从而抑制中性粒细胞的趋化运动。

2. 非甾体类抗炎药：目前治疗急性痛风性关节炎比较安全的首选药物。

3. 激素：对于年龄较大的患者可考虑关节内注射类固醇激素类药物、口服泼尼松。

（三）外科治疗

足部存在较大的痛风石，影响患者行走及日常生活的；足跟区痛风石；痛风石发生表皮破裂引起皮肤坏死；痛风石引起窦道；痛风石致足趾畸形；关节软骨破坏，引起疼痛；痛风石压迫神经、血管、肌腱；有肌腱断裂危险者；有手术指征。

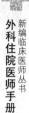

【临床经验】

（一）观察病情方面

1. 起病急骤，常午夜发作。疼痛高峰在 6～12 小时，刀割难忍，红肿热痛。非对称性单关节炎：60～70% 首发于第一跖趾关节，病程中约 90% 以上累及该部位，其次为跖趾、踝、指、腕肘等。病程中反复发作，间歇期可以完全无症状。

2. 诱发因素：饱餐饮酒、受湿冷、过度疲劳、创伤、感染等。

（二）诊断方面

1. 滑液检出尿酸盐结晶。

2. 经化学检测证实的痛风石。

3. 有以下 12 条中的 6 条者：①急性关节炎发作＞1 次。②症状一天内达峰值。③单关节炎。④关节发红。⑤踇趾跖趾关节痛或肿。⑥单侧踇趾关节。⑦单侧跗跖关节。⑧可疑痛风石。⑨血尿酸高。⑩一个关节非对称性肿（X 线片）。⑪无破坏的皮质下囊肿（X 线片）。⑫关节炎发作时滑液培养阴性。

具备以上三项中的任何一项者可做出痛风性关节炎诊断。

（三）治疗方面

1. 目标：将血尿酸水平控制在 $357\mu mol/L$ 以下，溶解已形成的尿酸盐结晶并预防新的晶体形成。

2. 增加尿酸排泄药物。

3. 可口服小剂量秋水仙碱，预防痛风发作。

（四）医患沟通方面

1. 本病起病急，疼痛明显，药物控制虽效果较理想，但可能需要一些时间症状方能缓解，应向患者交代清楚。

2. 患者症状控制后，多无特殊不适，应嘱患者控制饮食等，以达到控制尿酸水平，减少病情发作。

第六节 大骨节病

大骨节病是一种以软骨坏死为主要改变的地方性疾病，在我国北方又称为柳拐子病。在国外又称 Kashin-Beck 病。病因目前认为是摄入带有真菌的麦子和面粉而引起，是一种慢性食物中毒。

【诊断要点】

（一）临床表现

1. 本病以青少年多见，男性多于女性。

2. 患者常无自觉症状，无特异性，表现为肌肉酸胀疼痛，继而肌萎缩和痉挛，晨起僵硬，关节运动受限，步态不稳。

3. 晚期发生严重畸形，体型呈侏儒状，伴膝内翻或膝外翻，骨端肥大，关节变形增粗，指短粗。

4. 关节症状大都从指、趾关节开始，常呈对称性。

（二）X线表现

可分为三期：

第一期：骺板和干骺端失去正常形态，凹凸不平，呈锯齿状，有时可见游离体。骨骺厚度不一，干骺端两侧的骨皮质呈锐角。

第二期：骺板提前骨化与干骺端早期融合。骨骺中心软骨消失而骨化，向外周扩张。有时中心软骨骨化后呈碎裂状，或有凹陷杯状的干骺端融合。

第三期：骺板完全消失，骨骺与骺板早期发生融合，骨的长轴发育停止。骨端增粗，关节面凹凸不平，关节边缘骨赘增生，骨干变短。

X线改变以指骨变化最早出现。

（三）临床症状和体征

可将病情分为三期：

1. 早期关节不灵活，疼痛，有多个指间关节增粗。

2. 中期关节粗大，疼痛、活动明显受限，有短指畸形。

3. 晚期有短肢畸形、身材矮小。

（四）诊断标准

早期诊断的参考指标为：①指末节弯曲。②弓状指。③疑似指节增粗。④踝、膝关节疼痛。在疫区居住 6 个月以上的儿童，有上述症状体征 2 项或以上且对称存在者，有诊断意义。如同时有 X 线改变，则可确诊为早期。

【鉴别诊断】

本病应与退行性骨关节病、分离性骨软骨炎、类风湿关节炎、痛风、氟骨症、软骨发育不全、佝偻病、克汀病等疾病鉴别。

【治疗方案】

（一）治疗原则

1. 治疗重在预防，改变小麦的储存方法，防止真菌感染，勿食被真菌感染的麦制品。

2. 疫区 3～16 岁少年儿童服用亚硒酸钠药片，补充硒元素，以降低本病的发生率。

（二）药物治疗

1. 早期病例服用维生素 A、维生素 E，对缓解症状效果显著。

2. 中期病例治疗的目的是止痛和保持关节活动功能，对有关节游离体者可行关节清理术。

（三）手术治疗

1. 晚期关节有严重畸形的病例，可行关节矫形或成形术。

2. 对疼痛严重，生活不能自理者，可行人工关节置换术。

【临床经验】

（一）观察病情方面

患者体型矮小，关节粗大，并有疼痛与活动受限，以踝关节发病最早，接着顺序为手指关节、膝、肘、腕、足趾关节和髋部。因骺板融合速度不一致，两下肢往往出现膝内翻，膝外翻或髋内翻畸形。手指短小粗大，足部扁平。年龄愈轻，畸形愈重。

（二）诊断方面

1. 发病有明确的地区性特征。

2. X线诊断标准以掌指骨、腕骨、距跟骨和跖趾骨的X线片为准。

（三）治疗方面

1. 保守治疗为治疗大骨节病的一种主要方法。针对疼痛，这一大骨节病最为突出的临床表现给予患者扑热息痛镇痛解热、非类固醇抗炎药物抗炎治疗，或者补充维生素和胡萝卜素以起到延缓关节的恶化速度，减缓疼痛的作用。

2. 手术疗法在治疗大骨节病的过程中充分地改善了患者关节功能状况，有效地消除了疼痛，积液，部分纠正了关节畸形，使患者恢复了劳动和生活自理的能力。

（四）医患沟通方面

1. 大骨节病患者是一种慢性食物中毒引起的关节病变。应嘱其改善饮食习惯，并辅以药物治疗。

2. 如患者病变严重，关节畸形，但因经济原因无法行骨关节成型手术治疗的，应向其交代药物治疗只能起到延缓关节的恶化速度，减缓疼痛的作用。

第七节　色素沉着绒毛结节性滑膜炎

色素沉着绒毛结节性滑膜炎（PVS）是指任何慢性滑膜炎时，反复出血使滑膜变暗、滑膜深层增厚形成绒毛状，色素沉着、形成结节。关于PVS的病因，尚不明确，各家说法不一。总结起来，主要有以下4种：①脂质代谢紊乱。②创伤及出血。③炎症。④肿瘤。

【诊断要点】

（一）病情分型

1. 弥漫性PVS。

2. 局限性PVS。

（二）临床表现

1. 弥漫性PVS：好发于30～40岁成人，多为单关节发病，男女无明显差别，膝关节是最易发病的关节，以下依次是髋关节、踝关节、肩关节。

2. 局限性PVS：常发生于膝关节内侧区或外侧区，滑膜增生团块呈孤立结节状，有柄或无柄。

3. 腱鞘巨细胞瘤：常发生于青壮年，女性略多，腱鞘病变通常是无痛的，表现为逐渐增大的肿块。

（三）影像学表现

1. PVS病变在X线片上最常见的表现是关节软组织肿胀，且由于含铁血黄素的沉着而密度增加，但没有钙化。当病变累及软骨和骨时，可出现边缘性锯齿样骨质破坏及大小不等的囊状骨质缺损区。

2. MRI已被作为最敏感的PVS早期诊断方法。

【鉴别诊断】

1. 滑膜的PVS应与半月板撕裂、半月板囊肿等进行鉴别。

2. 腱鞘巨细胞瘤应与腱鞘囊肿及软组织肿瘤进行鉴别。

3. 弥漫性色素沉着绒毛结节性滑膜炎必须与特发性滑膜骨软骨瘤病（可见钙化与骨化）、感染（可见骨质疏松，关节间隙缩小，骨破坏区边界不清）以及其他关节病变相鉴别。

4. 与类风湿关节炎（RA）相鉴别：RA往往侵犯多关节；PVS通常表现为单关节的出血性关节炎。单关节发病是本病的一个规律，但也有罕见的多关节病变。

【治疗方案】

（一）治疗原则

弥漫性和局限性的病变在治疗及预后上大不相同，后者的治疗方法较为确定，且预后良好，而前者则治疗方法多样，复发率高。

（二）手术方式

1. 治疗弥漫性PVS病变的方法很多：曾用过次全滑膜切除术、放射疗法、外科手术加放射治疗、关节固定术、关节成形术等。目前较为提倡的是全滑膜切除术。

2. 局限性病变：绝大多数人认为单纯切除局部病变结节及滑膜即可获得良好效果。

3. 腱鞘巨细胞瘤：行切开手术，但病变滑膜不易完整切除，故复发率高。

【临床经验】

（一）观察病情及诊断方面

1. 发病年龄20～50岁多见，30～40岁高发。

2. 好发部位为膝关节和髋关节，前者的发病率为后者的10～15倍。

3. 主要症状为进行性关节肿块。

4. 影像学检查及有关的特殊检查可提高诊断率。可通过关节镜检查、病理学检查明确诊断。

（二）治疗方面

手术治疗：将病变滑膜彻底切除，是治疗本病的有效方法。但由于病变部位和病变范围不同，手术的范围和要求不完全一样。该病变可作滑膜切除术，多可治愈，残余滑膜仍可复发，小剂量X线放射治疗有效。

（三）医患沟通方面

本病因病变范围较广，手术切除后，复发概率较大，术前应充分向患者交代。

第八节　血友病性关节病

血友病性关节病是血友病患者关节内反复出血所导致的关节退行性变。血友病是X染色体隐性遗传的，因而只侵犯男性。血友病即是本病的病因，先天性缺乏凝血因子Ⅷ、Ⅸ、Ⅺ所致。临床特征是反复的关节滑膜出血。血友病分为三类：血友病甲，为典型血友病，80%的血友病为本型，先天性缺乏凝血因子Ⅷ所致。血友病乙，缺乏凝血因子Ⅸ。血友病丙，这是轻型血友病，无性别差异，缺乏凝血因子Ⅺ，属常染色体显性遗传。

【诊断要点】

（一）临床表现

1. 血友病性关节病几乎全为男性，常见于甲型和乙型血友病。

2. 关节是血友病最常见的出血部位，关节出血早期表现为局部疼痛和肿胀。

3. 血友病假肿瘤的发生，表现为骨质囊性破坏性缺损。

（二）临床分期

第一期为急性关节炎期：为关节内急性出血。

第二期为慢性关节炎期：反复出血引起的慢性增生性滑膜炎。

第三期为关节畸形期：破坏性关节病。

（三）实验室检查及影像学检查

1. 实验室检查：凝血因子缺乏。

2. X线：

（1）急性关节炎期：软组织肿胀，无骨质破坏。

（2）慢性关节炎期：关节明显的骨质疏松。关节间隙狭窄，软骨下骨不规则侵蚀及钙化。

（3）关节畸形期：关节结构破坏呈骨性强直。

（4）血友病性假瘤：多房囊状不规则溶骨，内有残存的骨小梁及边缘呈泡状。

左侧竖排文字：

新编临床医师丛书

外科住院医师手册

[第四十章] 骨与关节感染

【鉴别诊断】

1. 类风湿关节炎：见本章第四节相关内容。

2. 风湿性关节炎：风湿性关节炎的典型表现是轻度或中度发热，游走性多关节炎，受累关节多为膝踝、肩、肘腕等大关节，常见由一个关节转移至另一个关节，病变局部呈现红肿、灼热、剧痛部分患者也有几个关节同时发病，不典型的患者仅有关节疼痛而无其他炎症表现，急性炎症一般于2~4周消退不留后遗症，但常反复发作。若风湿活动影响心脏则可发生心肌炎甚至遗留心脏瓣膜病变。

3. 关节型过敏性紫癜：关节型过敏性紫癜是过敏性紫癜的一种类型，临床特点是除了有一定程度的皮肤紫癜之外，并因关节部位受累而引起以关节疼痛与肿胀为主的临床表现。临床特点是在皮肤紫癜出现前后发生膝、踝、肘、腕关节的肿胀与疼痛，以膝关节疼痛与肿胀最为显著，可呈游走状态与反复发作。体检时可见受累关节有明显的红、肿、热、痛及功能障碍，关节腔内有少量积液。仔细检查还可发现四肢，尤其是下肢与臀部有大小不等、压之不褪色的皮肤瘀点、红斑或荨麻疹样改变。实验室检查提示有毛细血管脆性试验阳性，红细胞沉降率加快及C反应蛋白阳性等具有诊断意义的异常变化。以上是医师诊断关节型过敏性紫癜的主要依据。

4. 感染性关节炎：见本章第二节相关内容。

【治疗方案】

（一）治疗原则

止血、止痛、恢复关节功能和预防慢性关节损伤。

（二）一般治疗

1. 避免外伤及过度活动，预防出血。

2. 关节出血的处理：受累关节制动；在积极补充凝血因子的前提下，于症状开始24小时内行关节穿刺，使关节减压。

（三）药物治疗

1. 非甾体类抗炎药：双氯芬酸、布洛芬（芬必得）等一般不影响血小板功能，使用安全，对关节疼痛肿胀者使用。

2. 青霉胺：使滑膜增厚减轻，关节再次出血的机会减少。

3. 补充疗法：补充相应的凝血因子。

4. DDAVP：增强血浆凝血因子活性。

5. 抗纤溶制剂：阻止已形成的血凝块溶解。

（四）外科手术

多应用于慢性血友病性关节病。

1. 关节镜：由于反复关节积血，慢性滑膜增生逐渐加重，切除关节滑膜可使关节出血减少，疼痛减轻。用适当的因子补充不能控制者。

2. 人工关节置换：严重的关节畸形，严重的软组织挛缩、功能障碍，需人工关节置换术。但围手术期必须积极补充凝血因子。

【临床经验】

（一）观察病情及诊断方面

1. 发病年龄：反复性关节血肿很少见于 5 岁以下的儿童，自 8 岁开始出血的发病率增加。

2. 关节是血友病最常见的出血部位，好发部位的顺序是膝、肘、踝、肩和髋，手足小关节很少出血。

3. 骨骺端可肿大，肌肉废用性萎缩。最常见膝关节屈曲，髋关节可因髋臼的破坏而使股骨头脱位。

4. 假瘤形成：髂腰肌、前臂肌肉及腓肠肌出血是血友病的非关节性肌肉骨骼并发症。

（二）治疗方面

1. 补充缺乏的因子：目的是提高血中凝血因子浓度，达到止血。补充前首先要明确缺乏何种因子，并需除外血中存在有凝血因子抗体。

可供补充的制剂有下列几种：①新鲜全血。②新鲜冻血浆。③冷沉淀物：将冻血浆在 4℃ 冰箱内化冻数小时，有一部分血浆蛋白保持于不溶解状态。这种冷析出物富有第Ⅷ因子和纤维蛋白原。④冻干人体 AHG 浓缩剂。

2. 血友病外科手术的成功取决于骨科医师与血液病学医师的密切配合。要进行术前讨论，进行实验室因子测量及应准备足够储备的浓缩剂。

（三）医患沟通方面

1. 患者凝血功能异常，应充分向患者家属交代患者随时有可能出现大出血可能，并有可能危及生命。

2. 血友病患者治疗过程中有可能输注大量血液制品，故应详细向患者及家属交代输注血液制品可能发生的并发症。

第九节　银屑病性关节炎

银屑病性关节炎（PA）是指发生在银屑病患者的一种血清阴性炎性关节病，患者可有骶髂骨节炎和/或脊柱炎，并且具有血清阴性脊柱关节病的一种或多种临床表现。病因尚未完全明了。本病的发生与遗传、免疫、环境、感染之间复杂的相互作用有关。

【诊断要点】

（一）临床表现

1. 关节病变：有寡关节炎和单关节炎；多关节炎；残毁性关节炎；中枢关节病变。

2. 皮肤病变：皮肤损害好发于头皮和四肢伸侧，尤其肘、膝部位，呈散在或泛发性分布。损害为丘疹和斑块，圆形或不规则形，表面覆以丰富的银白色鳞屑，鳞屑去除后显露发亮的薄膜，却除薄膜可见点状出血（Auspitz 征）。

3. 关节外表现：在银屑病性关节炎中，局部于眼部表现的有 30%，常见的有：结膜炎，巩膜炎，干燥性角膜炎。还可见主动脉瓣关闭不全，肺上叶纤维化和淀粉样变，但发病率较低。

（二）诊断和分型

治疗角度可分 3 个亚型：

1. 对称寡关节炎和单关节炎（30%～50%）。

2. 类风湿关节炎和对称性多关节炎（30%～50%）。

3. 有或没有外周关节病变，以中枢关节为主（5%）。

（三）实验室检查及影像学检查

1. 本病尚无特异性检测方法。红细胞沉降率增快、轻度贫血、γ 和 α_2 球蛋白升高，均为非特异性变化。有 10%～20% 患者血中尿酸轻度增高。滑膜液检查亦为非特异性。

2. X 线表现：为不对称骶髂关节炎，关节间隙模糊、变窄、融合。椎间隙变窄、强直，不对称性韧带骨赘形成、椎旁骨化，其特点是相邻椎体的中部之间的韧带骨化形成骨桥，并呈不对称分布。但可以发展为双侧。

【鉴别诊断】

1. 类风湿关节炎：为游走性多发性关节炎，好发于四肢小关节，对称受累。晚期掌指关节向尺侧偏斜。皮肤可见类风湿性结节。

2. 强直性脊椎炎：好发于 30 岁以下男性。早期症状有腰痛、腰骶部不适感、间歇性或两侧交替出现坐骨神经痛，下肢和腰部有僵直感。晚期脊椎和下肢变成强硬的弓形。X 线表现脊椎为竹节样畸形。

3. 瑞特综合征：两者的皮损、指甲改变颇为相似，但瑞特综合征有尿道炎和结膜炎，男性患者多有前列腺炎。在累及关节方面，虽然两者都表现为非对称性关节炎，但瑞特综合征多累及下肢负重大关节，而本病多累及远端或近端指间关节。瑞特综合征起病前 2 周左右常有腹泻或尿路感染史，银屑病性关节炎则多有皮肤银屑病史。

4. 痛风：银屑病活动期患者血尿酸常增高。其关节炎若表现为急性单关节或少关节滑膜炎，并有高尿酸血症时，易误诊为痛风。但痛风有典型的发作史，发作前患者常有过度疲劳、暴饮暴食、酗酒等诱因，对秋水仙碱治疗有效。慢性反复发作常有痛风石形成。

5. 骨关节炎：不对称性远端指关节损害应与有 Heberden 结节的骨关节炎相鉴别。骨关节炎的特征是骨质增生，无皮损，红细胞沉降率正常；而银屑病性关节炎有指端溶骨性损害，伴有皮损，X 线呈典型"笔帽状"改变，红细胞沉降率正常。

（一）治疗原则

本病目前治疗方法虽多，但大多数只能达到近期临床效果，而不能制止复发。

（二）一般治疗

患者应适当休息，减轻劳动强度，避免过度疲劳和关节损伤。每天应对所有关节进行足够的活动和锻炼，以保持和增进关节功能。

（三）药物治疗

1. 非甾体类抗炎药：这类药物消炎作用较强，对消除炎症性疼痛效果显著。

2. 抗肿瘤治疗：这类药物有一定疗效，如甲氨蝶呤（MTX）应用治疗本病已35年。

3. 注射长效皮质激素：能够暂时缓解关节与滑膜肌腱症状。

【临床经验】

（一）观察病情方面

1. 对称寡关节炎和单关节炎的银屑病性关节炎通常只累及一个或两个关节。患者可以长期没有临床表现。这些患者的关节变形要轻于类风湿关节炎，但可以出现长期的关节功能受限。

2. 银屑病性关节炎可能不出现银屑病的皮肤表现。一般情况下银屑病的发生要早于银屑病性关节炎20年左右。但是，少数患者以银屑病性关节炎作为首发表现，这种情况在家族性的银屑病中尤其多见。

（二）诊断方面

1. 指甲病变：指甲异常是银屑病关节炎的特征，见于80%的患者，最常见的指甲病变是顶针样凹陷，甲脱离，甲下角化过度、增厚、横嵴及变色。

2. 中枢关节为主的银屑病性关节炎：骶髂关节受累见于20%～40%的银屑病关节炎患者。以韧带、骨赘为表现的脊柱炎见于高达40%的银屑病关节炎。韧带、骨赘可发生在无骶髂关节炎者，并可累及脊柱的任何部分，可引起脊柱融合。个别病例，颈椎受累可引起寰枢椎半脱位。

（三）治疗方面

1. 关节腔内、腔上囊内或腱鞘内用长效皮质类固醇激素注射治疗，有一定疗效，但反复注射容易引起感染。

2. 手术治疗：对部分已出现关节畸形和功能障碍的患者可采用关节成形术，以恢复关节功能。目前髋、膝修复术已获成功。但在外科手术后关节僵硬仍是个尚未解决的问题，在银屑病性关节炎中此类风湿性关节炎更为突出。

（四）医患沟通方面

如应用化疗药物及激素治疗本病，应充分向患者交代其副反应，使其对可能会出现的副反应有心理准备。

（倪　杰）

第四十一章 骨质疏松症

骨质疏松症，各种原因引起的全身性骨量减少、骨的微观结构退化使骨的脆性增加，易发生骨折的一种全身性骨骼疾病。骨质疏松症是一种系统性骨病，其特征是骨量下降和骨的微细结构破坏，表现为骨的脆性增加，因而骨折的危险性大为增加，即使是轻微的创伤或无外伤的情况下也容易发生骨折。

【诊断要点】

（一）临床表现

1. 疼痛：原发性骨质疏松症最常见的症状，以腰背痛多见，占疼痛患者中的70％～80％。疼痛沿脊柱向两侧扩散，仰卧或坐位时疼痛减轻，直立时后伸或久立、久坐时疼痛加剧，日间疼痛轻，夜间和清晨醒来时加重，弯腰、肌肉运动、咳嗽、大便用力时加重。一般骨量丢失12％以上时即可出现骨痛。老年骨质疏松症时，椎体骨小梁萎缩，数量减少，椎体压缩变形，脊柱前屈，腰背肌为了纠正脊柱前屈，加倍收缩，肌肉疲劳甚至痉挛，产生疼痛。新近胸腰椎压缩性骨折，亦可产生急性疼痛，相应部位的脊柱棘突可有强烈压痛及叩击痛，一般2～3周后可逐渐减轻，部分患者可呈慢性腰痛。若压迫相应的脊神经可产生四肢放射痛、双下肢感觉运动障碍、肋间神经痛、胸骨后疼痛类似心绞痛，也可出现上腹痛类似急腹症。若压迫脊髓、马尾还可影响膀胱、直肠功能。

2. 身长缩短、驼背：多在疼痛后出现。脊椎椎体前部几乎多为松质骨组成，而且此部位是身体的支柱，负重量大，尤其第11、第12胸椎及第3腰椎，负荷量更大，容易压缩变形，使脊椎前倾，背曲加剧，形成驼背，随着年龄增长，骨质疏松加重，驼背曲度加大，致使膝关节挛缩显著。每人有24节椎体，正常人每一椎体高度约2cm，老年人骨质疏松时椎体压缩，每椎体缩短2mm左右，身长平均缩短3～6cm。

3. 骨折：这是退行性骨质疏松症最常见和最严重的并发症，它不仅增加患者的痛苦，加重经济负担，并严重限制患者活动，甚至缩短寿命。据我国统计，老年人骨折发生率为6.3％～24.4％，尤以高龄（80岁以上）女性老人为甚。骨质疏松症所致骨折在老年前期以桡骨远端骨折（Colles骨折）多见，老年期以后腰椎和股骨上端骨折多见。一般骨量丢失 20％以上时即发生骨折。BMD 每减少 1.0DS，脊椎骨折发生率增加 1.5～2 倍。脊椎压缩性骨折有 20％～50％ 的患者无明显症状。

4. 呼吸功能下降：胸、腰椎压缩性骨折，脊椎后弯，胸廓畸形，可使肺活量和最大换气量显著减少，肺上叶前区小叶型肺气肿发生率可高达 40％。老年人多数有不同程度肺气肿，肺功能随着增龄而下降，若再加骨质疏松症所致胸廓畸形，患者往往可出现胸闷、气短、呼吸困难等症状。

(二) 病理分型

骨质疏松症是一种多因素所致的慢性疾病。在骨折发生之前，通常无特殊临床表现。该病女性多于男性，常见于绝经后妇女和老年人。①骨量减少：应包括骨矿物质及其基质等比例的减少。②骨微结构退变：由于骨组织吸收和形成失衡等原因所致，表现为骨小梁结构破坏、变细和断裂。③骨的脆性增高、骨力学强度下降、骨折危险性增加，对载荷承受力降低而易于发生微细骨折或完全骨折。可悄然发生腰椎压缩性骨折，或在不大的外力下发生桡骨远端、股骨近端和肱骨上端骨折。骨质疏松症是在遗传因素和环境因素的共同作用下，影响高峰骨量以及骨量丢失并最终发展至骨质疏松。这些因素包括药物、饮食、种族、性别以及生活方式。骨质疏松症可以是原发性的也可以是继发性。原发的骨质疏松症可以分为 I 型和 II 型，继发的骨质疏松症也称为 III 型骨质疏松症。

1. I 型：称为绝经后骨质疏松症，认为其主要原因是性腺（雌激素和睾酮）功能的缺陷，发生在任何年龄段的雌激素和睾酮缺乏都将加速骨量丢失。骨量丢失的确切机制尚不完全明确，原因是多方面的，其中最主要的原因是破骨细胞前期细胞的募集和敏感性增加，以及骨吸收的速度超过骨形成。在绝经后的妇女，第一个 5～7 年中骨的丢失以每年 1％～5％的速度递增，结果是导致骨小梁的减少，容易出现 Colles 骨折和椎体骨折。雌激素缺乏使骨对甲状旁腺激素（PTH）的作用敏感性增加，导致钙从骨中丢失增加、肾脏排泄钙降低、1, 25-$(OH)_2D_3$ 生成增加。1, 25-$(OH)_2D_3$ 的增加促进肠道和肾脏对钙的吸收，并通过增加破骨细胞的活性和数量促进骨吸收。PTH 的分泌通过负反馈机制而下降，引起同上述相反的作用。破骨细胞也受细胞因子的影响，如 TNF-α、IL-1 以及 IL-6，上述细胞因子由单核细胞产生，在性激素缺乏时产生增加。

2. II 型：或称老年性骨质疏松症，见于男性和女性，源于骨形成下降和老年人肾脏形成 1, 25-$(OH)_2D_3$ 降低。上述生理变化的结果是引起骨皮质以及骨小梁的丢失，增加了髋骨、长骨以及椎骨的骨折发生危险性。

3. III 型骨质疏松症：继发于药物，尤其是糖皮质激素，或是其他各种能增加骨量丢失的病变。在 I 型和 II 型骨质疏松症中，以妇女为多见，男女比例分别为 2:6（I 型）和 1:2（II 型），III 型骨质疏松症中，男女发病比率无差异。I 型骨质疏松症的发病高峰年龄为 50～70 岁，II 型骨质疏松症的高发年龄为

70 岁以上，Ⅲ型骨质疏松症发病与年龄关系不大，可见于任何年龄。

（三）辅助检查

1. 影像学诊断：对于有局部症状的患者应摄取病变部位的 X 线片，即使无脊柱症状的患者也应摄取该部位的侧位片，以免遗漏椎体骨折。X 线可以发现骨折以及其他病变，如骨关节炎、椎间盘疾病以及脊椎前移。骨质减少（低骨密度）摄片时可见骨透亮度增加，骨小梁减少及其间隙增宽，横行骨小梁消失，骨结构模糊，但通常需在骨量下降 30％以上才能观察到。大体上可见因椎间盘膨出所致的椎体双凹变形，椎体前缘塌陷呈楔形变，亦称压缩性骨折，常见于第 11、12 胸椎和第 1、2 腰椎。

2. 骨密度检测：骨密度检测（BMD）是骨折最好的预测指标。测量任何部位的骨密度，可以用来评估总体的骨折发生危险度；测量特定部位的骨密度可以预测局部的骨折发生的危险性。

（1）根据美国最新的国家骨质疏松症基金会（National Osteoporosis Foundation）制定的治疗指南规定，以下人群需进行骨密度的检测：65 岁以上的绝经后妇女，尽管采取了各种预防措施，这类人群仍有发生骨质疏松的危险，如有骨质疏松症存在则应该进行相应的治疗；存在 1 个或 1 个以上危险因素、小于 65 岁的绝经后妇女；伴有脆性骨折的绝经后妇女；需根据 BMD 测定值来决定治疗的妇女；长期激素代替疗法的妇女；轻微创伤后出现骨折的男性；X 线显示骨质减少的人群以及存在可导致骨质疏松症的其他疾病的患者。

（2）通过与健康成年的 BMD 比较，WHO 建议根据 BMD 值对骨质疏松症进行分级，规定正常健康成年人的 BMD 值加减 1 个标准差（SD）为正常值，较正常值降低（1～2.5）SD 为骨质减少；降低 2.5SD 以上为骨质疏松症；降低 2.5SD 以上并伴有脆性骨折为严重的骨质疏松症。

（3）测定骨密度的方法有多种：

1）其中定量计算机体层扫描（QCT）测量 BMD 最为准确，单位为 g/cm^3，该方法不受骨大小的影响，可用于成人和儿童。但 QCT 只能测定脊柱的 BMD，骨赘会干扰测定值，而且费用较高，同时所受射线亦不可低估。

2）双能 X-线吸收法（DXA）接受射线较少、相对便宜，而且可重复性较 QCT 高，可用于成人及儿童。DXA 可以测定脊柱以及髋骨的 BMD，可视为测定 BMD 的标准方法，然而 DXA 存在校正值的差别。建议使用同一台机器上对患者进行随访连续测定 BMD。影响 DXA 测定的因素有脊柱骨折、骨赘以及主动脉等脊柱外的钙化。外周 DXA 可以测定腕关节的 BMD。

3）跟骨的定量超声（US）可用于普通筛查，该方法费用低、便携且无电离辐射，但该方法不如 QCT 和 DXA 准确，因此不用来监测治疗效果。

4）射线测量，通常用于测定手的骨皮质情况，尤其是第二掌骨。该法可用于儿童的 BMD 测定，费用最为低廉。但该法不如 DXA 精确，而且对于 BMD 变化的敏感性不大。

3. 化验检查：

（1）血钙、磷和碱性磷酸酶：在原发性骨质疏松症中，血清钙、磷以及碱性磷酸酶水平通常是正常的，骨折后数月碱性磷酸酶水平可增高。

（2）血甲状旁腺激素：应检查甲状旁腺功能除外继发性骨质疏松症。原发性骨质疏松症者血甲状旁腺激素水平可正常或升高。

（3）骨更新的标记物：骨质疏松症患者部分血清学生化指标可以反应骨转换（包括骨形成和骨吸收）状态，在骨的高转换状态（例如Ⅰ型骨质疏松症）下，这些指标可以升高，也可用于监测治疗的早期反应。但其在骨质疏松症中的临床意义仍有待于进一步研究。这些生化测量指标包括：骨特异的碱性磷酸酶（反应骨形成）、抗酒石酸酸性磷酸酶（反应骨吸收）、骨钙素（反应骨形成）、Ⅰ型原胶原肽（反应骨形成）、尿吡啶啉和脱氧吡啶啉（反应骨吸收）、Ⅰ型胶原的N-C-末端交联肽（反应骨吸收）。

（4）晨尿钙/肌酐比值：正常比值为 0.13 ± 0.01，尿钙排量过多则比值增高，提示有骨吸收率增加可能。

【鉴别诊断】

原发性骨质疏松症诊断是一种排除性诊断，在临床中要十分重视鉴别诊断。包括对骨痛、脆性骨折和低骨量的鉴别诊断，以及与继发性骨质疏松相鉴别。骨骼疼痛是一种非特异性症状，但如患者骨痛特别严重，应警惕潜在其他严重疾病如肿瘤骨转移的可能。下文主要讨论低骨量的鉴别诊断及与继发性骨质疏松的鉴别。

（一）低骨量

低骨量是指骨密度减低或骨骼中矿盐含量减少。骨质疏松症和其他骨病如骨软化症、成骨不全、Paget 骨病和骨纤维异常增殖症等都可表现为低骨量，但骨骼内部成分和结构变化有很大差异，需仔细鉴别。

1. 骨质疏松症：骨矿物质和有机质等比例减少，出现骨皮质变薄，骨小梁纤细、结构紊乱。

2. 骨软化症：骨矿物质减少，但有机质并不减少，甚至增多，类骨质堆积，矿化不良。

3. 成骨不全：有机质结构异常，导致骨矿物整体密度下降。

4. Paget 骨病：主要表现为骨骼结构紊乱，骨骼呈现膨胀性改变。

此外，尚有其他遗传性、肿瘤性或炎性疾病可导致骨量低下，需要详细询问病史，根据病情完成相关检查，做出诊断。

（二）继发性骨质疏松

继发性骨质疏松的常见原因包括内分泌代谢疾病、结缔组织病、多种慢性肾脏疾病所致的肾性骨营养不良、胃肠营养性疾病（消化道疾病）和肝病、血液系统疾病、神经肌肉系统疾病、长期制动或太空旅行、器官移植术后和一些药物、毒物作用等。上述疾病中最常见的是糖皮质激素诱发的骨质疏松、甲状旁腺功能亢进症、慢性肾衰竭、库欣综合征、甲状腺功能亢进症、胃肠吸收不良、器官移植、制动以及肿瘤。其中糖皮质激素诱发者最常见，肿瘤诱发者最严重。

【治疗方案】

一般采用非手术治疗。

1. 荷尔蒙补充疗法：雌激素加上黄体素，可以预防与治疗骨质疏松症。如果没有子宫，则不需要黄体素。

2. 阿伦膦酸盐（Alendronate）：商品名 Fosamax 抑制破骨细胞的作用，同时具有预防与治疗骨质疏松症的效果。

3. 降钙素（Calcitonin）：借着皮下、肌内注射或鼻孔吸收，对于停经 5 年以上的骨质疏松症妇女有效。副作用包括食欲减退、脸潮红、起疹子、恶心与头昏。不过，只要停止药物治疗，骨质流失速度会开始加快，因此必须长期治疗。

4. 钙剂和维生素 D：联合用药效果较好。

5. 骨肽制剂：是目前临床新出现的用来治疗骨质疏松的药品，对骨质疏松有特效。

【临床经验】

骨质疏松症给患者生活带来极大不便和痛苦，治疗收效很慢，一旦骨折又可危及生命。因此，要特别强调落实三级预防。

1. 三级预防：对退行性骨质疏松症患者应积极进行抑制骨吸收（雌激素、CT、Ca），促进骨形成（活性维生素 D），骨肽口服制剂（骨肽片）的药物治疗，还应加强防摔、防碰、防绊、防颠等措施。对中老年骨折患者应积极手术，实行加强内固定，早期活动，体疗、理疗、心理、营养、补钙、止痛、促进骨生长、遏制骨丢失，提高免疫功能及整体素质等综合治疗。

2. 二级预防：人到中年，尤其妇女绝经后，骨丢失量加速进行。此时期应每年进行一次骨密度检查，对快速骨量减少的人群，应及早采取防治对策。近年来欧美各国多数学者主张在妇女绝经后 3 年内即开始长期雌激素替代治疗，同时坚持长期预防性补钙或用骨肽口服制剂骨肽片进行预防治疗，以安全、有效地预防骨质疏松。日本则多主张用活性维生素 D（罗钙全）及钙预防骨质疏松症，注意积极治疗与骨质疏松症有关的疾病，如糖尿病、类风湿关节炎、脂肪泻、慢性肾炎、甲旁亢/甲亢、骨转移癌、慢性肝炎、肝硬化等。

3. 一级预防：应从儿童、青少年做起，如注意合理膳食营养，多食用含Ca、P 高的食品，如鱼、虾、虾皮、海带、牛奶（250mL 含 Ca 300mg）、乳制品、骨头汤、鸡蛋、豆类、精杂粮、芝麻、瓜子、绿叶蔬菜等。尽量摆脱"危险因子"，坚持科学的生活方式，如坚持体育锻炼，多接受日光浴，不吸烟、不饮酒、少喝咖啡、浓茶及含碳酸饮料，少吃糖及食盐，动物蛋白也不宜过多，晚婚、少育，哺乳期不宜过长，尽可能保存体内钙质，丰富钙库，将骨峰值提高到最大值是预防生命后期骨质疏松症的最佳措施。加强骨质疏松的基础研究，对有遗传基因的高危人群，重点随访，早期防治。

（张亘瑷）

第四十二章

运动系统慢性损伤

第一节　月骨无菌性坏死

　　月骨无菌性坏死又称 Kienbock 病，腕部活动频繁者，尤其是某些手工业工人、风镐、振荡器操作者，长期对月骨产生振荡、撞击，使关节囊、韧带小血管损伤、闭塞，导致月骨缺血。而缺血的月骨骨内压力又增高，进一步使循环受阻，产生缺血性坏死。

【诊断要点】

（一）临床诊断

1. 缓慢起病，腕关节胀痛、乏力，活动时加重，休息后缓解。随疼痛加重，腕部渐肿胀、活动受限而无法坚持原工作。

2. 体检，腕背轻度肿胀，月骨区有明显压痛，叩击第 3 掌骨头时，月骨区疼痛。腕关节各方向活动均可受限，以背伸最明显。

（二）影像学诊断

1. X 线片早期无异常，数月后可见月骨密度增加，表面不光滑，形态不规则。骨中心有囊状吸收。周围腕骨有骨质疏松。

2. 放射性核素骨显像可早期发现月骨处有异常放射性浓聚。

3. MRI 可见 T_1 月骨密度减低。

【鉴别诊断】

　　月骨无菌性坏死早期症状不典型，仅有腕痛、月骨区压痛和腕关节轻度功能障碍，易和腕关节软组织挫伤、慢性劳损、腕关节类风湿炎、腱鞘炎、囊肿和尺骨腕骨撞击综合征相混淆。X 线片对早期诊断亦不确切，故易疏忽而漏诊，多使病变发展到晚期，导致月骨塌陷、碎裂和发生创伤性关节炎。因此，提高早期临床诊断率是保证治疗效果、降低致残率之关键。

【治疗方案】

（一）非手术治疗

早期可将腕关节固定在背伸20°～30°。固定时间，以定期X线或核素骨显像检查，直到月骨形态和血供恢复为止，通常需1年左右。过早去除固定物，病变易复发。

（二）手术治疗

月骨已完全坏死、变形者，可行月骨切除或人工假体植入术。若桡腕关节骨关节病已严重，应考虑桡腕关节融合术。

【临床经验】

（一）病情观察与诊断方面

MRI很敏感，所有腕部疼痛患者均应常规MRI检查。

（二）治疗方面

非手术治疗固定时间很长，需患者配合。

（三）医患沟通方面

1. 医务人员应加强与患者沟通，非手术治疗固定时间很长，需患者配合。

2. 医务人员应加强评估健康宣教，详细告诉患者治疗效果及术后功能锻炼方法，使其有充分的思想准备积极配合治疗。

第二节　弹响指和弹响拇

弹响指和弹响拇是最常见的腱鞘炎，好发于长期、快速、用力使用手指和腕部的中老年妇女、轻工业工人和管弦乐器演奏家等。在手指常发生屈肌腱鞘炎，又称弹响指或扳机指；拇指为拇长屈肌腱鞘炎，又称弹响拇。

【诊断要点】

1. 起病缓慢。初时，晨起患指发僵、疼痛，缓慢活动后即消失。随病程延长逐渐出现弹响伴明显疼痛，严重者患指屈曲，不敢活动。各手指发病的频度依次为中、环指最多，示、拇指次之，小指最少。患者述痛常在近侧指间关节，而不在掌指关节。体检时可在远侧掌横纹处扪及黄豆大小的痛性结节，屈伸患指该结节随屈肌腱上、下移动，或出现弹拨现象，并感到弹响即发生于此处。

2. 小儿拇长屈肌腱鞘炎常为双侧性，表现为拇指屈伸时发生弹响，或指间关节交锁于屈曲位，掌指关节皮下可扪及痛性结节。细心家长可在出生后数月内发现，有的则在3～4岁才注意到。

【鉴别诊断】

与血管瘤、神经纤维瘤等手部肿物鉴别。

【治疗方案】

（一）非手术治疗

局部制动和腱鞘内注射醋酸泼尼松龙有很好疗效。

（二）手术治疗

非手术治疗无效，可考虑行狭窄的腱鞘切除术：局部麻醉，在痛性结节处作一小切口。切开皮肤后钝性分离，注意牵开两侧的皮神经和血管，充分暴露腱鞘。此时被动活动患者手指，即可见到膨大的结节在腱鞘狭窄处上、下移动。认准腱鞘狭窄增厚范围，用小尖刀从一侧切开该处腱鞘，再用小剪刀剪去狭窄腱鞘的两侧及前壁，以达到彻底解除狭窄。如仅行狭窄处切开，有时会发生再粘连而症状复发。

【临床经验】

（一）病情观察与诊断方面

典型的"扳机指"现象。

（二）治疗方面

1. 封闭一定要准确，注入皮下则无效，一旦注入桡动脉浅支，则有桡侧三个手指血管痉挛或栓塞导致指端坏死可能。

2. 小儿先天性狭窄性腱鞘炎保守治疗通常无效，应行手术治疗。

（三）医患沟通方面

1. 医务人员应加强与患者沟通，警告患者有复发可能。

2. 医务人员应加强评估健康宣教，详细告诉患者治疗效果及术后功能锻炼方法，使其有充分的思想准备积极配合治疗。

第三节　桡骨茎突狭窄性腱鞘炎

好发于长期、快速、用力使用手指和腕部的中老年妇女、轻工业工人和管弦乐器演奏家等。在腕部为拇长展肌和拇短伸肌腱鞘炎，又称桡骨茎突狭窄性腱鞘炎，或称 Quervain 病。

【诊断要点】

腕关节桡侧疼痛，逐渐加重，无力提物。检查时皮肤无炎症，在桡骨茎突表面或其远侧有局限性压痛，有时可扪及痛性结节。握拳尺偏腕关节时，桡骨茎突处出现疼痛，称为 Finkelstein 试验阳性。

【鉴别诊断】

1. 腕三角纤维软骨损伤：疼痛及压痛位于下尺桡关节间隙的远端，腕关节尺侧屈时可诱发腕中部疼痛，前臂旋转运动受限，腕关节活动时可闻及弹响声。

2. 腕舟骨骨折：有明确的外伤史，鼻烟窝部肿胀、疼痛、压痛明显。向近端纵行挤压第1、2指、掌骨可加重鼻烟窝部疼痛，腕关节桡侧区疼痛。X线检查可见腕舟骨骨折裂影。

【治疗方案】

（一）非手术治疗

局部制动和腱鞘内注射醋酸泼尼松龙或得宝松有很好疗效。

（二）手术治疗

非手术治疗无效，可考虑行狭窄的腱鞘切除术：局麻，在痛性结节处作一小切口。切开皮肤后钝性分离，注意牵开两侧的皮神经和血管，充分暴露腱鞘。此时被动活动患者手指，即可见到膨大的结节在腱鞘狭窄处上、下移动。认准腱鞘狭窄增厚范围，用小尖刀从一侧切开该处腱鞘，再用小剪刀剪去狭窄腱鞘的两侧及前壁，以达到彻底解除狭窄。如仅行狭窄处切开，有时会发生再粘连而症状复发。

【临床经验】

（一）治疗方面

反复发作而非手术疗法。无效者可做手术切开狭窄的腱鞘和松解粘连，但要注意勿伤及头静脉和桡神经浅支。术后早期功能锻炼。

（二）医患沟通方面

1. 医务人员应加强与患者沟通，警告患者有复发可能。

2. 医务人员应加强评估健康宣教，详细告诉患者治疗效果及术后功能锻炼方法，使其有充分的思想准备积极配合治疗。

第四节　腱鞘囊肿

腱鞘囊肿是关节附近的一种囊性肿块，病因尚不太清楚。慢性损伤使滑膜腔内滑液增多而形成囊性疝出；或结缔组织黏液退行性变可能是发病的重要原因。目前临床上将手、足小关节处的滑液囊疝（腕背侧舟月关节、足背中跗关节等处）和发生在肌腱的腱鞘囊肿统称为腱鞘囊肿。

【诊断要点】

1. 本病以女性和青少年多见。腕背、腕掌侧桡侧屈腕肌腱及足背发病率最高，手指掌指关节及近侧指间关节处也常见到。

2. 病变部出现一缓慢长大包块，小时无症状，长大到一定程度活动关节时有酸胀感。检查发现 0.5～2.5cm 的圆形或椭圆形包块，表面光滑，不与皮肤粘连。因囊内液体充盈，张力较大，扪之如硬橡皮样实质性感觉。如囊颈较小者，略可推动；囊颈较大者，则不易推动，易误为骨性包块。重压包块有酸胀痛。用9号针头穿刺可抽出透明胶冻状物。

【鉴别诊断】

与神经卡压，水肿等原因引起的踝管综合征鉴别。

【治疗方案】

（一）非手术治疗

非手术治疗原理是使囊内容物排出后，在囊内注入药物或留置可取出的无菌异物（如缝扎粗丝线），并加压包扎，使囊腔粘连而消失。通常是在囊内注入醋酸泼尼松龙 0.5mL，然后加压包扎。本方法简单、痛苦较少，复发率也较低。

（二）手术治疗

1. 有时可被挤压破裂而自愈。

2. 较小，穿刺困难；其他部位多次复发的腱鞘囊肿，都可手术切除。术中应完整切除囊肿，如系腱鞘发生者，应同时切除部分相连的腱鞘；如系关节囊滑膜疝出，应在根部缝扎切除，以减少复发机会。

【临床经验】

（一）诊断方面

注意与相关疾病鉴别。

（二）医患沟通方面

1. 医务人员应加强与患者沟通，警告患者有复发可能。

2. 医务人员应加强评估健康宣教，详细告诉患者治疗效果及术后功能锻炼方法，使其有充分的思想准备积极配合治疗。

第五节　腕舟状骨骨折

腕舟状骨骨折占腕骨骨折的 70% 以上，多见于成年人，儿童少见。当合并有其他腕骨骨折及脱位时，预后不佳。

【诊断要点】

（一）临床诊断

1. 有外伤史。

2. 鼻咽窝处肿胀并有明显压痛，不能用力握拳。

3. 腕背伸时疼痛加重，握拳叩 2、3 掌骨远侧时患处疼痛。

（二）影像学诊断

舟骨位 X 线片即可显示骨折线，如疑有骨折，可在 2～3 周后再拍 X 线片，以免漏诊。CT 扫描可显示骨折线，同时可以看出有无腕骨不稳现象。

【鉴别诊断】

有时轻微骨折症状不明显，与腕扭伤症状相似，易误诊忽略，腕关节正侧斜三种方位 X 片可确诊骨折部位及方向。若骨折不清楚，临床症状怀疑骨折时，应暂按骨折处理，待 2 周后，复查 X 片。由于骨折处骨质吸收，骨折线能明显认出。

【治疗方案】

（一）非手术治疗

可用桡偏掌屈位长臂石膏固定 12～16 周，保守治疗 3～4 月无愈合迹象，有症状或伤后 3～4 个月仍有明显症状的，均应手术治疗。

（二）手术治疗

切除骨折硬化端，植入松质骨固定。

【临床经验】

（一）病情观察与诊断方面

需行舟骨位 X 线片，普通 X 线片很难看到骨折线。

（二）医患沟通方面

1. 医务人员应加强与患者沟通，告之患者需固定较长时间。

2. 医务人员应加强评估健康宣教，详细告诉患者治疗效果及术后功能锻炼方法，使其有充分的思想准备积极配合治疗。

（张亘瑷）

第四十三章 骨肿瘤

第一节　骨肉瘤

2002年WHO骨与软组织肿瘤分类中经典骨肉瘤被定义为高度恶性的梭形细胞肉瘤并可产生骨样基质。骨肉瘤的发生率约为3/1000000，是除多发性骨髓瘤以外最常见的骨的原发恶性肿瘤。骨肉瘤最好发于10～25岁，好发于长骨的干骺段，最常见的部位是远端股骨，近端胫骨和肱骨，这些都是青少年生长发育最快的部位。骨肉瘤的病因目前还不清楚，有研究显示可能与遗传学因素、病毒感染、放射线损伤相关。

【诊断要点】

骨肉瘤诊断必须依靠临床、影像学和病理三结合的原则。

（一）临床诊断

骨肉瘤患者的临床症状主要是疼痛和局部的软组织肿块。症状可以存在3个月或更长的时间。疼痛可以在休息时或夜间存在，并且与活动无关。最重要的体检发现是软组织肿块，肿块大小差别很大，但通常相当大并且可以触及。可以有关节腔渗出或病理性骨折。碱性磷酸酶或乳酸脱氢酶等实验室检查常常升高，其中乳酸脱氢酶的异常提示预后不良。

（二）影像学诊断

1. X线、CT、MRI和骨扫描是诊断和评估骨肉瘤的重要手段。

骨肉瘤典型的X线表现为长骨干骺端侵袭性病损，肿瘤破坏正常的骨小梁结构，边界不清，高密度的成骨区和低密度的溶骨区混合存在，骨膜新生骨突出于皮质表面，形成Codman三角和"日光放射状"表现。软组织肿块内也有不同程度的骨化。

2. CT是检测肺部转移灶最为常用的手段。

3. MRI冠状位T_1相可以显示肿瘤髓腔内侵犯的范围，而T_2相可显示软组织肿块的侵及范围。

4. 骨扫描可以用于排除骨内的跳跃和转移灶。

（三）病理学表现

目前病理学上经典的骨肉瘤被定义为由高度恶性肉瘤样基质和恶性成骨细胞直接产生肿瘤性骨样组织或骨的一类肿瘤。肿瘤常出现中心矿化，周围为不成熟且缺乏矿化的骨组织，肿瘤细胞常出现间变，伴有异型细胞核和双着丝点。肿瘤可以有向成软骨细胞或成纤维细胞分化的区域，但只要存在小片区域的肿瘤骨样基质区域就可以诊断为骨肉瘤。骨肉瘤病理亚型包括：骨母细胞型、软骨母细胞型、纤维母细胞型、小细胞型、富含巨细胞型和毛细血管扩张型等。

【鉴别诊断】

1. 慢性化脓性骨髓炎：髓腔弥漫性密度增高，皮质增厚，但无骨质大块破坏或肿瘤骨形成，软组织肿胀亦不明显。若见死骨存在，骨髓炎的诊断更明确。

2. 尤文肉瘤：表现为髓腔内斑点状、鼠咬状溶骨破坏，范围较长，多见葱皮样骨膜反应。

3. 转移性肿瘤：较少侵犯膝关节附近的骨骼，好发于骨盆及脊柱等，骨质改变多为溶骨性，大多无骨膜反应和软组织肿块。

【治疗方案】

骨肉瘤患者的治疗包括对于原发肿瘤局部广泛性的切除和全身的辅助化疗。

（一）化疗

系统性全身辅助化疗的应用使骨肉瘤患者的预后得到了很大的改善。阿霉素，大剂量甲氨蝶呤、顺铂和异环磷酰胺是骨肉瘤化疗中最常用的药物。新辅助化疗有以下优点：①可以根据获得的组织反应率确定预后。②减小肿瘤的大小使保肢手术更易于实施。③使外科医师有充裕的时间设计保肢手术方案。由于这些原因新辅助化疗已经成为多数肿瘤中心的标准化疗方案。

（二）手术

术前化疗增加了保肢手术的可能性和安全性，通常情况下，经过大剂量化疗，肿瘤内会出现明显矿化，虽然肿瘤体积缩小大多不明显，但手术边界更加清晰。现在，大约80%的肢体骨肉瘤患者接受保肢手术。安全的外科边界是保肢手术最重要的原则。

【临床经验】

（一）病情观察与诊断方面

对于典型患者，根据病史、症状、体征、X线，诊断不难。在门诊对于年轻患者主诉肢体疼痛，尤其是夜间疼痛明显者，切不可掉以轻心，应拍摄X线平片。

（二）治疗方面

1. 骨肉瘤的治疗应该规范化，一经确诊应到骨肿瘤治疗中心进行规范治疗，切忌诊断不明确时就进行手术。

2. 活检应由有经验医师进行，穿刺点或切口应缜密设计，既能取得良好的标本，又要利于决定性手术时活检瘢痕的完全切除。

（三）医患沟通方面

1. 医务人员应详细告知患者或家属该病属恶性肿瘤，是全身性疾病，治疗方案及预后，治疗周期较长，化疗的副作用有可能很严重，经济负担较重，患者及家属应有充分的心理准备。

2. 医务人员应帮助患者及家属树立信心，由于化疗的出现，5 年生存率可达到 60%～80%，部分患者可治愈。保肢手术后应指导患者行功能锻炼，并注意保护患肢，既有良好的功能，又可维持较长的时间。

第二节 尤文肉瘤

尤文肉瘤是一种全身性疾病。目前的研究认为尤文肉瘤为神经外胚层细胞起源，与神经外胚层母细胞瘤、神经上皮瘤、Askin 肿瘤等同属于尤文肿瘤家族（ESFT），这类肿瘤在分子生物学上都有染色体易位 t（11；22）（q24；q12）。尤文肉瘤是低分化肿瘤，还有一个特点是高度表达细胞表面糖蛋白 CD99。典型尤文肉瘤发生在青少年和年轻成人。原发性尤文肉瘤最常见的部位为股骨，骨盆骨和胸壁骨，但其他骨也可发生。当发生在长骨时，骨干是最常发病的部位。在青少年恶性骨肿瘤中的发病率仅次于骨肉瘤。

【诊断要点】

尤文肉瘤诊断必须依靠临床、影像学和病理三结合的原则。

（一）临床诊断

主要症状为局部疼痛、肿胀，开始时疼痛常不剧烈，呈间歇性，活动时加剧，并逐渐加重，变为持续性疼痛。位置表浅者，早期即可发现包块，有压痛、皮温高，发红。全身状况差，常伴有发热、贫血、血清 LDH 和白细胞计数增高。红细胞沉降率增快，有时很类似急性血源性骨髓炎。肺，骨，骨髓是最常见的转移部位。近四分之一的患者可出现转移，这是尤文肉瘤和其他骨肉瘤的最显著的负面预后因素。病理性骨折少见。

（二）影像学诊断

X 线、CT、MRI 和骨扫描是诊断和评估骨肉瘤的重要手段。

1. X 线：尤文肉瘤在 X 线片上的表现差异很大，其基本 X 线表现是较广泛的溶骨性浸润性骨破坏及骨增生。典型发生于长骨者骨膜增生呈现葱皮样改变，有时可见 Codman 三角，并可出现对称性梭形软组织肿胀或软组织肿块。发生于扁骨的可呈现出溶骨型、硬化型及混合型骨破坏三类。

2. CT：病骨周围有明显的大的软组织肿物，内部质地比较均匀，密度类似于肌肉，肿物内偶见破碎骨块及反应性成骨，表现为密度增高影像。CT 也是检测肺部转移灶最为常用的手段。

新编临床医师丛书

外科住院医师手册

［第四十三章］骨肿瘤

480

3. MRI：能清楚的显示软组织肿块的侵及范围。

4. 骨扫描：反应性成骨和病理性骨折一般显示出中等强度不规则浓集；病骨周围的软组织肿物常无核素浓集；骨膜反应区可显示核素浓集。

【鉴别诊断】

1. 急性化脓性骨髓炎：本病发病急，多伴有高热，疼痛较尤文肉瘤剧烈，化脓时常伴有跳痛，夜间痛并不加重，有些病例伴有胸部其他部位感染。早期的 X 线片上受累骨改变多不明显，以后于髓腔松质骨中出现斑点状稀疏破坏。在骨破坏的同时很快出现骨质增生，多有死骨出现；穿刺检查，在骨髓炎的早期即可有血性液体或脓性液体吸出，细菌培养阳性，而尤文肉瘤则否。进行脱落细胞学检查有助于诊断。骨髓炎对抗炎治疗有明显效果，尤文肉瘤对放疗极敏感。

2. 骨原发性网织细胞肉瘤：多发生于 30～40 岁，病程长，全身情况尚好，临床症状不重，X 线表现为不规则的溶骨性破坏，有时呈溶冰状，无骨膜反应。病理检查，胞核多不规则，具有多形性，网织纤维比较丰富，包绕着瘤细胞。组织化学检查，胞浆内无糖原。

3. 神经母细胞瘤骨转移：多见于 5 岁以下的幼儿，60% 来源于腹膜后，25% 来源于纵隔，常无明显原发病症状，转移处有疼痛、肿胀，多合并病理性骨折，尿液检查儿茶酚胺升高。X 线片上常很难鉴别；病理上成神经细胞瘤的细胞呈梨形，形成真性菊花样；电镜下瘤细胞内有分泌颗粒。

4. 骨肉瘤：临床表现发热较轻微，主要为疼痛，夜间重，肿瘤穿破皮质骨进入软组织，形成的肿块多偏于骨的一旁，内有骨化影，骨反应的大小、形态常不一致，常见 Codman 三角及放射状骨针改变。病理上瘤细胞不呈假菊花样排列。

【治疗方案】

由于尤文肉瘤恶性程度高，病程短，转移快，采用单纯的手术、放疗、单药化疗，效果均不很理想，绝大多数患者在 2 年内死亡，5 年生存率不超过10%。近年来采用综合疗法，使局限尤文肉瘤治疗后 5 年存活率提高到 75%以上。

（一）手术治疗

以往手术是治疗本病的主要措施，随着放疗、化疗疗效的提高和对其所产生副作用的对策逐渐完善，单纯采用外科手术治疗的患者日趋减少。但到目前为止，手术截肢或截除仍是本病治疗手段之一。手术治疗的原则是完全切除肿瘤，以最大限度地达到有效的局部控制，防治和减少肿瘤的转移。在此基础上，尽可能多地保留肢体功能，提高患者的生活质量。只要患者的全身情况许可，应积极考虑原发灶的手术治疗。临床上常用的手术种类是截肢术或关节离断术、肿瘤局部切除术、瘤段整块切除重建术。为了正确地选择手术方案，术前应对患者进行全面、认真的评价，根据患者的年龄、肿瘤的部位、肿瘤的大小和肿瘤毗邻的重要解剖组织，决定采用何种手术方式。由于术前大多使用疗程不等的化疗，因此还需估价肿瘤对化疗的临床反应程度，这往往需要比较化疗前后原发病灶的 X 线片、CT 扫描或 MRI，以确保手术成功。

（二）放疗

尤文肉瘤对放疗极为敏感，是治疗尤文肉瘤的主要措施。一般给小剂量（3000～4000rad）照射，能使肿瘤迅速缩小，局部疼痛减轻或消失。但单纯放疗远期疗效很差。多数学者主张对于尤文肉瘤放射治疗应该采用早、范围广，有时尚需做肺、脑预防性照射，因为尤文肉瘤在髓腔的扩散范围远比 X 线片所显示的广泛得多。

（三）化疗

目前认为对尤文肉瘤有效的药物有环磷酰胺（CTX）、多柔比星（ADM）、放线菌素 D（ACTD）、长春新碱（VCR）、卡莫司汀（BCNU）等。组成的联合方案也很多，效果较好的为 CVD 方案（CTX＋VCR＋ACTD）、CVDA 方案（在 CVD 方案的基础上加 ADM）等。因本病大多在 2 年内发生转移，故一般主张化疗需持续 2 年。

【临床经验】

（一）病情观察与诊断方面

对于典型患者，根据病史、症状、体征、X 线，诊断不难。但仍需与急性化脓性骨髓炎、骨原发性网织细胞肉瘤、神经母细胞瘤骨转移，以及骨肉瘤相鉴别。尤文肉瘤的预后与多种因素有关：①发病越急，发热、失重、贫血等全身情况越差，预后越差。②红细胞沉降率越快，血白细胞计数越高，预后越差。③肿瘤位于躯干者比位于四肢者预后差。④肿瘤体积大者预后差。⑤单一方法治疗比综合治疗预后差。⑥有转移者预后差。

（二）治疗方面

1. 尤文肉瘤是一种全身性疾病，它的处理需要综合性治疗，应根据患者的年龄，肿瘤部位、大小，有无转移等多方面因素制定个体化治疗方案。

2. 活检应由有经验医师进行，穿刺点或切口应缜密设计，既能取得良好的标本，又要利于决定性手术时活检瘢痕的完全切除。

（三）医患沟通方面

1. 医务人员应详细告知患者或家属该病属恶性肿瘤，是全身性疾病，治疗方案及预后，治疗周期较长，化疗、放疗的副作用有可能很严重，经济负担较重，患者及家属应有充分的心理准备。

2. 医务人员应帮助患者及家属树立信心，由于放、化疗技术的进步，局限尤文肉瘤 5 年生存率可达到 75%，部分患者可治愈。保肢手术后应指导患者行功能锻炼，并注意保护患肢，既有良好的功能，又可维持较长的时间。

第三节 软骨肉瘤

软骨肉瘤是发生在软骨细胞的骨恶性肿瘤。在软骨肉瘤内可有内生软骨骨化，但决无真正的肿瘤骨样组织。软骨肉瘤可分为原发软骨肉瘤，继发软骨肉瘤；按部位可分为：中央型软骨肉瘤，边缘型软骨肉瘤，骨皮质旁软骨肉瘤；按细胞组织学特点可分为一般软骨肉瘤，透明细胞软骨肉瘤，间质细胞软骨肉瘤等。一般软骨肉瘤根据病理组织学表现分为Ⅰ、Ⅱ、Ⅲ级，分别代表低、中、高的恶性程度。肿瘤多见于成人，30岁以下少见，35岁以后发病率逐渐增高。男性多于女性。肿瘤好发于四肢长骨与骨盆，亦可见于椎骨、骶骨、锁骨、肩胛骨和足骨。

【诊断要点】

软骨肉瘤诊断必须依靠临床、影像学和病理三结合的原则。

（一）临床诊断

原发性软骨肉瘤以钝性疼痛为主要症状，由间歇性逐渐转为持续性，邻近关节者常可引起关节活动受限。局部可扪及肿块，无明显压痛，周围皮肤伴有红热现象。

继发性软骨肉瘤一般为30岁以上成年人，男性多见。好发于骨盆，其次为肩胛骨、股骨及肱骨。出现肿块为主要表现、病程缓慢、疼痛不明显，周围皮肤无红热现象，临近关节时，可引起关节肿胀、活动受限，如刺激压迫神经则可引起放射性疼痛、麻木等。位于胸腔和骨盆的肿瘤，一般难以发现，直至肿瘤压迫内脏，产生相应症状后才被发现。

（二）影像学诊断

1. X线检查：病灶中显示散在、大小不等的斑点状或块状钙化影是软骨肉瘤的典型X线表现。在长骨干骺端有广泛的溶骨性破坏，边界模糊不清，骨皮质膨胀，有时可被肿瘤穿破而形成软组织肿块阴影。溶骨区内或软组织阴影中可出现钙化点，骨膜反应多不明显。

2. 放射性核素扫描：对于确定中央型软骨肉瘤的边界以及发现隐蔽的播散病灶非常可靠。

3. CT和MRI检查：可以了解肿瘤在骨内及软组织中的范围。如果肿瘤的软组织包块的生长偏向一方，呈分叶状，提示为低度恶性肿瘤。如果肿瘤的软组织包块向各个方向生长，而不受解剖界限的限制，则说明肿瘤是高度恶性的。

（三）病理学表现

1. 肉眼所见：肿瘤组织呈灰白色半透明状，略有光泽，表面凹凸不平，可出现假性纤维组织包膜。在切面中肿瘤呈分叶状，质脆，常见钙化或骨化灶。有时肿块发生黏液样变及囊性变，流出胶冻状物质。

2. 镜下所见：软骨肉瘤由肉瘤性成软骨细胞和软骨基质组成，常伴软骨内钙化和骨化。分化程度较好者其成软骨细胞位于基质陷窝中，细胞核相对较小，形状较为规则，细胞排列稀疏，软骨基质较多；分化程度差者其细胞大小、形态极不一致，细胞核较大，可为梭形、三角形或多角形，常见核分裂及瘤巨细胞。肿瘤细胞致密，基质相对减少，钙化灶亦少见。陷窝模糊以致消失，肿瘤常被纤维组织分隔成许多小叶。

【鉴别诊断】

1. 成软骨细胞瘤：良性肿瘤，多数学者认为其来源于骨骺软骨，病程较长，平均2年以上。常见部位是长骨骨端中央或偏心生长，表现为圆形或卵圆形溶骨样破坏，皮质隆起变薄，可有不规则钙化及粗糙纹理，但其边界清楚，大体标本见周边硬化，瘤壁有不规则骨嵴隆起。突出骨外则皮质变薄或仅有纤维包膜。

2. 内生软骨瘤：是常见的良性软骨肿瘤，包括孤立性内生软骨瘤和多发性内生软骨瘤两种。有学者认为该病本质是干骺部软骨发育异常，常见部位是手、足小骨，孤立或多发性溶骨性改变，有散在钙化，可发生病理性骨折，但肿瘤不侵袭软组织。

3. 软骨瘤：是最常见的良性骨肿瘤，是边缘型软骨肉瘤的"癌前病变"，发生在长管状骨干骺端，为一生长缓慢无痛性肿块，X线有的如鹿角样，有的如鸟嘴样小突起，有的像山丘样隆突，压痛不明显，当肿瘤在短期内增长快，疼痛加剧，且成人软骨帽盖厚度大于1.0cm，儿童青少年大小3.0cm时应考虑恶性变化。

4. 骨软骨瘤：肿瘤内也有散在砂粒样钙化点，但较软骨瘤小且数量亦少，骨皮质完整，无骨膜反应。

5. 骨肉瘤：由肉瘤性结缔组织演变成的肿瘤性骨样组织和骨组织组成。骨肉瘤含有的肿瘤骨具有特征性。

6. 软骨纤维样肉瘤：从组织排列形式来看呈良性损害，复发率低。

【治疗方案】

主要是手术治疗。早期行边界良好的广泛或根治性切除术可以获得满意的疗效。应根据肿瘤的部位、大小及组织学表现制定手术方案，如四肢软骨肉瘤病变范围较小，或组织学检查细胞分化程度较好时，可采用肿瘤局部广泛切除加大块植骨或人工骨关节置换术；若病变广泛，与周围的重要血管神经粘连，细胞分化差者，可施行截肢或关节离断术；对发生于骨盆的软骨肉瘤可考虑采用半骨盆切除及人工假体置换重建术。软骨肉瘤对化疗及放疗均不敏感，但对不能施行手术的部位可试行放射治疗，以控制肿瘤生长，减轻疼痛。

软骨肉瘤的预后较好，5年生存率为50%～70%。预后与肿瘤的分化程度有关，继发性软骨肉瘤多数其细胞分化程度较高，故预后良好。

（一）诊断方面

从组织学上鉴别分化好的低度恶性软骨肉瘤与内生软骨瘤有时是困难的。如果注意到它们的发病部位，会对鉴别诊断有一定帮助。

（二）治疗方面

1. 组织学分级和肿瘤位置是决定治疗方案的最重要的因素。

2. 无法手术切除的高、低度恶性病变采取放射治疗。低度恶性的颅底软骨肉瘤患者接受质子放射治疗可取得良好的局部控制效果和长期生存率。

（三）医患沟通方面

1. 医务人员应详细告知患者或家属该病属恶性肿瘤，对放、化疗均不敏感，一经确诊应尽早手术切除。预后较骨肉瘤好。

2. 医务人员应帮助患者及家属树立信心，保肢手术后应指导患者行功能锻炼，并注意保护患肢，既有良好的功能，又可维持较长的时间。

第四节　骨巨细胞瘤

骨巨细胞瘤是一种由增殖性单核细胞和破骨细胞样多核巨细胞构成的具有局部复发倾向的侵袭性原发良性骨肿瘤，由于其可以出现远膈（肺）转移，也被认为是中间性或低度恶性骨肿瘤。骨巨细胞瘤在成人中主要累及骨端，而如果发生在骨骺闭合前的儿童中，则主要累及干骺端。好发年龄为 20～40 岁。

【诊断要点】

骨巨细胞瘤诊断必须依靠临床、影像学和病理三结合的原则。

（一）临床诊断

症状主要表现为不同程度的疼痛，可伴有肿胀、活动受限，病程从数周至数月不等。骨巨细胞瘤多为单发病变，常见部位是长骨的骨端，最常见的部位是股骨远端、胫骨近端、桡骨远端，也可见于骶骨、胫骨远端、肱骨近端、股骨近端和腓骨近端。偶见于手及足部的小骨、胸腰段的椎体和肋骨。

（二）影像学诊断

1. X 线平片：对于骨巨细胞瘤的影像学检查，X 线平片是最具诊断价值的放射学检查手段。骨巨细胞瘤在 X 线片上表现为骨端的溶骨性破坏，可侵及干骺端，常为偏心性、膨胀性、且无硬化边缘。无反应性新骨形成。病变部骨皮质变薄，呈肥皂泡样改变。常伴有病理性骨折发生。

2. CT：CT 在确定肿瘤范围方面优于 X 线平片。可精确确定肿瘤在皮质内的范围，肿瘤与其他结构的关系，皮质是否完整和确定肿瘤的侵袭范围。肿瘤内能见到液-液平面，这是骨巨细胞瘤合并动脉瘤样骨囊肿所致。

3. MRI：对于骨巨细胞瘤来说，磁共振（MRI）是最好的影像学检查方法，具有高质量的对比度和分辨率，并可多平面成像。肿瘤在纵向弛豫时间

（T1）表现为低强度信号，在横向弛豫时间（T2）表现为高强度信号。

4. 骨扫描：骨扫描也用于骨巨细胞瘤的诊断。骨扫描既不能确诊骨巨细胞瘤，也不能确定肿瘤的侵及范围，所以用途是有限的。骨扫描可以除外或帮助确诊多发病变。

（三）病理学表现

大体肿瘤组织为淡红色脆弱的肉芽样组织，因出血可呈暗红色，其中常混以坏死组织，瘤内有大小不等的囊腔形成，内含少量血性或棕黄色液体，腔内覆以光滑的薄膜，镜下见丰富的血管网，充满形状一致的短梭形，圆形或椭圆形间质细胞和散在的多核巨细胞，巨细胞胞核相似。

【鉴别诊断】

骨巨细胞瘤表现有时差异性较大，临床上应与以下病变区别。

1. 动脉瘤样骨囊肿：患者多属青少年，以 10～20 岁时为最多，约 3/4 的患者于 20 岁以前发病，而骨巨细胞瘤很少在 20 岁以前发病。好发于椎体或长骨的干骺端或骨干的一端。X 线片在干骺端松质骨处一般呈偏心性骨溶解，骨溶解扩展可使骨皮质变薄，呈气球样膨出或多囊性骨破坏。囊腔内充满血液，在静止的动脉瘤样骨囊肿囊腔很大，内含血凝块和血清液。冰冻切片不能明确诊断时，只能靠蜡片确诊。

2. 棕色瘤：是指甲状旁腺功能亢进所致的局部性骨破坏，多见 30～50 岁成人。除局部肿痛外，还有全身虚弱症状，如精神抑制、倦怠、肌张力下降及无力、厌食、消化性溃疡、腹痛、呕吐、烦渴、多尿、肾结石、肾功能不全等，主要是血清钙升高所致，易被误诊。化验高血钙、低磷酸盐血症及高尿钙症。X 线片显示骨质广泛疏松或局限性溶骨破坏，可为中心性或偏心性，骨皮质变薄甚至消失，受累骨呈中等程度膨胀，不侵犯软组织，无骨膜反应。

3. 孤立性骨囊肿：多发生于儿童或青少年，症状轻；病变部位在长骨的干，以肱骨近端最为多见。X 线显示骨干或骨端呈透明病变，皮质轻度膨胀，边界清晰；囊内充满液体，大体标本很易与骨巨细胞瘤鉴别。

4. 纤维肉瘤：发病年龄比骨巨细胞瘤大，只有溶骨而无扩张现象。肿瘤质地坚韧，活检有助于鉴别诊断。

有时还应与纤维异样增殖症、成软骨细胞瘤以及骨肉瘤等鉴别。

【治疗方案】

治疗原则：骨巨细胞瘤为Ⅲ期或Ⅰ期肿瘤，按照 Enneking 肌肉骨骼系统肿瘤分期的治疗原则，应采取边缘或大于边缘的外科边界进行外科治疗。

（一）手术治疗

1. 局部切除：如病变部分切除后对功能影响不大，最好完全切除，如腓骨上端、尺骨下端、桡骨上端、手骨、足骨等。

2. 彻底刮除＋植骨术：此方法易复发，局部复发率可高达 40%～60%。

3. 彻底刮除＋辅助性措施＋植骨术：为了降低复发率，在肿瘤刮除后对腔壁采取了许多辅助性措施，如液氮冷冻、化学腐蚀剂（包括苯酚、乙醇、氯化锌等）、蒸馏水浸泡、高速磨头研磨等，但复发率仍未降至令人满意的水平。

4. 彻底刮除＋辅助性措施＋骨水泥填充：其优点为方法简单，患者可早期负重、骨水泥的聚合热可杀灭腔壁上的瘤细胞。缺点为残留骨壳过分薄弱时可造成骨折。靠近关节者远期易发生退行性关节炎。

5. 瘤段切除＋异体骨关节或人工假体置换：此法切除彻底，复发率低，但合并症多，如骨不连接，关节僵直，假体松动、感染等，可造成严重病废，甚至导致截肢。

6. 截肢：如为恶性，范围较大，有软组织浸润或术后复发，应根据具体情况考虑截肢。

（二）放射治疗

在手术不易达到，或切除后对功能影响过大者可考虑放射治疗。但放疗后有可能发生恶变。经手术或放射治疗的患者，要长期随诊，注意有无局部复发、恶性改变及肺部转移。

【临床经验】

（一）诊断方面

骨肿瘤治疗前的明确诊断是进行恰当治疗的基本前提。进行了全部的影像学检查及术前准备后，要进行活检。活检应由准备进行外科治疗的医师进行或指导进行。对于骨巨细胞瘤来说，穿刺活检可对绝大部分病例做出明确诊断，还可以减少局部软组织被肿瘤细胞污染和种植的可能。

（二）治疗方面

骨巨细胞瘤的另一个特性是血运丰富，使用止血带对于手术治疗是很有帮助的。对不能应用止血带而又血运丰富的病变可在手术前一天或当天进行术前动脉栓塞，用明胶海绵或聚乙烯乙醇球选择性地放入供应肿瘤的动脉分支内，当肿瘤内切除或边缘切除时，这种方法可明显地减低出血。

（三）医患沟通方面

1. 医务人员应详细告知患者或家属该病虽为良性肿瘤，但有部分肿瘤生物学行为偏恶性，部分可出现转移。刮除术后容易复发，临近关节附近的病变容易出现关节功能障碍。

2. 医务人员应加强评估健康宣教，详细告诉患者治疗效果及术后功能锻炼方法，使其有充分的思想准备积极配合治疗，促进功能恢复。

第五节　骨囊肿

骨囊肿为骨的瘤样病变，又名孤立性骨囊肿、单纯性骨囊肿，囊壁为一层纤维包膜，囊内为黄色或褐色液体。病因尚未明了。有学者认为骨囊肿是由于骨内血管末梢阻塞，血液瘀滞所致；也有认为本病系某种肿瘤、炎症组织的退行性变，其生长、代谢阻碍的结果或与骨发育异常有关；也有认为可能系外伤出血形成局限性包囊，进而局部吸收骨化而成。骨囊肿较小者可因骨折后骨痂而消失；囊肿较大者也可因之缩小；偶尔可因血肿骨化而消失。单纯性骨囊肿，常发生于5~15岁的儿童，男性发病多于女性，比率约为2：1。病变部位多在长骨的干骺端，最常见部位为肱骨近端，其次为股骨近端。

【诊断要点】

（一）临床诊断

2/3病例无明显症状，1/3病例有隐痛或间歇性不适或劳累后出现酸痛。多数因病理性骨折，出现疼痛、肿胀，功能障碍而就诊。

（二）影像学诊断

X线摄片显示长骨干骺端或骨干部位有椭圆形溶骨破坏，边界清楚，其周围可见薄层硬化带，骨皮质可有不同程度膨胀变薄。多数骨囊肿比例仅凭临床及X线片就可以达到正确的诊断，但少数病例凭X线片诊断常有一定困难，特别是非多发部位，可以加用CT和MRI检查。

（三）病理学表现

大体所见病灶多为单房，壁菲薄，囊壁内衬完整的薄层纤维膜，囊内为透明或半透明的黄色液体或血性液体，可有骨嵴向囊腔内突出。镜下壁的骨质为正常骨结构，纤维囊壁为疏松结缔组织或为粗厚而富有血管的结缔组织，主要为成纤维细胞及多核巨细胞。

【鉴别诊断】

1. 动脉瘤样骨囊肿：两者在临床、X线上都有相似之处，但动脉瘤样骨囊肿多为偏心性、具有中等度侵蚀性，且常可穿破骨皮质包壳、其边缘轮廓模糊不清，呈虫蚀状，其骨皮质常膨胀如气球状，可穿刺出新鲜血液，穿刺时常有血液搏动感。而骨囊肿则为黄色或褐色液体。

2. 骨巨细胞瘤：多见于20岁以上的成年患者，好发于股骨的远端及胫骨近端，病变呈多房或泡沫状，具有高度偏心性和膨胀性，有一定的侵蚀性，可穿透骨皮质累及骨骺等特点。但股骨上端的骨巨细胞瘤与骨囊肿有时仍难以鉴别。

3. 单发的骨纤维异样增殖症：两者有时在临床及X线表现上极相似，特别是纤维异样增殖症又无毛玻璃状表现或丝瓜瓤状改变而只呈囊状膨胀改变时，很难鉴别，只是纤维异样增殖症病变范围较广泛，不一定呈中心性生长，除骨端外，常侵及干骺端及骨干。

4. 孤立性骨嗜酸性肉芽肿：该病病损范围常较小，可发生于骨的任何部位，但以骨干部为多，常伴明显的疼痛，白细胞计数和嗜酸粒细胞计数均可增高，X线影像其病损边缘不如骨囊肿清晰，且多有骨膜反应。

5. 非骨化性纤维瘤：多呈偏心性，距离骺板常有一定距离，病变范围较小。

6. 内生软骨瘤：好发于手、足短管状骨，X线片上可见病变的透明区内有钙化斑点。

【治疗方案】

骨囊肿虽系一种良性瘤样病损，但由于正常骨被病损所占据，造成较大量骨缺损，大大降低了骨骼的坚固性，因此治疗的目的旨在彻底清除病灶，消灭囊腔，防止病理性骨折及畸形的发生，恢复骨的坚固性。

（一）保守治疗

部分骨囊肿可自愈，特别是骨折后，囊可被新生骨填塞。对于儿童患者，可试用醋酸甲基强的松龙注入骨囊肿腔内。注射量 40～200mg，按囊肿的大小和儿童的年龄而定。

（二）手术治疗

骨囊肿治疗以手术刮除植骨术治疗为主。术中需彻底刮除纤维包膜，病变刮除后可用碘酊、乙醇、50％氧化锌或电刀烧灼骨壁。

【临床经验】

（一）诊断方面

骨囊肿的诊断常不困难，必要时行 MRI 检查或骨穿刺活检。但常需与动脉瘤样骨囊肿、骨巨细胞瘤、骨纤维异样增殖症、骨嗜酸性肉芽肿、非骨化性纤维瘤及内生软骨瘤等疾病鉴别。

（二）治疗方面

囊肿刮除是否彻底及植骨是否充分是复发重要因素之一。手术中囊肿开窗或开槽要大，囊壁内容物刮除彻底，尤其是囊腔的两端及骨嵴凹陷处，骨嵴用圆形磨钻磨除。植骨填塞必须致密，不留死腔。

（三）医患沟通方面

1. 医务人员应详细告知患者或家属该病为良性肿瘤，刮除术后有复发可能，临近关节附近的病变容易出现关节功能障碍。

2. 医务人员应加强评估健康宣教，详细告诉患者治疗效果及术后功能锻炼方法，使其有充分的思想准备积极配合治疗，促进功能恢复。

第六节　骨软骨瘤

骨软骨瘤是发生在骨表面的骨性突起，其顶端有一软骨帽覆盖。为骨科最常见的良性骨肿瘤，分为单发、多发两种，临床上以单发为多见。在股骨远端、胫骨近端和肱骨近端的干骺端最为多见，骨盆、肩胛骨、脊柱等部位少见。其确切发病原因尚不清楚。

【诊断要点】

（一）临床诊断

大多数单发骨软骨瘤常在儿童或青少年时发现，有70%～80%患者发生在20岁以下。一般无自觉疼痛症状，无压痛，逐渐长大的硬性包块是其临床特点。当肿瘤过大，或由于解剖部位特殊，可以产生相应的临床症状和体征。

（二）影像学诊断

对大多数单发性骨软骨瘤的诊断，普通X线完全可以满足。其特点是在长管状骨的骨表面上有一骨性突起，与干骺相连，并由骨皮质及骨松质所组成。由于肿瘤基底部形状不同，常可分成有蒂（有一窄茎、顶部较宽）及无蒂（基底宽而扁）两种。在肿瘤的顶端有软骨覆盖，称为软骨帽盖，厚薄不一，薄者仅呈线状透明区，不易看到，厚者则呈菜花样致密阴影。

（三）病理学表现

骨软骨瘤的大小可以有很大的不同。肿瘤在切面中显示三层典型结构：①表层为血管稀少的胶原结缔组织，与周围骨膜衔接，并紧密附着于其下方组织。②中层为灰蓝色的透明软骨，即软骨帽盖，类似于正常的软骨，一般为几毫米厚，其厚度与年龄有关。无蒂型骨软骨瘤软骨层所占面积较大。③基层为肿瘤的主体，含有骨髓的骨松质，与患骨相连。

【鉴别诊断】

仅依靠临床和影像学依据即可诊断，唯一的问题是鉴别良性骨软骨瘤和发生肉瘤变的骨软骨瘤。需要全面分析所有的临床、放射影像、骨扫描、大体病理及组织学特点。

【治疗方案】

无症状者可不予手术，但应密切观察。如患者活动时该处疼痛，或局部有长大者，则应做手术切除。

【临床经验】

（一）诊断方面

对解剖较复杂的部位，如肩胛骨、骨盆、脊柱等，CT检查可有帮助。对长管状骨的骨软骨瘤，CT检查可提供肿瘤与患骨之间的关系，病变基质的类型、钙化情况、以及软骨帽的厚度，这对鉴别诊断骨软骨瘤还是骨膜软骨肉瘤有帮助。

单发骨软骨瘤疑有恶变的可能，应及时做核素扫描，CT检查，但上述两种检查难以做出定性诊断，故应早期做彻底切除，最后根据组织学检查确定诊断。

（二）治疗方面

手术时应彻底切除，将肿瘤充分显露，将骨膜、软骨帽盖、骨皮质及基底周围正常骨质一并切除。彻底切除后，一般不再复发。

（三）医患沟通方面

医务人员应详细告知患者或家属该病为良性肿瘤，预后良好，减轻患者的心理负担。但应告知多发者恶变可能性增加，应注意随访。

第七节 骨纤维异样增殖症

骨纤维异样增殖症又称骨纤维结构不良。其特征是纤维组织增生并通过化生而形成骨，形成的骨为幼稚的交织骨。它可以是小的单骨性病损，也可以是广泛散在的多骨性病损，骨纤维异样增殖症在瘤样病损中的发生率占有首位。男女患者之比为 1.1∶1。多见于 11～30 岁。好发部位为股骨和胫骨，其次为颌骨和肋骨。

【诊断要点】

（一）临床诊断

临床表现可以随病变范围变化而不同。小的孤立性病损常被偶尔发现，无痛、无畸形。多发性病损多见于负重区，可引起严重畸形、疲劳衰竭和病理性骨折。临床表现不仅见于儿童和青少年，也可见于成人，皮肤表面有咖啡色斑，女性孩童可发生性早熟。

（二）影像学诊断

X 线检查：单发型骨纤维异样增殖症病变部位在髓腔内长管状骨的干骺端或骨干，中心位或偏心位，表现为模糊的髓腔内放射透明（低密度）区常被形容为"磨砂玻璃状"，其中可见不规则的骨纹理，骨质有不同程度的扩张，骨皮质变薄病变区与正常骨质间界线明显可看到反应性硬化缘带，不产生骨膜反应。病变部位在股骨颈或股骨上端可发生镰刀状变形，形容为"牧羊杖"畸形。局限性病变仅发生在干骺端，如股骨近端干骺端，广泛性病变常侵犯长骨的一端与大部分骨干，骨质向外明显突出，骨皮质薄厚不均，或向一侧弯曲变形。发生病理性骨折后骨膜产生新生骨，使骨皮质增厚硬化。病变很少侵犯骨骺软骨，仅在骺线闭合后，才侵入骨端。多发型骨纤维异样增殖症病变常侵犯数骨，并有侵犯邻近数骨的现象。

（三）病理学诊断

1. 大体标本特点：大体标本骨膜没有改变，皮质变薄，有时可用手术刀切开剖面为苍白致密组织，有一定的弹性沙砾感。有时可见囊腔水肿或出血性组织内有血性液体；有时，尤其单骨型，整个溶骨区含有液性成分，易与骨囊肿相混淆。有时，组织中有软骨岛结构，在儿童干骺端更常见。

2. 组织病理特点：表现为在细小的骨小梁结构间有成束的组织即成纤维组织而骨小梁周边无骨母细胞排列。一般情况下，在纤细的胶原纤维网中，富含组织纤维母细胞，分裂相对少见，有时，排列成轮辐状，有时含多核巨细胞，主要在血管丰富或出血区域。纤维异样增殖症的骨小梁一般呈纺锤结构，不能形成板层骨。

【鉴别诊断】

单发性患者应注意与孤立性骨囊肿、孤立性内生软骨瘤及骨巨细胞瘤鉴别。多发性者需与甲状旁腺功能亢进相鉴别。

1. **孤立性骨囊肿：** 该病多发生在 20 岁以下者。病损开始于骨干与骨骺相邻近的部位，而后随骨骼的成长渐移向骨干，呈中心性对称性膨胀改变；病损透明度较明显；大体标本为单房骨壳，很薄，内有不完整骨嵴，骨壁上有一层灰白色或红褐色纤维薄膜，内容物为透明液体；镜下所见内膜为纤维结缔组织，血管较丰富，陈旧性可有肉芽、血块、钙化点，有时可见骨样组织或骨小梁。

2. **孤立性内生软骨瘤：** 内生软骨瘤常见于足、手小骨多发病变，X 线片上常见弧形、环形及半环形的不规则钙化。剖面为硬而有光泽的浅蓝白色组织，间有骨化组织或黏液样组织。镜下为分叶的玻璃样软骨，内有钙化或纤维骨化组织。

3. **骨巨细胞瘤：** 绝大多数为单发病变，位于骨端，呈明显膨胀，单纯溶骨性改变，周围无明显硬化环。截面见骨腔多属偏心位，充满暗红色或黄色脆弱组织和散在陈旧积血。镜下为丰富的血管网，充满形状一致的梭形细胞和散在的多核细胞。

4. **甲状旁腺功能亢进：** 此病可引起广泛的骨质改变，畸形明显。全身骨质脱钙，无骨新生或硬化。主要病理改变是骨吸收和纤维瘢痕形成，其内有出血现象，亦有纤细的骨样组织和骨小梁形成。血清钙增高，血清磷降低，尿中钙磷均增加。

【治疗方案】

（一）非手术治疗

对于非手术治疗，国外研究较多的是双磷酸盐化合物，其主要作用是通过破骨细胞抑制骨吸收，具体机制不详。其疗效尚需进一步观察。

（二）手术

单发病损可采用手术治疗，手术方法有：①刮除、植骨。②截骨、刮除、矫形、植骨。③整段病骨切除。多发病损一般不适合手术治疗，仅在有症状的部位行手术治疗，以治疗畸形和骨折为主。术后可复发，单发者少，多发者多，如有复发，再次刮除植骨仍可治愈。

【临床经验】

（一）病情观察与诊断方面

对于典型患者，根据病史、症状、体征、X 线，诊断不难。但单发者要注意与孤立性骨囊肿、孤立性内生软骨瘤及巨细胞瘤鉴别。多发者需与甲状旁腺功能亢进相鉴别。

（二）治疗方面

年龄低于 10 岁的患者行病灶刮除，其复发率很高，接近 100%，且广泛切除会带来较多的并发症；但 10 岁以上的患者手术治疗后往往没有复发，而且侵袭性的病变在青春期后均变得稳定，不再发展。因此建议，不满 15 岁的患者在局部病变组织活检确诊后，应尽量采取保守治疗，严密观察。超过 15 岁的患者则行手术治疗。

（三）医患沟通方面

1. 医务人员应详细告知患者或家属该病为良性病变，但易导致肢体畸形，术后有复发可能，尤以多发者多见。少数可恶变。

2. 医务人员术后应指导患者行功能锻炼，并注意保护患肢。

（俞 猛）

附录1 临床检验常用数值及临床意义

项 目	正常值	临床意义
红细胞	成年男性（4.0～5.5）×10^{12}/L；成年女性（3.5～5.0）×10^{12}/L；新生儿（6.0～7.0）×10^{12}/L	增多：①血浆容量减少，使红细胞容量相对增加。②生理性红细胞生成素代偿性增加见于胎儿及新生儿、高原地区居民。③红细胞生成素增加与某些肿瘤或肾脏疾患相关 减少：①生理性减少。②见于各种贫血
血红蛋白	成年男性（120～160）g/L；成年女性（110～150）g/L；新生儿（170～200）g/L	同上
白细胞	成人（4～10）×10^9/L；新生儿（15～20）×10^9/L；6个月～2岁（11～12）×10^9/L	白细胞总数改变的临床意义详见白细胞分类计数中临床意义的有关内容

项　目	正　常　值	临　床　意　义
中性粒细胞	计数：50%～70%	增多：①急性感染。②严重的组织损伤及大量血细胞破坏。③急性大出血。④急性中毒。⑤白血病、骨髓增殖性疾病及恶性肿瘤 减少：①感染。②血液系统疾病。③物理、化学因素损伤。④自身免疫性疾病
嗜酸性粒细胞	计数：0.5%～5% 绝对值：（0.05～0.5）$\times 10^9$/L	增多：①过敏性疾病。②寄生虫病。③皮肤病。④血液病。⑤某些恶性肿瘤。⑥某些传染病 减少：常见于伤寒、副伤寒初期，大手术、烧伤等应激状态，或长期应用肾上腺皮质激素后，其临床意义甚小
血小板	（100～300）$\times 10^9$/L	减少：①血小板的生成障碍。②血小板破坏或消耗增多。③血小板分布异常 增多：①见于骨髓增殖性疾病。如真性红细胞增多症和原发性血小板增多症、骨髓纤维化早期及慢性粒细胞白血病等。②反应性增多：见于急性感染、急性溶血、某些癌症患者
大便常规＋潜血	阴性	辅助诊断消化道疾病、消化道出血及一系列寄生虫疾病
尿常规	全自动尿液分析仪	辅助诊断泌尿系疾病，还用于泌尿系统疾病的监测和观察预后
尿早早孕	阴性	用于检查早孕

项　目	正常值	临床意义
脑脊液常规	白细胞：成人（0～8）× 10^6/L；儿童（0～15）× 10^6/L 红细胞：正常无红细胞	（1）化脓性脑膜炎细胞数显著增加，白细胞总数常在（1000～20000）× 10^6/L 之间，分类以中性粒细胞为主 （2）结核性脑膜炎细胞中度增加，但多不超过 500×10^6/L，中性粒细胞、淋巴细胞及浆细胞同时存在是本病的特征 （3）病毒性脑炎、脑膜炎，细胞数仅轻度增加，一般不超过 1000×10^6/L，以淋巴细胞为主 （4）新型隐球菌性脑膜炎，细胞数中度增加，以淋巴细胞为主 （5）中枢神经系统肿瘤性疾病：细胞数可正常或稍高，以淋巴细胞为主，脑脊液中找到白细胞，可诊断为脑膜白血病 （6）脑寄生虫病：脑脊液中细胞数可升高，以嗜酸性粒细胞为主，脑脊液离心沉淀镜检可发现血吸虫卵、阿米巴原虫、弓形虫、旋毛虫的幼虫等 （7）脑室和蛛网膜下腔出血：为均匀血性脑脊液，除红细胞明显增加外，还可见各种白细胞，但仍以中性粒细胞为主，出血时间超过 2～3 天可发现含有红细胞或含铁血黄素的吞噬细胞
胸腹水常规	—	根据漏出液和渗出液的实验室检测进行鉴别，推断出可能的病因。根据有无细菌、寄生虫和肿瘤细胞，或通过酶活性测定及肿瘤标志物检查，进行渗出液的病因学判定

项　目	正常值	临床意义
胃潜血	阴性	辅助诊断消化道疾病、消化道出血
出血时间(BT)	TBT 法:2.3～9.5分钟	BT 延长:①血小板数量异常影响正常的止血过程,如原发性血小板减少性紫癜、血栓性血小板减少性紫癜、原发性血小板增多症等。②血小板功能缺陷不能发挥正常止血作用,如先天性血小板无力症、骨髓增生异常综合征等。③血管性假血友病因子(vWF)缺乏,影响血小板的黏附和聚集,如血管性假血友病(vWD)。④毛细血管壁结构和功能异常,不能发挥正常止血作用,如遗传性出血性毛细血管扩张症等。⑤显著的凝血因子缺乏和弥散性血管内凝血(DIC)晚期,凝血严重不足,生理性血栓形成障碍,使止血作用减弱。 BT 缩短:主要见于较严重的血栓前状态和血栓性疾病,血小板和凝血因子活性增强,导致血液呈高凝状态,止血作用增强,如妊娠高血压综合征、心肌梗死、脑血管病变及 DIC 高凝期等
凝血酶原时间(PT)	11.9～15.1秒	凝血酶原时间延长见于:①先天性凝血因子缺乏,如凝血酶原(因子Ⅱ)、因子Ⅴ、因子Ⅶ、因子Ⅹ及纤维蛋白原缺乏。②获得性凝血因子缺乏:如继发性/原发性纤维蛋白溶解功能亢进、严重肝病等。③使用肝素,血循环中存在凝血酶原、因子Ⅴ、因子Ⅶ、因子Ⅹ及纤维蛋白原的抗体,可以造成凝血酶原时间延长

项 目	正常值	临床意义
凝血酶原时间 (PT)	11.9~15.1 秒	凝血酶原时间缩短见于：妇女口服避孕药、血栓栓塞性疾病及高凝状态等
部分凝血活酶时间(APTT)	24~36 秒	APTT 延长：见于因子Ⅻ、Ⅺ、Ⅸ、Ⅷ、Ⅹ、Ⅴ、Ⅱ、PK（激肽释放酶原）、高分子量激肽原和纤维蛋白原缺乏，尤其用于 FⅧ、Ⅸ、Ⅺ缺乏以及它们的抗凝物质增多；此外，APTT 是监测普通肝素和诊断狼疮抗凝物质的常用试验 APTT 缩短：血栓性疾病和血栓前状态，但灵敏度和特异度差
凝血时间(TT)	18~25 秒	延长：①因子Ⅷ、Ⅸ、Ⅺ明显减少，即依次分别为血友病 A、B 和因子Ⅺ缺乏症。②凝血酶原、因子Ⅴ、Ⅹ等重度减少，如严重的肝损伤等。③纤维蛋白原严重减少，如纤维蛋白减少症、DIC 等。④应用肝素、口服抗凝药时。⑤纤溶亢进使纤维蛋白原降解增加时。⑥循环抗凝物质增加，如肝素和类物质增多等。⑦DIC，尤其在失代偿期或显性 DIC 时 CT 延长 缩短：见于高凝状态，但敏感度差
纤维蛋白原	2~4g/L	增高：见于糖尿病、急性心肌梗死、急性传染病、风湿病、急性肾小球肾炎、肾病综合征、灼伤、多发性骨髓瘤、休克、大手术后、妊娠高血压综合征、急性感染、恶性肿瘤等以及血栓前状态、部分老年人等

续表5

项 目	正常值	临床意义
纤维蛋白原	2~4g/L	减低：见于 DIC、原发性纤溶症、重症肝炎和肝硬化和低（无）纤维蛋白原血症
丙氨酸氨基转移酶（ALT）	比色法：0~45U/L	谷氨酸氨基转移酶升高临床意义就在于对急性乙型肝炎、慢性肝炎、HBV 携带者、重型肝炎以及肝硬化、肝癌等一系列病毒性肝炎的诊断和分析，ALT 的升高只表示肝脏可能受到了损害。除了肝炎，其他很多疾病都能引起谷氨酸氨基转移酶升高
天门冬氨酸氨基转移酶(AST)	0~35U/L	天门冬氨酸氨基转移酶高说明存在肝细胞损伤，一般见于各种乙肝，肝硬化，脂肪肝，酒精肝等肝胆疾病。但是，一些外界因素也可使天门冬氨酸氨基转移酶一过性增高，如运动，进食，饮酒，熬夜，药物等
总胆红素（TBIL）	0.0~20.5μmol/L	胆红素增高见于：①肝脏疾患：急性黄疸型肝炎、急性黄色肝坏死、慢性活动性肝炎、肝硬化等。②肝外的疾病：溶血型黄疸、血型不合的输血反应、新生儿黄疸、胆石症、肝癌、胰头癌等 总胆红素偏低见于：总胆红素偏低的原因有可能是因为缺铁性贫血
直接胆红素（DBIL）	0.0~6.8μmol/L	直接胆红素增高时，可疑为肝内及肝外阻塞性黄疸，胰头癌，毛细胆管型肝炎及其他胆汁瘀滞综合征等

新编临床医师丛书

外科住院医师手册

［附 录］

项　目	正　常　值	临床意义
血清总蛋白	60～80g/L	小于正常值的相关疾病：长期慢性发热、大面积烧伤（白细胞增多），恶性肿瘤、肝癌（淋巴细胞和核细胞增多），肝功能严重受损、肝坏死、肝硬化（谷丙转氨酶增多），甲状腺功能亢进、浆膜渗出性损害、结核病、慢性腹泻、慢性肝炎、肾病综合征、吸收不良综合征，营养不良、贫血（红细胞，红蛋白稍偏低）等 　　大于正常值的相关疾病：大量出汗、多发性骨髓瘤、腹泻、巨球蛋白血症、严重呕吐、中毒等
血清白蛋白	35～55g/L	增高：失水血液浓缩 降低：肝肾疾病
血清肌酐	44～133μmol/L	增高：严重肾功能不全、各种肾衰竭 减低：多尿、肌肉量减少
血清尿素氮	2.10～7.90mmol/L	血清尿素氮增高主要见于肾脏疾病，如慢性肾炎、严重的肾盂肾炎等
血清肌酸激酶（CK）	20～190IU/L	心肌梗死4～6小时开始升高，18～36小时可达峰值，2～4天恢复正常
CK-MB	0～25IU/L	心肌梗死4～8小时开始升高，12～24小时可达峰值，48～72小时恢复正常

项　目	正　常　值	临　床　意　义
血清淀粉酶	80～220IU/L	增高：①急性胰腺炎：发病后6～12小时血清的淀粉酶开始升高；在24小时内达到正常值3倍以上（并在此浓度维持3～5天），48小时达高峰，而后逐渐下降。②急腹症：如急性胰腺癌、急性胰腺炎、十二指肠穿孔等均可引起血清淀粉酶升高。③慢性胰腺炎、流行性腮腺炎、唾液腺化脓等，也可引起淀粉酶轻度升高 淀粉酶活性降低：肝炎、肝硬化、肝脓肿、肝癌等可使血清淀粉酶活性降低
血清K$^+$、Na$^+$、Cl$^-$	K$^+$ 3.5～5.5mmol/L Na$^+$ 135～155mmol/L Cl$^-$ 98～110mmol/L	钾：①增高：摄入增加、组织缺氧、排尿障碍。②降低：摄入减少、消化道及尿钾丢失 钠：①增高：肾上腺皮质功能亢进、原发性醛固酮增多症、高烧、脱水。②降低：肾上腺皮质功能不全、肾脏与胃肠性失钠、抗利尿激素过多 氯：①增高：高钠血症、呼碱、高渗脱水、少尿。②降低：低钠血症、腹泻、呕吐、肾功减退

附录2　外科换药

伤口换药（简称换药）又称敷料交换，它是处理伤口和创面的必要措施。应根据伤口创面的具体情况，选择不同的换药方法。

一、换药目的

1. 观察伤口或创面情况，并给予及时适当的处理。

2. 清理伤口，清除异物、分泌物和坏死组织，减少细菌繁殖因素，控制感

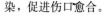

染，促进伤口愈合。

3. 拆除伤口缝线。

二、换药的无菌操作规则

不论是清洁伤口还是污染、感染伤口，均应严格执行无菌操作规则，防止交叉感染。

1. 换药时，不应在病房扫地、整理床铺，以免灰尘飞扬污染伤口。

2. 换药者应穿好工作服、戴好口罩和帽子，清洗双手，必要时戴手套。

3. 多个患者或多个伤口同时换药应有一定的次序，先换无菌伤口，再换感染轻的伤口，最后换感染重的伤口。

4. 换药者左手持有齿镊专施向右手传递无菌物品，右手持无齿镊接触伤口并清洁伤口，使用时勿使两镊相碰。

5. 换药者当日有无菌手术，不应在手术前给感染伤口换药。

6. 如病情许可、条件允许，应在换药室进行换药。

7. 凡接触伤口的用具物品经洗净后，放在指定的位置，进行无菌处理。

8. 伤口换下的污染敷料应放入指定的污物桶中，进行统一处理，不可随便乱扔。

9. 高度传染性伤口，如破伤风、气性坏疽、铜绿假单胞菌感染，应遵守严格隔离术，换下的敷料应焚毁，用过的器械应用 2％甲酚（来苏儿）溶液浸泡 1 小时后再清洁灭菌，换药者应洗手再用 1％苯扎溴铵（新洁尔灭）或 75％乙醇浸泡消毒。

三、常用换药的药品

1. 乙醇：作用机制是能使细菌蛋白脱水，发生沉淀，呈现收敛，从而杀菌。常用制剂为 70％～75％溶液，以 70％浓度作用最强，低于 30％几无杀菌作用，而浓度过高因使菌体表面蛋白凝固，妨碍乙醇向内渗透，从而影响其杀菌效果。

2. 碘酊：因能与蛋白质的氨基结合，使其变性，从而具有强大的杀菌能力，包括真菌和变形虫，并能杀死芽胞。但对皮肤、黏膜有强烈的刺激作用。一般皮肤消毒用 2％～2.5％碘酊，待其干后，再用 70％乙醇脱碘。忌用于会阴、阴囊、口腔黏膜、破溃皮肤及新生儿皮肤。

3. 聚维酮碘：是一种以表面活性剂为碘载体的剂型，呈棕色略带黏性的液体。本品与皮肤黏膜接触后，缓慢释放出碘而起消毒作用，对细菌、真菌、病毒均有较强的杀灭能力。可用于外科洗手，手术皮肤黏膜和创口消毒，亦可用于口腔、阴道黏膜感染及疱疹病毒感染。本品易溶于水，着色后易用水去除。本品无需脱碘，无刺激无致敏无腐蚀性。

4. 生理盐水：是一种最常用的药物，无刺激性。用于清洗伤口，一般换药，敷盖新鲜的肉芽创面，手术时伤口、内脏冲洗等。

5. 高渗盐水：一般为10％浓度盐水。多用于肉芽水肿创面，能消退水肿，减少细菌生长繁殖环境，有利于新鲜肉芽组织形成及创面愈合。

6. 过氧化氢溶液（双氧水）：为强氧化剂，与组织中过氧化氢酶相遇很快放氧，从而产生抗菌、除臭、清洁、收敛、止血的作用。但作用时间短，杀菌力弱。主要用3％溶液清洁面部创面、溃疡、脓窦、耳内脓液。

7. 凡士林纱布：多用于脓腔引流，具有不易干结，可保持引流，促进肉芽生长的特点。

8. 依沙吖啶（雷佛奴尔）：主要抑制革兰阳性菌和少数革兰阴性菌，毒性低，刺激性小。用于皮肤、黏膜感染的洗涤和湿敷。

四、换药原则

任何抗菌药物的应用，都不能代替伤口局部的正确处理。

1. 无菌手术后缝合切口：可于术后3～4天更换第一次敷料，观察有无出血、血肿、感染等情况，如无异常，一般可延至伤口拆线时换药。术中放引流物者，可于术后24～48小时更换第一次敷料，根据情况决定定引流物是否需去除。如病员出现原因不明发热，伤口跳痛等情况，则随时再次换药，检查伤口有无异常。

2. 污染切口缝合后：可于术后24～48小时更换第一次敷料。以观察伤口有无感染、血肿等，并酌情确定下次换药时间。

3. 一般化脓性感染的伤口（常需安引流）：最初可每日换药一次，但切开引流后第一天可换外层敷料，不换内层敷料，脓液或分泌物减少后，可隔日换药一次，肉芽组织生长良好、分泌物明显减少时，可再适当延长换药间隔时间。严重化脓性感染或肠瘘时脓液或渗出物较多，可根据情况随时换药。

4. 肉芽组织伤口处理：

（1）肉芽色鲜红，芽密细，碰之易出血并有痛感，无分泌物。此种肉芽组织为新鲜健康肉芽组织，是感染伤口正常愈合的标志，可选用生理盐水纱布、呋喃西林纱布、依沙吖啶纱布或凡士林纱布外敷。

（2）肉芽色淡，表面光滑发亮，水肿，分泌物多。可选用高渗盐水或20％～30％硫酸镁纱布外敷。

（3）肉芽组织生长过盛超出创缘平面，有碍新生上皮向创面中心生长，可用刮匙刮去肉芽或以硝酸银腐蚀肉芽，再敷以盐水纱条或油纱条。

（4）陈旧性肉芽色暗，表面常覆盖一层猪脂状分泌物，触之不易渗血，无生长趋势。此种肉芽组织可能是由于伤处理不当、局部血循环不良所致，应设法改善局部血循环如红外线灯烤，去除不健康的、陈旧的肉芽，创面可用0.1％依沙吖啶纱布、呋喃西林纱布或碘仿纱布外敷。

（5）坏死肉芽色灰白或紫黑，有脓液混杂其上，臭味较大。应剪去坏死肉芽，用生理盐水或0.1％依沙吖啶纱布湿敷。

五、拆线

1. 基本操作：

(1) 同无菌伤口换药，揭去敷料，伤口消毒。

(2) 拆线：一手用镊子轻轻提取线头，另一手持线剪，靠近皮肤剪断裸露体外较短的线头，向同侧方向将皮内缝线轻轻拉出。

(3) 再以碘酊、乙醇或聚维酮碘消毒，伤口覆盖干纱布或乙醇纱布。

2. 伤口拆线时间：头面部 4～5 天，下腹、会阴部 6～7 天，胸、上腹部 7～9 天，四肢、臀部、脊柱 12～14 天。减张缝合线 14 天。老年、营养欠佳，估计伤口愈合不良宜延期拆线。伤口较长、考虑伤口愈合可能欠佳，可先间断拆除缝线，观察 1～2 天后再拆除剩余缝线。

3. 切口分类：

(1) 清洁切口，用"Ⅰ"代表，是指非外伤性的、未感染的伤口。即指的是缝合的无菌切口，如甲状腺次全切除术等。

(2) 可能污染的切口，用"Ⅱ"代表，是指手术时可能带有污染的缝合切口，如胃大部切除术等。皮肤不容易彻底灭菌的部位、6 小时内伤口经过清创术缝合、新缝合的切口又再度切开者，都属此类。

(3) 污染切口，用"Ⅲ"代表，是指临近感染区或组织直接暴露与感染物的切口，如化脓性阑尾炎手术、肠梗阻坏死的手术、局部含有坏死组织的陈旧性创伤伤口等。

4. 切口愈合分级：

(1) 甲级愈合，用"甲"代表，是指愈合优良，没有不良反应的初期愈合。

(2) 乙级愈合，用"乙"代表，是指愈合欠佳，愈合处有炎症反应，如红肿、硬结、血肿、积液等但未化脓。

(3) 丙级愈合，用"丙"代表，是指切口化脓，需切开引流。

5. 记录方法：如甲状腺大部切除术后愈合优良，则记以"Ⅰ/甲"，胃大部切除术后切口发生血肿，则记以"Ⅱ/乙"，余类推。

附录3　清创术

清创术是一种外科基本手术操作，是对新鲜开放性污染伤口进行清洗去污、清除血块和异物、切除失去生机的组织、对创缘做必要的修整，缝合伤口，使之尽量减少污染，甚至变成清洁伤口，达到一期愈合，有利于受伤部位的功能和形态的恢复。伤口初期处理的好坏，对伤口愈合、受伤部位组织的功能和形态的恢复起决定性作用，应予以重视。

一、适应证

8 小时以内的开放性伤口应行清创术，8 小时以上而无明显感染的伤口，如伤员一般情况好，亦应行清创术。如伤口已有明显感染，则不作清创，仅将伤口周围皮肤擦净，消毒周围皮肤后，敞开引流。

二、麻醉

上肢清创可用臂丛神经或腕部神经阻滞麻醉；下肢可用硬膜外麻醉。较小较浅的伤口可使用局部麻醉；较大复杂严重的创面则可选用全麻。

三、手术步骤

1. 清洗去污：分清洗皮肤和清洗伤口两步。

（1）清洗皮肤：用无菌纱布覆盖伤口，再用汽油或乙醚擦去伤口周围皮肤的油污。术者按常规方法洗手、戴手套，更换覆盖伤口的纱布，用软毛刷蘸消毒皂水或肥皂水刷洗皮肤，并用冷开水冲净。然后换另一只毛刷再刷洗一遍，用消毒纱布擦干皮肤。两遍刷洗共约 10 分钟。

（2）清洗伤口：去掉覆盖伤口的纱布，以生理盐水冲洗伤口，用消毒镊子或小纱布球轻轻除去伤口内的污物、血凝块和异物。

2. 清理伤口：施行麻醉，擦干皮肤，用碘酊、乙醇消毒皮肤，铺盖消毒手术巾准备手术。术者重新用乙醇或苯扎溴铵液泡手，穿手术衣，戴手套后即可清理伤口。

（1）对浅层伤口，可将伤口周围不整皮肤缘切除 0.2～0.5cm，切面止血，消除血凝块和异物，切除失活组织和明显挫伤的创缘组织（包括皮肤和皮下组织等），并随时用无菌盐水冲洗。

（2）对深层伤口，应彻底切除失活的筋膜和肌肉，但不应将有活力的肌肉切除，以免切除过多影响功能。为了处理较深部伤口，有时可适当扩大伤口和切开筋膜，清理伤口，直至比较清洁和显露血循环较好的组织。

（3）如同时有粉碎性骨折，应尽量保留骨折片；已与骨膜游离的小骨片则应予清除。浅部贯通伤的出入口较接近者，可将伤道间的组织桥切开，变两个伤口为一个。如伤道过深，不应从入口处清理深部，而应从侧面切开处清理伤道。

3. 修复伤口：清创后再次用生理盐水清洗伤口。再根据污染程度、伤口大小和深度等具体情况，决定伤口是开放还是缝合，是一期还是延期缝合。未超过 12 小时的清洁伤口可一期缝合；大而深的伤口，在一期缝合时应放置引流条；污染重的或特殊部位不能彻底清创的伤口，应延期缝合，即在清创后先于伤口内放置凡士林纱布条引流，待 4～7 天后，如伤口组织红润，无感染或水肿时，再作缝合。头、面部血运丰富，愈合力强，损伤时间虽长，只要无明显感染，仍应争取一期缝合。缝合伤口时，不应留有死腔，张力不能太大。对重要的血管损伤应修补或吻合；对断裂的肌腱和神经干应修整缝合。显露的神经和肌腱应以皮肤覆盖；开放性关节腔损伤应彻底清洗后缝合；胸腹腔的开放性损伤应彻底清创后，放置引流管或引流条。

附录 4　外科无菌术

一、无菌术概念

无菌术：针对由微生物引起的感染来源所采取的一种预防措施。由灭菌法、抗菌法和一定的操作规则及管理制度所组成。

1. 灭菌：杀灭一切活的微生物（微生物是一切肉眼看不见或看不清的微小生物，如细菌、病毒、真菌以及一些小型的原生动物，包括芽胞）。

2. 消毒（抗菌）：杀灭病原微生物和其他有害微生物（不要求清除所有微生物）。

3. 有关的操作规则及管理制度：防止已经灭菌和消毒的物品、已行无菌准备的手术人员或手术区不再被污染，以免引起伤口感染的方法。

二、手术室消毒

1. 紫外线消毒法：紫外线消毒法是目前常使用的方法之一，它的杀菌机制是破坏细菌核酸的生命遗传物质，使其无法繁殖。一般每 $10\sim15m^2$ 面积需用 30W 紫外线灯一支，照射时间为 30 分钟。

2. 乳酸消毒法：在病房、手术室、实验室等场所中采用乳酸蒸气消毒，可有效杀灭空气中的细菌。

3. 特殊感染手术后消毒法：铜绿假单胞菌是一种致病力弱，但耐药性很强的细菌。而且它也引起败血症、脓胸等严重感染。

三、手术用品灭菌方法

（一）物理灭菌法

1. 煮沸灭菌法：适用于耐热耐湿物品的灭菌，煮沸，持续 $15\sim20$ 分钟即可消毒，煮沸至少 1 小时才能杀灭带芽胞的细菌。海拔每增高 300m，灭菌时间应延长 2 分钟。

2. 高压蒸汽灭菌法：适用于耐受高温物品，能杀死包括细菌芽胞在内的一切细菌。物品灭菌后一般可保留 2 周。

3. 火烧法：紧急情况下金属器械的灭菌。放入 90% 乙醇中点燃，灭菌不可靠，此法常使锐利器械变钝，又能使器械失去光泽。

（二）化学灭菌法

用于皮肤的消毒和不耐高温物品的灭菌，如锐利的金属器械、内腔镜等的消毒。

1. 药液浸泡法。

2. 气体熏蒸法。

四、手术人员与患者手术区准备

（一）手术人员的准备

1. 一般准备：

（1）有手臂皮肤感染或上呼吸道感染者不应参加手术。

（2）剪短指甲，清除甲缘的积垢。

（3）在手术室的更衣间，换穿清洁的鞋和衣裤，戴帽子、口罩。帽子要盖住全部头发，口罩盖住鼻孔，上衣的下摆放在裤腰内。

（4）原则上应先参加无菌手术，其次是污染或感染的手术，最后给感染伤口换药。

2. 手和前臂的消毒：方法较多，先用肥皂及清水将手臂按普通洗手方法清洗1遍，再用消毒液顺序交替刷洗双手臂，从手指尖至肘上10cm处，特别注重甲缘、甲沟、指蹼、手掌侧等部位。一次洗刷3分钟后，手指向上，肘部屈曲朝下，如此反复刷洗3遍，共约5分钟。用无菌毛巾从手向肘部顺序拭干，或自然干燥。最后屈肘将手举于胸前（双手勿低于肘、高于肩为度），晾干。洗手消毒后，若手臂不慎碰触未经消毒的物品时，应重新洗手。

3. 穿手术衣戴手套，戴手套时应注意未戴手套的手不可触及手套外面，而戴手套的手则不可触及未戴手套的手或另一手套的里面。

（二）患者手术区的准备

1. 患者手术消毒范围应包括切口周围15cm，大布单两侧和足端应下垂超过手术台边30cm。

2. 用2.5%～3%碘酊消毒两遍，再用75%乙醇脱碘两遍，面部、会阴常用0.75%吡咯烷酮碘消毒。

（三）手术中应遵循的无菌原则

1. 严格区分无菌区和非无菌区：穿手术衣戴手套后，脐平面以上，乳腺平面以下，两侧腋前线至胸前区为无菌区；背部、腰以下和肩以上应视为非无菌区，不能接触。

2. 在手术过程中只允许在无菌区操作，接触非无菌区即认为被污染。不可在手术人员背后传递器械及手术用品，手术人员也不可伸手自取。坠落到手术台平面以下的器械物品均视为有菌。

3. 手术切口前，戴灭菌手套的手，不要随意触摸患者消毒水平的皮肤，触时应垫有灭菌纱布，用完丢掉。切口边缘要以干纱布垫或无菌巾覆盖，并用巾钳或缝线固定于皮下，切开皮肤所用的刀、镊，不能再用于深部应更换（如术前皮肤加贴无菌薄膜者能达到相同的目的可例外）。

4. 术中同侧手术人员如需调换位置，一人应先退后一步，转过身背对背地进行交换，以防触及对方背部有菌。但绕过器械台时，应面对器械台以减少污染。

5. 无菌单因水、脓、血等浸透，已失去无菌隔离作用，应加盖无菌单覆盖。衣袖被浸湿或污染时应更换手术衣或加戴无菌袖套。手套破损或被污染，应立即更换。

6. 切开空腔脏器（阑尾、子宫、胃肠、胆道）前，应以纱布保护好周围组织，被污染的器械、纱布应另放一弯盘内，以防止或减少污染。相关部分操作完毕后，所用器械不能再用于处理其他组织。

7. 如因故手术需要暂停进行时（如等待病理冰冻切片报告），切口应用无菌巾覆盖。术中进行 X 线拍片、造影或病人躁动时，应注意保护无菌区不被污染。

8. 术中保持安静，不可闲谈与大声喧哗。必要的谈话或偶有咳嗽时，不要对向手术区，以防飞沫污染。口罩潮湿后要更换，出汗较多时，应将头偏向于一侧，由其他人代为擦去，以免汗液落于手术区内。

9. 两台手术同时进行，如手术已开始，则不应互相拿用器械、用品。

10. 手术进行中，如需增加器械、物品，应由巡回士用灭菌钳夹持，传送时手不能靠近器械台。

11. 切开皮肤及缝合皮肤前应用 70％乙醇涂擦消毒皮肤一次。缝合皮肤后再用 70％乙醇涂擦一遍，最后覆盖无菌敷料。

12. 参观人员离无菌区不可太近（应保持 20cm 以外的距离），也不可站得过高，尽量减少在室内走动和说话，以减少污染机会。有条件的医院应设专门的隔离看台，或采用网络电视教学。